内科疾病与诊疗技术
常见并发症预警及护理

主 编 黄丽红 何细飞

科学出版社

北 京

内 容 简 介

本书分 2 篇 17 章，详细论述了内科疾病并发症、内科诊疗技术并发症的预警及护理。包含呼吸内科、心血管内科、消化内科、泌尿内科、血液内科、神经内科、内分泌内科、风湿免疫内科、感染内科 9 个专科疾病与相关诊疗技术常见并发症发生原因、临床表现、预警及护理要点等，内容丰富、重点突出、实用性和指导性强，能有效提高护理人员的专业水平、病情观察能力及风险意识，使护理人员工作更有预见性，降低护理工作风险，从而保障患者的安全。

本书适合临床各级护士，高校护理教师，护理大专生、本科生、研究生参考使用。

图书在版编目（CIP）数据

内科疾病与诊疗技术常见并发症预警及护理 / 黄丽红，何细飞主编.—北京：科学出版社，2020.10
ISBN 978-7-03-066096-1

Ⅰ.①内… Ⅱ.①黄… ②何… Ⅲ.①内科－疾病－诊疗②内科－常见病－并发症－防治③内科－常见病－并发症－护理 Ⅳ.①R5②R473.5

中国版本图书馆CIP数据核字（2020）第174117号

责任编辑：郝文娜 张利峰 / 责任校对：张 娟
责任印制：李 彤 / 封面设计：龙 岩

科 学 出 版 社 出版
北京东黄城根北街 16 号
邮政编码：100717
http://www.sciencep.com

北京建宏印刷有限公司 印刷
科学出版社发行 各地新华书店经销
*

2020 年 10 月第 一 版 开本：787×1092 1/16
2022 年 2 月第二次印刷 印张：28 3/4
字数：746 000

定价：159.00 元
（如有印装质量问题，我社负责调换）

编者名单

主　　编	黄丽红　何细飞
主　　审	汪　晖　孙世澜
副 主 编	李　玲　李正莲　陶　静　万　滢　徐　丽　徐　蓉
	徐素琴　张春秀　张子云　周　舸　朱秀琴

编　　者（按姓氏笔画排序）

万　滢	王　霞	王素芬	兰　兰	边旭娜	朱秀琴
刘　涛	刘春锋	刘晓琴	刘清华	阮海涛	李　玲
李　娟	李　涵	李　瑾	李小攀	李正莲	吴莉萍
邱　果	何细飞	张　金	张　婧	张　静	张子云
张仲华	张春秀	陆丽娟	陈　帆	陈　娟	陈黛琪
罗　丽	周　舸	郑　佳	赵豫鄂	胡　芬	胡　迪
胡向荣	胡慧颖	郜琳娜	姚璐璐	夏雯琳	徐　丽
徐　蓉	徐素琴	高申菊	郭巧珍	唐叶丹	陶　静
黄　华	黄　姝	黄丽红	黄国敏	黄海珊	黄燕珠
彭　超	辜　莹	程　振	程　捷	童　辉	鄢建军
管志敏	廖宗峰	魏艳芳			

学术秘书　程　捷　王　霞

序

随着社会发展和经济进步，我国的卫生事业也进入快速发展阶段，新型医学模式逐渐形成，对护理工作提出了更高的要求。并发症作为一个复杂的临床医学问题，一旦发生，不仅增加住院费用，延长住院时间，严重时会造成身体组织器官发生不可逆损伤，增加患者痛苦，甚至危及生命。内科疾病以老年、慢性病为主，常常合并多种疾病且病程长，容易出现各种并发症；越来越多的先进诊疗技术应用于内科疾病，其伴随而来的并发症也给医护人员带来了严峻的挑战。作为护理人员，特别是临床一线护理人员，掌握疾病及诊疗技术相关并发症的知识，特别是预警及护理知识迫在眉睫。

鉴于此，黄丽红、何细飞等以"整体护理观"与"优质护理服务"为指导思想组织编写了《内科疾病与诊疗技术常见并发症预警及护理》。该书涵盖了内科9个专科，重点介绍相关专科疾病及诊疗技术并发症的防范措施及处理要点，全面地总结了内科护士必须掌握的疾病及诊疗技术并发症的预防、病情观察及护理方法，对内科护理人员，特别是年轻的护理人员有很好的指导意义。为此，我热忱地推荐这部护理参考书给广大内科护理工作者，希望编者们的护理经验对大家在内科疾病的病情观察及并发症的预防与护理方面有所帮助。

华中科技大学同济医学院附属同济医院

汪道文

2020 年 5 月

前　言

　　随着经济水平的不断提高与生活质量的提升，我国老龄化趋势不断加重，各种慢性疾病的发病率不断升高，与此同时，临床上患者对医疗护理质量的要求也在不断提高，但内科收治患者由于疾病迁延不愈，常常合并各种并发症，导致住院时间延长，增加患者痛苦；越来越多的先进诊疗技术应用于内科疾病，其伴随而来的并发症也给医护人员带来了严峻的挑战。护理人员作为患者病情观察的"前哨兵"，能通过识别并发症的前兆，发现患者可能存在的、潜在的健康问题，对各种疾病、诊疗技术施行后的患者采取预见性护理，防范并发症发生，改善患者预后。因此，我们总结多年护理经验，将内科各种疾病、诊疗技术常见并发症管理进行梳理，并撰写成书，希望为临床护理此类患者提供有意义的指导。

　　本书涵盖呼吸内科、心血管内科、消化内科、肾病内科、血液内科、内分泌内科、风湿免疫内科、感染内科、神经内科9个专科疾病与相关诊疗技术常见并发症的防范措施及护理技术。本书对并发症的发生原因、临床表现、预警及护理要点进行阐述，侧重于并发症的管理，注重内容的科学性、系统性和实用性，充分考虑内科学、内科护理学专业的特点并参阅国内外相关文献，旨在提高护理人员的风险意识和病情观察能力，从而提高临床护理人员对并发症的发生、发展的理解及预防与警示，有效预防和减少疾病在治疗过程中出现的各种并发症，最终保障患者安全。

　　本书编写得到本院各专科的大力支持，在此一并表示诚挚的感谢。特别感谢汪道文教授的支持并为本书作序！特别感谢汪晖主任、孙世澜教授的亲自指导并担任主审，给本书增色不少。

　　本书全体编者以严谨、认真的态度参与了编写工作，但因时间和水平限制，不当之处请专家及读者给予指正。

华中科技大学同济医学院附属同济医院

黄丽红　何细飞

2020年5月

目　录

第一篇　内科疾病常见并发症预警及护理

第二篇　内科诊疗技术常见并发症预警及护理

第一篇

内科疾病
常见并发症预警及护理

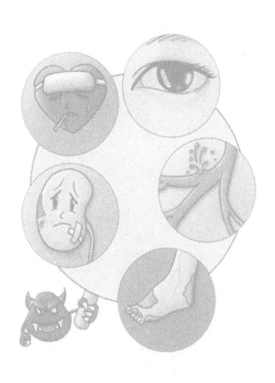

第 **1** 章　呼吸系统疾病并发症预警及护理

第一节　急性上呼吸道感染

急性上呼吸道感染简称上感，为鼻孔至环状软骨下缘包括鼻腔、咽或喉部急性炎症的总称，常为病毒感染，部分为细菌感染，其中以溶血性链球菌感染最常见。

一、病因

急性上呼吸道感染有 70% ~ 80% 由病毒引起，包括鼻病毒、冠状病毒、腺病毒、流感和副流感病毒、呼吸道合胞病毒、埃可病毒、柯萨奇病毒等；另有 20% ~ 30% 的上呼吸道感染由细菌引起。细菌感染可直接感染或继发于病毒感染之后，以溶血性链球菌为最常见，其次为流感嗜血杆菌、肺炎球菌、葡萄球菌等，偶见革兰氏阴性细菌。

各种导致全身或呼吸道局部防御功能降低的原因，如受凉、淋雨、气候突变、过度疲劳等可使原已存在于上呼吸道的或从外界侵入的病毒或细菌迅速繁殖，从而诱发本病。老幼体弱、免疫功能低下或患有慢性呼吸道疾病的患者易感。

二、临床表现

根据病因和病变范围的不同，临床表现可有不同的类型。

1. 普通感冒　俗称"伤风"，又称急性鼻炎或上呼吸道卡他，多由鼻病毒引起，其次为冠状病毒、副流感病毒、呼吸道合胞病毒、埃可病毒、柯萨奇病毒等引起。

本病起病较急，潜伏期为 1 ~ 3 天，随病毒而异，肠道病毒潜伏期较短，腺病毒、呼吸道合胞病毒等较长。主要表现为鼻部症状，如喷嚏、鼻塞、流清水样鼻涕，也可表现为咳嗽、咽干、咽痒或灼热感，甚至鼻后滴漏感。发病同时或数小时后患者可有喷嚏、鼻塞、流清水样鼻涕等症状。2 ~ 3 天后鼻涕变稠，常伴咽痛、流泪、味觉减退、呼吸不畅、声音嘶哑等。一般无发热及全身症状，或仅有低热、不适、轻度畏寒、头痛。体检可见鼻腔黏膜充血、水肿、有分泌物，咽部轻度充血。

并发咽鼓管炎时患者可有听力减退等症状。脓性痰或严重的下呼吸道症状提示合并鼻病毒以外的病毒感染或继发细菌感染。如无并发症，5 ~ 7 天可痊愈。

2. 急性病毒性咽炎或喉炎

（1）急性病毒性咽炎：多由鼻病毒、腺病毒、流感病毒、副流感病毒、肠道病毒及呼吸道合胞病毒等引起。临床特征为咽部发痒或灼热感，咳嗽少见，咽痛不明显。吞咽疼痛常提示有链球菌感染。流感病毒和腺病毒感染时可有发热和乏力。腺病毒咽炎可伴有眼结膜炎。体检咽部明显充血、水肿，颌下淋巴结肿大且触痛。

（2）急性病毒性喉炎：多由鼻病毒、甲型流感病毒、副流感病毒及腺病毒等引起。临床特征为声音嘶哑、讲话困难、咳嗽时疼痛，常有发热、咽痛或咳嗽。体检可见喉部水肿、充血，局部淋巴结轻度肿大和触痛，可闻及喉部的喘鸣音。

3. 急性疱疹性咽峡炎　常由柯萨奇病毒A引起，表现为明显咽痛、发热，病程约1周，多于夏季发作，儿童多见，偶见于成年人。体检可见咽充血，软腭、悬雍垂、咽及扁桃体表面有灰白色疱疹及浅表溃疡，周围有红晕，以后形成疱疹。

4. 咽结膜热　主要由腺病毒、柯萨奇病毒等引起。临床表现有发热、咽痛、畏光、流泪，体检可见咽及结膜明显充血。病程4～6天，夏季常发，儿童多见，游泳者易于传播。

5. 细菌性咽 - 扁桃体炎　多由溶血性链球菌引起，其次由流感嗜血杆菌、肺炎球菌、葡萄球菌等引起。其起病急，患者存在明显咽痛、畏寒、发热（体温可达39℃以上）。体检可见咽部明显充血，扁桃体肿大、充血，表面有黄色脓性分泌物，颌下淋巴结肿大、压痛，肺部无异常体征。

三、常见并发症

急性上呼吸道感染常见并发症包括急性鼻窦炎、中耳炎、气管支气管炎、病毒性心肌炎。

（一）急性鼻窦炎

【原因】

急性鼻窦炎多由上呼吸道感染引起，细菌与病毒感染可同时并发。常见细菌菌群是肺炎链球菌、溶血性链球菌和葡萄球菌等多种化脓性球菌，其次为流感嗜血杆菌和卡他莫拉菌属，后者常见于儿童。

【临床表现】

患者常在急性鼻炎病程中患侧症状加重，继而出现畏寒发热、周身不适、精神不振、食欲缺乏等症状，以急性牙源性上颌窦炎的全身症状明显。

【预警】

患者鼻部出现脓性分泌物时警惕有鼻窦炎的发生。

【护理要点】

1. 指导加强体育锻炼，增强体质，预防感冒，游泳时避免跳水和呛水。

2. 鼻腔有分泌物时不要用力擤鼻，应堵塞一侧鼻孔擤净鼻腔分泌物，再堵塞另一侧鼻孔擤净鼻腔分泌物。

3. 积极治疗急性鼻炎（感冒）和牙病。及时、彻底治疗鼻腔的急性炎症和矫正鼻腔解剖畸形，治疗慢性鼻炎和鼻中隔偏曲。

4. 患急性鼻炎时，不宜乘坐飞机。

5. 妥善治疗变态反应性疾病，改善鼻腔鼻窦通风引流。

（二）中耳炎

【原因】

中耳炎是中耳黏膜的急性化脓性炎症，由咽鼓管途径感染。急性上呼吸道感染后咽部、鼻部的炎症向咽鼓管蔓延，咽鼓管咽口及管腔黏膜出现充血、肿胀，纤毛运动发生障碍，引起中耳炎。常见的致病菌主要是肺炎球菌、流感嗜血杆菌等。

【临床表现】

化脓性细菌感染引起的中耳炎症，其症状主要是耳痛、流脓。小儿的全身症状比成人明显，可有发热、呕吐等。

【预警】

患者出现耳痛、流脓时警惕发生中耳炎。

【护理要点】

1. 少食辛辣、炸炒的属热性食品，如辣椒、生姜、炸油条、烧饼、饼干、快餐面等，同时海鲜及冰冻鱼、鱿鱼、虾米等咸海产品容易刺激诱发炎症，此类食品最好不要食用。

2. 饮食应多样化。多食含维生素较多的蔬菜、水果，如苹果、青菜、菠菜、胡萝卜等。

3. 起居劳作有度，注意休息，避免熬夜，保持充足睡眠。

4. 洗澡、洗头时注意不让水进入耳内。预防感冒，感冒往往引起中耳炎复发，为此若患外耳道感染应及时、及早治疗。

5. 积极锻炼身体，最简单有效的锻炼方法是坚持晨跑，以增强身体的抗病能力。

（三）气管支气管炎

【原因】

急性气管支气管炎是指感染、物理、化学、过敏等因素引起的气管 - 支气管黏膜急性炎症。本病属常见病、多发病，尤以小儿和老年人多见，多为上呼吸道病毒感染引起，受凉为主要原因，秋冬为本病多发季节，寒冷地区多见，在流行性感冒流行时，本病的发病率更高。另外经常与理化刺激因子接触的人群，均易罹患本病。

【临床表现】

1. 全身症状一般较轻，可有发热，38℃左右，多于 3～5 天降至正常。患者还表现为咳嗽、咳痰，先为干咳或咳少量黏液性痰，随后可转为黏液脓性或脓性，痰量增多，咳嗽加剧，偶可痰中带血，咳嗽可延续 2～3 周才消失，如迁延不愈，可演变为慢性支气管炎。如支气管发生痉挛，患者可出现程度不等的气促，伴胸骨后发紧感。

2. 呼吸音正常或增粗，可以在两肺听到散在的干湿啰音，啰音部位不固定，咳嗽后可减少或消失。

【预警】

如患者于上呼吸道感染后出现咳嗽、咳痰，则应警惕罹患气管支气管炎。

【护理要点】

1. 遵医嘱使用祛痰药，并观察用药疗效及不良反应。年老体弱或痰液较多、无力咳痰者，避免使用强镇咳药，以免抑制中枢神经而加重呼吸道梗阻。

2. 发热的患者，如体温不超过 38.5℃则不需特殊处理，如温度超过 38.5℃，则给予退热处置，可采取物理降温（如温水擦浴）或遵医嘱使用药物降温。

3. 保持环境清洁，定期开窗通风，保持室内空气清新，避免花粉等变应原。冬季注意保暖，避免冷空气刺激。吸烟者实施戒烟计划，避免烟雾、粉尘等刺激。

（四）病毒性心肌炎

【原因】

病毒性心肌炎是指病毒感染引起的心肌局限性或弥漫性的急性或慢性炎症病变，属于感染性心肌疾病。在病毒流行感染期约有 5% 的患者发生心肌炎，也可散在发病。大多数患者经适当治疗后痊愈，极少数患者在急性期因严重心律失常、急性心力衰竭和心源性休克死亡。部分患者可演变为扩张型心肌病。

【临床表现】

病毒性心肌炎患者临床表现取决于病变的广泛程度和部位，轻者可无症状，重者可出现心力衰竭、心源性休克和猝死。

1. 患者常在发病前 1～3 周有上呼吸道或肠道感染史，表现为发热、全身酸痛、咽痛、倦怠、恶心、呕吐、腹泻等症状，然后出现心悸、胸闷、胸痛或心前区隐痛、头晕、呼吸困难、水肿，甚至发生阿 - 斯综合征、心源性休克、猝死。

2. 体格检查发现。①心脏增大：病情轻者通常无心脏增大，重者可出现心脏轻到中度增大；②心率和心律的改变：与发热不平行的各种心律失常，其中以房性与室性期前收缩及房室传导阻滞最为常见；③心音变化：第一心音减弱或分裂，可出现第三心音或杂音；④若同时有心包受累，则可闻及心包摩擦音；⑤合并心力衰竭的其他体征：肺部湿啰音、颈静脉怒张、肝大和双下肢水肿等；⑥病情严重者可出现心源性休克的体征。

【预警】

患者出现心率增快、心律失常、心悸、胸痛、呼吸困难、水肿、血压降低、四肢湿冷甚至晕厥等症状时应警惕罹患病毒性心肌炎。

【护理要点】

1. 心理护理　应主动热情地与患者沟通，明确阐述病情演变过程与后期结果，避免患者过于焦虑。调整患者心态，使其更加积极乐观地进行治疗。

2. 感染护理　严格遵医嘱使用抗生素进行治疗，并观察感染控制的效果及不良反应。

3. 用药护理　坚持遵医嘱使用抗病毒、提高免疫功能、改善心肌代谢的药物。

4. 发热护理　如果患者有发热现象，应进行积极降温处理，如温水擦浴等物理降温。当患者体温过高时，应遵医嘱对其进行药物降温处理，并实时关注患者基本情况，防止因降温过快而引发虚脱。

5. 饮食护理　患者应进食营养丰富、清淡、易消化的食物，增加机体抵抗力，并执行少食多餐的原则，避免暴饮暴食。忌食辛辣、油炸、腌制、熏烤等食物，不饮咖啡、浓茶等刺激性饮料。心力衰竭患者需要进食低盐、低脂食物。

6. 病情观察　重症暴发性心肌炎患者需要绝对卧床休息，入住重症监护病房，限制探视。密切监测患者脉搏、心率、体温、呼吸、血压等变化，对于出现呼吸困难、脉搏异常、面色苍白、烦躁不安等症状的患者，应立即联系医师处理。

7. 卧床休息　尽量限制活动，让心脏得到充分休息。

（郑　佳　徐素琴）

第二节　慢性阻塞性肺疾病

慢性阻塞性肺疾病（chronic obstructive pulmonary disease，COPD）简称慢阻肺，是一种常见的以持续存在的呼吸系统症状和气流受限为特征的可以预防和治疗的疾病，其气流受限呈进行性发展，与气道和肺对有毒颗粒或气体的慢性炎性反应增强相关。

一、病因

慢阻肺的确切病因不清，一般认为与慢性支气管炎和阻塞性肺气肿发生有关的因素都可能参与慢阻肺的发病。已经发现的危险因素大致可以分为外因（即环境因素）与内因（即个体易患因素）两类。外因包括吸烟、粉尘和化学物质的吸入、空气污染、呼吸道感染及社会经济地位较低（可能与室内和室外空气污染、居室拥挤、营养较差及其他与社会经济地位较低相关联的因素有关）；内因包括遗传因素、气道反应性增高，以及在妊娠期、新生儿期、婴儿期或儿童期由各种原因导致肺发育或生长不良。

二、临床表现

1. 症状

（1）慢性咳嗽：常为最早出现的症状，随病程发展可终身不愈，常晨间咳嗽明显，夜间有阵咳或排痰。气道严重阻塞时，患者通常仅有呼吸困难而不表现出咳嗽。

（2）咳痰：一般为白色黏液或浆液性泡沫痰，偶可带血丝，清晨排痰较多。急性发作期痰量增多，可有脓性痰。

（3）气短或呼吸困难：为慢阻肺的主要症状，早期在体力活动时出现，后逐渐加重，以至在日常生活甚至休息时也感到气短。但由于个体差异，部分人可耐受。

（4）喘息和胸闷：部分患者特别是重度患者或急性加重时可出现。

（5）其他：疲乏、消瘦、焦虑等常在慢阻肺病情严重时出现，但并非慢阻肺的典型表现。

2. 体征

（1）视诊：桶状胸，部分患者呼吸变浅，频率增快，严重者可有缩唇呼吸等。

（2）触诊：双侧语颤减弱。

（3）叩诊：肺部过清音，心浊音界缩小，肺下界和肝浊音界下降。

（4）听诊：双肺呼吸音减弱，呼气延长，部分患者可闻及湿啰音和（或）干啰音。

三、常见并发症

慢阻肺的常见并发症包括慢性呼吸衰竭、自发性气胸、慢性肺源性心脏病。

（一）慢性呼吸衰竭

【原因】

慢性呼吸衰竭常在慢阻肺急性加重时发生，其症状明显加重，发生低氧血症和（或）高碳酸血症，出现缺氧和二氧化碳潴留的临床表现。

【临床表现】

除呼吸衰竭原发疾病的症状、体征外，其他临床表现主要为缺氧和二氧化碳潴留所致的呼吸困难和多器官功能障碍综合征。

1. 呼吸困难　多数患者有明显的呼吸困难，表现为呼吸费力伴呼气延长，严重时出现呼吸浅快，并发二氧化碳潴留时，出现浅慢呼吸或潮式呼吸。

2. 发绀　是缺氧的典型表现。当动脉血氧饱和度（SaO_2）低于 90% 时，患者出现口唇、指甲和舌发绀。另外，发绀的程度与还原型血红蛋白含量相关，因此红细胞增多者发绀明显，而贫血患者则不明显。

3. 精神神经症状　急性呼吸衰竭患者可迅速出现精神紊乱、躁狂、昏迷、抽搐等症状。慢性呼吸衰竭患者随着动脉血二氧化碳分压（$PaCO_2$）升高，出现先兴奋后抑制症状。兴奋症状包括烦躁不安、昼夜颠倒甚至谵妄。二氧化碳潴留加重导致肺性脑病，患者出现抑制症状，表现为表情淡漠、肌肉震颤、间歇抽搐、嗜睡甚至昏迷等。因脑血管扩张，患者常有搏动性头痛。

4. 心血管系统表现　多数患者出现心动过速，严重缺氧和酸中毒时，可出现周围循环衰竭、血压下降、心肌损害、心律失常甚至心搏骤停。二氧化碳潴留者出现体表静脉充盈、皮肤潮红、温暖多汗、血压升高；慢性呼吸衰竭患者并发肺源性心脏病时可出现体循环淤血等右心衰竭表现。

5. 消化和泌尿系统表现　严重呼吸衰竭可损害肝功能、肾功能，并发肺源性心脏病时患者出现尿量减少。部分患者可被引起应激性溃疡而发生上消化道出血。

【预警】

1. 观察患者有无呼吸困难、发绀等先兆症状。

2. 患者常出现精神紊乱、躁狂、昏迷等，若患者出现烦躁不安、昼夜颠倒甚至谵妄则警示有二氧化碳潴留。

3. 严重呼吸衰竭患者并发肺源性心脏病时，可出现体循环淤血等右心衰竭表现。

4. 患者出现呕血、黑便则警示发生应激性溃疡而出现消化道出血。

【护理要点】

1. 体位、休息与活动　协助患者取舒适且有利于改善呼吸状态的体位，一般取半卧位或坐位。为减少体力消耗，降低耗氧量，嘱患者卧床休息，并尽量减少活动。

2. 保持呼吸道通畅，促进痰液排出　清醒患者鼓励进行有效的咳嗽咳痰，对咳痰无力的患者协助定时翻身、拍背，促进痰液排出；病情严重、无法咳痰的患者，必要时可机械吸痰，清除气道内分泌物。

3. 氧疗　Ⅰ型呼吸衰竭应给予较高浓度（＞35%）吸氧，使动脉血氧分压（PaO_2）迅速升高至 60mmHg(1mmHg=0.133kPa)或 $SaO_2 > 90\%$。Ⅱ型呼吸衰竭的患者一般在 $PaO_2 < 60$mmHg 时才开始氧疗，应给予低浓度（＜35%）持续给氧，使 PaO_2 控制在 60mmHg 或者 SaO_2 在 90% 或略高，以防因缺氧完全纠正，外周化学感受器失去低氧血症的刺激而导致呼吸抑制，反而会导致呼吸频率和幅度降低，加重缺氧和二氧化碳潴留。

4. 用药护理　遵医嘱合理使用有效的抗生素控制呼吸道感染，并密切观察药物的疗效及不良反应。使用呼吸兴奋剂（如尼可刹米、洛贝林等）的患者必须保持呼吸道通畅。对烦躁不安、夜间失眠的患者，慎用镇静药，以防引起呼吸抑制。

5. 病情观察　严密监测患者生命体征的变化，观察痰液的颜色、性状和量；观察患者呼吸困难及发绀有无好转；意识障碍者观察有无肺性脑病的表现；监测动脉血气分析和生化检查结果，了解电解质和酸碱平衡情况；观察记录患者尿量和液体出入量，有肺水肿的患者需保持液体平衡。

6. 心理护理及健康指导　了解和关心患者的心理状态，特别是对建立人工气道和使用机械通气的患者，应经常巡视患者并指导患者应用放松、分散注意力的方法，以缓解紧张和焦虑情绪。指导Ⅱ型呼吸衰竭的患者进行缩唇呼吸、腹式呼吸，以减少肺内残气量，增加有效通气量，改善通气功能。

（二）自发性气胸

【原因】

自发性气胸是在慢阻肺的基础上，细支气管狭窄、扭曲，产生活瓣机制而形成肺大疱或直接损伤胸膜所致。肿大的气肿疱因营养、循环障碍而发生退行性变性。慢阻肺是继发性气胸的最常见病因，约57%的继发性气胸由慢阻肺所致。随着慢阻肺病情加重，发生气胸的危险性也随之增加。

【临床表现】

1. 呼吸困难　气胸发作时患者均有呼吸困难，其严重程度与发作的过程、肺被压缩的程度和原有的肺功能状态有关。呼吸功能正常的年轻患者可无明显的呼吸困难，即使肺被压缩＞

80%，也仅在活动时稍感胸闷，而患有慢性阻塞性肺气肿的老年患者，肺被轻度压缩就有明显的呼吸困难。急性发作的气胸临床症状可能更明显；而慢性发作的气胸，健侧肺可以代偿性膨胀，临床症状可能会较轻。

2. *胸痛*　气胸发生时常突然出现尖锐性刺痛和刀割痛，与肺大疱突然破裂和肺被压缩的程度无关，可能与胸腔内压力增高、壁胸膜受牵张有关。疼痛部位不固定，可局限于胸部，也可向肩、背、上腹部放射。明显纵隔气肿存在时，患者可出现持续的胸骨后疼痛。疼痛是气胸患者最常见的主诉，而且在轻度气胸时，可能是唯一症状。

3. *刺激性咳嗽*　自发性气胸发生时偶有刺激性咳嗽。

4. *其他症状*　气胸合并血气胸时，如出血量多，患者会有心悸、血压低、四肢发凉等。

【预警】

1. 突然加重的呼吸困难，并伴有明显发绀，患侧肺部叩诊为鼓音，听诊呼吸音减弱或消失，应考虑并发自发性气胸。

2. X 线检查可见气胸侧透明度增强，无肺纹理，肺萎缩于肺门部，与气胸交界处有清楚的细条状肺边缘，纵隔可向健侧移位，提示患者为气胸。

【护理要点】

1. 观察患者胸痛、咳嗽、呼吸困难的程度，及时与医师联系采取相应措施，尽量避免咳嗽，必要时给予镇咳药。

2. 根据病情准备胸腔穿刺术、胸腔闭式引流术所需的物品及药物，并及时配合医师进行有关处理。

3. 观察患者呼吸、脉搏、血压及面色变化，减少活动，保持大便通畅，避免患者用力屏气，必要时采取相应的通便措施。

4. 胸腔闭式引流术后应观察创口有无出血、漏气及皮下气肿，观察有无胸痛情况，对于胸痛剧烈的患者，可给予镇痛药，胸腔闭式引流时按胸腔引流护理常规护理。

（三）慢性肺源性心脏病

【原因】

慢阻肺引起肺血管床减少及缺氧致肺动脉收缩、血管重塑，导致肺动脉高压，右心室肥厚扩大，最终发生右心功能不全。

【临床表现】

1. *心肺功能代偿期（包括缓解期）*　表现为慢性阻塞性肺气肿症状，即咳嗽、咳痰、喘息、活动后心悸、气短、乏力和劳动耐力下降。体检有明显肺气肿体征，可见颈静脉充盈、桶状胸、呼吸运动减弱、语音震颤减弱、呼吸音降低、呼气延长，肺底可闻及哮鸣音及湿啰音，心浊音界缩小，心音遥远，肝浊音界下降，肝大伴压痛，肝颈静脉反流阳性，水肿和腹水等，常见下肢水肿，午后明显，次晨消失。肺动脉瓣区可有第二心音亢进，提示肺动脉高压。三尖瓣区出现收缩期杂音或剑突下显示心脏搏动，提示有右心室肥大。膈下降，使肝上界及下缘明显下移。

2. *心肺功能失代偿期（包括急性加重期）*　主要表现以呼吸衰竭为主，或有心力衰竭。

（1）呼吸衰竭：多为通气障碍型呼吸衰竭（Ⅱ型呼吸衰竭），低氧血症与高碳酸血症同时存在。低氧血症表现为胸闷、心悸、气短、头痛、乏力及腹胀等。当 SaO_2 低于 90% 时，患者出现明显发绀。缺氧严重者出现躁动不安、昏迷。高碳酸血症表现为皮肤温湿多汗、浅表静脉扩张、洪脉、球结膜充血水肿、瞳孔缩小，甚至眼球突出、双手扑翼样震颤、头晕、头痛、嗜睡及昏迷。

（2）心力衰竭：肺源性心脏病患者在功能代偿期只有肺动脉高压及右心室肥厚等征象，而无心力衰竭表现。失代偿期患者出现右心衰竭、心悸、气短、颈静脉怒张、肝大、下肢水肿甚至全身水肿及腹水，少数患者还可伴有左心衰竭，也可出现心律失常。

【预警】

患者出现气喘、心悸、少尿、发绀加重、上腹胀痛、食欲缺乏、恶心甚至呕吐应考虑慢性肺源性心脏病。

【护理要点】

1. 急性期卧床休息，心肺功能衰竭时应绝对卧床休息，呼吸困难者取半坐卧位或高枕卧位；下肢水肿者应抬高下肢，恢复期适度活动，以能耐受为度。

2. 患者应进食高热量、高蛋白、丰富维生素、易消化、无刺激的食物，重者给予半流质或鼻饲饮食，水肿者宜限制水和钠盐摄入。

3. 持续低流量给氧，使用呼吸机的患者按机械通气护理常规护理。

4. 保持呼吸道通畅，指导和鼓励有效咳嗽和排痰。

5. 严密观察生命体征、神志等病情变化。患者烦躁不安时，警惕呼吸衰竭、电解质紊乱。未建立人工气道者慎用镇静药，以免诱发和加重肺性脑病。加床栏，防止坠床。

6. 水肿患者做好皮肤护理，预防皮肤完整性受损。

7. 积极采取各种措施戒烟。积极防治原发病的诱发因素，如呼吸道感染、各种变应原刺激、有害气体吸入等。注意防寒保暖。

8. 给予心理疏导和支持，帮助患者克服多疑、敏感、依赖等心理。

9. 病情稳定后选择合适的体育锻炼方法，如打太极拳、散步等。

（郑　佳　徐素琴）

第三节　支气管哮喘

支气管哮喘简称哮喘，是由多种细胞及细胞组分参与的慢性气道炎症，此种炎症常伴随气道反应性增高，导致反复发作的喘息、气促、胸闷和（或）咳嗽等症状，多在夜间和（或）凌晨发生，此类症状常伴有广泛而多变的气流阻塞，可以自行或通过治疗逆转。

一、发病机制

哮喘的发病机制尚未完全阐明，目前可概括为气道免疫 - 炎症机制、神经调节机制及其相互作用。

二、临床表现

哮喘表现为发作性咳嗽、胸闷及呼吸困难。部分患者可出现咳痰，多于发作趋于缓解时痰多，如无合并感染，常为白黏痰，质韧，有时呈米粒状或黏液柱状。发作时的严重程度和持续时间个体差异很大，轻者仅有胸部紧迫感，持续数分钟，重者存在极度呼吸困难，持续数周或更长时间。症状的特点是可逆性，即经治疗后可在较短时间内缓解，部分自然缓解，当然，少部分不缓解而呈持续状态。发作常有一定的诱发因素，不少患者发作有明显的生物规律，每天凌晨 2：00 ～ 6：00 发作或加重，一般好发于春夏交接时或冬季，部分女性（约 20%）在月经前或期间哮喘发作或加重。要注意非典型哮喘患者。

三、常见并发症

严重发作时可并发气胸、纵隔气肿、肺不张；长期反复发作或感染可致慢性并发症，如慢阻肺、支气管扩张和肺源性心脏病，本节重点阐释气胸、纵隔气肿、支气管扩张和肺源性心脏病。

（一）气胸

【原因】

哮喘发作时气道痉挛，导致气体潴留于肺泡，使肺泡充气过度，肺内压力明显增加，慢性哮喘已并发的肺气肿会导致肺大疱破裂，形成自发性气胸。继发性气胸与基础肺病相关，其症状大多较重，并发症也较多，易致张力性气胸。

患者呈哮喘持续状态时，若经积极治疗而病情继续恶化，应考虑是否并发气胸；反之，气胸患者有时呈哮喘样表现，气急严重，甚至两肺布满哮鸣音，此种患者一经胸腔抽气减压，气急和哮鸣音即消失。

【临床表现】

大多数患者起病急，患者突感一侧胸痛，呈针刺样或刀割样，持续时间短，继之出现胸闷和呼吸困难，可伴有刺激性咳嗽，其是气体刺激胸膜所致。少数患者可发生双侧气胸，以呼吸困难为突出表现。

【预警】

患者哮喘呈持续发作时，积极治疗后呼吸困难症状没有得到好转，应警惕出现气胸。

【护理要点】

1. 观察患者胸痛、咳嗽、呼吸困难的程度，及时与医师联系而采取相应措施，尽量避免咳嗽，必要时给予镇咳药。

2. 观察哮喘患者呼吸、脉搏、血压及面色变化，减少活动，保持大便通畅，避免患者用力屏气，必要时采取相应的通便措施。

3. 根据病情准备胸腔穿刺术、胸腔闭式引流术所需的物品及药物，并及时配合医师进行相关处理。

4. 胸腔闭式引流术后应观察创口有无出血、漏气、皮下气肿，观察有无胸痛情况，胸痛剧烈的患者，可给予镇痛药，胸腔闭式引流时按胸腔引流护理常规护理。

（二）纵隔气肿

【原因】

高压的气体进入肺间质，循血管鞘，经肺门进入纵隔，纵隔气体又可沿着筋膜进入颈部皮下组织及胸腹部皮下，X 线片上可见皮下和纵隔旁透明带，纵隔内大血管受压，患者出现胸骨后疼痛、气短和发绀、血压降低、心浊音界缩小或消失、心音遥远、纵隔区与心搏同期的粗的破裂音。皮下气肿和纵隔气肿随着胸腔内气体排出减压而能自行吸收。吸入浓度较高的氧气可以加大纵隔内氧气的浓度，有利于气肿消散。纵隔气肿张力过高而影响呼吸和循环者，可行胸骨上窝穿刺或切开排气。

【临床表现】

患者可有胸闷、气急和烦躁。有时出现突发胸骨后疼痛，向双肩和双臂放射。纵隔气肿严重时，患者头面部、颈部和胸部出现皮下充气，极度肿胀，触诊时有捻发音。纵隔内大量积气可压迫大静脉和神经，引起呼吸困难和心率加快；严重者可导致血压下降及休克。

【预警】

患者出现胸骨后疼痛，气短和发绀，血压降低，心浊音界缩小或消失，心音遥远，纵隔区可闻及粗的、与心搏同期的破裂音，提示发生纵隔气肿。

【护理要点】

1. 一般护理　指导患者减少活动，保持大便通畅，避免用力屏气，必要时采取相应的通便措施。

2. 心理护理　患者由于面部、颈部、胸部突然出现肿胀，加上胸闷气紧等不适的症状，患者常有紧张、恐惧感。向患者解释疾病引起纵隔气肿的原因及可治性，取得患者配合，以减轻患者紧张焦虑感。

3. 保持呼吸道通畅

(1) 降低肺泡表面张力，湿化瓶内加入 50% 乙醇 1～2ml，持续给氧，改善有效通气。根据缺氧的程度选择吸氧方法，使血氧浓度稳定，PaO_2 提高，学龄前儿童吸氧流量为 1L/min，成人为 2～4L/min。

(2) 鼓励患者自行咳嗽并深吸气，使空气到达末梢细支气管，从而平衡支气管内压力与大气压，抵消胸腔负压对气管内分泌物的吸引作用，使痰液顺利咳出。

(3) 切忌用手法按摩颈部天突穴刺激气管咳嗽排痰或拍背辅助排痰，防止破裂肺泡气体逸出更多。

4. 纵隔引流术后护理　除按常规记录患者生命体征外，应密切注意双肺呼吸音，如出现痰鸣音应及时报告医师，定时沿颈部、胸部积气区向引流管处挤压排气，保持引流管通畅，防止引流管扭曲、滑脱。

5. 皮下留置粗针头的护理　粗针头用胶布固定好，并盖一层无菌纱布，每隔 1～2 小时沿皮下气肿区域向粗针头方向挤压排气。每班要床头交班所置针头的枚数，加强巡视。

（三）支气管扩张

【原因】

哮喘长期反复发作，容易引起支气管反复感染，导致支气管扩张，进而引起一系列症状。

【临床表现】

1. 症状

(1) 慢性咳嗽、咳大量脓痰。

(2) 反复咯血：50%～70% 的患者有不同程度的咯血，咯血量有时与病情严重程度和病变范围不一致。部分患者以反复咯血为唯一症状，临床上称为干性支气管扩张症，其病变多位于引流良好的上叶支气管。

(3) 反复感染同一肺段，反复发生肺炎并迁延不愈。

(4) 患者可出现发热、乏力、食欲缺乏、消瘦、贫血等慢性感染中毒症状，儿童可影响生长发育。

2. 体征　早期或干性支气管扩张症无异常肺部体征，病变重或继发感染时，在下胸部、背部可闻及固定而持久的局限性粗湿啰音，有时可闻及哮鸣音，部分患者伴有杵状指（趾）。

【预警】

患者出现慢性咳嗽、咳大量脓痰，警惕出现支气管扩张。

【护理要点】

1. 痰量多时宜采取体位引流，原则上抬高病变部位，引流支气管开口向下，每天 1～3 次，每次约 15 分钟。

2. 咯血时应轻轻将血咳出，切忌屏住咳嗽导致窒息。

3. 抗菌药物应在医师指导下使用，不要自己滥用或长期使用。

4. 急性期应注意休息，缓解期可作呼吸操和适当的全身体育锻炼，以增强机体抵抗力和免疫力。

5. 天冷应注意保暖，避免受凉感冒。同时戒烟，避免接触烟雾及刺激性气体。

（四）肺源性心脏病

肺源性心脏病见本章第二节相关内容。

（郑　佳　徐素琴）

第四节　支气管扩张症

支气管扩张症（bronchiectasis）是急慢性呼吸道感染和支气管阻塞后，反复发生支气管炎症，致使支气管壁结构破坏，引起的支气管异常和持久性扩张。临床特点为慢性咳嗽、咳大量脓痰和（或）反复咯血。本症多见于儿童和青年。

一、发病机制

支气管扩张发病机制是由于支气管 - 肺组织感染和支气管阻塞相互影响，促使支气管扩张的发生和发展。引起感染的常见病原体为铜绿假单胞菌、流感嗜血杆菌、卡他莫拉菌、肺炎克雷伯杆菌、金黄色葡萄球菌、非结核分枝杆菌、腺病毒和流感病毒等。

本病也可能是先天发育障碍及遗传因素引起，但较少见。约 30% 支气管扩张症患者的病因不明，但弥漫性支气管扩张发生于存在遗传、免疫或解剖缺陷的患者，如囊性纤维化、纤毛运动障碍和严重 α - 抗胰蛋白酶缺乏、软骨缺陷等，以及变应性支气管肺曲霉病等常见疾病的少见并发症。

局灶性支气管扩张可源自未进行治疗的肺炎或阻塞（如异物、肿瘤、外源性压迫或肺叶切除后解剖移位）。上述疾病会损伤气道清除机制和防御功能，使其清除分泌物的能力下降，易发生感染和炎症。细菌反复感染可使气道内因充满包含炎性介质和病原菌的黏稠液体而逐渐扩大，形成瘢痕和扭曲。支气管扩张发生于有软骨的支气管近端分支，主要分为柱状、囊状和不规则扩张 3 种类型，腔内含有大量分泌物并容易积存。炎症可导致支气管壁血管增生，并伴有支气管动脉和肺动脉终末支的扩张和吻合，形成小血管瘤而易导致咯血。病变支气管反复发生炎症，使周围结缔组织和肺组织纤维化，最终引起肺的通气和换气功能障碍。

二、临床表现

1. 症状

（1）咳嗽、咳痰：慢性咳嗽、咳大量脓痰，通常发生于早晨和晚上，患者晨起时由于体位变化，痰液在气道内流动而刺激气道黏膜引起咳嗽和咳痰，由于分泌物积聚于支气管的扩张部位，痰量与体位改变有关。其严重程度可用痰量估计：每天少于 10ml 为轻度，10 ～ 150ml 为中度，多于 150ml 为重度。急性感染时，黄绿色脓痰量每天可达数百毫升，痰液收集于玻璃瓶中静置后出现分层的特征，即上层为泡沫，下悬脓性成分，中层为混浊黏液，下层为坏死组织沉淀物。

（2）反复咯血：50%～70%的患者有不同程度的咯血，可为痰中带血或大量咯血，咯血量有时与病情严重程度和病变范围不一致。部分患者以反复咯血为唯一症状，临床上称为干性支气管扩张症，其病变多位于引流良好的上叶支气管。

（3）反复肺部感染：同一肺段反复发生肺炎并迁延不愈。

（4）其他：患者可出现发热、乏力、食欲缺乏、消瘦、贫血等慢性感染中毒症状，儿童可影响生长发育。

2. 体征　早期或干性支气管扩张症无异常肺部体征，病变重或继发感染时，在下胸部、背部可闻及固定而持久的局限性粗湿啰音，有时可闻及哮鸣音，部分患者伴有杵状指（趾）。

三、常见并发症

支气管扩张症常见并发症包括大咯血、肺部感染和呼吸衰竭。

（一）大咯血

【原因】

炎症破坏支气管黏膜或病灶处的毛细血管，使黏膜下血管破裂或毛细血管通透性增加引起咯血，咯出血量一般较小；病变直接侵蚀小血管导致血管破坏，可造成中等量咯血；病变引起小动脉瘤、小动静脉瘘、曲张的黏膜下静脉破裂或严重而广泛的毛细血管炎症造成血管破坏或通透性增加而导致咯血，多为大咯血。

【临床表现】

反复咯血可长达数年或数十年，程度不等，咯血量与病情严重程度有时不一致。部分患者以反复咯血为唯一症状。咯血量分类如下：①痰中带血；②小量咯血（每天＜100ml）；③中量咯血（每天100～500ml）；④大量咯血（每天＞500ml，或1次＞300ml）。

【预警】

1. 如患者出现胸闷、喉痒和咳嗽等先兆症状，则警惕咯血发生。

2. 如患者出现咯血突然停止或减少、烦躁或表情淡漠、呼吸增快、呼吸困难、血压下降、喉头作响、发绀、面色苍白、出冷汗等症状，则警惕大咯血窒息的发生。

【护理要点】

1. 病情观察：观察咯血的先兆症状及咯血的量、颜色、性状、频次、持续时间等，密切监测患者生命体征变化。

2. 紧急处理措施

（1）大咯血时绝对卧床休息，一般采取患侧卧位或半卧位，头偏向一侧，保持气道通畅。

（2）床头备好吸引器、气管插管或气管切开包，严密观察患者生命体征和意识的变化，如患者咯血突然停止或减少、烦躁或表情淡漠、呼吸增快、血压下降、喉头作响而咯不出等窒息先兆的表现，应及时通知医师处理并做好记录。

（3）迅速建立静脉通道，以保证输液、输血治疗的落实。

（4）给予高流量、高浓度的氧气吸入，8～10L/min。

（5）呼吸抑制者，适量给予呼吸兴奋剂，以改善缺氧。呼吸停止者，立即行气管插管或气管切开，并给予呼吸机辅助通气。

3. 药物护理

（1）垂体后叶素是大咯血时的首选药，它可收缩小动脉，减少肺血流量，从而减轻咯血，但也能引起子宫、肠道平滑肌收缩和冠状动脉收缩，故冠心病、高血压患者及孕妇忌用。静脉滴注时速度勿过快，以免引起恶心、便意、心悸、面色苍白等不良反应。

（2）年老体弱、肺功能不全者应用镇静药和镇咳药后，应注意观察呼吸中枢和咳嗽反射受抑制情况，以早期发现由呼吸抑制导致呼吸衰竭和不能咯出血块而发生窒息。

4. 强调清除痰液对减轻症状、预防感染的重要性，指导患者及其家属学习和掌握有效咳痰、胸部叩击、雾化吸入及体位引流的排痰方法，长期坚持，以控制病情发展。

5. 饮食护理：大咯血期间应禁食、禁水，咯血停止后可给予高维生素、高营养的温凉半流食。

6. 心理护理：关心体贴患者，解除恐惧、紧张情绪。及时倾倒咯出的血液，及时更换被血液污染的衣物和被服，减少对患者的不良刺激。保持病室安静，减少探视。

（二）肺部感染

【原因】

支气管扩张并发化脓性细菌感染而引起肺炎。

【临床表现】

1. 主要症状　起病急骤、寒战、高热、咳嗽、咳痰，症状加重时可出现脓性痰或血痰。50% 的患者有胸痛、气促。

2. 主要体征　急性面容，患侧胸部呼吸运动减弱，语音震颤增强，叩诊呈浊音，听诊呼吸音减弱，局部有湿啰音。胸部 X 线片有实变阴影。

【预警】

患者出现咳嗽、咳痰，或原有呼吸系统症状加重，出现脓性痰或血性痰，伴或不伴胸痛及呼吸困难时，应警惕肺部感染的发生。

【护理要点】

1. 休息与活动　应卧床休息，减少氧耗。呼吸困难者取半卧位。

2. 环境管理　每天开窗通风 2 次，每次 15 ～ 20 分钟，并调节室温至 20 ～ 22℃，湿度 50% ～ 60%。

3. 心理护理　患者可能出现焦虑和紧张等不良情绪，指导患者及其家属正确认识疾病，消除紧张、焦虑情绪。

4. 饮食护理　提供高蛋白、高热量、高维生素的食物；鼓励患者多饮水，每天 1500ml 以上，以保证足够入量并利于稀释痰液。进食后保持半卧位 30 ～ 60 分钟后再恢复体位。每餐进食量在 300 ～ 400ml；速度不宜过快，时间控制在 20 ～ 30 分钟；温度 40℃ 左右，以免冷、热刺激而致胃痉挛造成呕吐；当患者进食后，为其清洗口腔。清洗口腔时特别要注意对口腔内瘫痪侧颊黏膜的清洁，以免食物残渣存留发生口腔感染。如口腔内细菌被吸入呼吸道，则会造成患者支气管或肺部感染。有义齿的患者睡前一定要取下，清洗干净后放于盛有凉开水的容器内。

5. 病情观察　观察生命体征变化，观察患者有无发热、胸痛症状，观察痰液的颜色、性状、气味、量等。

6. 健康指导　使用抗生素时注意观察药物疗效和不良反应，积极治疗原发病。

（三）呼吸衰竭

【原因】

支气管扩张症患者在反复气道化脓性感染的情况下，患者本身的组织结构会受到严重的损伤，造成有效肺泡通气功能下降，患者会出现低氧血症及二氧化碳潴留，病情发展会导致患者呼吸衰竭。

【临床表现】

临床表现同本章第二节内容。

【预警】

预警同本章第二节内容。

【护理要点】

护理要点同本章第二节内容。

（徐素琴　胡慧颖）

第五节　肺　炎

肺炎（pneumonia）指终末气道、肺泡和肺间质的炎症。肺炎按患病环境可分为社区获得性肺炎和医院获得性肺炎。肺炎按病因可分为细菌性肺炎如肺炎链球菌肺炎、葡萄球菌肺炎等，病毒性肺炎（主要是由上呼吸道病毒感染向下蔓延，侵犯肺实质所致肺炎），真菌性肺炎（由真菌如念珠菌、曲霉菌等引起的肺部疾病），非典型病原体所致肺炎如衣原体肺炎、支原体肺炎等，理化因素所致肺炎如放射性肺炎等。肺炎按解剖结构分为大叶性肺炎、小叶性肺炎和间质性肺炎。

一、发病机制

当病原体数量多、毒力强，且宿主呼吸道局部和全身免疫防御系统受损时，病原体通过空气吸入、血行播散、邻近感染部位蔓延、上呼吸道定植菌误吸等途径引起肺炎。

二、临床表现

1. 主要症状　起病急骤、寒战、高热、咳嗽、痰少，症状加重时可出现脓性痰或血痰，肺炎链球菌肺炎患者的痰可呈铁锈色。50%的患者有胸痛、气促；重症肺炎患者可以出现休克。

2. 主要体征　急性面容，患侧胸部呼吸运动减弱，语音震颤增强，叩诊呈浊音，听诊呼吸音减弱，局部有湿啰音。

三、常见并发症

肺炎常见并发症包括感染性休克、胸膜炎、脓胸、心包炎、脑膜炎、关节炎。

（一）感染性休克

【原因】

肺炎患者由于病原体如细菌、真菌或病毒等侵入体内，并向血液内释放内毒素，而引起有效循环容量不足、组织器官微循环灌注急剧减少，即出现感染性休克。

【临床表现】

感染性休克患者可突然体温上升至$39 \sim 40℃$以上，或突然下降至$36℃$以下，易导致多器官功能障碍综合征。感染性休克的血流动力学改变有以下两种类型。

1. 低排高阻型休克　又称低动力型休克，患者临床表现为体温降低、烦躁不安、神志淡漠或嗜睡、面色苍白、皮肤发绀或有花斑、皮肤湿冷、脉搏细速、血压下降、脉压减小、尿量减少。

2. 高排低阻型休克　又称高动力型休克，患者表现为神志清楚、面色潮红、四肢温暖、血压下降、脉搏缓慢而有力，尿量不减。

【预警】

患者出现心率增快和血压下降，尤其是血压低于 80/50mmHg、脉压减小、心律失常时，应警惕感染性休克的发生。

【护理要点】

1. 严密观察患者的神志、生命体征：每 15～30 分钟测量脉搏、血压、呼吸各 1 次，观察呼吸频率、节律和用力程度及胸廓运动的对称性，并做好记录。关注患者血常规、血清电解质、血液流变学和有关弥散性血管内凝血（disseminated intravascular coagulation，DIC）的检查。发现异常及时通知医师处理。

2. 改善微循环：迅速建立 2 条静脉通道，给予扩容、纠酸、抗休克等治疗。输液速度宜先快后慢，用量宜先多后少，尽快改善微循环，逆转休克状态。

3. 给予氧气吸入（3～4L/min），并给予加盖棉被或应用热水袋保温，改善末梢循环，热水袋温度 50～60℃，避免过热引起烫伤。

4. 保持呼吸道通畅，使用呼吸机机械通气者，按需给予吸痰。

5. 认真记录 24 小时尿量。尿量能正确反映肾脏微循环血液灌流情况，若尿量持续 < 30ml/h，提示休克；如 12 小时以上无尿，血压正常，提示可能发生急性肾衰竭。出现异常及时通知医师对症处理。

6. 用药护理：积极使用抗感染药物控制肺炎进展。应用抗感染药物前常规进行血和痰液培养，并做药敏试验。

7. 加强皮肤护理：保持皮肤清洁、干燥，定时翻身，预防皮肤压力性损伤，每天口腔护理、会阴冲洗 2 次，防止感染。

8. 加强营养：给予高蛋白、高热量、高维生素饮食，增强患者抵抗力。

9. 心理护理：做好心理护理，消除患者的恐惧心理，使其积极配合治疗、护理。

（二）胸膜炎

【原因】

胸膜炎是由致病因素（通常为病毒或细菌）刺激胸膜所致的胸膜炎症，又称肋膜炎。胸腔内可伴液体积聚(渗出性胸膜炎)或无液体积聚(干性胸膜炎)。炎症控制后,胸膜可恢复至正常,或发生两层胸膜相互粘连。

【临床表现】

临床表现为胸痛、咳嗽、胸闷、气急甚至呼吸困难，发生感染性胸膜炎或胸腔积液继发感染时，患者可有恶寒、发热。病情轻者可无症状。

其中胸痛是胸膜炎最常见的症状，常突然发生，程度差异较大，可为不明确的不适或严重的刺痛，或仅在患者深呼吸或咳嗽时出现，也可持续存在并因深呼吸或咳嗽而加剧。胸痛是由壁胸膜的炎症引起，出现于正对炎症部位的胸壁，也可表现为腹部、颈部或肩部的放射痛。深呼吸可致疼痛，从而引起呼吸浅快，患侧肌肉运动较对侧弱。若发生大量液体积聚，两层胸膜可相互分离，则胸痛可消失。大量胸腔积液可致呼吸时单侧或双侧肺活动受限，发生呼吸困难。查体可闻及胸膜摩擦音。

【预警】

患者出现呼吸困难，或伴有胸痛、咳嗽、发热时，警示胸膜炎发生。

【护理要点】

1. 吸氧　胸腔积液影响呼吸时按患者的缺氧情况给予低流量、中流量的持续吸氧，增加氧气吸入以弥补气体交换面积的不足，改善患者的缺氧状态。

2. 减少氧耗　大量胸腔积液致呼吸困难或发热者，应卧床休息，减少氧耗，以减轻呼吸困难症状。胸腔积液消失后还需继续休养 2 ～ 3 个月，以避免疲劳。

3. 饮食　以易消化、富有营养的清淡食物为宜。有胸腔积液时，应当限制食盐摄入量，进食低盐、低脂肪、高蛋白的食物，如肉类、蛋类、豆腐、黄豆、豌豆等。

4. 改善呼吸功能　①体位：胸腔积液的患者按照胸腔积液的部位采取适当体位，一般取半卧位或患侧卧位，减少胸腔积液对健侧肺的压迫；②保持呼吸道通畅：鼓励患者积极排痰；③呼吸锻炼：在胸膜炎恢复期，应每天督导患者进行缓慢的腹式呼吸。经常进行呼吸锻炼可减少胸膜粘连发生，提高通气量。

5. 缓解胸痛　存在胸腔积液的患者常有胸痛，并随呼吸运动而加剧，为了减轻疼痛，患者常采取浅快的呼吸方式，从而引起缺氧加重和肺不张。因此，需协助患者取患侧卧位，必要时用宽胶布固定胸壁，以减少胸廓活动幅度，减轻疼痛，或遵医嘱给予镇痛药。

6. 病情观察　注意观察患者胸痛及呼吸困难的程度、体温的变化。监测血氧饱和度或动脉血气分析的改变。对胸腔穿刺抽液后患者，应密切观察其呼吸、脉搏、血压的变化，注意穿刺处有无渗血或液体渗出。

7. 遵医嘱及时用药　对症治疗，预防感染。

8. 健康教育　加强身体锻炼，增加肺活量；合理营养、规律生活、劳逸结合、保持良好心态以增强抵抗力。

（三）脓胸

【原因】

肺炎患者的脓性渗出液积聚于胸腔内，从而形成脓胸。常见的致病菌为金黄色葡萄球菌、肺炎双球菌、肺炎链球菌、真菌、铜绿假单胞菌等。

【临床表现】

1. 全身表现　①急性脓胸患者有高热、胸痛、呼吸困难、咳嗽、全身乏力、食欲缺乏等症状，严重时可出现发绀和休克；②慢性脓胸患者常有长期低热、食欲缺乏、消瘦、营养不良等慢性全身中毒症状。

2. 局部表现　①急性脓胸患者局部有胸痛、咳嗽、咳痰、胸闷、呼吸急促症状，患侧呼吸运动减弱，肋间隙饱满，叩诊呈浊音，听诊呼吸音减弱或消失，气管向健侧移位；②慢性脓胸患者局部有气促、咳嗽、咳脓痰的症状，有支气管胸膜瘘的迹象，患侧呼吸运动减弱，肋间隙变窄，听诊呼吸音减弱或消失，叩诊呈浊音，气管向患侧移位，有杵状指。

【预警】

1. 患者出现高热、胸痛、咳嗽、咳痰、胸闷、呼吸困难等症状，提示脓胸。

2. X 线检查显示有胸腔积液，纵隔向健侧移位，肺萎陷，肋间隙增宽，或白细胞计数及中性粒细胞比例增高，提示急性脓胸；胸壁及肺表面有增厚阴影或钙化，支气管及纵隔向患侧移位，可见气 - 液平面，或红细胞计数、血细胞比容和血清蛋白量均降低提示慢性脓胸。

3. 胸腔穿刺抽出脓液，提示患者为脓胸。

【护理要点】

1. 改善呼吸功能

（1）保持呼吸道通畅，痰多者协助患者排痰；协助患者取半坐卧位，以利于呼吸与体位引流；支气管胸膜瘘患者取患侧卧位，以免脓液流向健侧或产生窒息；胸廓成形术后患者取术侧向下卧位。

（2）根据病情酌情给予氧气吸入，改善缺氧状况。

（3）协助治疗：肺炎患者应采取积极抗感染治疗。

1）急性脓胸：应每天或隔天行胸腔穿刺抽脓 1 次；每次抽脓量不超过 1000ml，以防纵隔移位过快或引起复张性肺水肿；每次抽脓后应做胸部 X 线检查，以了解胸腔积液程度及治疗效果。

2）慢性脓胸：若行胸腔成形术，术后用厚棉垫、胸带加压包扎；若行胸膜纤维板剥脱术，术后易发生大量渗血，应注意引流液的性状和量；若患者出现血压下降、烦躁不安、脉搏增快、尿量减少，或行胸腔闭式引流术后 2 ～ 3 小时，每小时引流量大于 200ml 且引流液呈鲜红色，应及时报告医师，必要时做好再次开胸止血的准备。

（4）呼吸训练：鼓励患者有效咳嗽、吹气球、使用深呼吸训练器，使肺充分膨胀，增加肺通气容量。

2. 保持引流通畅　进行胸腔闭式引流时，妥善固定引流管，防滑脱、扭曲或堵塞，注意观察引流液的量和性状。

3. 观察病情　监测生命体征和观察胸部症状改善情况；检测白细胞计数及分类，观察疗效及不良反应。

4. 皮肤护理　胸腔闭式引流口皮肤应按时更换敷料，涂氧化锌软膏，防止发生皮炎；全身中毒症状严重者，应协助定时翻身，预防压疮发生。

5. 对症护理　高热患者，给予物理或药物降温，并鼓励多饮水；胸痛较重者，指导患者做腹式呼吸，减轻疼痛，或遵医嘱给予镇痛药。

6. 加强营养　进食高蛋白质、高热量及富含维生素的食物；必要时遵医嘱给予少量多次输血或肠内、肠外营养支持，纠正贫血与低蛋白血症，增加机体抵抗力。

7. 心理护理　关心体贴患者，满足患者生活上的需要；经常与患者沟通，鼓励患者积极配合，消除紧张、焦虑情绪。

（四）心包炎

【原因】

肺部感染合并菌血症的患者常常由于脓胸播散，可出现肺外感染，包括心包炎。

【临床表现】

1. 纤维蛋白性心包炎

（1）症状：心前区疼痛为主要症状，疼痛呈尖锐、压榨性质，多位于心前区或胸骨后，可放射至颈部、左肩、左臂及左肩胛骨，可达上腹部，与呼吸运动有关，常因咳嗽、变换体位或吞咽动作而加重。

（2）体征：心包摩擦音是纤维蛋白性心包炎的典型体征，由于炎症而变得粗糙的壁层与脏层心包在心脏活动时相互摩擦而发生，呈抓刮样粗糙音。其多位于心前区，在胸骨左缘第 3、4 肋间听诊最为明显，坐位时身体前倾、深吸气或将听诊器胸件加压更易听到。心包摩擦音可持续数小时或数天、数周，当积液增多将两层心包分开时，摩擦音即可消失。

2. 渗出性心包炎　临床表现取决于积液对心脏的压塞程度，轻者无明显症状，重者则由于循环障碍或衰竭而出现相应症状和体征。

（1）症状：呼吸困难为心包积液最突出的症状，可与支气管、肺受压及肺淤血有关，也可因压迫气管、食管而产生干咳、声音嘶哑及吞咽困难。此外，患者可有心前区或上腹部闷胀及乏力、烦躁等症状。

（2）体征：心脏叩诊浊音界向两侧扩大，心率快，心音低而遥远，心尖搏动减弱或消失。当有大量积液时可在左肩胛骨下出现浊音及左肺受压迫所引起的支气管呼吸音，称心包积液征。大量心包积液可使收缩压下降，舒张压变化不大，脉压变小，并累及静脉回流，出现颈静脉怒张、肝大、水肿及腹水等。

（3）心脏压塞：急性心脏压塞可出现明显的心动过速、血压下降、脉压变小和静脉压明显上升，如心排血量显著下降可产生急性循环衰竭、休克等。亚急性或慢性心脏压塞表现为体循环静脉淤血、颈静脉怒张、静脉压升高、奇脉等。

3. 缩窄性心包炎　劳力性呼吸困难为最常见症状，如有大量腹水或腹水使膈肌上抬，静息时患者也感气促，甚至端坐呼吸，可伴有疲乏、食欲缺乏、上腹胀满或疼痛等症状。体征有颈静脉怒张、肝大、腹水、下肢水肿，腹水常较皮下水肿出现得早且更明显；心脏体检可见心尖搏动不明显，心音降低，心率增快，可有奇脉，动脉收缩压降低，脉压变小。

【预警】

1. 患者出现呼吸困难、皮肤黏膜发绀、体力活动受限、胸痛、乏力、腹胀、少尿等伴随症状。

2. 患者局部有明显水肿的表现，存在胸腔积液、腹水。

3. 感染者的血液检查常有外周血白细胞计数增加、红细胞沉降率增快等炎症反应。

4. 患者心脏扩大，心音有变化，有心包摩擦音。

【护理要点】

1. 活动与休息：症状明显者应卧床休息；患者生命体征平稳后应配合半坐卧位或端坐位改善呼吸；鼓励早期床上活动，指导患者有效咳嗽、咳痰。

2. 饮食护理：给予高热量、高蛋白、高维生素、易消化的半流质或流质饮食，限制钠盐的摄入。

3. 心理护理：对于焦虑、恐惧的患者，应加强心理支持，多向患者讲解疾病相关知识，以帮助患者树立战胜疾病的信心。

4. 病情观察：密切观察患者生命体征的变化，有无呼吸浅快、发绀，关注血气分析结果；注意观察疼痛情况；持续心电监护，以便及时发现心律失常；监测中心静脉压（central venous pressure，CVP），记录24小时出入水量，调节入量并及时补充电解质。

5. 出现呼吸困难、疼痛、心脏压塞等临床表现时，做好相应的护理；保持各种引流管通畅，记录引流液的性状和量，如有异常，及时处理。

6. 心包穿刺术的护理：术前向患者做好解释工作，取得理解与配合，必要时给予少量镇静剂，准备好各种用物及急救药品，在超声检查下做好穿刺点的标记；术中严密观察患者的生命体征，指导患者避免剧烈咳嗽或深呼吸，保持静脉通畅；术后做好穿刺点的护理并将标本及时送检，心包引流者需做好引流管的护理，观察引流液的颜色及量，若引流液＜25ml/d，即可拔除导管。

7. 严格控制输液速度，注意观察疗效及副作用，并向患者及其家属解释药物的相关知识。

（五）脑膜炎

【原因】

肺部感染可并发病毒性脑膜炎、新型隐球菌性脑膜炎和化脓性脑膜炎，病原菌通过血液循环到达脑膜引起脑膜炎。化脓性脑膜炎的致病菌为脑膜炎双球菌，由呼吸道侵入人体，在上呼吸道繁殖产生大量内毒素，在患者抵抗力低下时，病原体侵入血液，继而侵入脑膜，形成化脓性脑膜炎。

【临床表现】

患者可出现发热、寒战、剧烈头痛、颈项强直症状,有全身不适、咽痛、恶心、呕吐、畏光、眩晕、嗜睡、精神萎靡、项背部疼痛、感觉异常、肌痛、腹痛等。新型隐球菌性脑膜炎起病隐匿,进展缓慢。早期存在不规则低热或间歇性头痛,后期持续并进行性加重;免疫功能低下者可呈急性发病,常以发热、头痛、恶心、呕吐为首发症状,晚期头痛剧烈,甚至出现抽搐、去大脑性强直发作和脑疝等。化脓性脑膜炎的临床特征为谵妄、抽搐、昏迷,可有脑膜刺激症状或脑性瘫痪。

【预警】

1. 脑脊液病毒培养及特异性抗体测试阳性警示病毒性脑膜炎形成。

2. 早期出现脑膜刺激征,晚期出现眼底水肿、锥体束征等警惕新型隐球菌性脑膜炎。

3. 实验室检查出现血白细胞计数和中性粒细胞数增高及脑脊液检查出现压力增高、化脓性改变应警惕化脓性脑膜炎。

【护理要点】

1. **病情观察**　严密监测生命体征、意识状态,观察有无抽搐惊厥先兆,记录 24 小时液体出入量。当患者出现意识障碍、呼吸频率和节律等异常时,应及时通知医师,并配合抢救。

2. **休息和体位**　患者应绝对卧床休息,尽量减少搬动,避免诱发惊厥。呕吐时,将患者头偏向一侧,防止误吸。颅内高压的患者需抬高头部。腰椎穿刺后,协助患者去枕平卧 4 ～ 6 小时。

3. **呼吸衰竭的护理**　保持呼吸道通畅,给予吸氧,准备好抢救物品和药品。

4. **用药护理**　①若使用青霉素治疗,应注意观察有无青霉素过敏反应。应用磺胺类药物时,鼓励患者多饮水,每天至少饮水 2000ml,且保证尿量在 1000ml/d 以上,或遵医嘱使用碱性药物以碱化尿液,避免出现肾损害。应用氯霉素治疗时,应注意有无胃肠道反应、骨髓抑制现象等。②应用甘露醇等脱水剂时,注意观察呼吸、心率、血压、瞳孔的变化,颅内高压、脑膜刺激征表现有无改善,脱水的同时注意监测电解质平衡状况。③用强心剂时,观察心率、心律的变化。④应用肝素治疗 DIC 时,观察有无过敏反应及出血情况。

5. **安全护理**　昏迷患者应注意有无尿潴留,及时给予导尿,以防患者躁动引起颅内压增高。烦躁不安者,应加床栏或约束四肢,防止坠床,必要时遵医嘱给予镇静药。

6. **皮肤观察及护理**　注意观察全身皮肤有无瘀点、瘀斑,以及其部位、范围、程度、进展或好转情况。昏迷患者应定时翻身、拍背,翻身时避免推、拉、拽等动作,防止擦伤皮肤。给予减压措施预防皮肤压力性损伤的发生。

(六) 关节炎

【原因】

肺部感染可并发化脓性关节炎。其致病菌多为葡萄球菌,其次为链球菌,淋病双球菌、肺炎双球菌则很少见。细菌侵入关节的途径可为血源性、外伤性或由邻近的感染病灶蔓延。血源性感染较多见,关节受感染后,首先引起滑膜炎,有滑膜水肿、充血,产生渗液。病情发展后,积液由浆液性转为浆液纤维蛋白性,最后则为脓性。

【临床表现】

1. **局部表现**　病变关节处红、肿、热及压痛明显,活动受限,多处于半屈曲位。深部关节如髋关节感染时,局部出现肿胀、疼痛,但红、热不明显。由于疼痛,关节常处于屈曲、外展、外旋位。

2. 全身表现　起病急骤，全身中毒症状明显，患者有发热、寒战、脉快、头痛、无力、烦躁不安、意识改变等。

【预警】

1. 实验室检查显示白细胞计数及中性粒细胞比例升高，红细胞沉降率加快。

2. X 线检查显示关节周围软组织肿胀、关节间隙增宽时需警惕化脓性关节炎形成。

3. CT 检查可及早发现关节腔渗液，警惕关节炎形成。

【护理要点】

1. 饮食与休息　鼓励患者进食高热量、高蛋白、高维生素、易消化的食物，多饮水，必要时遵医嘱行肠内营养或肠外营养，输注全血、血浆或白蛋白等，以增强身体抵抗力。急性期应卧床休息，以减少消耗。

2. 对症护理　高热、寒战者，要及时给予物理或药物降温及保暖。疼痛剧烈可遵医嘱给予镇痛药。

3. 心理护理　对有恐惧、焦虑心理的患者，需分散其注意力，减轻心理压力，要鼓励患者积极配合治疗，打消顾虑。

4. 观察病情变化　观察生命体征；监测实验室检查结果，了解白细胞计数及红细胞沉降率、细菌培养等变化，必要时做血或脓液细菌培养及药物敏感试验；遵医嘱正确使用抗菌药物，了解关节腔感染控制状况。

5. 制动抬高患肢　制动、维持肢体于功能位，促进局部血液回流，减轻肿胀和缓解疼痛，预防畸形和病理性脱位。

6. 伤口护理　加强创口护理，及时更换敷料，保持引流通畅。

7. 功能锻炼　为防止长期制动导致的肌萎缩或关节粘连，急性期患者可进行患肢骨骼肌的等长收缩和舒张运动锻炼；待炎症消退后，关节未明显破坏者可进行关节伸屈功能锻炼。

（胡慧颖　徐素琴）

第六节　肺　结　核

肺结核（pulmonary tuberculosis）是结核分枝杆菌引起的肺部慢性传染性疾病，结核分枝杆菌可侵及许多脏器，但以肺部最为常见。排菌者为其重要传染源。人体感染结核分枝杆菌后不一定发病，当抵抗力降低或细胞介导的变态反应增高时，患者才可能发病。

一、发病机制

目前有关结核病的发病机制还不十分清楚，但可能影响结核病发病的因素如下。

1. 细胞介导的免疫和超敏反应。

2. 单核细胞因子在调节控制 T 细胞活性和靶细胞溶解方面起到重要作用。

3. 肿瘤坏死因子 -α 和白介素 -1β 在结核免疫中具有"双刃剑"作用。

二、临床表现

1. 症状

（1）全身症状：发热最常见，多为长期午后低热。部分患者有乏力、食欲缺乏、盗汗和体重减轻等全身中毒症状。育龄女性可有月经失调或闭经。若肺部病灶进展播散，患者则可有不规则高热、畏寒等。

（2）呼吸系统症状

1）咳嗽、咳痰：是肺结核最常见的症状，多为干咳或咳少量白色黏液痰。有空洞形成时，痰量增多；合并细菌感染时，痰呈脓性且量增多；合并厌氧菌感染时有大量脓痰；合并支气管结核时表现为刺激性咳嗽。

2）咯血：1/3～1/2 的患者有不同程度的咯血，患者常有胸闷、喉痒和咳嗽等先兆，以少量咯血多见，少数严重者可大量咯血。

3）胸痛：结核病灶累及胸膜时可表现为胸痛，为胸膜炎性胸痛，随呼吸运动和咳嗽加重。

4）呼吸困难：当病变广泛和（或）患结核性胸膜炎有大量胸腔积液时，患者可有呼吸困难。呼吸困难多见于干酪样肺炎和大量胸腔积液患者，也可见于纤维空洞型肺结核患者。

2.体征　病变范围小者可无异常体征。渗出性病变范围较大或干酪样坏死时可有肺实变体征。慢性纤维空洞型肺结核或胸膜粘连增厚时，胸廓可塌陷，纵隔及气管向患侧移位。结核性胸膜炎早期有局限性胸膜摩擦音，后出现典型胸腔积液体征。支气管结核可有局限性哮鸣音。

三、常见并发症

肺结核常见并发症包括咯血、窒息。

（一）咯血

【原因】

由于结核病灶炎性反应和毒素对毛细血管壁的刺激，毛细血管壁通透性增强而出血，多为痰中带血或血染痰。结核病灶坏死、溃烂时侵蚀血管壁，则可发生咯血，根据被侵蚀血管的粗细不同而出现不同量的咯血。肺结核病并发支气管内膜结核病时，局部血管受损而咯血。部分结核患者在空洞形成过程中，空洞壁上的血管形成动脉瘤，如果病灶进一步侵蚀动脉瘤，则其可破裂而发生大咯血。慢性肺结核患者常并发支气管扩张而咯血。陈旧性肺结核病的钙化灶刺激或纤维瘢痕收缩引起咯血。钙化灶坚硬、锐利，可刺破肺部血管，也可因钙化灶脱落引起大咯血。但这种咯血多与用力活动有关，咯血多出现于活动后，而与肺部病灶活动无关。肺结核合并凝血机制障碍可致咯血。

【临床表现】

反复咯血可长达数年或数十年，程度不等，从少量血痰到大量咯血，咯血量与病情严重程度有时不一致。有些患者平素无咳嗽、咳痰等呼吸道症状，以反复咯血为主要表现。

【预警】

1.患者出现咽喉部发痒，咽喉部异物感或阻塞感，剧烈咳嗽，胸闷、胸内发热，呼吸困难。

2.患者情绪异常，如烦躁、紧张、恐惧，患者出现恶心、呕吐或呃逆，口干、口渴或口中怪味，皮肤瘙痒，上腹部疼痛等，其中以胸部不适感或咽喉不适为先兆表现者居多。

3.先兆表现后出现大咯血的时间长短不一，口感咸或甜者多在 3～5 分钟发生咯血，胸闷加剧，胸内发热者多在 3 分钟发生咯血，多数患者在出现先兆症状 1 小时内出现咯血。个别患者长达 12 小时。

【护理要点】

1.休息与卧床　小量咯血者以静卧休息为主，大量咯血患者应绝对卧床休息，取患侧卧位，尽量避免搬动患者。

2.观察患者咯血量　①小量咯血，100ml/d 或痰中带血；②中量咯血：100～500ml/d；

③大量咯血：> 500ml/d 或一次> 300ml，配合医师及时处理。

3. 饮食护理　大量咯血者应禁食；小量咯血者宜进少量温、凉流质饮食，因过冷或过热食物均易诱发或加重咯血。多饮水，多食富含纤维素食物，以保持排便通畅，避免排便时腹压增加而引起再度咯血。

4. 对症护理　保持口腔清洁，咯血后为患者漱口，擦净血迹，防止因口咽部异物刺激引起剧烈咳嗽而诱发咯血。及时清理患者咯出的血块及污染的衣物、被褥。对精神极度紧张、咳嗽剧烈的患者，可建议给予小剂量镇静药或镇咳药。

5. 保持呼吸道通畅　嘱患者将气管内痰液和积血轻轻咳出，保持气道通畅。痰液黏稠无力咳出者，可经鼻腔吸痰。咯血时轻轻拍击健侧背部，嘱患者不要屏气，以免诱发喉头痉挛，导致窒息。

6. 用药护理

（1）垂体后叶素可收缩小动脉，减少肺血流量，从而减轻咯血。但冠心病、高血压患者及孕妇忌用，静脉滴注时速度勿过快。

（2）年老体弱、肺功能不全者应在应用镇静药和镇咳药后，注意观察呼吸中枢和咳嗽反射受抑制情况。

7. 病情观察　密切观察患者咯血的量、颜色、性状及出血的速度，观察生命体征及意识状态的变化，有无胸闷、气促、呼吸困难、发绀、面色苍白、出冷汗、烦躁不安等窒息征象；有无阻塞性肺不张、肺部感染及休克等并发症的表现。

（二）窒息

【原因】

肺结核合并出血的患者，由于血液积聚，身体虚弱，无力咳嗽，支气管狭窄、扭曲或引流不畅，患者紧张或血块刺激诱发支气管或喉部痉挛，镇咳药、镇静药应用不恰当或沉睡时咳嗽反射抑制，一次性大量出血还来不及咳出等原因导致窒息发生。

【临床表现】

1. 咯血时突感胸闷难受，出冷汗，烦躁不安，端坐呼吸，气促，发绀。

2. 呼吸困难，痰鸣音明显，神情呆滞，或咯血突然停止，口唇指甲发绀。

3. 咯血突然中止，呼吸快，吸气性呼吸困难，张口瞪目，呼吸音消失。

【预警】

大咯血时若患者出现咯血不畅、情绪紧张、面色灰暗、喉部有痰鸣音或喷射性大咯血突然中止等，则预示窒息发生的可能。

【护理要点】

1. 一般护理　床边备吸引器，做好气管内插管或气管切开的准备工作，密切观察患者生命体征变化及有无窒息先兆。

2. 休息与饮食　小量咯血者以静卧休息为主，大量咯血患者应绝对卧床休息，取患侧卧位，尽量避免搬动患者。小量咯血者宜进少量温、凉流质饮食，因过冷或过热食物均易诱发或加重咯血。多饮水，多食富含纤维素食物，以保持排便通畅，避免排便时腹压增加而引起再度咯血。

3. 体位引流　立即使患者取头低足高 45° 的俯卧位，用手轻拍患者的背部，鼓励咳嗽，以利于积血排出。

4. 清除积血　用纱布将口咽、鼻腔内积血清除，并立即将舌拉出。紧急行气管内插管，将有侧孔的吸痰管迅速插入气管内，边插入边吸引。

5. 高浓度吸氧　气道阻塞解除后，若患者自主呼吸未恢复，应行人工呼吸，并立即给予吸氧，氧流量 4 ～ 6L/min，同时给予呼吸兴奋剂，迅速改善组织缺氧状况。

6. 避免刺激　保持病室安静，教育患者避免饮用刺激性饮料，如浓茶或咖啡等。抢救同时应酌情给予止血药物，并密切观察病情变化，防止再次发生咯血。

（胡慧颖　徐素琴）

第七节　原发性支气管肺癌

原发性支气管肺癌（primary bronchogenic carcinoma）简称肺癌（lung cancer），为起源于支气管黏膜或腺体的恶性肿瘤。肺癌发病率为肿瘤发病率首位，并由于早期诊断不足致使预后差。目前随着诊断方法进步、新化疗药物及靶向治疗药物的出现，规范有序的诊断、分期，以及根据肺癌生物学行为进行多学科治疗的进步，生存率有所提高。

一、发病机制

虽然病因和发病机制尚不明确，但通常认为本病与下列因素有关。

（1）吸烟：大量研究表明，吸烟是肺癌死亡率进行性增加的首要原因。烟雾中的尼古丁、苯并芘、亚硝胺和放射性元素钋等均有致癌作用，尤其易致鳞状上皮细胞癌和未分化小细胞癌。吸烟量与肺癌之间存在明显的量 - 效关系，开始吸烟的年龄越小，吸烟量积累越大，肺癌发病率越高。

（2）职业致癌因子：已被确认的致人类肺癌的职业因素包括石棉、砷、铬、镍、铍、煤焦油、芥子气、三氯甲醚、氯甲甲醚、烟草的加热产物及铀、镭等放射性物质。

（3）空气污染：包括室内小环境和室外大环境。室内接触煤烟或其他不完全燃烧物为致癌的危险因素，特别是其对女性腺癌的影响较大。

（4）电离辐射。

（5）饮食与营养。

（6）其他诱发因素：结核、病毒感染、真菌毒素（黄曲霉）等。

（7）遗传和基因改变。

二、临床表现

1. 咳嗽　为早期症状，常为无痰或少痰的刺激性干咳。

2. 痰中带血或咯血　多见于中央型肺癌。肿瘤向管腔内生长者可有间歇或持续性痰中带血，如果表面糜烂严重侵蚀大血管，则患者可发生大咯血。

3. 气短或喘鸣　肿瘤向支气管内生长，或转移至肺门淋巴结致使肿大的淋巴结压迫主支气管或支气管隆嵴引起部分气道阻塞时，患者可有呼吸困难、气短、喘息，偶尔表现为喘鸣，听诊时可发现局部或单侧哮鸣音。

4. 发热　肿瘤组织坏死可引起发热。多数发热是肿瘤引起阻塞性肺炎所致。

5. 肺外胸内扩展引起的症状和体征

（1）胸痛：近 50% 的患者可有模糊或难以描述的胸痛或钝痛，若肿瘤位于胸膜附近，则产生不规则的钝痛或隐痛，在呼吸、咳嗽时加重。

（2）声音嘶哑：肿瘤直接压迫或转移至纵隔淋巴结压迫喉返神经（多见左侧），可发生声音嘶哑。

（3）吞咽困难：癌肿侵蚀或压迫食管，可引起吞咽困难，还可引起气管 - 食管瘘，导致肺部感染。

（4）胸腔积液：约10%的患者有不同程度胸腔积液，通常提示肿瘤转移累及胸膜或肺淋巴回流受阻。

（5）上腔静脉阻塞综合征：是由上腔静脉被转移淋巴结压迫或右上肺原发性肺癌侵犯，或上腔静脉内癌栓阻塞静脉回流引起。此综合征表现为头面部和上半身淤血水肿，颈部肿胀，颈静脉扩张，患者常主诉领口进行性变紧，可在前胸壁见到扩张的静脉侧支循环。

（6）Horner 综合征：肺尖部肺癌，又称肺上沟瘤（Pancoast 瘤），易压迫颈部交感神经，引起患侧眼睑下垂、瞳孔缩小、眼球内陷，同侧额部与胸壁少汗或无汗。

6.胸外转移引起的症状和体征　以小细胞肺癌居多，其次为未分化大细胞肺癌、腺癌、鳞癌。

（1）转移至中枢神经系统可引起头痛、恶心、眩晕等颅内压增高的表现。

（2）转移至骨骼可引起骨痛和病理性骨折。

（3）转移至腹部可引起右上腹痛、肝大、碱性磷酸酶升高、谷草转氨酶升高或阻塞性黄疸等表现。

（4）转移至淋巴结可引起锁骨上淋巴结、腹膜后淋巴结增大、增多。

7.胸外表现　指肺癌非转移性胸外表现，或称为副肿瘤综合征，主要表现如下。

内分泌综合征：抗利尿激素分泌异常综合征、异位促肾上腺皮质激素综合征、高钙血症；骨骼 - 结缔组织综合征：原发性肥大性骨关节病、神经 - 肌病综合征；血液学异常等。

三、常见并发症

肺癌的常见并发症包括癌性肺脓肿、肺不张、阻塞性肺炎、大咯血、胸腔积液。

（一）癌性肺脓肿

【原因】

癌性肺脓肿是由肿瘤向支气管内生长压迫主支气管引起部分气道阻塞感染加上全身免疫力降低引起的。

【临床表现】

患者可有畏寒、发热，体温可高达39～40℃，伴咳嗽，咳黏液痰或黏液脓痰。炎症波及局部胸膜可引起胸痛，病变范围较大，可出现气急，还有精神不振、乏力、食欲缺乏。

【预警】

患者出现寒战、高热，体温达39～40℃持续不退，伴咳嗽、咳黏液痰或黏液脓痰，胸痛、气促时，警惕癌性肺脓肿的发生。

【护理要点】

1.休息与环境　高热及全身症状重者应卧床休息；应定时开窗通风，保持室内空气流通。

2.饮食　给予清淡、易消化饮食，保证食物中富含蛋白质及足够热量，以补充机体消耗。鼓励患者增加饮水量。

3.病情观察　密切观察体温变化，对体温持续不降的患者，给予物理降温或药物降温，注意防止由出汗过多导致虚脱；观察并记录痰液的量、颜色、性状、气味；加强巡视，警惕窒息的发生。

4.呼吸道护理　保持呼吸道通畅，给予氧气吸入，指导患者有效咳嗽、排痰、深呼吸等。

5.口腔护理　保持口腔清洁，给予生理盐水或漱口液漱口，清除口臭。

6.痰液处理　及时倾倒痰液，痰杯加盖并每天清洗消毒 1 次，痰杯内可放置消毒液，以达到消毒和去除臭味的目的。

（二）肺不张

【原因】

肺不张是由肺癌患者支气管阻塞所引起。支气管内在阻塞的原因有浓厚的黏液、炎性渗出物、支气管肿瘤等；支气管外在阻塞可由肿瘤导致淋巴结肿大、支气管周围肿瘤及心包积液等引起。

【临床表现】

1.症状　主要表现为呼吸困难、咳嗽，常有发热、寒战、胸痛及咳脓痰，反复少量咯血较具特征性，肿瘤向胸腔外转移时可出现明显的症状。支气管腺瘤女性多于男性，发病年龄较支气管肺癌小，呼吸道症状均无特异性，但多有咯血，偶尔患者可表现为类癌综合征，提示有肿瘤广泛转移。

2.体征　阻塞性肺不张的典型体征有肺容量减少的体征（触觉语音震颤减弱，膈肌上抬，纵隔移位），叩诊浊音和呼吸音减弱或消失。

【预警】

患者出现呼吸困难、咳嗽、咳痰（脓痰）、疼痛的情况，提示患者有肺不张可能。

【护理要点】

1.休息、体位与环境：高热、呼吸困难严重者应卧床休息，病情允许者取头低足高位，患侧向上，以利于引流；保持室内空气流通，维持适宜温湿度，注意保暖。

2.保持呼吸道通畅，给予氧气吸入，指导鼓励患者翻身、有效咳嗽和深呼吸。

3.遵医嘱使用抗生素，观察药物作用及副作用，避免二重感染发生。

4.指导患者吸入气雾支气管舒张剂，雾化吸入使分泌物液化并易于排出，必要时采取支气管吸引。

（三）阻塞性肺炎

【原因】

支气管肿瘤阻塞导致阻塞性肺炎发生。

【临床表现】

患者有咳嗽、咳痰、痰中带血、胸闷、呼吸困难等症状，支气管部分阻塞可造成局部哮鸣音，其可被患者听到或被医师通过听诊器听到，而喘鸣可由更大气道的梗阻所致。

【预警】

患者出现呼吸困难加重、血氧饱和度进行性下降、严重哮鸣音，警惕阻塞性肺炎的发生。

【护理要点】

1.保持呼吸道通畅，指导患者进行有效呼吸训练、翻身、有效咳嗽、雾化吸入。观察患者咳嗽、咳痰的情况，必要时遵医嘱给予镇咳药并观察疗效。

2.绝对卧床休息，给予氧气吸入。

3.遵医嘱使用抗生素及支气管舒张剂，观察药物的作用及副作用，避免二重感染发生。

4.心理护理：因心慌气短、呼吸困难，患者易出现焦虑、烦躁情绪，加上对肿瘤的恐惧，从而应加强患者及其家属的心理疏导。

5.患者床边备用吸引器、气管切开包，必要时配合医师行床边气管切开术。

（四）大咯血

【原因】

支气管肿瘤向管腔内生长而压迫支气管黏膜或病灶处的毛细血管，使黏膜下血管破裂或毛细血管通透性增加致间歇或持续性痰中带血，如果表面糜烂严重侵蚀大血管，则患者可出现大咯血。

【临床表现】

临床表现为咳嗽、咳痰、咯血。

【预警】

预警同本章第六节。

【护理要点】

护理要点详见本章第六节。

（五）胸腔积液

【原因】

支气管肿瘤转移累及胸膜或肺淋巴回流受阻可导致恶性胸腔积液。

【临床表现】

患者最常见呼吸困难、胸闷，并随积液量增多而加重。胸痛，单侧锐痛，呼吸或咳嗽时加重，向肩部、颈部或腹部放射。中及大量积液时，患侧呼吸运动受限，肋间隙饱满，语音震颤减弱或消失，可伴有气管、纵隔向健侧移位，局部叩诊呈浊音，积液区呼吸音减弱或消失。除呼吸系统症状外，患者常伴有体重减轻、乏力、食欲缺乏等全身症状。

【预警】

患者出现呼吸困难加重、端坐呼吸、明显胸痛、听诊呼吸音消失，应警惕出现恶性胸腔积液。

【护理要点】

1. 休息与体位：大量胸腔积液导致呼吸困难，患者应卧床休息，按照胸腔积液的部位采取适当体位，一般取半卧位或患侧卧位，减少胸腔积液对健侧肺的压迫。

2. 饮食：宜进食高热量、高蛋白、高维生素、易消化的食物。补充产生胸腔积液和中毒症状所引起的消耗，纠正或防止产生低蛋白血症，有利于胸腔积液吸收。

3. 保持呼吸道通畅：鼓励指导患者有效咳嗽排痰，保持呼吸道通畅，给予氧气吸入。

4. 呼吸训练：指导患者进行缓慢的腹式呼吸训练，减少胸膜粘连发生，提高通气量。

5. 病情观察：密切观察患者胸痛及呼吸困难的程度、体温的变化。对于胸腔穿刺抽液后患者，应密切观察其呼吸、脉搏、血压的变化，注意穿刺处有无渗血或液体渗出。

6. 遵医嘱配合医师做好胸腔抽液、胸腔穿刺置管术前和术后的护理。

（刘春锋　徐素琴）

第八节　间质性肺疾病

间质性肺疾病（interstitial lung disease，ILD）是以弥漫性肺实质、肺泡炎症和间质纤维化为病理基本病变，以进行性加重的呼吸困难、影像学上双肺弥漫性病变，限制性通气障碍伴弥散功能降低和低氧血症为临床表现的不同种类疾病群构成的临床 - 病理实体的总称。

一、发病机制

ILD 的发病机制主要是肺间质、肺泡、肺小血管或末梢气道存在不同程度的炎症，在炎症损伤和修复过程中肺纤维化形成。

根据免疫效应细胞的比例不同，可将 ILD 的肺间质和肺泡炎症分为 2 种类型。①中性粒细胞型肺泡炎：中性粒细胞增多，巨噬细胞比例降低（但仍占多数）。属本型的有特发性肺纤维化、家族性肺间质纤维化、胶原血管性疾病伴肺间质肺纤维化、石棉沉着病等。②淋巴细胞型肺泡炎：淋巴细胞增多，巨噬细胞少见。属本型的有肺结节病、过敏性肺炎等。

二、临床表现

1. 症状

（1）呼吸困难：为最具特征性的症状。

（2）咳嗽、咳痰。

（3）咯血：较少见，多由 ILD 反复发生支气管与肺部感染引起。

（4）其他：胸痛多见于 ILD 合并胸膜病变者。喘鸣多见于外源性过敏性肺泡炎和嗜酸细胞性肺炎患者。急性缺氧者有神经错乱、躁狂、昏迷、抽搐；慢性缺氧者有智力和定向力功能障碍。

2. 体征

（1）呼吸频率增快是 ILD 患者最早的表现，安静时稍快，稍活动即明显增加（呼吸频率每分钟大于 24 次），部分患者辅助呼吸肌活动加强，呈点头或提肩呼吸。

（2）发绀多出现在重症患者，提示疾病已进入晚期，动脉血氧饱和度低于 85% 时即可在血流量较大的口唇、甲床出现发绀，但部分 ILD 如特发性肺含铁血黄素沉着症患者因同时存在严重贫血，即使缺氧严重，发绀也不明显或不出现。

（3）杵状指（趾）主要见于特发性肺纤维化者，出现早，程度重，发生率为 64% ～ 90%，一般不伴有肺性骨关节病。

（4）肺部听诊有捻发音或表浅、连续、细小、高调的湿啰音，多于吸气末增强或出现，以中下肺或肺底多见，但并不特异，多见于特发性肺纤维化病例。

（5）晚期 ILD 患者往往存在严重的缺氧和二氧化碳潴留引起的肺动脉小血管收缩。

三、常见并发症

ILD 的常见并发症有呼吸衰竭。

【原因】

患者的肺间质、肺泡、肺小血管或末梢气道都存在不同程度的炎症，在炎症损伤和修复过程中肺纤维化形成，如果炎症持续则将导致肺结构破坏和纤维组织增生，最终形成不可逆的肺纤维化和蜂窝肺的改变，患者肺通气和肺换气功能均发生严重病变，导致呼吸衰竭。

【临床表现】

临床表现同本章第二节相关内容。

【预警】

1. 患者若出现意识模糊、胡言乱语、烦躁不安、嗜睡、躁狂、昼夜颠倒等症状，警惕肺性脑病发生。

2.患者出现心动过速、血压下降、四肢湿冷等，警惕发生周围循环衰竭导致心搏骤停。

【护理要点】

1.休息与活动　一般患者取半卧位或端坐位，为降低耗氧量，应卧床休息。

2.心理护理　应多关心患者，协助生活护理，注意患者心理状况。

3.饮食护理　予以营养丰富、易消化的食物，不能进食者给予鼻饲流食，保证足够的热量和营养。

4.病情观察　①监测生命体征，评估患者呼吸频率、呼吸节律、呼吸困难程度及使用机械通气的效果；②观察咳嗽、咳痰的情况，观察痰液的颜色、性状、气味、量等；③观察患者缺氧及二氧化碳潴留的相关症状及体征；④观察意识，判断有无肺性脑病及 DIC 等并发症；⑤监测电解质、动脉血气、尿常规等变化，防止电解质紊乱。

5.用药指导　①遵医嘱给药，观察药物疗效及不良反应，长期使用广谱抗菌药及激素需防止二重感染；②使用呼吸兴奋剂时保持气道通畅，控制滴数，观察患者呼吸频率、节律及意识的变化；③禁用吗啡等对呼吸系统有抑制作用的药物，慎用镇静药以免引起呼吸抑制。

（刘春锋　徐素琴）

第九节　肺血栓栓塞症

肺血栓栓塞症（pulmonary thromboembolism，PTE）是肺栓塞的最常见类型。肺栓塞（pulmonary embolism，PE）指各种栓子阻塞肺动脉系统时所引起的一组以肺循环和呼吸功能障碍为主要临床和病理生理特征的临床综合征，当栓子为血栓时，称为肺血栓栓塞症。

一、发病机制

外周静脉血栓形成后，一旦血栓脱落，即可随静脉血流移行至肺动脉内，导致 PTE。PTE由来源于下腔静脉径路、上腔静脉径路或右心腔的血栓引起，其中大部分血栓来源于下腔深静脉，特别是从腘静脉上端到髂静脉的下肢近端深静脉（占 50% ～ 90%）。近年来，由于颈内静脉和锁骨下静脉内插入或留置导管及静脉内化疗增加，来源于上腔静脉径路的血栓较以前增多。

二、临床表现

1.症状

（1）不明原因的呼吸困难：多于栓塞后即刻出现，尤其在活动后明显，为 PTE 最常见的症状。

（2）胸痛：PTE 引起的胸痛可以为胸膜炎性胸痛或心绞痛样胸痛。当栓塞部位靠近胸膜时，胸膜的炎症反应可导致胸膜炎性胸痛，发生率为 40% ～ 70%，呼吸运动可加重胸痛。心绞痛样胸痛由冠状动脉血流减少、低氧血症和心肌耗氧量增加所致，不受呼吸运动影响，发生率仅为 4% ～ 12%。

（3）晕厥：可为 PTE 的唯一或首发症状。

（4）烦躁不安、惊恐甚至濒死感：由严重呼吸困难和剧烈胸痛引起，为 PTE 的常见症状。

（5）咯血：常为小量咯血，大咯血少见。急性 PTE 时，咯血主要反映局部肺泡的血性渗出，并不意味病情严重。呼吸困难、胸痛和咯血称为"肺梗死三联征"。

（6）咳嗽：早期为干咳或伴有少量白痰。

2. 体征

（1）呼吸系统体征：呼吸急促、发绀；肺部可闻及哮鸣音和（或）细湿啰音；合并肺不张和胸腔积液时出现相应的体征。

（2）循环系统体征：颈静脉充盈或异常搏动；心率加快，严重时可出现血压下降甚至休克；肺动脉瓣区第二心音亢进或分裂，三尖瓣区收缩期杂音。

（3）发热：多为低热，少数患者体温可达 38℃ 以上。

三、常见并发症

PTE 常见并发症包括休克、心肌缺血、肺源性心脏病、右心衰竭、血栓栓塞性肺动脉高压、肺不张、胸腔积液、低氧血症、溶栓并发症出血、低血压和低碳酸血症，本章节重点阐释前 9 种。

（一）休克

【原因】

肺动脉机械性堵塞和神经、体液因素引起的肺血管痉挛可使肺静脉回心血量减少，左心室充盈压下降，导致心排血量下降，进而可引起低血压或休克。

【临床表现】

休克主要表现为烦躁不安、面色苍白、四肢湿冷、脉细而快、大汗淋漓、尿量减少、反应迟钝，甚至意识模糊或昏迷。

【预警】

1. PTE 的患者，若收缩压 < 90mmHg，或与基线值相比，下降幅度 ≥ 40mmHg，持续 15 分钟以上，警惕休克发生。

2. 心率 > 110 次 / 分、尿量明显减少（< 20ml/h）甚至无尿，警惕休克发生。

3. PTE 的患者，溶栓治疗后，若出现皮肤发绀、血管穿刺处出血过多、血尿、腹部或背部疼痛、严重头痛、神志改变等，警惕出血引起的低血容量性休克。

【护理要点】

1. 体位：取休克体位，有利于膈肌下降，促进肺扩张，增加回心血量，改善重要器官血供。

2. 建立静脉通道，遵医嘱给予静脉输液和升压药物。当患者同时伴有右心功能不全时尤应注意液体出入量的调整；根据心功能状态和血流动力学监测资料，估计输液量和输液速度。

3. 观察病情变化：严密进行心电监护，定时监测脉搏、呼吸、血压的变化，观察患者的意识、面唇色泽、肢端皮肤颜色及温度。

4. 准确记录液体出入量。

5. 动态监测尿量与尿比重：留置尿管并测定每小时尿量和尿比重。若患者尿量 > 30ml/h，则提示休克好转。

（二）心肌缺血

【原因】

主动脉内低血压和右心房压升高，使冠状动脉灌注压下降，心肌血流减少，特别是心室内膜下心肌处于低灌注状态，加之 PTE 时心肌耗氧量增加，可致心肌缺血。

【临床表现】

心肌缺血主要表现为发作性胸痛，主要在胸骨体中段、上段之后，或心前区，常放射至左肩、左臂尺侧达环指和小指。心肌缺血发作时，患者出现面色苍白、出冷汗、心率增快、血压升高。

【预警】

1. 当患者出现胸痛时，应区分胸痛的性质，若为心绞痛样胸痛，警惕心肌缺血发生。

2. PTE 的患者，若心电图出现 $V_1 \sim V_4$ 导联 ST 段异常和 T 波倒置、S I Q Ⅲ T Ⅲ 征（即 I 导联出现明显的 S 波，Ⅲ 导联出现大的 Q 波且 T 波倒置）等，警惕心肌缺血发生。

【护理要点】

1. 绝对卧床休息，给予床旁 24 小时心电监护，有呼吸困难、发绀者应给予氧气吸入，维持血氧饱和度达 95% 以上。如有必要则应重复检测心肌坏死标志物。

2. 遵医嘱使用硝酸酯制剂及调血脂、抗凝药物等，必要时可适当使用镇静、镇痛药物，做好疼痛护理。注意药物不良反应的观察和预防。

3. 给予低盐、低脂、低热量、低胆固醇、富含纤维素的清淡饮食，提倡少量多餐。

4. 保持大便通畅，避免用力，以免加重心肌缺血。

（三）肺源性心脏病

【原因】

栓子阻塞肺动脉及其分支达一定程度后，通过机械阻塞作用，加之神经体液因素和低氧所引起的肺动脉收缩，导致肺循环阻力增加、肺动脉高压，右心室后负荷增加，右心室壁张力增高，至一定程度引起肺源性心脏病。

【临床表现】

肺源性心脏病患者逐步出现呼吸衰竭、心力衰竭及其他器官损害的表现。患者出现呼吸困难加重，明显气促，夜间为甚，常有头痛、失眠、食欲缺乏、腹胀、恶心、白天嗜睡，甚至出现表情淡漠、神志恍惚、谵妄等肺性脑病的表现。体征可有不同程度的发绀和肺气肿，偶有干湿啰音，也可出现颈静脉怒张、心率增快、下肢水肿、心律失常，剑突下可闻及收缩期杂音，甚至出现舒张期杂音。

【预警】

患者出现呼吸困难加重、明显气促、心悸、颈静脉怒张、下肢水肿，低氧血症伴发高碳酸血症等呼吸衰竭合并右心衰竭的症状和体征时，警惕肺源性心脏病发生。

【护理要点】

护理要点同本章第二节相关内容。

（四）右心衰竭

【原因】

若急性 PTE 后肺动脉内血栓未完全溶解，或反复发生 PTE，则可能形成慢性血栓栓塞性肺动脉高压（chronic thromboembolic pulmonary hypertension，CTEPH），继而出现慢性肺源性心脏病、右心代偿性肥厚和右心衰竭。

【临床表现】

右心衰竭临床表现主要以胃肠道及肝淤血引起的腹胀、食欲缺乏、恶心、呕吐等消化道症状及呼吸困难等体循环淤血表现为主。颈静脉充盈、怒张是右心衰竭的主要体征，其次可见对称性、下垂性、凹陷性水肿，重者可延及全身，可伴有胸腔积液，肝大伴压痛、右心室显著增大。

【预警】

1. 若患者出现颈静脉充盈、肝大、肝颈静脉回流征阳性、下肢水肿及静脉压升高的表现，则警惕右心衰竭发生。

2. PTE 的患者，血浆脑钠肽（BNP）＞ 400pg/ml、B 型氨基端利钠肽原（NT-proBNP）＞ 2000pg/ml 时，提示发生心力衰竭的可能性大。

【护理要点】

1. 绝对卧床休息，有明显呼吸困难者给予高枕卧位或半卧位；端坐呼吸者可使用床上小桌，让患者扶桌休息。伴胸腔积液或腹水者宜采取半卧位。下肢水肿者如无明显呼吸困难，可抬高下肢。注意协助患者取舒适与安全的体位，必要时加用床栏以防止坠床。

2. 给予高流量鼻导管氧气吸入，纠正缺氧。效果不佳时，可使用双相气道正压（BiPAP）呼吸机辅助通气。

3. 严密监测患者各项生命体征及血氧饱和度。

4. 开放静脉通道，严格控制输液速度和总量：补液量遵循"量出为入"原则，滴速以每分钟 20 ～ 30 滴为宜，避免输注大量氯化钠溶液。

5. 遵医嘱正确使用利尿剂，注意药物不良反应的观察和预防。非紧急情况下，利尿剂的应用时间选择早晨或日间为宜，避免夜间排尿过频而影响患者休息。

6. 每天监测患者体重；准确记录患者 24 小时液体出入量，限制钠盐摄入；有腹水者应每天测量腹围。

7. 保护患者皮肤，水肿及端坐体位易发生皮肤压力性损伤，应采取经常改变体位、使用减压用具等措施预防。

（五）血栓栓塞性肺动脉高压

【原因】

栓子阻塞肺动脉及其分支达一定程度后，通过机械阻塞作用，加之神经体液因素和低氧所引起的肺动脉收缩，导致肺循环阻力增加、肺动脉高压。

【临床表现】

血栓栓塞性肺动脉高压主要表现为劳力性呼吸困难、胸痛、乏力、晕厥、心绞痛、咯血及声音嘶哑。肺动脉压明显升高可引起右心房扩大。

【预警】

1. 若右心导管检查显示静息肺动脉平均压＞ 25mmHg，活动后肺动脉平均压＞ 30mmHg；超声心动图检查显示右心室壁增厚，警惕慢性血栓栓塞性肺动脉高压。

2. 肺血栓栓塞症的患者，若出现缺氧、二氧化碳潴留和呼吸性酸中毒等，应警惕肺血管收缩、痉挛引起的肺动脉高压。

3. 血液检查出现继发性红细胞增多，全血及血浆黏滞度增加，应警惕肺动脉高压发生。

【护理要点】

1. 协助患者取半卧位，持续吸氧。指导患者进行有效呼吸，控制呼吸频率，必要时使用面罩吸氧。

2. 病情观察：监测患者生命体征及动脉血气情况。肺动脉高压患者呼吸频率增加，易发生过度换气，而使二氧化碳分压下降，发生呼吸性碱中毒。

3. 预防晕厥，防止发生意外。PTE 患者出现肺动脉高压时应绝对卧床休息，予以床档进行安全保护。

4. 预防窒息发生。有咯血倾向时床旁应备好吸引器，遵医嘱使用止血药物。咯血时注意患者体位，以半坐卧位头偏向一侧为宜。

（六）肺不张

【原因】

栓塞部位的肺毛细血管血流严重减少或终止 24 小时后，肺泡表面活性物质减少，肺泡萎陷，出现肺不张。同时肺泡上皮通透性增加，大量炎症介质释放，引起局部弥漫性肺水肿、肺出血。肺泡细胞功能下降又引起表面活性物质合成减少或丢失，引起肺的顺应性下降，肺通气 - 弥散功能进一步下降。

【临床表现】

患侧可有明显的疼痛，患者突发呼吸困难、发绀，甚至出现血压下降、心动过速。典型体征有触觉语音震颤减弱、膈肌上抬、纵隔移位、呼吸音减弱或消失。如果有少量气体进入萎陷的区域，可闻及湿啰音。

【预警】

肺血栓栓塞症的患者，若出现一侧胸部疼痛伴呼吸困难、触诊语音震颤减弱，膈肌上抬、纵隔移位、呼吸音减弱或消失等体征，警惕肺不张发生。

【护理要点】

1. 协助患者每小时翻身 1 次，鼓励患者做深呼吸及打哈欠动作。

2. 保持呼吸道通畅。遵医嘱行雾化吸入使分泌物液化并易于排出，必要时通过纤维支气管镜进行支气管吸引。

3. 使用间歇正压通气，每 1～2 小时间歇使用 5～10 分钟。

4. 选择富含维生素、蛋白质和糖类的清淡饮食，不宜进油腻食物，戒烟酒。

（七）胸腔积液

【原因】

由于各种炎症介质和血管活性物质释放引起毛细血管通透性增高，间质和肺泡内液体增多或出血，累及胸膜而出现胸腔积液。

【临床表现】

1. 由于胸腔积液可使胸廓顺应性下降、膈肌受压、纵隔移位和肺容量下降，患者可出现胸闷和呼吸困难，并随积液量增多而加重。

2. 少量积液时可闻及胸膜摩擦音。中至大量积液时，患侧呼吸运动受限，肋间隙饱满；语音震颤减弱或消失，可伴有气管、纵隔向健侧移位；局部叩诊呈浊音；积液区呼吸音减弱或消失。

【预警】

肺栓塞患者若出现胸闷和呼吸困难，患侧呼吸运动受限，语音震颤减弱或消失，局部叩诊呈浊音，气管、纵隔向健侧移位，提示大量胸腔积液发生。

【护理要点】

1. 休息与活动　大量胸腔积液者应卧床休息，减少耗氧量，以减轻呼吸困难症状。卧位宜采取患侧卧位、半卧位，减少胸腔积液对健侧肺部的压迫。

2. 心理护理　症状明显时尽早抽液，以缓解症状，减轻患者焦虑和痛苦情绪。抽液前做好宣教工作，指导患者正确配合，减轻患者紧张恐惧的心理。

3. 饮食护理　需进食高蛋白、高热量、高维生素、易消化食物，补充疾病对身体的消耗，增强机体抵抗力。

4. 病情观察　观察患者胸痛及呼吸困难程度，关注体温及血氧饱和度的变化。抽液时观察有无胸膜反应。抽液后观察生命体征的变化，穿刺处有无渗血、渗液情况。

（八）低氧血症

【原因】

局部血栓致血流阻塞后肺泡无效腔量增大而造成的通气血流比例失调，刺激外周及中枢化学感受器，反射性引起呼吸困难，从而导致低氧血症。

【临床表现】

低氧血症患者存在呼吸困难、咳嗽、胸痛、晕厥、烦躁不安、呼吸急促、发绀等临床表现。

【预警】

1. 患者出现注意力不集中，智力和视力轻度减退，提示 PaO_2 降至 60mmHg；患者出现头痛、定向力与记忆力障碍、神经错乱、嗜睡，提示 PaO_2 降至 40 ～ 50mmHg；患者出现神志丧失甚至昏迷时，提示 PaO_2 低于 30mmHg；若 PaO_2 低于 25mmHg，只需数分钟即可造成神经细胞不可逆的损伤。

2. 若出现酸碱和电解质平衡紊乱，如乳酸增多、代谢性酸中毒、高钾血症，应警惕心律失常的发生。

3. 患者确诊为肺栓塞后，密切监测患者动脉血气分析值，出现血氧饱和度小于 95% 就应该充分给予氧疗，保证患者机体氧气供应。

【护理要点】

1. 休息与活动：急性期应卧床休息，减少氧耗。呼吸困难者取半卧位。

2. 保护患者皮肤，端坐体位易发生皮肤压力性损伤，应通过经常改变体位、使用减压用具等措施预防。

3. 给予高流量鼻导管氧气吸入，纠正缺氧。效果不佳时，可使用 BiPAP 呼吸机辅助通气。

4. 开放静脉通道，持续监测心电、血压、血氧。严密观察患者神志变化及动脉血气分析值。

5. 心理护理：患者可能产生紧张和焦虑等不良情绪，指导患者及其家属正确认识疾病，消除紧张、焦虑情绪。

（九）溶栓并发症：出血

【原因】

输入溶栓药物引起全身纤溶系统激活，增加了出血并发症风险。

【临床表现】

临床表现为皮肤发绀、血管穿刺处出血、血尿、腹部或背部疼痛、严重头痛、神志改变等。

【预警】

1. 溶栓治疗过程中和治疗结束之后患者出现严重头痛、头晕、神志改变，应警惕颅内出血发生。

2. 出现腹痛、肠鸣音减弱、出汗、心悸、低血压、晕厥甚至休克时，应警惕腹膜后出血。

3. 肺栓塞的患者在溶栓的过程中，密切观察患者凝血功能的改变及有无鼻腔、口腔黏膜出血倾向。

【护理要点】

1. 密切观察出血征象，如皮肤发绀、血管穿刺处出血过多、血尿、腹部或背部疼痛、严重头痛、神志改变等。

2. 持续监测心电、血压、血氧，观察患者神志、心率、心律、血压、呼吸、血氧饱和度、体温的变化，询问患者自我感觉。

3. 给药前留置外周静脉套管针，以方便溶栓过程中取血监测，避免反复穿刺血管。静脉穿刺部位压迫止血需加大力量并延长压迫时间。

4. 应用尿激酶或链激酶溶栓后，应每 2～4 小时测定 1 次凝血酶原时间（PT）或部分活化凝血酶原时间（APTT），当其水平降至正常值的 2 倍（≤ 60 秒）时，即应启动规范的肝素治疗。

（刘春锋　徐素琴）

第十节　慢性肺源性心脏病

慢性肺源性心脏病（chronic pulmonary heart disease）简称肺心病，是支气管、肺、胸廓或肺动脉的慢性病变所致的肺循环阻力增加，出现肺动脉高压，进而引起右心室肥厚、扩大，甚至发展为右心衰竭的疾病。临床上以反复咳喘、咳痰、发绀、水肿等为特征。

一、发病机制

缺氧、高碳酸血症和呼吸性酸中毒使肺血管收缩、痉挛引起肺动脉压增高；长期反复发作的慢阻肺、支气管周围炎、肺气肿等因素导致肺血管解剖结构变化，形成肺循环血流动力学障碍也会导致肺动脉压增高；同时，慢性缺氧产生继发性红细胞增多，血液黏稠度增加；缺氧可使醛固酮增加，导致水钠潴留，缺氧又使肾小动脉收缩，肾血流减少加重水钠潴留，引起血容量增多。血液黏稠度增加和血容量增多，也可导致肺动脉压增高。肺动脉压增高后，右心室发挥其代偿功能，以克服升高的肺动脉阻力而发生右心室肥厚。肺动脉高压早期，右心室尚能代偿。随着病情进展，肺动脉压持续升高，超过右心室的代偿功能，右心室失代偿，右心排出量下降，右心室收缩末期残留血量增加，舒张末期压力增高，导致出现右心室扩大和右心衰竭。

二、临床表现

1. 症状　包括原发病的症状及肺动脉高压引起的症状，肺动脉高压本身症状是非特异性的，轻度肺动脉高压可无症状，随病情发展可有以下表现。

（1）劳力性呼吸困难：由于肺血管顺应性下降，心排血量不能随运动而增加，体力活动后呼吸困难通常是肺动脉高压的最早期症状。

（2）乏力：是心排血量下降，组织缺氧的结果。

（3）晕厥：脑组织供血突然减少所致，常见于运动后或突然起立时，也可由大栓子堵塞肺动脉，肺小动脉突然痉挛或心律失常引起。

（4）心绞痛或胸痛：是由于右心室肥厚冠状动脉灌流减少，心肌相对供血不足。胸痛也可能由肺动脉主干或主分支血管瘤样扩张所致。

（5）咯血：肺动脉高压可引起肺毛细血管起始部微血管瘤破裂而咯血。

（6）声音嘶哑：肺动脉扩张压迫喉返神经所致。

2. 体征　肺动脉压明显升高引起右心房扩大，右心衰竭时可出现以下体征：颈静脉 a 波明显，肺动脉瓣区搏动增强，右心室抬举性搏动，肺动脉瓣区收缩期喷射性杂音，三尖瓣区收缩期反流性杂音，右心室性第三心音、第四心音，右心衰竭可出现颈静脉怒张、肝大、肝颈静脉回流征阳性、下肢水肿。严重肺动脉高压，心排血量降低者，脉搏弱和血压偏低。

三、常见并发症

慢性肺源性心脏病的常见并发症包括肺性脑病、酸碱失衡和电解质紊乱、心律失常、休克、消化道出血、DIC、深静脉血栓，本章节重点阐释前 6 种。

（一）肺性脑病

【原因】

肺性脑病发病机制尚未完全阐明，目前认为低氧血症、二氧化碳潴留和酸中毒三个因素共同引起脑血管和脑细胞损伤是根本的原因。缺氧和二氧化碳潴留均会使脑血管扩张、血流阻力降低、血流量增加以代偿脑缺氧。缺氧和酸中毒还能损伤血管内皮细胞使其通透性增高，导致脑间质水肿；缺氧使红细胞 ATP 生成减少造成 Na^+-K^+ 泵功能障碍，引起细胞内 Na^+ 及水分增多，形成脑细胞水肿。以上情况均可引起脑组织充血、水肿及颅内压增高，压迫脑血管，进一步加重脑缺血、缺氧。另外，神经细胞内的酸中毒可引起抑制性神经递质 γ- 羟基丁酸生成增多，加重中枢神经系统的功能和代谢障碍。

【临床表现】

早期可表现为头痛、头晕、记忆力减退、精神不振、工作能力下降等症状。继之可出现不同程度的意识障碍，轻者呈嗜睡、昏睡状态，重则昏迷。其主要是由缺氧和高碳酸血症引起的二氧化碳麻醉所致。此外患者还可有颅内压升高、视神经盘水肿和扑翼样震颤、全身强直 - 阵挛样发作等各种运动障碍。精神症状可表现为兴奋、不安、言语增多、幻觉、妄想等。

【预警】

如患者出现头痛、头晕、烦躁不安、言语不清、精神错乱、扑翼样震颤、嗜睡、昏迷、抽搐和呼吸抑制，则应警惕发生肺性脑病。

【护理要点】

1. 绝对卧床休息：呼吸困难时取半卧位，有精神症状、嗜睡、极度烦躁或出现昏迷者应注意安全，必要时请专人护理或加床档，防止意外。

2. 保持呼吸道畅通：呼吸道感染加重，分泌物增多，易造成气道阻塞或窒息，应立即采取以下措施：①吸痰，必要时行气管切开；②拍背咳痰，由外向内、由下向上拍；③痰稠者给予雾化吸入。

3. 低浓度、低流量吸氧，鼻导管 1 ~ 2L/min。

4. 密切观察生命体征、瞳孔等变化，记录液体出入量，控制水的摄入量，保持大小便通畅。

5. 禁用或慎用镇静药：防止引起呼吸抑制、二氧化碳麻醉，如抑制咳嗽反射会加重痰液潴留，故用药时应严密观察患者。

6. 控制液体滴注速度：建立静脉通道，维持液体总出入量平衡，一般 24 小时不超过1500ml，输液速度要慢，每分钟不超过 10 ~ 30 滴，保持静脉输液通畅，保护血管。

7. 给予富有营养、少纤维、易消化的食物，少量多餐，必要时给予鼻饲。

8. 肺性脑病患者常为老年患者，性情乖僻、固执，加之久病，缺乏治疗信心，有时不合作，因此应耐心对待患者，细心进行治疗护理，诚心安慰患者。

9. 对高危人群进行宣传教育，劝导戒烟，积极防治 COPD 等慢性支气管肺疾病，以降低发病率。

（二）酸碱失衡和电解质紊乱

【原因】

肺源性心脏病患者由于脱水症（高渗综合征）、水中毒（低渗综合征）、高钾血症、钙离子代谢异常等影响，人体电解质数量出现改变、电解质发生紊乱，导致不同的机体损害，从而引起酸碱负荷过度或调节机制障碍，致使人体体液酸碱度稳定性被破坏。

【临床表现】

临床表现主要为精神障碍，常为急性起病，轻者出现精神活动减退、软弱无力、疲倦等抑制状态，如情感淡漠、寡言少动、动作迟缓、木僵状态。

1. 血钠升高（150mmol/L 以上）　临床表现为兴奋状态、幻觉等，严重时可出现意识障碍引起高渗综合征，其临床表现主要为兴奋状态、幻觉或意识障碍甚至昏迷，躯体症状有口渴、口干、尿少。

2. 水中毒（低渗综合征）　精神障碍常为急性起病，表现为头痛、恶心、呕吐、视物模糊、四肢肌力及肌张力减退、腱反射减退、病理反射阳性等，严重者可出现痉挛发作、肌阵挛、瘫痪、延髓性麻痹等症状。

3. 高钾血症　主要表现：①躯体症状，脉搏缓慢，早期血压轻度升高，后期血压降低，呼吸不规则，心律失常等。②神经肌肉症状，早期表现为肌肉疼痛、无力，以四肢末端明显，四肢末端有异样麻感及湿冷感等；自主神经症状有腓肠肌压痛、肌张力减退、腱反射减弱或消失、弛缓性瘫痪，严重时可出现呼吸肌麻痹。③精神症状，早期表现为表情淡漠、对外界反应迟钝，也可出现兴奋状态、情绪不稳、躁动不安等，严重时出现意识障碍、嗜睡、昏迷等。治疗原则：除针对病因治疗外，要对抗钾中毒，促使钾离子排泄，保护心肌功能。

4. 低钾血症　主要表现：①躯体症状，包括食欲缺乏、腹胀、口渴、恶心、呕吐、胸闷、心悸，心肌受累严重时可导致心力衰竭；②神经肌肉症状，为低钾血症最突出症状，主要表现为四肢肌力减退，软弱无力，出现弛缓性瘫痪及周期性瘫痪；③精神症状，早期表现为易疲劳、情感淡漠、记忆力减退、抑郁状态，也可出现木僵，严重时出现意识障碍，如嗜睡、谵妄甚至昏迷。

5. 高血钙时的神经精神表现　反应迟钝、对外界不关心、情感淡漠和记忆障碍；也可有幻觉、妄想、抑郁等症状；严重者可有嗜睡、昏迷等意识障碍。

6. 低血钙时常见的神经精神表现　手足抽搐、癫痫样发作、感觉异常、肌张力增高、腱反射亢进、肌肉压痛、意识障碍等。

7. 低镁血症表现　眩晕、肌肉无力、震颤、痉挛、听觉过敏、眼球震颤、运动失调、手足徐动、昏迷等各种症状；易激惹，抑郁或兴奋、幻觉、定向力障碍、健忘 - 谵妄综合征。

8. 高镁血症表现　神经症状主要为抑制作用，为中枢或末梢神经受抑制，出现瘫痪及呼吸麻痹。四肢腱反射迟钝或消失常为早期高镁血症的重要指征。也可出现嗜睡或昏迷等精神障碍。

【预警】

对于慢性肺源性心脏病患者，应定期检查患者的电解质，有异常时立即予以治疗。

【护理要点】

1. 高渗性脱水

（1）维持适当的体液容积

1）观察并记录患者的生命体征、中心静脉压、意识状态、液体出入量及尿量、尿比重的变化，以作为液体补充的依据。

2）预防脱水合并症，当尿量每小时不足 30ml 时，患者可能会有休克、发热、肾衰竭、昏迷等合并症,应立即报告医师。

3)鼓励患者多摄取水分,鼻饲患者经胃管补充液体;或根据医嘱通过静脉输液补充血容量。

4)当患者接受静脉输液时,应注意输液速度勿太快,尤其心功能、肾功能不好者,防止出现循环负荷过重,导致心力衰竭和肺水肿。

5)监测静脉注射葡萄糖患者的血糖状况,避免出现高血糖。

(2)维持皮肤黏膜完整性

1)定时擦洗、清洁皮肤,避免使用肥皂擦洗以免皮肤过于干燥。

2)协助虚弱或意识不清的患者翻身,或床上被动运动以减少骨隆突处长期受压。病情允许时,多让患者下床活动。

3)若发生口腔黏膜炎症或溃疡,应加强口腔护理。有义齿者应取下,避免义齿刺激黏膜发生炎症,造成溃疡、坏死、出血。指导患者保持口腔清洁,以预防感染。

2.低渗性脱水　维持适当体液容积及减轻水肿。

(1)每天测量并记录体重、液体出入量、生命体征、尿比重、水肿程度。

(2)避免过量清水灌肠,避免以低张溶液进行鼻胃管灌洗,而应使用等张的生理盐水。

(3)能口服者尽量口服含电解质的液体,如果汁、肉汁来补充流失的钠及水分。

(4)静脉输液时则应选择高张溶液或等张溶液。

3.等渗性脱水　维持适当的体液容积。

(1)观察并记录患者的生命体征、中心静脉压、意识状态、液体出入量及尿量、尿比重的变化,以作为液体补充的依据。

(2)持续监测体液容积缺失恶化情况,或电解质不平衡的征象和症状,如尿液稀薄、尿量增加、低血压、脉搏速率加快、皮肤弹性降低、体温增高、虚弱等。

(3)补充液体时监测是否出现循环负荷过重,如颈静脉怒张、中心静脉压过高、呼吸困难、肺部听诊有湿啰音、心搏过快等,若出现上述情形,须立刻通知医师并控制输液速度。

(4)若失血造成等渗性缺水,应酌情输入全血。

4.水中毒

(1)每天监测患者的体重、液体出入量情况。

(2)密切监测患者的生命体征、中心静脉压、意识状态、液体出入量及尿量、尿比重的变化,必要时协助医师置入中心静脉导管作为补充液体的途径和监测液体补充效果的手段。限制液体的摄入量。

(3)避免使用5%葡萄糖注射液进行输液治疗,因其代谢后变为低渗性纯水,使液体负荷加重。遵医嘱给予患者利尿剂,并评价其治疗效果,防止出现水分过度丧失或电解质紊乱。监测呼吸次数及呼吸音,必要时遵医嘱给予氧气吸入。

(4)做好患者的输液及饮水计划,根据医嘱将限水量平均分配于24小时给予。

5.高钾血症

(1)暂停一切含钾溶液或药物的输入,避免摄入高钾食物。密切监测血清钾浓度变化。

(2)密切监测患者心率、心律及心电图波形的变化。

(3)遵医嘱给患者输注胰岛素、葡萄糖和碳酸氢钠,以使钾离子移入细胞内。

(4)遵医嘱给患者口服或保留灌肠使用离子交换树脂,通过刺激胃肠道中的钠钾交换,使钾离子由粪便中排出。由于离子交换树脂会导致便秘,还需同时观察患者有无出现便秘,必要时遵医嘱给予山梨醇或甘露醇。

（5）遵医嘱给患者静脉注射葡萄糖酸钙，以对抗高钾对心肌的抑制作用。近期应用和拟用洋地黄治疗的患者慎用钙剂，因其可增加洋地黄的毒性。

（6）遵医嘱协助患者进行血液透析或腹膜透析治疗。

（7）高钾血症患者可出现腹泻，与平滑肌过度活动及肠蠕动增加有关。应观察患者腹泻的次数、量及大便的性状，并遵医嘱处理。

6. 低钾血症

（1）鼓励患者多摄取富含钾的饮食，如橙子、香蕉等。

（2）经口补充钾盐时，注意患者有无胃肠道受刺激的征象。

（3）根据医嘱由静脉输注补充钾离子：①补钾前应监测肾功能状态，每天尿量在 500ml 以上、每小时 30ml 以上才可经静脉补钾。肾功能欠佳而必须补钾者，应严密监测。②补钾剂量不宜过多，细胞内血钾情况恢复较慢，一般需 4～6 天才能纠正，重症者需 10～20 天以上，因此每天的补钾量应限制在 80～100mmol，即氯化钾 6～8g。③补钾速度不宜过快，一般每小时输注不超过 20mmol（1.5g）。如果补钾速度过快，血钾在短时间内急剧增高，可引起高钾血症或心室颤动。④补钾浓度不宜过高，一般浓度不超过 40mmol/L（10% 氯化钾 30ml/1000ml 液体）。绝对禁止应用高浓度含钾溶液直接静脉注射，以免导致心搏骤停。

7. 其他

使用洋地黄或利尿剂的患者，密切监测血清钾的变化，防止血钾过低引起洋地黄中毒（中毒征象为恶心、呕吐、心律失常及视力障碍）。

（三）心律失常

【原因】

肺源性心脏病患者由于长期缺氧、右心房室压力增高、电解质紊乱、交感神经兴奋性增高而引起心律失常。

【临床表现】

慢性肺源性心脏病患者的心律失常以多源性房性心动过速最具特征性，多表现为房性期前收缩及阵发性室上性心动过速。房性期前收缩主要表现为心悸，一些患者有胸闷、乏力症状，自觉有停搏感。阵发性室上性心动过速主要表现为心悸、胸闷、焦虑不安、头晕，少见有晕厥、心绞痛、心力衰竭与休克。

【预警】

1. 患者出现心悸、胸闷、焦虑不安、头晕、心绞痛及晕厥等，应警惕心律失常发生。

2. 心电图检查发现：① 3 个或 3 个以上的连续室性期前收缩；②心室率 100～250 次 / 分，节律可略不规则；③ QRS 波群宽大畸形，时限 > 0.12 秒，ST-T 波方向与 QRS 波群主波方向相反；④ P 波、QRS 波群间无固定关系，形成房室分离；⑤心室夺获与室性融合波等心电图异常提示心律失常发生。

【护理要点】

1. 休息与活动：根据心律失常的程度和特点合理安排休息和活动。心律失常严重者，应卧床休息；心动过速者，应限制活动；心动过缓者，避免兴奋迷走神经的活动，如避免排便时屏气等；室性心动过速者，指导患者尝试频繁用力咳嗽，促进心律复律。

2. 饮食：宜清淡无刺激，避免进食刺激性食物和饮用兴奋性饮料。戒烟、酒。低钾时，给予含钾高的食物，如橙子、香蕉等。

3. 遵医嘱给予氧气吸入。

4. 严密监测患者血压、心率、呼吸、神志等变化。急性心律失常者给予持续心电监护。评估心律失常发生的时间、频率和类型。对于心室颤动等严重的心律失常，及时做好急救准备，立即给予复律和心肺复苏，并遵医嘱给予生命支持疗法。

5. 遵医嘱给予抗心律失常药物治疗，观察药物的作用及副作用。

6. 给予患者安慰和心理支持，稳定患者情绪，缓解紧张和焦虑。

（四）休克

【原因】

慢性肺源性心脏病早期主要表现为右心功能不全，随着疾病进展，患者出现左心衰竭，甚至是全心衰竭，继而出现心源性休克。

【临床表现】

因休克的发病原因不同，临床表现各异，但其共同的病程演变过程为微循环缺血性缺氧期（休克早期）、微循环淤血性缺氧期（休克中期）、弥散性血管内凝血期（休克晚期）。

（1）休克早期：由于机体处于应激状态，儿茶酚胺大量分泌入血，交感神经兴奋性增高，患者常表现为烦躁不安、恐惧和精神紧张，但神志清醒，面色或皮肤稍苍白或轻度发绀、肢端湿冷、大汗、心率增快，可有恶心、呕吐，血压正常甚至可轻度增高或稍低，但脉压变小、尿量稍减。

（2）休克中期：休克早期若不能及时纠正，则休克症状进一步加重，患者出现表情淡漠、反应迟钝、意识模糊、全身软弱无力，脉搏细速无力或不能扪及，心率常超过 120 次 / 分，收缩压 < 80mmHg（10.64kPa），甚至测不出，脉压 < 20mmHg（2.67kPa），面色苍白发绀，皮肤湿冷发绀或出现大理石花纹样改变，尿量更少（< 17ml/h）或无尿。

（3）休克晚期：可出现弥散性血管内凝血（DIC）和多器官功能衰竭的症状。前者可引起皮肤黏膜和内脏广泛出血；后者可表现为急性肾、肝和脑等重要器官功能障碍或衰竭的相应症状。如急性肾衰竭可表现为少尿或尿闭，血中尿素氮、肌酐进行性增高，产生尿毒症、代谢性酸中毒等症状；尿比重固定，可出现蛋白尿和管型等。呼吸衰竭可表现为进行性呼吸困难和发绀，吸氧不能缓解症状，呼吸浅速而规则，双肺底可闻及细啰音和呼吸音降低，产生急性呼吸窘迫综合征的征象。脑功能障碍和衰竭可引起昏迷、抽搐、肢体瘫痪、病理性神经反射、瞳孔大小不等、脑水肿和呼吸抑制等征象。肝衰竭可引起黄疸、肝功能损害和出血倾向，甚至出现昏迷。

【预警】

患者出现脉搏细速、血压下降、脉压减小、湿冷、少尿、神志障碍和全身代谢紊乱等症状时，警惕休克的发生。

【护理要点】

1. 体位：取休克卧位，心源性休克同时伴有心力衰竭的患者取半卧位。

2. 建立静脉通道：输液扩容是抗休克治疗的首要措施。对于严重的患者，应建立 2 ~ 3 条静脉通道。合理安排输液顺序：先快后慢，先盐后糖，先晶后胶，见尿补钾，遵医嘱及时、正确给药。

3. 给氧：建立和维持呼吸通畅，及时吸痰、给氧，必要时给予人工呼吸、气管内插管或气管切开。

4. 尽快消除休克原因。

5. 饮食：可给予高热量、高维生素的流质饮食，不能进食者给予鼻饲。

6. 休息和运动：绝对卧床休息，避免不必要的搬动，应取平卧位或头和足抬高 30°，注意保温。

7. 环境和安全：保持环境安静，减少焦虑，保持空气新鲜及室内温湿度适宜，防止交叉感染。若出现精神神经症状，如烦躁不安等，应加强防护，防止坠床。

8. 做好口腔、皮肤、管道和压疮护理。注意四肢保暖，改善末梢循环。

9. 病情观察：持续监测意识、瞳孔、皮肤温度及颜色，血压、心率、呼吸、尿量，详细记录病情变化及液体出入量。监测心、肺、肾、脑及水、电解质、酸碱平衡等情况。

10. 留置尿管：严重休克的患者早期一般有尿失禁的情况，而大手术或严重创伤的患者则有尿潴留的可能，及早插尿管可有助于排尿。记录尿量和尿比重，了解肾功能。

11. 镇静镇痛：烦躁不安者给予适量镇静药。疼痛者予以哌替啶50～100mg或吗啡5～10mg肌内注射或静脉注射，但必须在诊断不需要做精神系统体征观察时使用。

12. 用药护理：包括①输液量与速度的安排；②血管活性药物应用的护理；③激素应用的护理；④用于纠正酸碱平衡紊乱的药物护理。

13. 心理护理：安慰患者，缓解患者紧张、恐惧的情绪，使患者积极配合治疗和护理。

（五）消化道出血

【原因】

1. 慢性肺源性心脏病患者因肺动脉高压导致右心衰竭，进而引起体循环淤血，胃肠道黏膜血管充血扩张。

2. 患者缺氧导致消化道黏膜血管内皮细胞损伤。

3. 患者二氧化碳潴留引起呼吸性酸中毒，造成外周血管扩张，从而消化道黏膜血管扩张。

【临床表现】

由于出血部位及出血量、出血速度不同，临床表现各异。

1. 一般状况　小量（400ml以下）、慢性出血多无明显自觉症状。急性、大量出血时出现头晕、心悸、冷汗、乏力、口干等症状，甚或晕厥、四肢冰凉、尿少、烦躁不安、休克等症状。

2. 生命体征　脉搏和血压改变是失血程度的重要指征。急性消化道出血时血容量锐减，最初的机体代偿功能是心率加快，如果不能及时止血或补充血容量，出现休克状态则脉搏微弱甚至扪不清。休克早期血压可以代偿性升高，随着出血量增加，血压逐渐下降，进入失血性休克状态。

【预警】

患者出现心率加快，脉搏微弱甚至扪不清，血压下降时，警惕失血性休克的发生。

【护理要点】

护理要点为严密观察生命体征。

1. 血压　失血性休克的主要原因是血容量不足，表现为血压下降和脉压减小。

2. 脉搏　脉搏的改变是观察休克的主要标志，休克早期脉搏加速，休克晚期脉搏细而慢。

3. 体温　失血者体温多低于正常或不升。一般休克纠正后患者可有低热或中度热，一般≤38.5℃，持续数天或数周，原因为出血后分解产物吸收，血容量减少，体温调节中枢失调而引起发热，若体温≥38.5℃，应考虑出血后诱发感染，如体温持续不退或退热后又不升则应考虑再出血。

（六）弥散性血管内凝血

【原因】

肺源性心脏病患者经常处于缺氧状态，长期缺氧可使红细胞增多，血液黏稠，红细胞易于聚集；缺氧时无氧代谢增强，乳酸增多，加上二氧化碳潴留导致高碳酸血症，使pH下降进而抑制肝素作用，导致凝血加强；缺氧及感染时细菌毒素作用使毛细血管内膜受损，内膜下层胶原纤维暴露，容易激活凝血系统；同时由于血细胞表面膜电位变化，易于趋向聚集及血小板裂解释放第Ⅲ因子又促使血管内凝血；再加上患者衰弱，循环血量不足，血流缓慢等，机体处于缓慢发展的高凝状态之中，从而引起全身出血及微循环衰竭。

【临床表现】

DIC 的发病原因虽然不同，但其临床表现均相似，除原发病的征象外，主要有出血、休克、栓塞及溶血 4 个方面的表现。DIC 分急性、亚急性和慢性 3 种，其中急性占大多数。DIC 的临床表现主要为出血、多器官功能障碍、休克和贫血。其中最常见者为出血。

【预警】

患者出现出血，如皮肤瘀斑、紫癜、咯血、局部（如注射针头处）渗血、消化道出血等症状时，警惕 DIC 的发生。

【护理要点】

1. 保持呼吸道通畅，给予氧气吸入，改善缺氧症状。

2. 定时测量体温、脉搏、呼吸、血压，观察尿量、尿色变化。

3. 建立静脉通路，按医嘱给药，纠正酸中毒，保持水、电解质平衡。

4. 为了避免增加出血的危险及加重出血，应做好患者的休息及饮食指导。若出血仅限于皮肤黏膜且较为轻微，原则上无须太多限制；若血小板小于 $20×10^9/L$，必须绝对卧床休息，协助做好各种生活护理。鼓励患者进食高蛋白、高维生素、易消化的流食或半流食，禁食过硬、过于粗糙的食物。保持排便通畅，排便时不可过于用力，以免腹压骤增而诱发内脏出血及颅内出血。便秘者可使用开塞露或缓泻药促进排便。

5. 皮肤出血护理：保持床单平整，避免肢体碰撞或外伤，洗浴或清洗时避免水温过高和用力擦洗皮肤，勤剪指甲以免抓伤皮肤。高热患者禁用酒精擦浴降温，各项操作动作轻柔，尽可能减少注射次数。

6. 鼻出血护理：保持室内湿度在 50%～60%，指导患者避免用手抠鼻痂，少量出血可用 0.1% 肾上腺素棉球填塞，并局部冷敷。出血严重者可用凡士林油纱条填塞后鼻腔，3 天后取出。

7. 口腔牙龈出血护理：指导患者用软毛牙刷刷牙。忌用牙签剔牙，避免食用煎炸、带刺或含骨头的食物及带壳的坚果和质硬的水果等。进食要细嚼慢咽，避免口腔黏膜损伤。牙龈渗血可用凝血酶、0.1% 肾上腺素棉球及明胶海绵压迫止血，并及时清除口腔内血块。

8. 关节腔出血或深部组织血肿护理：减少活动，避免过度负重。一旦发生出血，立即停止活动，卧床休息。关节腔出血时抬高患肢并固定于功能位，局部可用冰袋冷敷，以减少出血。当出血停止后改为热敷。

9. 内脏出血护理：少量出血且无呕吐者可进温凉饮食，出血停止后可改为营养丰富、易消化无刺激的半流食。建立静脉通路，实施输血、输液、各种止血治疗措施。

10. 眼角及颅内出血护理：保证充足的睡眠，避免情绪激动、剧烈咳嗽和过度用力排便。若突发视力下降，提示颅内出血，应尽量让患者卧床休息，减少活动，避免揉眼，以免加重出血。若患者出现头痛、视物模糊、呼吸急促、喷射性呕吐甚至昏迷，双侧瞳孔变形不等大，对光反射迟钝，提示有颅内出血，应及时与医师联系，并做好相关急救配合，立即置患者于去枕平卧位，使头偏向一侧，及时吸出呕吐物，保持呼吸道通畅，给予吸氧，建立静脉通路，保留导尿管，观察记录患者生命体征、意识状态及瞳孔、尿量变化，做好交接班。

11. 遵医嘱给予抗凝、补充凝血因子、成分输血或抗纤溶治疗。准确、按时给药，严格控制剂量如肝素，严密观察疗效，监测凝血时间等实验室各项指标，随时按医嘱调整剂量，预防患者不良反应。

（李小攀　徐素琴）

第十一节　气　胸

气胸（pneumothorax）是指气体进入胸腔，造成积气状态。气胸分为3种，即闭合性气胸、开放性气胸、张力性气胸。

一、发病机制

1. 闭合性气胸　多并发于肋骨骨折，由肋骨断端刺破肺，空气进入胸腔所致。空气通过胸壁或肺的伤道进入胸腔后，伤道立即闭合，气体不再进入胸腔，胸腔内负压被抵消，但胸腔内压仍低于大气压，使患侧肺部分萎陷、有效气体交换面积减少，影响肺的通气和换气功能。

2. 开放性气胸　多并发于利器导致的胸部穿透伤，胸腔通过胸壁伤口与外界大气相通，可造成纵隔扑动：吸气时，健侧胸腔负压升高，与伤侧压力差增大，纵隔向健侧移位；呼气时，两侧胸腔压力差减少，纵隔移回正常的位置，这样纵隔随呼吸来回摆动的现象，称为纵隔扑动。

3. 张力性气胸　胸壁裂口与胸腔相通，受损伤的组织起活瓣的作用，空气只能进不能出，致使胸腔内积气不断增多，压力不断升高，从而胸腔压力高于大气压，又称为高压性气胸。胸腔内高压使患侧肺严重萎陷，纵隔显著向健侧移位，并挤压健侧肺组织，影响腔静脉回流，导致严重的呼吸和循环障碍。在有些患者，由于高于大气压的胸腔内压，气体经支气管、气管周围疏松结缔组织或壁胸膜裂伤处进入纵隔或胸壁软组织，并向皮下扩散，导致纵隔气肿或颈、面、胸部等处的皮下气肿。

二、临床表现

发生气胸时，患者常突发胸痛，呈刀割样或针刺样，继而呼吸困难，胸痛常与呼吸困难同时出现或相继出现。气胸患者轻者症状不明显，严重者有胸痛、气急、窒息感，可出现面色苍白、四肢湿冷、发绀、冷汗淋漓、脉搏细弱、烦躁不安、血压下降、意识不清、抽搐等症状。

三、常见并发症

气胸常见并发症包括脓气胸、血气胸、纵隔气肿和皮下气肿。

【原因】

1. 脓气胸　由金黄色葡萄球菌、肺炎杆菌、铜绿假单胞菌、结核分枝杆菌和多种厌氧菌引起的坏死性肺炎、肺脓肿及干酪样肺炎可并发脓气胸。病情多危重，常有支气管胸膜瘘形成。脓液中可找到病原菌，除适当应用抗生素（局部和全身）外，还应根据具体情况考虑手术治疗。

2. 血气胸　自发性气胸伴有胸腔内出血是由于胸膜粘连带内血管裂断。肺完全复张后，出血多能自行停止，若继续出血不止，除抽气排液和适当输血外，应考虑开胸结扎出血的血管。

3. 纵隔气肿和皮下气肿　高压气胸抽气或进行闭式引流后，可沿针孔或切口出现胸壁皮下气肿。逸出的气体还蔓延至腹壁和上肢皮下。高压的气体进入肺间质，循血管鞘，经肺门进入纵隔，纵隔气体又可沿着筋膜而进入颈部皮下组织及胸腹部皮下，X线片上可见皮下和纵隔旁缘透明带，纵隔内大血管受压，患者感到胸骨后疼痛，还存在气短和发绀、血压降低、心浊音界缩小或消失、心音遥远，以及纵隔区可闻及粗的、与心搏同期的破裂音。皮下气肿和纵隔气肿随着胸腔内气体排出减压而能自行吸收。吸入浓度较高的氧气可以加大纵隔内氧的浓度，有利于气肿的消散。纵隔气肿张力过高而影响呼吸和循环者，可行胸骨上窝穿刺或切开排气。

【预警】

1. 如果出现体温升高、寒战、胸痛加重，提示并发胸膜炎或脓气胸。

2. 患者感到胸骨后疼痛，还存在气短和发绀、血压降低、心浊音界缩小或消失及听诊心音遥远，纵隔区可闻及粗的、与心搏同期的破裂音，提示并发纵隔气肿。若患者出现脉搏和呼吸改变、皮肤发绀、大汗、四肢湿冷、血压下降、脉搏细速等休克症状，应立即进行急救。

【护理要点】

1. 术前护理

（1）休息与卧位：急性自发性气胸患者应绝对卧床休息，避免用力、屏气、咳嗽等增加胸腔内压力的活动。卧床期间协助患者每 2 小时翻身 1 次，有胸腔引流者翻身时应注意防止引流管脱落并取半卧位。

（2）吸氧：根据患者缺氧的严重程度选择适当的吸氧方法和氧流量，保证患者血氧饱和度大于 90%，对于无低氧血症者也可考虑给予吸氧以促进气胸吸收。

（3）维护呼吸功能，教会患者正确的咳嗽、排痰方法。痰液黏稠不易咳出时根据医嘱应用祛痰药及雾化吸入，保持气道湿化和做好拍背咳痰的护理，必要时行负压吸痰。鼓励患者做深而慢的呼吸，进行周期性深呼吸，可防止呼吸道闭塞和吸入分泌物导致气管远端阻塞，还可充分扩张肺泡以防止肺泡萎陷。

（4）预防感染：应及时采集痰标本，了解感染细菌的种类，为医师选用抗生素提供依据。遵医嘱合理应用抗生素。

（5）心理支持：气胸患者随时面临着生命危险，心理处于高度的应激状态，所以首先要对患者进行良好的心理护理，缓和患者的紧张情绪，有助于转危为安，否则患者的紧张情绪，加上抢救时的种种劣性刺激，可能加重病情，甚至造成严重的后果。

（6）对于行排气疗法的患者，应向患者简要说明排气疗法的目的、意义、过程及注意事项以取得患者的配合。

2. 术后护理

（1）术后予以半卧位，以利于引流，还可以减少肺淤血。

（2）胸腔引流管的护理：①保证有效、安全的引流，引流瓶应放置于低于患者胸部处，液平面应低于引流管胸腔出口平面 60cm；②观察引流管通畅情况，须将水封瓶内引流管一端置于水面下 2～3cm，密切观察引流管内水柱是否随呼吸上下波动及有无气体自水封瓶液面逸出；③防止胸腔积液或渗出物堵塞引流管，防止引流管扭曲折叠、脱落。

（3）肺功能锻炼：如无多发性肺大疱则应鼓励患者多进行深呼吸、轻咳和吹气球练习，以促进受压萎陷的肺泡扩张，加速胸腔内气体排出，促进肺尽早复张。但应避免持续剧烈的咳嗽。

（4）拔管护理：观察引流管拔除指征，如引流管无气体逸出 1～2 天，患者气促症状消失，予以夹管 24 小时后胸部 X 线片显示肺已全部复张，则可拔除引流管。

（5）定期到医院复查胸部 X 线片以了解胸腔内有无气体残存。一旦出现突发性胸痛，感到胸闷、气促，则可能为气胸复发，应立即就诊。

（李小攀　徐素琴）

第十二节　睡眠呼吸暂停低通气综合征

睡眠呼吸暂停低通气综合征（sleep apnea hypopnea syndrome，SAHS）是指睡眠过程中呼吸暂停反复发作 30 次以上或睡眠呼吸暂停低通气指数（apnea hypopnea index，AHI）≥ 5 次 / 小时并伴有嗜睡等临床症状。呼吸暂停是指睡眠过程中口鼻呼吸气流完全停止 10 秒以上；低通气是指睡眠过程中呼吸气流强度（幅度）较基础水平降低 50% 以上，并伴有血氧饱和度较基础水平下降 ≥ 4% 或微醒觉；睡眠呼吸暂停低通气指数是指每小时睡眠时间内呼吸暂停加低通气的次数。此综合征分为三类：中枢型睡眠呼吸暂停综合征（central sleep apnea syndrome，CSAS）、阻塞型睡眠呼吸暂停低通气综合征（obstructive sleep apnea hypopnea syndrome，OSAHS）和混合型睡眠呼吸暂停低通气综合征（mixed sleep apnea hypopnea syndrome，MSAS）。

一、发病机制

1. CSAS　单纯 CSAS 较少见，一般不超过呼吸暂停患者的 10%，也有报道只有 4%。其可进一步分为高碳酸血症和正常碳酸血症两大类。其可与 OSAHS 同时存在，多数有神经系统或运动系统的病变。发病机制可能与以下因素有关：①睡眠时呼吸中枢对各种不同刺激的反应性降低；②中枢神经系统对低氧血症特别是二氧化碳浓度改变引起的呼吸反馈调节的不稳定性；③呼气与吸气转换机制异常等。

2. OSAHS　占 SAHS 的大多数，有家庭聚集性和遗传因素，多数有上呼吸道特别是鼻、咽部位狭窄的病理基础，如肥胖、变应性鼻炎、鼻息肉、扁桃体肥大、软腭松弛、腭垂过长过粗、舌体肥大、舌根后坠、下颌后缩、颞颌关节功能障碍和小颌畸形等。部分内分泌疾病也可合并该病。其发病机制可能与睡眠状态下上气道软组织、肌肉的塌陷性增加及睡眠期间上气道肌肉对低氧和二氧化碳的刺激反应性降低有关，此外，还与神经、体液、内分泌等因素的综合作用有关。

二、临床表现

1. 嗜睡　最常见的症状，轻者表现为日间工作或学习时困倦、嗜睡，严重时吃饭、与人谈话时即可入睡。

2. 打鼾　为主要症状，鼾声不规则，高低不等，往往是鼾声—气流停止—喘气—鼾声交替出现，一般气流中断的时间为 20 ~ 30 秒，个别长达 2 分钟以上，此时患者可出现明显的发绀。

3. 呼吸暂停　75% 的同室或同床睡眠者发现患者有呼吸暂停，往往担心呼吸不能恢复而推醒患者，呼吸暂停多随着喘气、憋醒或响亮的鼾声而终止。OSAHS 患者有明显的胸腹矛盾呼吸。

4. 憋醒　呼吸暂停后忽然憋醒，常伴有翻身、四肢不自主运动甚至抽搐，或忽然坐起，感觉心悸、胸闷或心前区不适。

5. 头晕、乏力　由于夜间反复呼吸暂停、低氧血症，使睡眠连续性中断，醒觉次数增多，睡眠质量下降，常有程度不同的头晕、疲倦、乏力。

6. 精神行为异常　注意力不集中、精细操作能力下降、记忆力和判断力下降，症状严重时不能胜任工作，老年人可表现为痴呆。因低氧血症，患者夜间翻身、转动较频繁。患者还存在性功能减退甚至阳痿。

7. **头痛**　常在清晨或夜间出现，隐痛多见，不剧烈，可持续 1 ～ 2 小时，有时需服镇痛药才能缓解，与血压升高、颅内压及脑血流的变化有关。

8. **个性变化**　烦躁、易激动、焦虑等，家庭和社会生活均受一定影响，可能出现抑郁症。

9. **多汗**　出汗较多，以颈部、上胸部明显，与气道阻塞后呼吸用力和呼吸暂停导致的高碳酸血症有关。

10. **夜尿**　部分患者诉夜间小便次数增多，个别出现遗尿。

11. **睡眠行为异常**　表现为恐惧、惊叫、呓语、夜游、幻听等。

三、常见并发症

SAHS 常见并发症包括高血压、冠心病、肺心病。

（一）高血压

【原因】

SAHS 引起持续性高血压的原因尚未完全清楚，可能与呼吸暂停和低通气导致的低氧血症或高碳酸血症，呼吸道阻塞需要增大呼吸运动，用力呼吸导致胸腔内负压增大影响心血管系统，睡眠结构破坏导致儿茶酚胺释放增加有关。上述诸多因素中，夜间反复发作的低氧血症最为重要。反复低氧血症和高碳酸血症激活化学感受器和交感神经，使儿茶酚胺释放增加。在长期儿茶酚胺的作用下，血管平滑肌发生重构和肥厚而引起高血压。

【临床表现】

临床表现详见第 2 章第六节。

【预警】

SAHS 的患者应该日常监测血压，发现异常及时就诊。

【护理要点】

1. 高血压初期可行一般性体力活动，避免重体力活动，保证足够睡眠。指导患者适当有氧运动如跑步、行走、游泳等，建议每周 3 ～ 5 次。高血压急症或亚急症的病人应卧床休息，避免体力和脑力的过度兴奋，指导患者就医。

2. 饮食指导：限制钠盐摄入，每天＜ 6g，可减少水钠潴留，减轻心脏负荷，降低外周阻力，达到降压目的，改善心功能。控制体重，限制每日摄入总热量，尤其要控制油脂类的摄入量。营养均衡，适当补充蛋白质，增加新鲜蔬菜和水果。

4. 用药护理：遵医嘱用药，强调长期药物治疗的重要性，不能擅自突然停药。观察用药是否使血压达到目标水平。

5. 血压监测：日常监测血压，如实记录，随访时提供给医务人员作为参考。

6. 戒烟限酒：指导患者戒烟，避免吸食二手烟，必要时药物干预；不提倡饮酒，如饮酒则应少量。

7. 避免诱因：避免情绪激动、精神紧张、身心过劳、寒冷刺激、精神创伤、噪声刺激和引起精神过度兴奋的活动；保持大便通畅，避免突然改变体位，不用过热的水洗澡和蒸气浴。

（二）冠心病

【原因】

SAHS 是造成冠状动脉供血障碍的重要危险因素，其可引起血液有形成分、凝血功能、血糖血脂代谢等异常，导致动脉粥样硬化的发生及发展。其与冠心病有明确的关系，是独立于年龄、体重、饮食、遗传等因素的冠心病的发病原因之一。

【临床表现】

以胸痛、胸闷为主要临床表现，典型的特点为：

1. 部位：主要在胸骨体上段或中段之后，可波及心前区，有手掌大小范围，甚至横贯前胸，界限不很清楚。常放射至左肩、左臂内侧达无名指和小指，或至颈、咽或下颌部。

2. 性质：胸痛常为压迫、发闷或紧缩性，也可有烧灼感，但不尖锐，不像针刺或刀扎样痛，偶伴濒死的恐惧感。发作时，患者往往不自觉地停止原来的活动，直至症状缓解。

【预警】

患者出现胸痛情况时，应及时就诊，并立即行心电图检查，查看心肌缺血症状。

【护理要点】

1. 胸痛发作时，应立即停止活动，卧床休息，保持环境安静。降低心肌耗氧量和交感神经兴奋性。必要时给予硝酸酯类药物治疗，疼痛剧烈时给予吗啡或哌替啶止痛。

2. 如为急性心肌梗死，应在最快时间内协助描记心电图，进行心电、血压监测，应遵医嘱做好再灌注心肌的准备，警惕心律失常、心原性休克及心力衰竭等严重并发症发生。

3. 用药指导：遵医嘱用药，告知患者药物治疗的重要性和坚持用药的必要性，定期随访，提高患者用药依从性。若胸痛发作频繁、程度较重、时间较长、服用硝酸酯类制剂疗效差时，提示急性心血管事件，应及时就医。

4. 饮食应是低饱和脂肪和低胆固醇饮食，肥胖患者注意控制体重。

5. 根据冠心病危险分层，进行医学评估和运动评估后，确定康复运动的指征，与病人一起制定心脏康复计划，实施个性化心脏康复方案。

6. 根据 ABCDE 原则做好冠心病二级预防。

（三）肺心病

【原因】

SAHS 导致体内缺氧、二氧化碳潴留、肺动脉高压，从而引起肺心病。

【临床表现】

患者逐步出现呼吸衰竭、心力衰竭及其他器官损害的表现。患者呼吸困难加重、明显气促，夜间为甚，常有头痛、失眠、食欲缺乏、腹胀、恶心、白天嗜睡，甚至出现表情淡漠、神志恍惚、谵妄等肺性脑病的表现。患者可有不同程度的发绀和肺气肿体征，偶有干湿啰音，颈静脉怒张，心率增快，下肢水肿，可出现心律失常，剑突下可闻及收缩期杂音，甚至出现舒张期杂音。

【预警】

患者出现呼吸困难加重，明显气促、心悸、颈静脉怒张、下肢水肿，低氧血症合并高碳酸血症等呼吸衰竭合并右心衰竭的症状和体征时，警惕肺心病的发生。

【护理要点】

护理要点详见肺心病部分。

（李小攀　徐素琴）

第十三节　呼吸衰竭

呼吸衰竭（respiratory failure）简称呼衰，是指各种原因引起的肺通气和（或）换气功能严重障碍，以致不能进行有效的气体交换，导致缺氧和（或）伴二氧化碳潴留，从而引起一系列生理功能和代谢紊乱的临床综合征。在海平面气压、静息状态下，呼吸空气时，动脉血氧分压（PaO_2）低于 8kPa（60mmHg）和（或）伴有二氧化碳分压（$PaCO_2$）高于 6.7kPa（50mmHg），并排除心内解剖分流和原发性心排血量降低等因素，即为呼吸衰竭。

一、发病机制

1.**肺换气功能障碍**　肺气体交换主要取决于通气与血流灌注比值（V/Q）和弥散功能。Ⅰ型呼吸衰竭的主要发病机制为换气功能障碍，主要有通气血流比例失调和弥散功能障碍两种。

（1）通气血流比例失调：有效的气体交换不仅要求有足够的通气量与血流量，而且要求两者的比例适当。

（2）弥散功能障碍：肺泡内气体与肺泡壁毛细血管血液中气体（主要是指氧气与二氧化碳）交换是通过弥散进行的。肺弥散功能不仅受肺泡毛细血管膜影响，也受肺毛细血管血流量影响。

2.**肺通气功能障碍**　肺通气是在呼吸中枢的调控下，通过呼吸肌的收缩与松弛，使胸廓和肺节律性地扩大和缩小得以实现。当肺通气功能障碍时，肺泡通气量不足，肺泡氧分压下降，二氧化碳分压上升，可发生Ⅱ型呼吸衰竭，即 PaO_2 下降和 $PaCO_2$ 升高同时存在。肺通气功能障碍可分为限制性通气不足与阻塞性通气不足两种类型。由肺泡扩张和收缩受限引起者称限制性通气不足；由气道阻力增高引起者称阻塞性通气不足。

（1）限制性通气不足：吸气时肺泡张缩受限所引起的肺泡通气不足称为限制性通气不足（restrictive hypoventilation）。通常吸气运动是吸气肌收缩引起的主动过程，呼气则是肺泡弹性回缩和肋骨与胸骨借重力作用复位的被动过程。主动过程容易发生障碍，易导致肺泡扩张受限。其主要涉及呼吸肌、胸廓、呼吸中枢和肺的顺应性，前三者的障碍可统称为呼吸泵衰竭。肺的顺应性降低也是 COPD 患者引起限制性通气不足的原因之一。

（2）阻塞性通气不足：气道狭窄或阻塞引起的气道阻力增高而导致通气障碍称为阻塞性通气不足（obstructive hypoventilation）。支气管壁充血、肿胀、增生，管壁平滑肌痉挛，管腔被增多的分泌物、异物等阻塞，肺泡壁破坏和肺泡间隔缺失导致的肺组织弹性降低，以致对气道壁的牵引力减弱等，均可使气道内径变窄或不规则而增加气道阻力，从而引起阻塞性通气不足。

二、临床表现

1.**呼吸困难和呼吸频率增快**　通常是临床上最早出现的重要症状。

2.**呼吸功能紊乱**　表现为呼吸费力，伴有呼吸频率加快，呼吸表浅，鼻翼扇动，辅助呼吸肌参与呼吸活动，特别是 COPD 患者存在气道阻塞、呼吸泵衰竭的因素，呼吸困难更为明显。有时患者也可出现呼吸节律紊乱，表现为潮式呼吸、叹息样呼吸等，主要见于呼吸中枢受抑制时。

3.**发绀**　动脉血氧饱和度（SaO_2）低于 90% 时，患者即可出现发绀。舌发绀较口唇、甲床显现得更早一些、更明显。发绀主要取决于缺氧的程度，也受血红蛋白量、皮肤色素及心功能状态的影响。

4.**神经精神症状**　轻度缺氧者可有注意力不集中、定向力障碍；严重缺氧者特别是伴有二氧化碳潴留时，患者可出现头痛、兴奋、抑制、嗜睡、抽搐、意识丧失甚至昏迷等。慢性胸肺疾病引起的呼吸衰竭急性加剧，低氧血症和二氧化碳潴留发生迅速，因此患者可出现明显的神经精神症状。

5. 心血管功能障碍　严重的二氧化碳潴留和缺氧可引起心悸、球结膜充血水肿、心律失常、肺动脉高压、右心衰竭、低血压等。

6. 消化系统症状　可能出现溃疡病症状、上消化道出血和肝功能异常。上述变化与二氧化碳潴留、严重低氧有关。

7. 肾脏并发症　可出现肾功能不全，但多为功能性肾功能不全，严重二氧化碳潴留、缺氧晚期可出现肾衰竭。

8. 酸碱失衡和电解质紊乱　呼吸衰竭常因缺氧和（或）二氧化碳潴留，以及临床上应用糖皮质激素、利尿剂和食欲缺乏等因素存在可并发酸碱失衡和电解质紊乱。

三、常见并发症

呼吸衰竭常见并发症包括肺性脑病、心律失常、肺心病、肾功能不全、呼吸性酸中毒及电解质紊乱、心室颤动、心搏骤停、消化道出血、肝功能不全，本节重点阐释前 5 种。

（一）肺性脑病

【原因】

呼吸衰竭患者存在二氧化碳潴留，其使脑血管扩张，脑血流增加，脑细胞水肿，颅内压增高。二氧化碳潴留使血 pH 下降，过多的 H^+ 透过血脑屏障进入脑细胞后导致细胞内酸中毒，加之缺氧，加重脑细胞代谢障碍，使脑实质更加水肿、充血，血管淤血甚至点状出血。

【临床表现】

早期患者可出现头痛、头晕、记忆力减退、精神不振、工作能力降低等症状，继之可出现不同程度的意识障碍，轻者呈嗜睡、昏睡状态，重则昏迷，主要为缺氧和高碳酸血症引起的二氧化碳麻醉所致，此外还可有颅内压升高、视神经盘水肿及扑翼样震颤、肌阵挛，全身强直阵挛发作等，精神症状可表现为兴奋、不安、言语增多、幻觉、妄想等。

【预警】

患者出现头痛、头晕、烦躁不安、言语不清、精神错乱、扑翼样震颤、嗜睡、昏迷、抽搐和呼吸抑制警惕发生肺性脑病。

【护理要点】

1. 饮食护理　高热量、高蛋白、高维生素、易消化饮食，不能进食者应用胃管鼻饲流食，以保证足够的营养。

2. 休息与卧位　急性呼吸衰竭应绝对卧床休息，慢性呼吸衰竭尚能代偿时，可适当下床活动。

3. 病情观察　积极治疗呼吸衰竭，密切监测患者血气分析值，患者二氧化碳分压升高时，使用机械通气，排出多余的二氧化碳。观察呼吸节律、频率和深度的变化及精神神经症状，发现异常及时通知医师并配合抢救。

4. 吸氧　Ⅰ型呼吸衰竭根据缺氧程度，可给予低浓度到高浓度吸氧。Ⅱ型呼吸衰竭应给予低流量（1～2L/min）、低浓度（25%～30%）持续吸氧。注意观察用氧效果，必要时使用机械通气治疗。

5. 保持呼吸道通畅　及时清除积痰，呼吸道阻塞、窒息严重者做好气管内插管或气管切开准备。

6. 使用呼吸机患者　做好机械通气护理，注意观察疗效。

7. 药物治疗护理　应用呼吸兴奋剂时，注意观察呼吸频率和深浅度，避免通气过度等不良反应，如有血压升高、心率过快、面肌抽搐、过度兴奋等表现，应减慢滴速或停用。禁用对呼吸有抑制作用的药物如吗啡等。慎用镇静药，以免引起呼吸抑制。

（二）心律失常

【原因】

呼吸衰竭导致低氧血症、酸碱失衡（酸中毒或碱中毒）及其治疗措施，如机械通气，加用呼气末正压通气（PEEP），血管内插管，监护或药物，均可导致心律失常的发生。有报道在高碳酸血症型呼吸衰竭中心律失常发生率可高达 50%，以室上性心律失常较常见。代谢紊乱和电解质异常（低血钾或高血钾、低血钙、低血镁）和药物的作用也是发生心律失常的常见原因。

【临床表现】

患者可出现心、脑等器官供血不足的症状，如头晕、黑矇、乏力及晕厥等，也可出现心悸、气促、心绞痛等症状，甚至出现意识丧失、抽搐、呼吸停止及死亡等。

【预警】

1. 当患者心电图显示 Q-T 间期延长，宽大 U 波，T 波高尖时，应急测血清电解质，警惕持续性或复杂性房性或室性快速心律失常的发生。

2. 当患者心电监护出现频发室性期前收缩、多源性室性期前收缩、室性心动过速，或心率 < 40 次 / 分、> 120 次 / 分时，提示心律失常已发生。应通知医师，做好紧急电除颤或进行临时起搏器置入的准备。

3. 儿茶酚胺类药物注射时，警惕窦性心动过速、室性期前收缩或室性心动过速的发生。

4. 应用较大剂量茶碱类药物时，定期监测患者的血茶碱浓度，避免房性和室性心动过速的发生。

【护理要点】

1. 鼓励患者卧床休息，保持环境安静。心律失常发作导致各种不适时采取高枕卧位、半卧位，尽量避免左侧卧位。

2. 嘱患者避免情绪激动、紧张及用力排便。

3. 心电监护电极位置避开胸骨右缘及心前区，以免影响心电图检查和紧急电复律。监测电解质和酸碱平衡情况，预防因电解质或酸碱平衡失调诱发心律失常和心搏骤停。

4. 留置静脉通路，备好抗心律失常药物及其他抢救药品、除颤仪及临时起搏器等。用药后观察治疗效果及副作用。

5. 积极纠正患者低氧血症及高碳酸血症，改善患者通气功能。

6. 一旦发生心搏骤停，立即行心肺脑复苏抢救。

（三）肺心病

【原因】

呼吸衰竭对心脏的影响是通过改变肺动脉压力而实现的。肺部炎症常累及邻近的肺动脉分支，引起肺动脉壁增厚、狭窄或纤维化。肺血管性疾病也可以引起肺血管腔狭窄和闭塞。这样导致肺毛细血管床缩减，肺血管阻力增大。长期的肺循环阻力增加，可使小动脉中层增生肥厚，加重肺循环阻力，形成恶性循环，导致肺动脉高压。肺动脉高压是右心后负荷增加的主要原因，右心后负荷增加后因心室壁张力增加，引起心肌耗氧量增加、冠状动脉阻力增加、血流减少及肺血管输入阻力增加、顺应性下降等而损害右心功能。此外，低氧对心肌也有直接的损害作用。

【临床表现】

心肺功能代偿期，临床上患者主要有 COPD 的表现，慢性咳嗽、咳痰、气急，活动后可感心悸、呼吸困难、乏力和活动耐力下降。体检可有明显肺气肿征，听诊多有呼吸音减弱，偶有干湿啰音，下肢轻微水肿，下午明显，次晨消失。心浊音界常因肺气肿而不易叩出。心音遥远，但肺动脉瓣区可有第二心音亢进，提示有肺动脉高压。三尖瓣区出现收缩期杂音或剑突下显示心脏搏动，多提示有右心肥厚、扩大。部分病例因肺气肿使胸腔内压升高，阻碍腔静脉回流，可见颈静脉充盈。又因膈下降，肝上界及下缘明显下移。心肺功能失代偿期，临床表现主要以呼吸衰竭为主，有或无心力衰竭。

【预警】

1. 呼吸衰竭合并心脏病患者，心肌缺氧更敏感、心功能更易受损，是肺心病的高发人群。

2. 慢性呼吸衰竭导致反复肺部感染，细菌毒素对心肌毒性作用大的患者，要警惕肺心病发生。

3. 呼吸衰竭合并酸碱平衡失调、电解质紊乱的患者，因为心律失常等因素均可影响心肌功能，促进心力衰竭发生。

【护理要点】

1. 心肺功能代偿期，无明显二氧化碳潴留者应注意休息，避免劳累；心肺功能失代偿期患者应绝对卧床休息并取半卧位。

2. 给予患者高蛋白、高热量、高维生素、低钠易消化饮食。

3. 密切观察病情变化，如有明显头痛、烦躁、恶心、呕吐、谵妄、性格改变，或出现意识障碍，提示有发生肺性脑病或酸碱平衡失调、电解质紊乱的可能，应立即通知医师处理。保持呼吸道通畅，帮助患者正确排痰。准确记录24小时出入水量。

4. 低流量（1～2L/min）、低浓度（25%～30%）持续给氧，并观察用氧效果，并发较严重呼吸衰竭者使用机械通气治疗。

5. 留置静脉通路，遵医嘱用药。静脉应用呼吸兴奋剂时，应保持呼吸道通畅，注意有无皮肤潮红、出汗、血压升高、脉速、肌肉震颤、抽搐等不良反应。慎用镇静药，严重心力衰竭者，适当选用利尿剂、正性肌力药及扩血管药物。

（四）肾功能不全

【原因】

患者出现呼吸衰竭，由于缺氧和高碳酸血症反射性引起肾血管收缩，肾血流严重减少，并继发肾内血流由皮质向髓质重新分布，肾小球滤过率下降，肾小管重吸收增加，致使尿量减少、水钠潴留，从而导致肾功能不全。

【临床表现】

1. 肾功能储备代偿期，因为肾储备代偿能力很大，因此临床上肾功能虽有所减退，但其排泄代谢产物及调节水、电解质平衡能力仍可满足正常需要，临床上并不出现症状，肾功能化验也在正常范围或偶有稍高现象。

2. 肾功能不全时，肾小球已有较多损害，达60%～75%，肾排泄代谢废物已有一定障碍，血清肌酐、尿素氮可偏高或超出正常值。患者可以出现贫血、疲乏无力、体重减轻、精神不易集中等，但常被忽视，若有失水、感染、出血等情形，则很快出现明显症状。

3. 肾衰竭期，肾功能已损害相当严重，达75%～95%，不能维持身体的内环境稳定，患者的疲劳、乏力、注意力不能集中等症状加剧，贫血明显，夜尿增多，血清肌酐、尿素氮上升明显，并常有酸中毒。此期又称氮质血症期。

4. 尿毒症期或肾功能不全终末期，此期肾小球损害已超过95%，有严重临床症状，如剧烈恶心、呕吐、尿少、水肿、恶性高血压、重度贫血、皮肤瘙痒、口有尿臊味等。

【预警】

1. 呼吸衰竭患者合并低血压、心力衰竭、任何原因的血容量不足和脓毒症时，警惕肾功能不全的发生。

2. 呼吸衰竭患者原有肾功能不全时，极易发生严重的肾功能障碍或尿毒症。

3. 呼吸衰竭患者应用肾毒性药物时，极易发生严重的肾功能障碍或尿毒症。

【护理要点】

1. 保持环境安静，嘱患者绝对卧床休息。

2. 给予患者高热量、高维生素、易消化、优质蛋白饮食，蛋白质摄入量为 $0.5 \sim 0.8g/$（kg•d），酌情限制水及钾盐、钠盐的摄入量。

3. 密切观察病情，监测体温、脉搏、呼吸、血压。如有血压突然升高、剧烈头痛、极度乏力及恶心、呕吐、神志障碍等提示发生高血容量、高钾血症、高氮质血症等并发症，应及时告知医师遵医嘱行床旁心电、血压监护。高血钾者应及时遵医嘱做好降血钾处理，严密监测血钾变化，避免输注库存血。

4. 控制体液平衡：根据医嘱准确记录 24 小时出入液量，少尿或无尿时，严格控制液体摄入量，为预防肺水肿，输液速度宜缓慢，小于 40 滴 / 分。多尿期应注意发生低钠血症、低钾血症，根据医嘱调整液体量，监测电解质。

5. 做好各种透析疗法的术前准备及术后观察护理并记录。

（五）呼吸性酸中毒及电解质紊乱

【原因】

呼吸衰竭患者二氧化碳潴留使 $PaCO_2$ 升高，造成呼吸性酸中毒。如机体能及时代偿（通过缓冲系统、离子交换、肾功能调节），使 HCO_3^- 增加，pH 保持正常称为代偿性呼吸性酸中毒，否则称为失代偿性呼吸性酸中毒。在细胞外液呈酸中毒的情况下，细胞内 K^+ 向细胞外转移。细胞外的 Na^+ 和 H^+ 向细胞内移动，形成细胞内酸中毒和细胞外高 K^+ 的环境。$PaCO_2$ 升高可使 Cl^- 大量排出体外，造成低氯性碱中毒。在 II 型呼吸衰竭的治疗过程中，常使用葡萄糖、利尿剂、激素等可使 K^+ 大量丢失，造成低钾和低氯性碱中毒。碱中毒可使氧解离曲线左移，使氧合血红蛋白不易向组织内释放氧气而造成组织更加缺氧并可影响呼吸。

【临床表现】

呼吸性酸中毒的临床表现主要为原发疾病的症状，如 COPD 的表现，严重者可发生神志改变，即肺性脑病。高钾血症时，患者表现为疲乏无力，心搏缓慢，可有恶心、呕吐和腹痛。低钾低氯性碱中毒除原发性疾病的表现外，可表现为兴奋，如烦躁、谵妄、抽搐或肌肉痉挛等。

【预警】

1. 当呼吸衰竭患者心电图表现为 Q-T 间期缩短，T 波高尖对称，基底狭窄而呈帐篷状时，应急查血气与电解质，警惕高钾血症的发生。

2. 呼吸性酸中毒的呼吸衰竭患者过多使用碱性药物、利尿剂和激素，或患者频繁呕吐时，警惕合并低钾和低氯性碱中毒。

【护理要点】

1. 绝对卧床休息，保持环境安静，限制探视。尤其低钾时心肌内膜处于轻度极化状态，下床活动易导致心律失常，有发生心搏骤停的危险。

2. 保持呼吸道通畅，给予持续氧气吸入，头偏向一侧，防止因呕吐而误吸。

3. 病情观察：持续进行动态心电监测，每 1 ~ 2 小时测量生命体征变化。严密观察患者神志、呼吸及倾听患者主诉，关注有无呼吸肌麻痹、呼吸困难、窒息及神志方面的改变。准确记录 24 小时出入液量。准确识别心电图变化，动态监测血气、血电解质指标，纠正低氧血症及高碳酸血症的状况，早期发现异常后通知医师及时处理，以免延误病情。

4. 用药护理、纠正水电解质酸碱失衡：轻度水电解质酸碱失衡的患者只需补液纠正缺水就可达到纠正酸中毒。严重的代谢性酸中毒可输入等渗的碳酸氢钠或乳酸钠注射液，以补充碱的不足，使用碳酸氢钠等碱性药物时，应使用单独通道，速度不宜过快，以免引起反应性碱中毒而加重缺氧，甚至引起脑水肿。酸中毒纠正后应遵医嘱使用钙剂，以免发生手足抽搐。补钾过程中注意监测肾功能和尿量，尿量为 30～40ml/h 以上时，补钾则较安全。静脉补钾速度以每小时 20～40mmol/L 为宜，不能超过 50～60mmol/L。浓度以 1.5～3.0g/L 为宜。心力衰竭时要严格限制补液量和补液速度。

（陈　娟　徐素琴）

参 考 文 献

葛均波，徐永健，2013. 内科学 . 8 版 . 北京：人民卫生出版社 .

黄祖佑，张云辉，李子明，2004. 临床呼吸急症学 . 昆明：云南科技出版社 .

尤黎明，吴瑛，2017. 内科护理学 . 6 版 . 北京：人民卫生出版社 .

俞森洋，2008. 呼吸危重病学 . 北京：中国协和医科大学出版社 .

第 2 章　循环系统疾病并发症预警及护理

第一节　心 力 衰 竭

心力衰竭（heart failure）简称心衰，是指心脏的收缩功能和（或）舒张功能发生障碍，不能将静脉回心血量充分排出心脏，导致静脉系统血液淤积，动脉系统血液灌注不足，从而引起的心脏循环障碍症候群，此种障碍症候群集中表现为肺淤血、腔静脉淤血。心力衰竭并不是一个独立的疾病，而是心脏疾病发展的终末阶段。其中绝大多数的心力衰竭都是以左心衰竭开始的，即首先表现为肺循环淤血。

一、发病机制

几乎所有的心血管疾病最终都会导致心力衰竭的发生，心肌梗死、心肌病、血流动力学负荷过重、炎症等任何原因引起的心肌损伤，均可造成心肌结构和功能的变化，最后导致心室泵血和（或）充盈功能低下。其发病机制十分复杂，当基础心脏病损及心功能时，机体首先发生多种代偿机制，包括 Frank-Starling 机制、交感神经兴奋性增强、肾素 - 血管紧张素 - 醛固酮系统激活及心肌肥厚等机制，促使心功能在一定时间内维持在相对正常的水平，但也有其负性效应，包括心室重塑、舒张功能不全及体液因子改变等。随着病情进展，尤其在某些诱因作用下患者进入失代偿期。

二、临床表现

根据心力衰竭发生的时间、速度、严重程度，临床可将心力衰竭分为急性心力衰竭和慢性心力衰竭。心力衰竭按发生部位可分为左心衰竭、右心衰竭和全心衰竭。

1. 急性心力衰竭

（1）早期表现：左心功能降低的早期征兆为心功能正常者出现疲乏、运动耐力明显降低、心率增加 15 ～ 20 次 / 分，继而出现劳力性呼吸困难、夜间阵发性呼吸困难、高枕睡眠等；检查可见左心室增大、舒张早期或中期奔马律及两肺底部有湿啰音、干啰音和哮鸣音。

（2）急性肺水肿：起病急，病情可迅速发展至危重状态，突发严重呼吸困难、端坐呼吸、喘息不止、烦躁不安并有恐惧感，呼吸频率可达 30 ～ 50 次 / 分；频繁咳嗽并咳出大量粉红色泡沫样痰；心率快，心尖部常可闻及奔马律；两肺满布湿啰音和哮鸣音。

（3）心源性休克

1）低血压：持续 30 分钟以上，收缩压降至 90mmHg 以下，或原有高血压的患者收缩压降低 ≥ 60mmHg。

2）组织低灌注状态：①皮肤湿冷、苍白和发绀伴紫色条纹；②心动过速，心率 > 110 次 / 分；

③尿量明显减少（＜20ml/h），甚至无尿；④意识障碍，常有烦躁不安、激动焦虑、恐惧和濒死感，收缩压低于70mmHg，可出现抑制症状，逐渐发展至意识模糊甚至昏迷。

3）血流动力学障碍：肺动脉楔压（PCWP）≥18mmHg，心排血指数（CI）≤36.7ml/（s•m²）[≤2.2L/（min•m²）]。

4）代谢性酸中毒和低氧血症。

2. 慢性心力衰竭

（1）左心衰竭的症状和体征：呼吸困难是左心衰竭最主要的症状，可表现为劳力性呼吸困难、端坐呼吸、阵发性夜间呼吸困难等多种形式。运动耐力下降、乏力为骨骼肌供血不足的表现。严重心力衰竭患者可出现潮式呼吸，提示预后不良。查体除原有的心脏病体征外，还可发现左心室增大、脉搏强弱交替，听诊可闻及肺部啰音。

（2）右心衰竭的症状和体征：主要表现为慢性持续性淤血引起的各器官功能改变，患者可出现腹部或腿部水肿，并以此为首要或唯一症状而就医，运动耐量损害可逐渐发生。查体除原有的心脏病体征外，还可发现心脏增大、颈静脉充盈、肝大和压痛、发绀、下垂性水肿和胸腔积液、腹水等。

（3）舒张性心力衰竭的症状和体征：舒张性心力衰竭是指在心室收缩功能正常的情况下，即左心室射血分数（left ventricular ejection fraction，LVEF）＞40%～50%，心室松弛性和顺应性降低使心室充盈量减少和充盈压升高，导致肺循环和体循环淤血。初期症状不明显，随着病情发展可出现运动耐力下降、气促、肺水肿。

三、常见并发症

心力衰竭常见并发症包括心律失常、肺部感染、电解质紊乱、肺栓塞。

（一）心律失常

【原因】

心力衰竭过程中的电生理改变多种多样，涉及离子通道重构，钙离子摄取，细胞外基质重构，瘢痕组织出现，交感神经系统和肾素-血管紧张素-醛固酮系统激活，心脏扩张和拉伸等，这些均可导致心律失常。

【临床表现】

患者可出现心脏、脑等器官供血不足的症状，如头晕、黑矇、乏力及晕厥等，也可出现心悸、气促、心绞痛等症状，甚至出现意识丧失、抽搐、呼吸停止及死亡等。

【预警】

1. 急性期，血流动力学不稳定者，应警惕心律失常的发生。

2. 严重心力衰竭者，一般指纽约心脏学会（New York Heart Association，NYHA）心功能分级Ⅲ级或Ⅳ级的心力衰竭，常有左心室射血分数＜30%，6分钟步行距离＜300m等客观指标的异常，应警惕心律失常的发生。

3. 合并心肌纤维化、心肌肥大、心脏扩大、交感神经系统兴奋性增高、肾素-血管紧张素-醛固酮系统激活、心肌灌注不足等多因素者，易导致心肌内折返、自律性和触发活动均明显增加。

4. 大多数室性心律失常多见于心力衰竭恶化阶段。约50%的心力衰竭患者发生心脏性猝死，其中绝大部分由室性心动过速或心室颤动引起。

【护理要点】

1. 监测电解质和酸碱平衡状况，预防电解质紊乱或酸碱平衡失调诱发的心律失常。

2.嘱患者避免情绪激动、劳累、快速改变体位及用力排便。

3.留置静脉导管，备好抗心律失常药物和其他抢救药品、除颤仪及临时起搏器。

4.严密进行心电监护，及时发现频发室性期前收缩，成对出现或呈非持续性室性心动过速，多源性或 R-on-T 现象的室性期前收缩及严重的房室传导阻滞，心室颤动及心搏骤停等；严密观察患者生命体征及意识，重视患者主诉。

5.安放心电监护电极时应注意清洁皮肤，电极位置避开胸骨右缘及心前区，以免影响心电图检查和紧急电复律。

6.遵医嘱使用抗心律失常药物，密切观察用药后治疗效果及副作用。

7.复律治疗后应严密监护，发现严重心律失常时应立即通知医师。

8.一旦发生心搏骤停，则立即配合抢救。

9.做好健康宣教，指导患者心律失常发作时应立即停止活动，就近倚靠墙壁或其他物体。若没有可倚靠的物体，应立即缓慢蹲下休息，防止发生意外（如跌倒）。如有黑矇、头晕，患者应卧床休息。帮助患者树立战胜疾病的信心。

（二）肺部感染

【原因】

心力衰竭患者多伴有肺循环淤血，这增加了肺部感染的机会，同时也是决定肺部感染病情严重性和预后的重要因子。

【临床表现】

患者主要表现为咳嗽或原有呼吸道症状加重，并出现脓性痰或血痰，伴或不伴胸痛。重症感染者可出现呼吸困难、呼吸窘迫。大多数患者有发热。早期肺部体征无明显异常，重症者可有呼吸频率增快、鼻翼扇动、发绀。

【预警】

1.心功能Ⅲ、Ⅳ级，合并高血压、糖尿病、COPD 为肺部感染的危险因素。

2.降钙素原（PCT）≥ 0.5μg/L 可预测肺部感染的敏感度、特异度，提示发生肺部感染可能性大。

3.侵入性操作、长期卧床是心力衰竭合并肺部感染的危险因素。

4.有抗生素及激素使用史、吸烟史者，应警惕肺部感染的发生。

【护理要点】

1.避免上呼吸道感染和侵入性操作等诱因。慢性稳定型心力衰竭患者应在医师指导下进行康复运动，合理安排膳食，增强体质。吸烟者应戒烟。长期卧床患者应注意经常改变体位、翻身、拍背，随时咳出气道内痰液。休息与活动时注意保暖。可接种流感疫苗、肺炎疫苗等以预防感染。

2.密切观察病情变化，如生命体征、意识状态、咳嗽是否有效、血气分析变化等，预防或及早发现并发症。

3.遵医嘱给予氧气吸入，纠正缺氧。效果不佳时，可使用 BiPAP 呼吸机辅助通气。

4.高热时按高热护理常规。

（三）电解质紊乱

【原因】

电解质紊乱常发生于心力衰竭治疗过程中，尤其多见于多次或长期应用利尿剂后，其中低血钾和失盐性低钠综合征最为多见。

【临床表现】

1. **高钠血症** 临床表现不典型，可以出现乏力、唇舌干燥、皮肤失去弹性、烦躁不安，甚至躁狂、幻觉、谵妄和昏迷。高钠血症引起的脑萎缩可继发脑出血、蛛网膜下腔出血甚至死亡。

2. **低钠血症** 轻度低钠血症（血清钠浓度 120～135mmol/L）者可以出现味觉减退、肌肉酸痛；中度（血清钠浓度 115～< 120mmol/L）者有头痛、个性改变、恶心、呕吐等；重度（血清钠浓度 < 115mmol/L）者可出现昏迷、反射消失。

3. **高钾血症** 表现为 3 个方面。①躯体症状：严重的心动过缓、房室传导阻滞甚至窦性停搏。心电图表现为 T 波高尖，严重时 P-R 间期延长、P 波消失、QRS 波群增宽，最终心脏停搏，早期血压轻度升高，后期血压降低、呼吸不规则、心律失常等。②神经肌肉症状：早期表现肌肉疼痛、无力，以四肢末端明显，严重时可出现呼吸肌麻痹。③精神症状：早期表现为表情淡漠、对外界反应迟钝，也可出现兴奋状态，如情绪不稳、躁动不安等，严重时出现意识障碍，如嗜睡、昏迷等。

4. **低钾血症** 不仅与血清钾的浓度有关，而且与形成低血钾的速度密切相关，因此对于缓慢起病的患者，虽然低血钾严重，但临床症状不一定明显；相反起病急骤者，低血钾虽然不严重，但临床症状可以很显著。①躯体症状：食欲缺乏、腹胀、口渴、恶心、呕吐、胸闷、心悸，心肌受累严重时可导致心力衰竭，心电图初期表现为 T 波低平或消失，并出现 U 波，严重时出现室性心动过速、心室颤动或猝死。②神经肌肉症状：为低血钾最突出的症状，重要表现为四肢肌力减退，软弱无力，出现弛缓性瘫痪及周期性瘫痪。③精神症状：早期表现为易疲劳、情感淡漠、记忆力减退、抑郁状态，也可出现木僵。严重时患者出现意识障碍，如嗜睡、谵妄甚至昏迷。

【预警】

1. 大量使用利尿剂和限制钠盐摄入者，出现食欲不佳或呕吐等症状时，警惕电解质紊乱的发生。

2. 尿量明显增多（>100ml/h）或尿量明显减少（< 20ml/h）甚至无尿时，警惕电解质紊乱的发生。

3. 血钠浓度降低，小于 130mmol/L 者；血钠浓度升高，大于 150mmol/L 者。

4. 血清钾低于 3.5mmol/L 者；血清钾高于 5.5mmol/L 者。

【护理要点】

1. 遵医嘱正确使用利尿剂，并监测尿量。

2. 观察患者食欲，食欲不佳或频繁呕吐发生时，警惕低钾血症和低钠血症发生。

3. 监测患者肾功能状态和电解质的变化。

4. 患者血清钾降低时遵医嘱正确补充钾盐，轻症可口服氯化钾 3～6g/d，重者可用氯化钾 1～1.5g 稀释于 5% 葡萄糖注射液 500ml 内静脉滴注，必要时可重复给予。可指导患者进食含钾丰富食物，如香蕉、橙子、绿叶蔬菜等。

5. 患者血清钾增高时，查明原因，遵医嘱及时采取降低血清钾治疗，必要时采取血液透析治疗。

6. 患者血清钠降低时，遵医嘱及时采取补钠治疗，饮食注意多吃含钠高的食物，以补充体内所丢失盐分，达到身体所需的平衡。患者血清钠增高少见，一旦发生，查明原因，积极治疗。

（四）肺栓塞

【原因】

长期卧床可导致下肢静脉血栓形成，脱落后可引起肺栓塞，肺栓塞的临床表现与栓子大小有密切关系，小面积的肺栓塞可无症状，大面积的肺栓塞可表现为突发呼吸急促、胸痛、心悸、咯血和血压下降，同时肺动脉压升高，右心衰竭加重，相应肺部呈浊音，呼吸音降低伴湿啰音，部分患者有胸膜摩擦音或胸腔积液体征，巩膜可有黄染，或有短阵心房颤动发作，起病后 12～36 小时或数天后在下肺野出现三角形或圆形密度增高阴影，巨大面积的肺栓塞可在数分钟内导致心源性休克和猝死，心力衰竭伴心房颤动者，易发生心房内血栓，栓子脱落而引起脑、肾、四肢或肠系膜动脉栓塞。

【临床表现】

肺栓塞的症状缺乏特异性，症状表现取决于栓子的大小、数量，栓塞的部位及患者是否存在心、肺等器官的基础疾病。多数患者因呼吸困难、胸痛、先兆晕厥、晕厥和（或）咯血而被疑诊肺栓塞。

1. 胸痛是肺栓塞常见症状，多由远端肺栓塞引起的胸膜刺激所致。中央型肺栓塞的胸痛可表现为典型的心绞痛性质，多由右心室缺血所致，需与急性冠脉综合征(acute coronary syndrome，ACS）或主动脉夹层相鉴别。

2. 呼吸困难：中央型肺栓塞急剧而严重，而在小面积的外周型肺栓塞通常轻微而短暂。既往存在心力衰竭或肺部疾病的患者，呼吸困难加重可能是肺栓塞的唯一症状。

3. 咯血提示肺梗死，多在肺梗死后 24 小时内发生，呈鲜红色，或数天内发生，可为暗红色。

4. 晕厥虽不常见，但无论是否存在血流动力学障碍均可发生，有时是急性肺栓塞的唯一或首发症状。

5. 肺栓塞也可以完全没有症状，只是在诊断其他疾病或尸检时意外发现。

【预警】

1. 呼吸频率增加（超过 20 次 / 分）、心率加快（超过 90 次 / 分）、血压下降及发绀。

2. 低血压和休克罕见，但却非常重要，往往提示中央型肺栓塞和（或）血流动力学储备严重降低。

3. 颈静脉充盈或异常搏动提示右心负荷增加。

4. 下肢静脉检查发现一侧大腿或小腿周径较对侧增加超过 1cm，或下肢静脉曲张，应高度怀疑深静脉血栓形成。

5. 肺部听诊湿啰音及哮鸣音、胸腔积液等，肺动脉瓣区可出现第二心音亢进或分裂，三尖瓣区可闻及收缩期杂音。

6. 急性肺栓塞致急性右心负荷加重，可出现肝大、肝颈静脉反流征和下肢水肿等右心衰竭的体征。

【护理要点】

1. 对于长期卧床和（或）伴心房颤动的患者，应评估患者发生深静脉血栓的风险，根据风险的级别采取必要的物理和药物预防措施。

2. 密切观察病情变化，监测生命体征，如出现呼吸困难、胸痛、晕厥等症状，应立即通知医师处理。

3. 在溶栓治疗时和安装滤网之前应尽量减少肢体活动，以防止血栓脱落造成更危险的情况。

4. 对进行溶栓治疗的患者，应密切观察是否有出血和再栓塞的发生。

（周 舸 胡 迪）

第二节　心律失常

心律失常（arrhythmia）是指心脏冲动的频率、节律、起源部位、传导速度或激动次序的异常，其预后与心律失常的类型及并发其他器质性心脏病的严重程度有关，可持续累及心脏而致心力衰竭，也可突然发作而致患者猝死。

一、发病机制

心律失常的发病机制包括冲动形成异常和（或）冲动传导异常。

1. 异常自律性与触发活动致冲动形成异常　具有正常自律性的心肌细胞由于自主神经系统兴奋改变或其心脏传导系统的内在病变，自律性增高，导致不适当的冲动发放。此外，原来无自律性的心肌细胞（心房、心室肌细胞）由于心肌缺血、药物、电解质紊乱、儿茶酚胺增多等均可形成异常的自律性。触发活动是由一次正常的动作电位所触发的后除极并触发一次新的动作电位而产生持续性快速性心律失常。

2. 折返激动、传导障碍致冲动传导异常　当冲动从某处的一条径路传出后，又从另外一条径路返回原处，使该处再次发生激动的现象称为折返，冲动在折返环节内反复循环时，可产生持续而快速的心律失常，是快速性心律失常最常见的发病机制。若冲动传导至某处心肌，且适逢生理性不应期，即为生理性阻滞或干扰现象，传导障碍并非由生理性不应期所致者称为病理性传导阻滞。

二、临床表现

心律失常的临床表现主要取决于心律失常的性质和类型、心功能及对血流动力学影响的程度，如轻度的窦性心动过缓、窦性心律失常、偶发的房性期前收缩、一度房室传导阻滞等对血流动力学影响甚小，故患者无明显的临床表现；较严重的心律失常，如病态窦房结综合征、快速心房颤动、阵发性室上性心动过速、持续性室性心动过速等，可引起患者心悸、胸闷、头晕、低血压、出汗，严重者可出现晕厥、阿-斯综合征甚至猝死。由于心律失常的类型不同，临床表现各异，主要有以下几种表现。

1. 冠状动脉供血不足的表现　各种心律失常均可引起冠状动脉血流量降低，但较少引起心肌缺血，但是对有冠心病的患者，各种心律失常都可以诱发或加重心肌缺血，主要表现为心绞痛、气短、周围血管衰竭、急性心力衰竭、急性心肌梗死等。

2. 脑动脉供血不足的表现　患者脑血管发生病变时，心律失常所致血流动力学的障碍可导致脑供血不足，表现为头晕、乏力、视物模糊、暂时性全盲，甚至失语、瘫痪、抽搐、昏迷等一过性或永久性脑损害表现。

3. 肾动脉供血不足的表现　心律失常发生后，肾血流量也发生不同程度的减少，临床表现有少尿、蛋白尿、氮质血症等。

4. 肠系膜动脉供血不足的表现　快速性心律失常时，血流量降低，肠系膜动脉痉挛，可产生胃肠道缺血的临床表现，如腹胀、腹痛、腹泻，甚至发生出血、溃疡或麻痹。

5. 心功能不全的表现　主要为咳嗽、呼吸困难、倦怠、乏力等。

三、常见并发症

心律失常的常见并发症包括心力衰竭、心源性休克、晕厥或心脏性猝死、脑栓塞。

（一）心力衰竭

【原因】

各种类型的快速性心律失常及严重的缓慢性心律失常均可诱发心力衰竭。心力衰竭多由心室充盈减少和心排血量降低导致。

【临床表现】

主要体征为心界扩大、听诊心音减弱，常可闻及第三心音或第四心音，心率快时呈奔马律，有时可于心尖部闻及收缩期杂音。肺部听诊可闻及湿啰音，心力衰竭加重时湿啰音可遍布两肺或伴哮鸣音；颈静脉怒张、肝大及周围水肿等体液潴留体征也较为常见。长期肝淤血可以导致肝硬化、胆汁淤积和黄疸。

【预警】

1. 严密观察患者有无劳力性呼吸困难、咳嗽、咳痰（粉红色泡沫样痰）、咯血、少尿（每小时尿量 < 0.5ml/kg）、夜尿增多、颈静脉怒张、持续低血压（收缩压 < 90mmHg）、呼吸加快（频率达 30 ～ 40 次 / 分）、心率加快（> 120 次 / 分）及疲乏等症状。观察有无肺部湿啰音，下肢有无对称性凹陷性水肿。

2. 血浆 BNP 或 NT-proBNP 升高提示发生心力衰竭可能性大。

3. 心影通常增大，心胸比 > 50%，可出现肺淤血、肺水肿及肺动脉压力增高的 X 线检查表现，有时可见胸腔积液。

4. 以收缩期末及舒张期末的容量差计算 LVEF，可反映心脏收缩功能，正常 LVEF > 50%，如 LVEF ≤ 40% 提示收缩功能障碍，则提示有心力衰竭。

【护理要点】

1. 避免快速补液，观察患者的液体出入量，保证其液体出入量平衡，避免寒冷刺激、饱餐、用力排便、剧烈运动、情绪激动等诱发心力衰竭发作的因素。

2. 一旦发生心力衰竭，患者取半卧位或端坐卧位，必要时双腿下垂；对夜间阵发性呼吸困难者，可采取高枕卧位或半卧位。

3. 给予高流量鼻导管氧气吸入，纠正缺氧。效果不佳时，可使用 BiPAP 呼吸机辅助通气。

4. 开放静脉通道，留置导尿管，给予心电监护及血氧饱和度监测。

5. 控制输液速度和总量，补液量遵循"量出为入"原则，滴速以每分钟 20 ～ 30 滴为宜，避免输注大量氯化钠注射液。

6. 遵医嘱用药，给予利尿、镇静、扩血管、正性肌力及平喘药物等，观察治疗效果和不良反应，关注患者尿量、血钾值，避免洋地黄中毒。

7. 每天监测患者体重，准确记录患者液体出入量，限制钠盐摄入。

8. 保护患者皮肤，水肿及端坐体位患者易发生皮肤压力性损伤，应通过经常改变体位、使用减压用具等措施预防。

9. 注意心理护理，医护人员在抢救时必须保持镇静，应操作熟练、忙而不乱，从而使患者产生安全感。

（二）心源性休克

【原因】

心律失常患者的心功能减退，导致心排血量减少，当不能维持其最低限度的心排血量时，患者可出现严重的急性周围循环衰竭，从而血压下降，重要器官和组织出现供血严重不足，全身微循环功能障碍，即出现休克。

【临床表现】

按严重程度休克大致可分为轻度、中度、重度和极重度，此分类可作为判断病情的参考。

1. 轻度休克　患者表现为神志尚清，但烦躁不安，面色苍白，口干，出汗，心率＞100次/分，脉速有力，四肢尚温暖，但肢体稍发绀、发凉，收缩压≥80mmHg，尿量略减，脉压＜30mmHg。

2. 中度休克　面色苍白、表情淡漠、四肢发冷、肢端发绀，收缩压为60～80mmHg，脉压＜20mmHg，尿量明显减少（＜17ml/h）。

3. 重度休克　神志欠清，意识模糊，反应迟钝，面色苍白、口唇发绀，四肢厥冷、发绀，皮肤出现大理石花纹样改变，心率＞120次/分，心音低钝，脉细弱无力或稍加压后即消失，收缩压降至40～60mmHg，尿量明显减少或尿闭。

4. 极重度休克　神志不清、昏迷，呼吸浅而不规则，口唇、皮肤发绀，四肢厥冷，脉搏极弱或扪不到，心音低钝或呈单音心律，收缩压＜40mmHg，无尿，可有广泛皮下、黏膜及内脏出血，并出现多器官功能衰竭征象。

【预警】

1. 频率在230次/分以上的单形性室性心动过速。

2. 心室率逐渐加速的室性心动过速，有发展成心室扑动或（和）心室颤动的趋势。

3. 室性心动过速伴血流动力学紊乱，出现休克或左心衰竭。

4. 多形性室性心动过速，发作时伴晕厥。

5. 特发性心室扑动和（或）心室颤动。

【护理要点】

1. 一般护理

（1）休息：心律失常发作引起心悸、胸闷、头晕等症状时应保证患者充分的休息和充足的睡眠，休息时避免左侧卧位，以防左侧卧位时感觉到心脏搏动而加重不适。

（2）饮食：给予富含纤维素的食物，以防便秘；避免饱餐及摄入刺激性食物（如咖啡、浓茶等）。

2. 病情观察　连接心电监护，持续监测心率、心律变化，及早发现危险征兆。及时测量生命体征，测脉搏时间为1分钟，同时听心率。患者出现频发多源性室性期前收缩、R-on-T室性期前收缩、室性心动过速、二度Ⅱ型及三度房室传导阻滞时，及时通知医师并配合处理。监测电解质变化尤其是血钾。

3. 配合抢救　准备抢救仪器（如除颤器、心电图机、心电监护仪、临时心脏起搏器等）及各种抗心律失常药物和其他抢救药品，做好抢救准备。

4. 用药护理　应用抗心律失常药物时，密切观察药物的效果及不良反应，防止不良反应发生。

5. 介入治疗的护理　向患者介绍介入治疗如心导管射频消融术或心脏起搏器置入术的目的及方法，以消除患者的紧张情绪，使患者主动配合治疗，并做好介入治疗的相应护理。

6. 其他　必要时配合医师采用机械性辅助循环，如主动脉内球囊反搏术（intra-aortic balloon pump，IABP）、左心室辅助泵或双心室辅助泵，或采用体外膜氧合（extracorporeal membrane oxygenation，ECMO）及心脏移植手术等治疗。

（三）晕厥或心脏性猝死

【原因】

晕厥（syncope）为突然发生的短暂性意识丧失，可出现躯体肌张力消失，但不需要电和化学的心脏转复而可自发性恢复，其中阿-斯综合征（Adams-Stokes syndrome）即心源性晕厥，是心排血量急剧减少导致急性脑缺血所引起的晕厥和（或）抽搐。心脏性猝死可见于各种原因引起的心室颤动、未经治疗的病态窦房结综合征及室性心动过速、心动过缓、心室停搏、预激综合征等所引起的心脏停搏。

【临床表现】

1. 晕厥症状

（1）轻者仅有头晕、短暂性黑矇，重者有晕厥发作或抽搐，主要取决于脑缺血时间和程度。

（2）发作时意识丧失，呼之不应，通常短暂，< 30 秒（心源性晕厥的特征）。发作过后患者可有全身疲乏、酸痛、嗜睡等不适。

2. 晕厥体征

（1）发作时面色苍白，呼吸往往有鼾声，若心脏搏动停止 20～30 秒，则可出现叹息样呼吸甚至潮式呼吸。

（2）心律失常所致晕厥发作时，体查无脉搏或无法数清每分钟脉搏次数，心脏检查无心音或心音减弱。心脏排血受阻者，听诊心脏有心音改变和相应杂音。

（3）晕厥发作时可有四肢抽搐现象。

（4）心脏恢复正常搏动后，面色转红，呼吸渐转稳定，意识也很快恢复，但可有近事遗忘现象。

3. 心脏性猝死　患者突然意识丧失，呼吸断续或在短促痉挛性呼吸后停止，检查发现患者神志不清，心音听不到，脉搏摸不到，血压测不出，瞳孔散大，面色苍白及发绀。

【预警】

1. 缓慢性心律失常、高度或完全性房室传导阻滞、病态窦房结综合征（包括严重窦房传导阻滞、持久性窦性停搏、慢快综合征、双结病变）等，均易引起心源性晕厥。

2. 心室率逐渐加速的室性心动过速有发展成心室扑动和（或）心室颤动的趋势。

3. 室性心动过速伴血流动力学紊乱可导致休克或左心衰竭。

4. 多形性室性心动过速，发作时伴晕厥。

5. 特发性心室扑动和（或）心室颤动。

6. 频率在 230 次 / 分以上的单形性室性心动过速。

【护理要点】

1. 晕厥

（1）应立即将患者置于头低足高位，使脑部供血充分。使患者的衣服纽扣松解，头转向一侧，以免舌后坠堵塞气道。

（2）局部刺激，如向头面部喷些凉水或额部放湿的凉毛巾，有助于清醒。如房间温度太低，应保暖。

（3）在晕厥发作时不能喂食、喂水。神志清醒后不要让患者马上站立，必须等患者全身无力好转后才能在细心照料下逐渐站立和行走。

2. 心脏性猝死　应立刻救治，即尽快去除诱因，积极处理原发病，密切监护，给予电复律、抗心律失常药物（肾上腺素、胺碘酮、比索洛尔等）治疗或置入埋藏式心脏复律除颤仪，以争取逆转和控制恶性心律失常。

（四）脑栓塞

【原因】

非瓣膜性心房颤动是心源性脑栓塞最常见的病因，约占心源性脑栓塞的 50%。栓子主要来源于左心耳。其主要发病机制是心房颤动导致血流缓慢淤滞，在低剪切率和其他因素作用下激活凝血级联反应，最后形成红细胞 - 纤维蛋白血栓（红色血栓），导致脑栓塞。

【临床表现】

本病起病急骤，大多数并无任何前驱症状。起病后常于数秒或很短时间内发展到高峰。部分患者可在起病时有短暂的意识模糊、头痛或抽搐。部分出现面瘫、上肢单瘫、偏瘫、失语等，感觉和视觉可能有轻度影响。严重者可突起昏迷、全身抽搐，可因脑水肿或颅内压增高继发脑疝而死亡。

【预警】

本病好发于中老年人，多见于 50 ～ 60 岁以上人群；心电图发现心房颤动者，且栓塞风险分层≥ 2 分者。

【护理要点】

1. 观察意识、瞳孔、生命体征的变化；观察有无头痛、眩晕、恶心、呕吐等症状及偏瘫、失语等神经系统体征的变化；观察有无癫痫发作，记录发作的部位、形式、持续时间；观察有无呕血或黑便。

2. 加强用药护理，严格把握溶栓抗凝药物剂量，密切观察意识和血压变化，定期进行神经功能评估，监测出凝血时间、凝血酶原时间等。

3. 脑栓塞发生急性期应让患者卧床休息，头偏向一侧，保持呼吸道通畅，并立即吸氧，尽快建立静脉给药通道，积极对症治疗和加强支持治疗。

4. 遵医嘱使用药物，甘露醇应在 15 ～ 30 分钟滴完，避免药物外渗，观察药物的不良反应。

5. 对于口服华发林患者，要定期检测凝血酶原时间国际标准化比值（international normalized ratio，INR），使其维持在 2.0 ～ 3.0，以减少出血风险。

（周　舸　胡　迪）

第三节　心搏骤停及心脏性猝死

心搏骤停（sudden cardiac arrest，SCA）指心脏射血功能突然终止。心搏骤停发生后，由于脑血流突然中断，10 秒左右患者即可出现意识丧失。如能及时抢救，患者可以存活，否则将发生生物学死亡，自发逆转者少见。心搏骤停常为心脏性猝死的直接原因。心脏性猝死（sudden cardiac death，SCD）指急性症状发作后 1 小时内发生的以意识骤然丧失为特征的，由心脏原因引起的生物学死亡。心搏骤停与心脏性猝死的区别在于前者通过紧急治疗有逆转的可能，而后者是生物学功能不可逆转的停止。

一、发病机制

绝大多数心脏性猝死发生于有器质性心脏病的患者，其中以冠心病最常见，尤其是心肌梗死。心肌梗死后射血分数降低是心脏性猝死的主要预测因素；频发性与复杂性室性期前收缩也可预示心肌梗死存活者发生猝死的风险。各种心肌病引起的心脏性猝死占 5% ～ 15%，是冠心病易患年龄前（小于 35 岁）心脏性猝死的主要原因。心脏性猝死主要为致命性快速心律失常所致，如心室扑动、心室颤动和室性心动过速；其次为严重缓慢性心律失常和心室停顿，较少见的是无脉性电活动。非心律失常性心脏性猝死所占比例较少，常由心脏破裂、心脏流入道和流出道急性梗阻、急性心脏压塞等所致。

二、临床表现

心脏性猝死的临床经过可分为前驱期、终末事件期、心搏骤停、生物学死亡 4 个时期。不同患者各期表现有明显差异。

1. 前驱期　在猝死前数天至数月，有些患者可出现胸痛、气促、疲乏、心悸等非特异性症状，也可无前驱表现。

2. 终末事件期　指心血管状态出现急剧变化到心搏骤停发生前的一段时间，自瞬间至持续 1 小时不等。典型表现有严重胸痛、急性呼吸困难、突发心悸或晕厥等。

3. 心搏骤停　意识丧失为该期的特征。心搏骤停是临床死亡的标志。临床表现：意识突然丧失或伴有短阵抽搐；呼吸断续，喘息，随后呼吸停止；皮肤苍白或明显发绀，瞳孔散大，大小便失禁；颈动脉、股动脉搏动消失；心音消失。

4. 生物学死亡　从心搏骤停至发生生物学死亡时间的长短取决于原发病的性质及心搏骤停至复苏开始的时间。心搏骤停发生后，大部分患者将在 4 ～ 6 分钟开始发生不可逆脑损害，随后经数分钟过渡到生物学死亡。

三、常见并发症

心搏骤停常见并发症包括脑水肿和急性肾衰竭。

（一）脑水肿

【原因】

在缺氧状态下，脑血流的自主调节功能丧失，脑血流的维持主要依赖脑灌注压，任何导致颅内压升高或体循环平均动脉压降低的因素均可降低脑灌注压，从而进一步减少脑血流。

【临床表现】

脑损害常见的症状为癫痫与瘫痪症状加重，或因病变范围扩大，波及语言运动中枢引起运动性失语。颅内压增高症状表现为头痛、呕吐加重，躁动不安、嗜睡或昏迷。

【预警】

患者一旦发生心搏骤停或意识丧失，需立即警惕脑水肿的发生，减少脑缺氧时间。

【护理要点】

1. 降温　低温治疗是保护神经系统和心功能最重要治疗策略。复苏后昏迷患者应将体温降低至 32 ～ 34℃，并维持 12 ～ 24 小时。

2. 脱水　应用渗透性利尿剂配合降温处理，以减轻脑组织水肿和降低颅压，有助于大脑功能恢复。

3. 防止抽搐　通过应用冬眠制剂控制缺氧性脑损伤引起的四肢抽搐及降温过程的寒战反应。

4. 高压氧治疗　通过增加血氧含量及弥散，提高脑组织氧分压，改善脑缺氧，降低颅内压。

5. 促进早期脑血流灌注　抗凝血以疏通微循环，用钙通道阻滞剂解除脑血管痉挛。

（二）急性肾衰竭

【原因】

如果心搏骤停时间过长或复苏后持续低血压，则患者易发生急性肾衰竭。原有肾脏病变的老年患者尤为多见。

【临床表现】

1. 水、电解质和酸碱平衡紊乱：可出现水钠潴留或脱水、低钠血症、高钾血症或低钾血症、高磷血症、低钙血症、高镁血症、代谢性酸中毒等。

2. 氮质废物血肌酐（Cr）和尿素氮（BUN）升高，以及患者可有全身各系统并发症表现。

3. 患者有少尿（＜400ml/d），但也可以无少尿表现。

【预警】

1. 若患者心搏骤停时间过长，且为老年患者，则警惕发生急性肾衰竭。

2. 若患者复苏后存在持续低血压，则应警惕急性肾衰竭发生。

3. 应注意维持有效的心脏和循环功能，避免使用对肾有害的药物。

4. 若注射呋塞米后仍然无尿或少尿，则提示急性肾衰竭。

【护理要点】

1. 患者绝对卧床休息。

2. 严密监测患者生命体征，如血压、呼吸、脉搏等相关指标。

3. 急性肾衰竭患者少尿期会出现尿量减少甚至无尿的情况，要严格记录24小时液体出入量。

4. 急性肾衰竭患者，易出现高钾血症，严密观察患者心电图变化。

5. 积极治疗原发病，解除引起心搏骤停的病因。

6. 使用血管活性药物或心脏辅助装置维持患者平均压在65mmHg以上，保证肾供血。

7. 若出现水、电解质和酸碱平衡紊乱，则应及时行血液透析。

（周　舸　张　婧）

第四节　心脏瓣膜疾病

心脏瓣膜疾病（valvular heart disease，VHD）是炎症、黏液样变性、退行性改变、先天性畸形、缺血性坏死、创伤等引起的单个或多个瓣膜结构（包括瓣叶、瓣环、腱索或乳头肌）的功能或结构异常，引起瓣口狭窄和（或）关闭不全所致的心脏病。在我国，以风湿性心脏病（rheumatic heart disease，RHD）最为常见，为风湿性炎症过程所致的瓣膜损害，主要累及40岁以下人群，二尖瓣受累约70%，二尖瓣并主动脉瓣病变为20%～30%，单纯主动脉病变为2%～5%，三尖瓣和肺动脉瓣病变少见。

一、二尖瓣狭窄

正常成人的二尖瓣口面积为4～6cm^2，二尖瓣口的面积因某种原因变小，称为二尖瓣狭窄（mitral stenosis）。

（一）发病机制

最常见病因为风湿热（rheumatic fever），2/3的患者为女性，约50%的患者无急性风湿热史，但多有反复链球菌扁桃体炎或咽峡炎史。急性风湿热后，至少需2年才形成明显的二尖瓣狭窄。二尖瓣的病理解剖表现为瓣膜交界处粘连、瓣叶游离缘粘连、腱索粘连融合等，上述病变导致二尖瓣开放受限，瓣口截面积减少。狭窄的二尖瓣呈漏斗状，瓣口常呈鱼口状。当狭窄严重时，左心房压高达25mmHg才能使血流通过狭窄的瓣口充盈左心室以维持正常的心排血量。左心房压升高致肺静脉压升高，肺顺应性降低，从而发生劳力性呼吸困难。心率增快时舒张期缩短，左心房压升高，故任何增加心率的诱因均可促使急性肺水肿的发生，如心房颤动、妊娠、感染或贫血等。

（二）临床表现

1. 症状　一般在二尖瓣中度狭窄（瓣口面积＜1.5cm^2）时有明显症状。

（1）呼吸困难：为最常见的早期症状。患者首次呼吸困难发作常以运动、精神紧张、性交、感染、妊娠或心房颤动为诱因，并多先有劳力性呼吸困难，随狭窄加重，出现静息呼吸困难、端坐呼吸和夜间阵发性呼吸困难，甚至发生急性肺水肿。

（2）咯血

1）突然咯大量鲜血，通常见于严重二尖瓣狭窄，可为首发症状。支气管静脉同时回流入体循环静脉和肺静脉，当肺静脉压突然升高时，黏膜下淤血、扩张，而壁薄的支气管静脉破裂引起大咯血，咯血后肺静脉压降低，咯血可自止。多年后支气管静脉壁增厚，而且随病情进展肺血管阻力增加及右心功能不全使咯血的发生率降低。

2）夜间阵发性呼吸困难或咳嗽时的血性痰或带血丝痰。

3）急性肺水肿时咳大量粉红色泡沫状痰。

4）体静脉血栓或右心房内血栓脱落致肺梗死伴咯血，是本症晚期伴慢性心力衰竭时少见的并发症。

（3）咳嗽：常见，尤其在冬季明显，有的患者在平卧时干咳，可能为支气管黏膜淤血、水肿造成支气管炎或左心房增大压迫左主支气管所致。

（4）声音嘶哑：较少见，为扩大的左心房和肺动脉压迫左喉返神经所致。

2. 体征　重度二尖瓣狭窄常有"二尖瓣面容"，双颧绀红。

（1）二尖瓣狭窄的心脏体征：①望诊心尖搏动正常或不明显。②心尖区可闻及第一心音亢进和开瓣音，提示前叶柔顺、活动度好；如瓣叶钙化僵硬，则第一心音减弱，开瓣音消失。③心尖区有低调的隆隆样舒张中晚期杂音，局限，不传导。常可触及舒张期震颤。窦性心律时，由于舒张晚期心房收缩促使血流加速，杂音此时增强，心房颤动时，不再有杂音舒张晚期增强。

（2）肺动脉高压和右心室扩大的心脏体征：右心室扩大时可见心前区心尖搏动弥散，肺动脉高压时肺动脉瓣区第二心音亢进或伴分裂。当肺动脉扩张引起相对性肺动脉瓣关闭不全时，可在胸骨左缘第 2 肋间闻及舒张早期吹风样杂音，称 Graham Steel 杂音。右心室扩大伴相对性三尖瓣关闭不全时，在三尖瓣区闻及全收缩期吹风样杂音，吸气时增强。

二、二尖瓣关闭不全

收缩期二尖瓣关闭依赖二尖瓣装置（瓣叶、瓣环、腱索、乳头肌）及左心室的结构和功能的完整性，其中任何部分的异常都可致二尖瓣关闭不全。

（一）发病机制

风湿性病变使瓣膜僵硬、变性、瓣缘卷缩、连接处融合及腱索融合缩短，从而心室收缩时两瓣叶不能紧密闭合。二尖瓣关闭不全时，左心房的顺应性增加，左心房扩大。在较长的代偿期，同时扩大的左心房和左心室可适应容量负荷增加，左心房压和左心室舒张末压不致明显上升，肺淤血不出现。持续严重的过度容量负荷终致左心衰竭，左心房压和左心室舒张末压明显上升，导致肺淤血、肺动脉高压和右心衰竭。

（二）临床表现

1. 症状　轻度二尖瓣反流者仅有轻微劳力性呼吸困难。严重反流（如乳头肌断裂）者很快发生急性左心衰竭，甚至发生急性肺水肿、心源性休克。

2. 体征　心脏向左下扩大，心尖部可闻及全收缩期吹风样杂音,向腋下、背部或心尖部传导，第一心音减弱，常有第三心音。反流严重时，心尖区可闻及紧随第三心音后的短促舒张期隆隆样杂音。

三、主动脉瓣狭窄

正常人主动脉口面积为 $3.0cm^2$ 以上。疾病导致主动脉瓣口面积减小，称为主动脉瓣狭窄（aortic stenosis）。

（一）发病机制

风湿性炎症导致瓣膜交界处粘连融合，瓣叶纤维化、僵硬、钙化和挛缩畸形，因而瓣口狭窄。主动脉瓣狭窄所致的压力负荷增加，左心室的主要代偿机制是通过进行性室壁向心性肥厚以平衡左心室收缩压升高，维持正常收缩期室壁应力和左心室心排血量。左心室肥厚使其顺应性降低，引起左心室舒张末压进行性升高，因而左心房的后负荷增加，左心房代偿性肥厚。肥厚的左心房在舒张末期的强有力收缩有利于僵硬的左心室充盈，使左心室舒张末容量增加，达到左心室有效收缩时所需水平，以维持心搏量正常。左心房的有力收缩也使肺静脉和肺毛细血管免于持续的血管内压力升高。左心室舒张末容量直至失代偿的病程晚期才增加。最终室壁应力增高、心肌缺血和纤维化等导致左心衰竭。

（二）临床表现

1. 症状　呼吸困难、心绞痛和晕厥为典型的主动脉瓣狭窄常见的三联征。

（1）呼吸困难：劳力性呼吸困难为晚期肺淤血引起的常见首发症状，见于90%的有症状患者，进而可发生夜间阵发性呼吸困难、端坐呼吸和急性肺水肿。

（2）心绞痛：见于60%的有症状患者，常由运动诱发，休息后缓解。其主要由心肌缺血所致，极少数可由瓣膜的钙质栓塞冠状动脉引起。部分患者同时患冠心病，可进一步加重心肌缺血。

（3）晕厥或接近晕厥：见于1/3的有症状患者，多发生于直立、运动中或运动后即刻，少数在休息时发生，由脑缺血引起。

（4）猝死：20%～50%的病例可发生猝死，多数病例猝死前可有反复心绞痛或晕厥发作，但猝死也可为首发症状。其发生可能与严重的、致命的心律失常，如心室颤动等有关。

（5）多汗和心悸：此类患者出汗特别多，由于心肌收缩增强和心律失常，患者常感到心悸，多汗常在心悸后出现，可能与自主神经功能紊乱、交感神经张力增高有关。

2. 体征　最具诊断价值的体征为主动脉瓣区收缩期喷射性递减性粗糙性杂音，向颈部传导，常伴有震颤。

四、主动脉瓣关闭不全

主动脉瓣关闭不全（aortic incompetence）主要是主动脉瓣和（或）主动脉根部疾病所致。

（一）发病机制

各种急性期疾病（如感染性心内膜炎、创伤、主动脉夹层）致主动脉瓣瓣膜穿孔、瓣周脓肿、破损、急性脱垂，导致主动脉瓣关闭不全，慢性疾病（如风湿性心脏病、先天性畸形等）致瓣叶纤维化、增厚、缩短，从而妨碍其闭合、脱垂引起关闭不全。其他如马方综合征、梅毒性主动脉炎等可致瓣环扩大、瓣叶舒张期不能对合，为相对闭合不全。

（二）临床表现

急性病情轻者可无症状，重者出现急性左心衰竭和低血压，慢性患者可多年无症状，甚至可耐受运动。患者最先的主诉为与每搏量增多有关的心悸、心前区不适、头部强烈搏动感等症状，晚期会出现左心室衰竭表现。心绞痛较主动脉瓣狭窄时少见。常有体位性头晕，晕厥罕见。

五、瓣膜疾病常见并发症

瓣膜疾病常见并发症包括感染、心律失常、心力衰竭、栓塞等。

（一）感染

【原因】

风湿性炎症过程中，患者机体抵抗力下降，肺静脉压增高和肺淤血易导致肺部感染的发生，常见二尖瓣狭窄并发肺部感染；当有心血管器质性病变时，血流由正常的层流变为涡流和喷射，并从高压腔室分流至低压腔室，形成明显的压力阶差，使受血流冲击的内膜损伤，从而为病原微生物侵入创造了条件，常见二尖瓣关闭不全和主动脉瓣关闭不全并发感染性心内膜炎。

【预警】

1. 监测体温，体温过高与风湿活动、并发感染有关。

2. 观察有无风湿活动的表现，如皮肤环形红斑、皮下结节、关节红肿及疼痛等不适。

【临床表现】

急性风湿热发生前 2～6 周，患者常有咽喉炎或扁桃体炎等上呼吸道感染表现，多呈急性起病，也可为隐匿性。

【护理要点】

1. **病情观察**　严密观察体温变化，注意热型、程度，同时观察呼吸、脉搏及血压的变化；观察有无风湿活动的表现，如皮肤环形红斑、皮下结节、关节红肿及疼痛等不适。

2. **降温处理**　高热患者可行物理降温，如冰袋敷前额、腹股沟及腋窝等处或头下置冰袋、冰水灌肠等。药物降温方法包括口服复方阿司匹林、对乙酰氨基酚，使用双氯芬酸钠栓纳肛等。注意出汗、低血压等不良反应。

3. **休息与体位**　避免潮湿和受寒，急性期应卧床休息，有感染性心内膜炎者待体温正常、心动过速控制、心电图改善后，继续卧床 3～4 周后恢复活动。有关节炎者，卧床至红细胞沉降率、体温正常，即可开始活动。

4. **加强营养与补充液体**　高热患者给予高热量、高蛋白、富含维生素、易消化的流质或半流质饮食；鼓励多饮水；对不能进食者，给予静脉输液或鼻饲，以补充水、电解质及各种营养物质。

5. **用药护理**　遵医嘱给予抗生素及抗风湿治疗，清除链球菌感染，去除诱发风湿热的病因。

（二）心律失常

【原因】

左心房压力增高导致的左心房扩大和风湿炎症引起的左心房纤维化是心房颤动存在的病理基础。心房颤动是二尖瓣狭窄早期的常见并发症，初始为阵发性心房扑动和心房颤动，之后转为慢性心房颤动。慢性重度二尖瓣关闭不全患者较晚出现心房颤动。约 10% 的主动脉瓣狭窄患者可发生心房颤动，但主动脉瓣钙化侵及传导系统时可致房室传导阻滞；左心室肥厚、心内膜下心肌缺血或冠状动脉栓塞可致室性心律失常。

【临床表现】

心房颤动症状的轻重受心室率快慢的影响。心室率不快时无症状，但多数人有心悸、胸闷症状，心室率超过 150 次 / 分时可诱发心绞痛或心力衰竭。

【预警】

1. 严密进行心电监测，观察心率、心律的变化，识别心房颤动波形。

2. 关注患者主诉有无心悸、胸闷等症状。

3. 心脏听诊第一心音强弱不等。

【护理要点】

1. **休息与卧位**　心房颤动发作导致心悸、胸闷时采取高枕卧位、半卧位或其他舒适体位，尽量避免左侧卧位，因左侧卧位时患者常能感觉到心脏的搏动而使不适感增加。

2. **给氧**　出现胸闷不适时给予 2 ～ 4L/min 氧气吸入。

3. **用药护理**　遵医嘱予以抗心律失常药物，静脉滴注时速度宜慢，尽早转复和维持窦性心律；抗凝血治疗，预防脑卒中和外周血管栓塞。观察药物的作用及副作用。

4. **心电监护**　严密监测心率、心律、心电图、生命体征、血氧饱和度变化。

5. **其他**　积极治疗基础心脏病。

（三）心力衰竭

【原因】

各种瓣膜疾病发展到一定程度均会导致心脏负荷过重及心排血量降低，任何增加心率的诱因均可促进急性肺水肿发生，如心房颤动、妊娠、贫血等。右心衰竭常出现在瓣膜病晚期。

【预警、临床表现、护理要点】

心力衰竭的预警、临床表现、护理要点见心律失常并发症预警及护理。

（四）栓塞

【原因】

心房颤动、左心房增大、栓塞史或心排血量明显降低为体循环栓塞的危险因素。20%的患者可发生体循环栓塞，80%的体循环栓塞患者有心房颤动，2/3 的体循环栓塞为脑动脉栓塞，其余依次为外周动脉和组织器官（脾、肾和肠系膜）动脉栓塞。1/4 的体循环栓塞为反复发作和多部位的多发栓塞。偶尔左心房带蒂球状血栓或游离漂浮球状血栓可突然阻塞二尖瓣口导致猝死。心房颤动和右心衰竭时，右心房可形成附壁血栓，导致肺栓塞。

【预警】

1. **密切关注患者主诉**　患者突然出现胸痛、气急、发绀和咯血等症状，考虑肺栓塞的可能。患者出现腰痛、血尿等考虑肾栓塞。患者出现神志和精神改变、失语、吞咽困难、肢体感觉或运动功能障碍、瞳孔大小不对称等，警惕脑栓塞的可能。患者出现肢体剧烈疼痛，局部皮肤温度下降，动脉搏动减弱或消失，考虑外周动脉栓塞。患者出现突发腹痛，应警惕肠系膜动脉栓塞。

2. **关注实验室指标和辅助检查**　D- 二聚体是血栓栓塞诊断的敏感指标；多排 CT 血管造影是诊断栓塞的金标准。

【临床表现】

脾栓塞可有左上腹疼痛、左肩疼痛和左侧少量胸腔积液表现；肾栓塞可出现两侧季肋部和腹部疼痛，伴肉眼或镜下血尿，少数可无症状；肢体栓塞有相应部位明显缺血和疼痛；肠系膜动脉栓塞常伴腹痛、肠绞痛和粪便隐血阳性。肺栓塞有胸痛、气急、发绀、咯血等症状。脑栓塞患者可出现神志和精神改变、失语、吞咽困难、肢体感觉或运动功能障碍、瞳孔大小不对称等症状。

【护理要点】

1. **休息与体位**　患者出现血栓栓塞时，应采取舒适卧位卧床休息。

2. **用氧护理**　出现呼吸困难、胸痛时，予以氧气吸入。

3. **心电监护**　严密监测心率、心律、心电图、生命体征、血氧饱和度变化。

4. **溶栓与抗凝血的护理**　遵医嘱给予溶栓药物，应注意对临床表现及实验室检查进行动态观察，评价溶栓疗效。密切观察出血征象，如皮肤发绀、血管穿刺处出血过多、血尿、腹部或背部疼痛、严重头痛、神志改变等。抗凝剂应用时的注意事项：使用肝素时监测 ATPP，使用华法林时监测 INR。

5. 其他　积极治疗基础心脏病，控制栓塞的危险因素。

（何细飞　刘　涛）

第五节　冠状动脉粥样硬化性心脏病

冠状动脉粥样硬化性心脏病（coronary atherosclerotic heart disease）指冠状动脉发生动脉粥样硬化病变而引起血管腔狭窄、阻塞和（或）冠状动脉功能性改变（痉挛）造成心肌缺血缺氧或坏死而导致的心脏病，统称冠状动脉性心脏病（coronary heart disease，CHD），简称冠心病，又称缺血性心脏病（ischemic heart disease）。

根据病理解剖和病理生理变化，本病有不同的临床分型。1979 年世界卫生组织（WHO）曾将其分为无症状性心肌缺血、心绞痛、心肌梗死、缺血性心肌病、猝死 5 型。近年趋于根据发病特点和治疗原则将本病分为慢性冠心病（chronic coronary disease，CAD）或称慢性缺血综合征（chronic ischemic syndrome，CIS）和急性冠脉综合征（acute coronary syndrome，ACS）两大类。前者包括稳定型心绞痛、冠状动脉正常的心绞痛（如 X 综合征）、无症状性心肌缺血和缺血性心力衰竭（缺血性心肌病）。后者是由于冠状动脉粥样硬化斑块破裂、血栓形成或血管持续痉挛而引起急性或亚急性心肌缺血和（或）坏死的临床综合征，是内科系统临床急症之一，主要包括不稳定型心绞痛、非 ST 段抬高心肌梗死、ST 段抬高心肌梗死和冠心病猝死。本节重点介绍心绞痛（稳定型、不稳定型）和急性心肌梗死并发症预警及护理。

一、心绞痛

稳定型心绞痛又称劳力性心绞痛，是在冠状动脉狭窄的基础上，由心肌负荷增加引起的心肌急剧的、暂时的缺血与缺氧临床综合征。不稳定型心绞痛是除稳定型心绞痛以外的缺血性胸痛的统称。

（一）发病机制

本病的基本病因是冠状动脉粥样硬化。稳定型心绞痛是冠状动脉粥样硬化致冠状动脉狭窄或部分分支闭塞时，其扩张性减弱，血流量减少，如心肌的血供减少到尚能供应平时的需要，则休息时无症状。一旦心脏负荷突然增加，如劳累、激动、心力衰竭、饱餐、寒冷等情况使心脏负荷增加，心肌耗氧量增加，对血液的需求增加，而冠状动脉的供血已不能相应增加，即可引起心绞痛。不稳定型心绞痛与稳定型心绞痛的主要差别在于冠状动脉内不稳定的粥样斑块继发的病理改变，如斑块内出血、斑块纤维帽出现裂隙、表面有血小板聚集和（或）冠状动脉痉挛，使局部的心肌血流量明显下降，导致缺血性心绞痛，虽然也可因劳力负荷诱发，但劳力负荷终止后胸痛并不能缓解。

（二）临床表现

1. 症状　以发作性胸痛为主要临床表现，典型的疼痛特点如下。

（1）部位：胸痛主要在胸骨体上段或中段之后，可波及心前区，有手掌大小范围，甚至横贯前胸，界限不很清楚。疼痛常放射至左肩、左臂内侧达环指和小指，或至颈、咽或下颌部。

（2）性质：胸痛常为压迫、发闷或紧缩性，也可有烧灼感，但不尖锐，不像针刺或刀扎样痛，偶伴濒死的恐惧感。发作时，患者通常不自觉地停止原来的活动直至症状缓解。

稳定型心绞痛发作常由体力劳动或情绪激动（如愤怒、焦急、过度兴奋等）所激发，饱食、寒冷、吸烟、心动过速、休克等也可诱发。疼痛发生于诱因当时，而不是之后。疼痛出现后常逐渐加重，持续 3～5 分钟，一般休息或舌下含服硝酸甘油可缓解。不稳性型心绞痛疼痛更为剧烈，持续时间往往达 30 分钟，偶尔在睡眠中发作。卧床休息和含服硝酸酯类药物仅出现短暂或不完全性胸痛缓解。

2. 体征　平时无明显体征。在心绞痛发作时，患者可出现面色苍白、出冷汗、心率增快、血压升高，心尖部听诊有时出现第四心音或第三心音奔马律；可有暂时性心尖部收缩期杂音，其是乳头肌缺血以致功能失调引起二尖瓣关闭不全所致。

（三）常见并发症

心绞痛常见并发症为急性心肌梗死。

【原因】

冠状动脉粥样硬化斑块破裂或侵袭，导致血小板聚集，血栓形成，发生冠状动脉血供急剧减少或中断，使相应心肌由于严重而持久的急性缺血出现心肌细胞死亡。

【临床表现】

疼痛性质及部位与心绞痛相似，但程度更剧烈，多伴有大汗、烦躁不安、恐惧及濒死感，持续时间可达数小时或数天，休息和含服硝酸甘油不缓解。部分患者疼痛向上腹部、下颌、颈部及背部放射。疼痛剧烈时常伴有恶心、呕吐和上腹胀痛等胃肠道症状，肠胀气也不少见，重症者有呃逆。患者可伴有发热、心动过速、白细胞计数增高和红细胞沉降率增快等。

【预警】

原有心绞痛加重，较以往发作频繁，性质较剧烈，持续时间长，硝酸甘油疗效差，诱发因素不明显。心电图 ST 段一过性明显抬高或压低，T 波倒置或增高。实验室检查中心肌坏死标志物（肌红蛋白、肌钙蛋白 I 或 T、肌酸激酶同工酶等）增高。

【护理要点】

1. 积极查明心绞痛的原因并治疗，控制好高血压、糖尿病、高脂血症、肥胖、吸烟饮酒等危险因素，保持情绪稳定，避免寒冷刺激，保持大便通畅，避免用力排便。避免过饱、避免剧烈运动等诱因。

2. 心肌梗死一旦发生，首先使患者安静卧床休息，若有出冷汗、面色苍白和烦躁不安加重的情况，应安慰患者使之镇静，并立即通知医师。

3. 急性期需绝对卧床休息，协助进食、洗漱、大小便等，尽量避免患者增加劳力。稳定期可按病情逐渐增加活动量。病房环境应安静、舒适、整洁，温湿度适宜。

4. 饮食宜清淡，要吃易消化、产气少、含适量维生素的食物，如青菜、水果和豆制品等，每天保持必需的热量和营养，少食多餐，避免因过饱而加重心脏负担，忌烟、酒。少吃含胆固醇高的食物，如动物内脏、肥肉和巧克力等，有心功能不全和高血压者应限制钠盐的摄入。

5. 鼻导管给氧，以增加心肌氧的供应，减轻缺血和疼痛。

6. 镇痛治疗护理：遵医嘱给予吗啡或哌替啶镇痛，注意有无呼吸抑制等不良反应。给予硝酸酯类药物时，应随时监测血压的变化，维持收缩压在 100mmHg 以上。

7. 再灌注治疗的配合与护理：协助评估患者是否有溶栓和经皮冠状动脉介入治疗的禁忌证，治疗前检查血常规、出凝血时间和血型。迅速建立静脉通路，遵医嘱应用溶栓药物，注意观察有无过敏、低血压、出血等不良反应。注意观察患者胸痛是否消失及心电图和肌钙蛋白的变化，以观察疗效。

8. 严密监测患者生命体征及心律变化，警惕心律失常、心力衰竭、休克及猝死的发生。

9. 对患者做好病情及治疗方案解释工作，做好环境介绍，减少仪器报警干扰，医护人员应轻声细语，以免影响患者休息。

二、急性心肌梗死

心肌梗死（myocardial infarction，MI）是心肌长时间缺血导致的心肌细胞死亡，为在冠状动脉病变的基础上，冠状动脉的血流急剧减少或中断，使相应的心肌出现严重而持久的急性缺血，最终导致心肌的缺血性坏死。急性心肌梗死（acute myocardial infarction，AMI）患者临床表现常有持久的胸骨后剧烈疼痛、发热、白细胞计数增高、血清心肌坏死标志物升高及心电图反映心肌急性损伤、缺血和坏死的一系列特征性演变，属急性冠脉综合征的严重类型。心肌梗死的原因，多数是冠状动脉粥样硬化斑块或在此基础上血栓形成，造成血管管腔堵塞。

（一）发病机制

本病的基本病因是冠状动脉硬化（偶为冠状动脉栓塞、炎症、先天性畸形和冠状动脉口阻塞所致），其造成一支或多支血管管腔狭窄和心肌供血不足，而侧支循环未充分建立，冠状动脉相应供血部位心肌存在严重而持久的急性缺血达 20～30 分钟以上，即可发生心肌梗死。

促使斑块破裂出血及血栓形成的诱因：①晨起 6：00～12：00 交感神经活动增加，机体应激反应性增强，心肌收缩力增加，心率增快，血压增高，冠状动脉张力增高等；②在饱餐特别是进食多量脂肪后，血脂增高，血液黏稠度增高；③重体力活动、情绪过分激动、血压剧升或用力大便时，左心室负荷明显加重；④休克、脱水、出血、外科手术或严重心律失常致心排血量骤降，冠状动脉灌流量锐减。

（二）临床表现

临床表现与梗死的部位、梗死面积大小、侧支循环情况密切相关。

1. 先兆　50%～81.2% 的患者在发病前数天有乏力、胸部不适，活动时心悸、气急、烦躁、心绞痛等前驱症状，其中以新发生心绞痛和原有心绞痛加重最为突出，心绞痛发作较以前频繁、性质较剧烈、持续较长、硝酸甘油疗效差。疼痛时伴有恶心、呕吐、大汗和心动过速，或伴有心功能不全、严重心律失常、血压大幅度波动，同时心电图（electrocardiogram，ECG）显示 ST 段一过性明显抬高或压低，T 波倒置在演变过程中一过性恢复到正常状态，应警惕心肌梗死的可能。

2. 症状

（1）疼痛：最先出现，多发生于清晨，疼痛部位和性质与心绞痛相同，但程度重，持续时间长，可达数小时或更长时间，休息或含服硝酸甘油不能缓解。患者常有烦躁不安、出汗、恐惧，可伴濒死感，少数患者无疼痛，一开始就表现为休克或急性心力衰竭。部分患者疼痛向上腹部、下颌、颈部及背部放射，易被误诊。

（2）发热：多在疼痛发生后 24～48 小时出现，体温多在 38℃左右，持续约 1 周。

（3）胃肠道症状：疼痛剧烈时常伴有恶心、呕吐和上腹胀痛等胃肠道症状，肠胀气也不少见，重症者有呃逆。

（4）心律失常：多发生于起病 1～2 天，而以 24 小时内最多见。以室性心律失常最多，尤其是室性期前收缩。心室颤动是心肌梗死早期，特别是入院前的主要死亡原因。房室和束支传导阻滞也较多。

（5）低血压和休克：休克多在起病后数小时至数天内发生，主要为心源性。

（6）心力衰竭：主要是急性左心衰竭，可在起病最初几天发生，或在疼痛、休克好转阶段出现，为梗死后心脏舒缩功能显著减弱或不协调所致，患者出现呼吸困难、咳嗽、发绀、烦躁等症状，严重者可发生肺水肿，随后可发生颈静脉怒张、肝大、水肿等右心衰竭表现。右心室心肌梗死开始即出现右心衰竭表现，伴有血压下降。

3. **体征**　心率多增快，也可减慢，心律失常；心尖部第一心音减弱，可闻及奔马律；除急性心肌梗死早期血压可增高外，几乎所有患者都有血压下降。

（三）常见并发症

急性心肌梗死常见并发症包括心律失常、心力衰竭和心源性休克、机械并发症（乳头肌功能失调或断裂、心脏破裂及室壁瘤等）、附壁血栓形成、心肌梗死后综合征、消化道出血。

Ⅰ.心律失常

【原因】

心肌梗死并发心律失常包括缓慢性心律失常和快速性心律失常。缓慢性心律失常主要包括窦性心动过缓、房室传导阻滞及束支传导阻滞等，主要是由于心脏传导系统受缺血损伤或（合并）迷走神经反射影响而产生异常。快速性心律失常主要包括室上性心动过速及室性快速性心律失常等，产生原因较多，无氧代谢增强和代谢产物积聚引起细胞酸中毒，使细胞外钾离子和细胞内钙离子浓度增高，同时交感神经和迷走神经张力改变，使血液循环中儿茶酚胺浓度增加，这些改变使心肌细胞电生理改变；另外梗死区心肌和周围心肌的电生理不均一性为折返形成提供了良好的条件；损伤电流的出现可直接促进浦肯野细胞4相自动除极，导致其自律性增高；此外，溶栓治疗后24小时内易发生再灌注心律失常。

【预警】

1. 急性期严密进行心电监测，及时发现心率及心律的变化，警惕室性期前收缩、房室传导阻滞和束支传导阻滞的发生。

2. 前壁心肌梗死易发生室性心律失常，发生房室传导阻滞提示梗死范围扩大，情况严重。

3. 下壁心肌梗死易发生房室传导阻滞及窦性心动过缓。

4. 如室性期前收缩频发（每分钟5次以上），成对出现或呈短阵性心动过速，警惕心室颤动的发生。

5. 心肌梗死患者血清中C反应蛋白浓度持续升高时，警惕室性心律失常发生。

6. 心肌梗死患者心电图出现缺血性J波，提示发生恶性室性心律失常的可能性大。

【临床表现、护理要点】

临床表现、护理要点见心力衰竭并发症预警及护理。

Ⅱ.心力衰竭

【原因】

心肌梗死后心肌损伤导致心室充盈和（或）射血能力低下而引起的呼吸困难、疲乏及体液潴留等临床综合征主要为急性左心衰竭。心力衰竭可在起病最初几天内发生，或在疼痛、休克好转阶段出现。情绪激动、饱餐、感染及用力排便等均可诱发或加重心力衰竭。

【临床表现、预警、护理要点】

临床表现、预警、护理要点见心律失常并发症预警及护理。

Ⅲ.心源性休克

【原因】

休克多在起病后数小时至数天内发生，主要为心源性，是心肌广泛（40%以上）坏死、心排血量急剧下降导致，神经反射引起的外周血管扩张属次要，有些患者尚有血容量不足的因素参与。

【临床表现】

患者主要表现为烦躁不安、面色苍白、皮肤湿冷、脉细而快、大汗淋漓、尿量减少、反应迟钝甚至晕厥。

【预警】

1. 疼痛缓解，收缩压降至 80mmHg 以下，或原有高血压的患者收缩压降低≥ 60mmHg。

2. 心率＞ 110 次 / 分、尿量明显减少（＜ 20ml/h）甚至无尿。

3. 年龄偏大及合并陈旧性心肌梗死、陈旧性脑梗死、慢性肾功能不全、肺部感染等疾病的急性心肌梗死患者，发生心源性休克的可能性大。

【护理要点】

1. 绝对卧床休息，立即吸氧，有效镇痛，尽快建立静脉通道，尽可能迅速地进行心电监护和建立必要的血流动力学监测，留置尿管以观察尿量，积极采取对症治疗和加强支持治疗。

2. 遵医嘱扩充血容量，如有低血容量状态，则先扩充血容量。若合并代谢性酸中毒，应及时给予 5% 碳酸氢钠注射液，纠正水电解质紊乱。根据心功能状态和血流动力学监测资料，估计输液量和输液速度。一般情况下，每天补液总量宜控制在 1500 ～ 2000ml。

3. 遵医嘱使用血管活性药物，补足血容量后，若休克仍未解除，应考虑使用血管活性药物。常用药物包括多巴胺、多巴酚丁胺、间羟胺、去甲肾上腺素。

4. 必要时配合医师采用机械性辅助循环，如主动脉内球囊反搏术（intra-aortic balloon pump，IABP）、左心室辅助泵或双室辅助泵，甚至施行体外膜肺氧合（extracorporeal membrane oxygenation，ECMO）及心脏移植手术等治疗。

Ⅳ. 机械并发症

【原因】

1. **乳头肌功能失调或断裂** 二尖瓣乳头肌因缺血、坏死等收缩功能发生障碍，造成二尖瓣脱垂及关闭不全，总发生率可达 50%。

2. **心脏破裂** 机制尚不明确，主要有心脏游离壁破裂、室间隔破裂和乳头肌破裂 3 种类型，其常导致心脏电机械分离和心脏压塞等并发症而引起死亡。

3. **室壁瘤** 主要见于左心室，发生率为 5% ～ 20%。解剖性室壁瘤多数由于心肌梗死后发生梗死区膨胀、心室重构和心室负荷过重；功能性室壁瘤由于大量冬眠心肌导致室壁运动消失或矛盾运动；假性室壁瘤是心室破裂后血栓阻塞心肌破裂口而形成，易发生破裂，病死率极高。

【临床表现】

乳头肌整体断裂，可发生左心衰竭，患者迅速出现急性肺水肿，在数天内死亡；心室游离壁破裂，造成心包积液引起急性心脏压塞而猝死；室间隔破裂，可引起心力衰竭和休克而在数天内死亡。较大的室壁瘤体检时可见左侧心界扩大，心电图显示 ST 段持续性抬高，可致心力衰竭、栓塞和室性心律失常等。

【预警】

患者血流动力学突然发生恶化，应警惕机械并发症的发生，心肌梗死患者应常规行超声心动图检查，尽早发现和诊断定位机械并发症。

【护理要点】

1. 严密监测患者的生命体征及患者血流动力学变化，一旦发生恶化，立即通知医师，配合医师进行抢救。

2. 遵医嘱使用药物治疗，注意观察患者症状是否改善和血流动力学是否稳定。

3. 必要时配合医师采用机械性辅助循环，如主动脉内球囊反搏术或体外膜氧合，为患者提供生存机会。

4. 积极配合医师进行外科手术治疗的术前准备。

Ⅴ.附壁血栓形成、脱落

【原因】

具体机制不明，其可能与心肌梗死患者血液凝固性增强，易形成血栓有关。高龄、大面积心肌梗死及伴有心功能受损是形成附壁血栓的危险因素。

【临床表现】

心室内附壁血栓多无症状，超声心动图可显示急性心肌梗死。

【预警】

心肌梗死后行超声心动图检查观察患者有无附壁血栓形成及左心室附壁血栓的部位、形态、大小、回声情况，并警惕血栓脱落导致的脑、肾、脾或四肢等动脉栓塞。

【护理要点】

1. 遵医嘱应用肝素等药物行抗凝血治疗，并观察有无出血等不良反应。

2. 高龄、大面积心肌梗死及伴有心力衰竭的患者在急性期应卧床休息，避免剧烈活动引起血栓脱落。

3. 注意观察患者有无血栓脱落导致的脑、肾、脾或四肢等动脉栓塞症状，一旦发生动脉栓塞，配合医师积极进行对症治疗。

Ⅵ.心肌梗死后综合征

【原因】

心肌梗死后综合征主要由于心肌梗死后，抗心肌抗体与坏死的心肌抗原形成免疫复合物，其随血液沉积于心包、胸膜、肺泡壁的毛细血管内皮，通过免疫反应引起血管损伤、通透性改变、液体渗出或破裂，进而导致胸膜炎或胸腔积液、心包炎或心包积液、肺炎等。

【临床表现】

急性心肌梗死数周至数月内，患者出现胸痛，深呼吸或咳嗽加剧，心肌梗死后 1～2 周，患者出现发热、呼吸困难心包积液等症状，心电图显示广泛 ST 段抬高。

【预警】

急性心肌梗死后数天至数周患者出现发热、心包炎、胸膜炎、肺炎等非特异性炎症反应，且这些症状有反复发生的倾向时，需警惕心肌梗死后综合征的出现。

【护理要点】

1. 及时评估患者胸痛性质，并将本病与心肌再梗死、急性支架内血栓及冠状动脉穿孔等造成的心脏压塞相鉴别。并遵医嘱给予镇痛药治疗和转移注意力、改变体位等非药物干预措施，缓解患者胸痛症状。

2. 有大量胸腔积液或心包积液时，协助医师进行抽液治疗，并注意观察患者抽液后有无胸闷等不适症状；对于留置管道的患者，需要妥善固定管路，预防管路滑脱。

3. 观察抗凝血药物及糖皮质激素类药物治疗效果及不良反应。

4. 做好疾病和治疗解释工作，减轻患者因疾病反复发作而产生的抑郁、焦虑等心理负担。

Ⅶ. 消化道出血

【原因】

急性心肌梗死后的抗血小板、抗凝血及溶栓治疗，急性心肌梗死后心功能下降、血流动力学不稳定造成的消化道黏膜应激和血液灌注减少，加上原本就可能存在的肠系膜动脉粥样硬化均可导致患者出现消化道出血。

【临床表现】

轻者出现黑便或粪便隐血试验阳性，重者出现柏油样大便，急性、大量出血时患者出现头晕、心悸、冷汗、乏力、口干等，甚至晕厥、四肢冰凉、尿少、烦躁不安、休克等症状。

【预警】

患者出现口腔黏膜出血等症状，或粪便颜色变黑、隐血试验阳性时应警惕消化道出血的发生。

【护理要点】

1. 严密观察患者的大便颜色、性状，观察患者有无口腔黏膜出血等症状。

2. 指导心肌梗死后患者拜阿司匹林等药物宜饭后服用，以减轻胃肠道刺激、抗血小板聚焦。

3. 遵医嘱服用保护胃黏膜的药物，必要时采取静脉滴注或持续性泵入。

4. 严重消化道出血患者做好血常规、血型及交叉配血试验，以备紧急输血。

5. 必要时配合医师行消化道内镜检查或治疗。

（何细飞　陆丽娟）

第六节　原发性高血压

高血压（hypertension）是以动脉血压持续升高为主要表现的心血管综合征，可分为原发性高血压和继发性高血压。高血压是多种心脑血管疾病的重要危险因素，常与其他心脑血管疾病危险因素共存，可损伤重要器官，如心、脑、肾的结构与功能，最终导致这些器官的功能衰竭，迄今仍是心血管疾病死亡的主要原因之一。高血压急症是指短时期内（数小时或数天）血压重度升高，舒张压 > 130mmHg 和（或）收缩压 > 200mmHg，伴有重要组织器官如心、脑、肾、眼底、大动脉的严重功能障碍或不可逆性损害。高血压的治疗目的是使血压控制至目标水平，同时干预可变的危险因素，最终降低心脑血管事件的发生率和死亡率。

一、发病机制

高血压的病因为多因素的，可分为遗传、环境及其他因素三个方面，尤其是遗传因素和环境因素相互作用。高血压具有明显家族聚集性，遗传可能有主要基因显性遗传和多基因关联遗传两种方式；环境因素包括饮食、精神应激和吸烟；另外体重增加、服用避孕药、睡眠呼吸暂停低通气综合征也与高血压的发病有关。其发病机制包括：①神经机制，各种原因使大脑皮质下神经中枢功能发生变化，神经递质浓度与活性异常，最终可使交感神经系统活性亢进，血浆儿茶酚胺浓度升高，外周血管阻力增高而导致血压上升；②肾脏机制，各种原因引起肾性水钠潴留，机体为避免心排血量增高使组织过度灌注，全身阻力小动脉收缩增强，导致外周血管阻力增高，也可通过排钠激素分泌释放增加使外周血管阻力增高；③激素机制，肾素 - 血管紧张素 - 醛固酮系统激活；④血管机制，大动脉、小动脉结构和功能变化在高血压发病中发挥着重要作用；⑤胰岛素抵抗，约 50% 的原发性高血压患者存在胰岛素抵抗，尤其在肥胖、三酰甘油增高、高血压及糖耐量减退同时并存的四联症患者中最为明显。

二、临床表现

1. 症状　通常起病缓慢，早期常无症状。常见症状可有头晕、头痛、颈项板紧、疲劳、心悸、耳鸣等症状，也可出现视力模糊、鼻出血等较重症状。

2. 体征　心脏听诊可闻及主动脉瓣区第二心音亢进、主动脉瓣区收缩期杂音或收缩早期喀喇音。

3. 高血压急症　原发性或继发性高血压病人，在某些诱因作用下，血压突然升高和显著升高（一般超过 180/120mmHg），同时伴有进行性心、脑、肾等重要靶器官功能不全的表现。少数病人舒张压持续性≥ 130mmHg，伴有头痛，视力模糊，眼底出血、渗出和视乳头水肿，肾脏损害突出，持续蛋白尿、血尿及管型尿，称为恶性高血压。

三、常见并发症

高血压常见并发症包括高血压脑病、高血压性脑卒中、主动脉夹层、急性左心衰竭、心肌缺血、肾衰竭等。

（一）高血压脑病

【原因】

高血压病程中血压急剧、持续升高导致急性脑循环障碍综合征。任何类型高血压只要血压显著升高，均可引起高血压脑病，但临床上多见于既往血压正常而突然发生高血压者，如急性肾小球肾炎、妊娠高血压综合征等，高血压脑病也好发于急进型或严重缓进型高血压伴明显脑动脉硬化的患者。其中高血压病史较长，有明显脑血管硬化者更易发生，其常被过度劳累、紧张、情绪激动所诱发。

【临床表现】

临床表现以脑病的症状与体征为特点，常在血压升高 12 ～ 48 小时后出现，持续数分钟或数天，不留后遗症，急救措施不当可导致严重脑损害甚至危及生命。除血压突然升高外，常伴弥漫性剧烈头痛与神志改变（意识障碍、精神错乱、昏迷、局灶性或全身抽搐），有时还出现肢体活动障碍，眼底检查有局限性或弥漫性视网膜小动脉痉挛，但不一定有出血、渗出或水肿，降压治疗后可迅速恢复。本病急骤，进展迅速，血压急剧升高，可达 （200 ～ 260）/ （140 ～ 180） mmHg，或血压比之前明显升高（收缩压升高 > 50mmHg，舒张压升高 > 30mmHg），临床上可出现"高血压脑病三联征"，即头痛、抽搐和意识障碍。

【预警】

1. 患者有原发性或继发性高血压病史，有过劳、精神紧张、激动等诱因。

2. 血压突然急骤升高，尤其是舒张压升高（> 120mmHg），出现剧烈头痛、呕吐、意识障碍，偏瘫、失语和癫痫发作等一过性神经系统局灶体征，眼底可见高血压性视网膜病变。

3. CT 或 MRI 显示特征性顶枕叶水肿，迅速降压后症状、体征迅速消失，不遗留后遗症。

【护理要点】

1. 收治重症监护病房，绝对卧床休息，头高位，避免一切不良刺激，稳定患者情绪，必要时使用镇静药，向家属交代病情，专人陪护。

2. 保持呼吸道通畅，必要时吸氧，备好各种抢救药品，迅速建立静脉通道，根据医嘱给药，给予速效降压、脱水、镇静药物，快速降压药首选硝普钠，并密切观察疗效和副作用，按要求的速度滴注。

3. 密切观察血压的变化，每 15～30 分钟测 1 次，24 小时内血压降低 20%～25%，48 小时血压不低于 160/100mmHg，再将血压降至正常水平，不宜降压过低，以免发生脑梗死或心肌梗死。

4. 血压稳定后每 1～2 小时测血压 1 次，详细记录。

5. 注意神志、瞳孔、脉搏、呼吸及肢体肌力变化。

6. 心功能不全者应用脱水剂时要注意控制给药速度，并观察心律、心率的变化及水电解质是否平衡，严格记录液体出入量。

7. 危象解除后，嘱患者积极治疗原发病及控制高血压，预防复发。

（二）高血压性脑卒中

【原因】

高血压可促进脑动脉粥样硬化的发生和发展，在动脉粥样硬化处，管壁增厚，管腔狭窄或斑块破裂继发血栓形成，以及某些大动脉血栓脱落可造成脑栓塞，这些情况可导致脑供血不足或脑梗死。另外，在高血压长期作用下，脑小动脉持久收缩，会导致血管壁变硬变脆，受到高压血流的长期冲击，管壁扩张变薄，特别是在分叉处易破裂，导致脑出血。

【临床表现】

最常见症状为一侧面部、手臂或腿部突然感到无力，猝然昏倒、不省人事。其他症状：突然出现一侧面部、手臂或腿麻木，或突然发生口眼歪斜、半身不遂；神志不清、说话或理解困难；单眼或双眼视物困难；行路困难、眩晕、失去平衡或协调能力；无原因的严重头痛；晕厥等。

【预警】

1. 突发头痛、呕吐；肢体麻木，突然感到一侧面部或手足麻木；暂时性吐字不清或讲话不灵；肢体无力或活动不灵。

2. 短暂意识丧失或个性和智力的突然变化；不明原因突然跌倒或晕倒。

3. 恶心、呕吐或血压波动。

【护理要点】

1. 对于脑卒中患者，控制血压很重要，因血压过高和波动过大会导致继续出血，所以有效控制血压是防止再出血的关键之一。

2. 注意休息：患者在急性期治疗时要绝对卧床休息 2～4 周，以免发生脑疝。将床头抬高 15°～30°，以减轻脑水肿。

3. 保持大小便通畅：大便不畅，可致颅内压增高，一般可进食含纤维素丰富的水果，以促进肠蠕动。

4. 患者由于吞咽困难而通过鼻饲进食，进食前要检查胃管是否在胃内，进食不宜过快，以免引起呕吐、呛咳甚至窒息，并做好记录。

5. 使用脱水剂时，密切观察患者有无头痛、喷射性呕吐及视神经盘水肿等现象。严格掌握用药情况以判断患者意识障碍程度，尤其是对于使用镇静药的患者。

（三）主动脉夹层

【原因】

高血压为主动脉夹层的重要促发因素，约 3/4 的主动脉夹层患者有高血压，60～70 岁的老年人发病率较高。高血压促进血肿进展而引起一系列变化，如能增加血流对主动脉壁的剪应力、心肌收缩力、左心室搏动性张力，从而导致夹层的继续分离。

【临床表现】

1. 疼痛　为本病突出而有特征性的症状，约 96% 的患者有突发、急起、剧烈而持续且不能耐受的疼痛。疼痛部位有时可提示撕裂口的部位。如仅前胸痛，90%以上在升主动脉，疼痛发生于颈、喉、颌或面部也强烈提示升主动脉夹层，若为肩胛间最痛，则90%以上在降主动脉，背、腹或下肢痛也强烈提示降主动脉夹层。极少数患者仅诉胸痛，可能是升主动脉夹层的外破口破入心包腔而致心脏压塞的胸痛，有时易忽略主动脉夹层的诊断，应引起重视。

2. 休克、虚脱与血压变化　约1/2或1/3的患者发病后有苍白、大汗、皮肤湿冷、气促、脉速、脉弱或消失等表现，而血压下降程度常与上述症状表现不平行。某些患者甚至因剧痛血压增高。严重的休克仅见于夹层动脉瘤破入胸腔大量内出血时。低血压多数是心脏压塞或急性重度主动脉瓣关闭不全所致。两侧肢体血压及脉搏明显不对称，常高度提示本病。

【预警】

预警为急性起病，突发剧烈疼痛、休克，以及血肿压迫相应的主动脉分支血管时出现的器官缺血症状。

【护理要点】

1. 疼痛与休克的观察和护理　疼痛与休克加重与缓解都是病情变化的重要指标之一。应严密观察疼痛的部位、性质、时间、程度。使用强镇痛药后，观察疼痛是否改善。缓解疼痛应用吗啡或哌替啶时，需注意两种药物均有降低血压和抑制呼吸等不良反应。

2. 血压的观察和护理　尽快将收缩压降至100～120mmHg或使重要器官达到适合灌注的相应血压水平。测量血压时，应同时测量四肢血压，以健侧肢体血压为真实血压，将其作为临床用药的标准。血压下降后疼痛明显减轻或消失是夹层动脉瘤停止扩展的临床指征，血压可维持在（90～120）mmHg/（60～90）mmHg。硝普钠属血管平滑肌松弛剂，能快速降低收缩压和舒张压，所以在应用硝普钠过程中不得随意终止，更换药物时要迅速、准确。硝普钠遇光易分解变质，应注意避光，现用现配。大剂量或使用时间长时应注意有无恶心、呕吐、头痛、精神错乱、震颤、嗜睡、昏迷等不良反应。

3. 生活基础护理　嘱患者严格卧床休息，避免用力过度（如排便用力、剧烈咳嗽）；保持大便通畅。

（四）急性左心衰竭

【原因】

高血压急症患者血压急剧升高、外周血管收缩、心室射血阻抗增加加重原有高血压导致的左心室肥厚并增加室壁张力。上述血流动力学变化使心脏负荷增加，心排血量下降，肺循环压力突然升高，肺毛细血管楔压（pulmonary capillary wedge pressure，PWCP）≥18mmHg，周围循环阻力增加，引起肺循环充血而出现急性肺淤血、肺水肿，并可伴组织、器官灌注不足。

【预警】

高血压性心力衰竭主要特点：具有心力衰竭的症状和体征，同时伴有高血压，左心室收缩功能多正常，患者一般无或仅有轻度容量过多，多有肺水肿表现而没有其他部位水肿。

【临床表现、护理要点】

临床表现、护理要点见心律失常并发症预警及护理。

（五）心肌缺血

【原因】

心肌缺血常见的原因是冠状动脉粥样硬化，而高血压是动脉粥样硬化相关的重要危险因素。如血压增高，动脉内膜内皮细胞间的连续性中断、内皮细胞回缩，内膜下的组织暴露，与此同时，血小板活化因子（PAF）激活血液中的血小板，使之黏附、聚集于内膜上，促进动脉粥样硬化发生，当冠状动脉狭窄到一定程度时易致心肌缺血，高血压急症时，冠状动脉痉挛、心肌耗氧量增加致心肌缺血，甚至发生急性冠脉综合征。

【临床表现】

心肌缺血以发作性胸痛为主要临床表现，疼痛的典型特点如下。

1. 部位　主要在胸骨体上段或中段之后，可波及心前区，有手掌大小范围，甚至横贯前胸，界限不很清楚。疼痛常放射至左肩、左臂内侧达环指和小指，或至颈、咽或下颌部。性质：胸痛常为压迫、发闷或紧缩性，也可有烧灼感，但不尖锐，不像针刺或刀扎样痛，偶伴濒死的恐惧感。发作时，患者通常不自觉地停止原来的活动直至症状缓解。

2. 心绞痛　稳定型心绞痛发作常由体力劳动或情绪激动（如愤怒、焦急、过度兴奋等）所激发，饱食、寒冷、吸烟、心动过速、休克等也可诱发。疼痛发生于诱因当时，而不是之后。疼痛出现后常逐渐加重，持续 3 ～ 5 分钟，一般休息或舌下含服硝酸甘油可缓解。不稳性型心绞痛疼痛更为剧烈，持续时间往往达 30 分钟，偶尔在睡眠中发作。卧床休息和含服硝酸酯类药物仅出现短暂或不完全性胸痛缓解。

【预警】

一旦心脏负荷突然增加，如劳累、激动、心力衰竭、饱餐、寒冷等情况，则可使心脏负荷增加，心肌耗氧量增加，对血液的需求增加，而冠状动脉的供血已不能相应增加，即可引起心肌缺血。

【护理要点】

1. 活动和休息：根据患者病情合理安排休息和活动，保证足够的睡眠。心绞痛发作时应立即停止一切活动，可采取坐位或卧床休息，保持环境安静，严格控制探视；急性心肌梗死患者应绝对卧床休息 1 ～ 3 天，并落实患者生活护理。

2. 镇静和镇痛：症状发作时患者多感到紧张、焦虑甚至有濒死感；护士应主动及时听取患者主诉，给予患者安慰和心理支持，指导患者放松、缓解和消除紧张情绪；必要时遵医嘱予以镇静、镇痛药。

3. 吸氧：患者憋喘或呼吸困难时可给予 2 ～ 3L/min 氧气吸入，以改善心肌缺氧，缓解疼痛。

4. 使用硝酸酯制剂时注意避光，严密监测患者血压、心率等变化；控制静脉输液速度，防止不良反应（面部潮红、头晕、搏动性头痛、心动过速、低血压、晕厥）的发生。

5. 抗凝血治疗：坚持长期服用抗血小板药物（拜阿司匹林、硫酸氢氯吡格雷等）；使用前注意患者有无出血病史、消化性溃疡或肝功能不全等；使用过程中注意监测凝血指标，定期采血化验；教会患者自我观察有无牙龈出血、皮下出血、血尿等出血倾向；听取患者主诉，并根据情况给予相应处理。

6. 保持大便通畅，避免用力排便，可适当使用缓泻药。

（六）肾衰竭

【原因】

高血压对肾的损害是一个严重的并发症，高血压与肾损害可以相互影响，形成恶性循环。一方面，高血压引起肾损伤；另一方面，肾损伤会加重高血压。一般到高血压的中后期，肾小动脉发生硬化，肾血流量减少，肾浓缩小便的能力降低，此时会出现多尿和夜尿增多现象。患者存在恶性高血压时，肾入球小动脉及小叶间动脉发生增殖性内膜炎及纤维素样坏死，可在短期内出现急性肾衰竭。肾功能下降可发生在原来无肾病的患者，也可发生在慢性肾病（chronic kidney disease，CKD）患者。

【临床表现】

急性肾衰竭主要表现为氮质废物血肌酐（Cr）和尿素氮（BUN）升高，水电解质和酸碱平衡紊乱，以及全身各系统并发症。本病常伴有少尿（< 400ml/d），但也可以无少尿表现。

【预警】

高血压并发的急性肾衰竭是高血压患者病情恶化进展的一个晚期阶段，即高血压患者的血压控制不理想，未能得以及时、正确治疗后，从而对肾血管造成破坏，导致高血压患者肾的血液供应不足，从而引起肾功能损害。

1. 夜尿增多，出现蛋白尿或短暂性血尿，要常查肾功能、24 小时尿蛋白定量，注意测量血压，进行眼底检查。

2. 如果年龄在 40 ～ 50 岁及以上，且高血压病史 5 ～ 10 年及以上，且确定微量白蛋白增加，则应高度警惕。

3. 急性肾衰竭一般是基于血肌酐的绝对或相对值的变化诊断，如血肌酐绝对值每天平均增加 44.2μmol/L 或 88.4μmol/L；或在 24 ～ 72 小时血肌酐值相对增加 25% ～ 100%。根据原发病因，肾功能急速进行性减退，结合相应临床表现和实验室检查，做出预警。

【护理要点】

1. 应用降低血压的药物时，注意观察药物对肾功能的影响，监测肾功能变化，及时调整用药方案。

2. 发生急性肾衰竭的患者要卧床休息，有抽搐、昏迷者应采取保护措施，防止坠床。烦躁不安者，应用镇静药，保持呼吸道通畅。

3. 严格限制液体入量。

4. 严密观察病情变化，观察有无嗜睡、肌张力低下、心律失常、恶心、呕吐等高钾血症的症状，以及血压变化、心功能不全、尿毒症脑病的先兆。

5. 保持水、电解质、酸碱平衡，监测肌酐、尿素氮等。

6. 多尿期注意观察血钾、血钠的变化及血压的变化。

7. 做好血液透析、血液滤过、腹膜透析的准备工作。

8. 及时准确应用各种药物，并观察治疗效果，但禁用对肾有毒的药物。

（何细飞　陆丽娟）

第七节　心肌疾病

心肌病是一组异质性心肌疾病，是由不同病因（遗传性病因较多见）引起心肌病变导致的心肌机械和（或）心电功能障碍，常表现为心室肥厚或扩张。该病可局限于心脏本身，也可为系统性疾病的部分表现，最终可导致心脏性死亡或进行性心力衰竭。心肌病临床分类有遗传性心肌病，如肥厚型心肌病（hypertrophic cardiomyopathy，HCM）等；混合型心肌病，如扩张型心肌病（dilated cardiomyopathy，DCM）、限制型心肌病（restrictive cardiomyopathy，RCM）等；获得性心肌病，如感染性心肌病、围生期心肌病等。本节重点阐述扩张型心肌病、肥厚型心肌病和病毒性心肌炎并发症预警及护理。

一、发病机制

1. 多数 DCM 的原因不清，可能是感染性或非感染性炎症、中毒（包括酒精等）、内分泌和代谢紊乱、遗传因素、精神创伤等引起慢性炎症和免疫反应时造成心肌损害。

2. HCM 为常染色体显性遗传，具有遗传异质性。

3. 病毒性心肌炎的发病机制：①病毒直接作用，造成心肌损害；②病毒介导的免疫损伤；③多种细胞因子和 NO 等介导的心肌损害和微血管损伤，这些变化损害心脏组织结构和功能。

二、临床表现

主要临床表现为活动时呼吸困难和活动耐力下降。

1. 症状　DCM 起病隐匿，早期可无症状。随着病情加重患者可以出现夜间阵发性呼吸困难和端坐呼吸等左心功能不全症状，并逐渐出现食欲缺乏、腹胀及下肢水肿等右心功能不全症状；合并心律失常时临床可表现为心悸、头晕、黑矇甚至猝死。持续顽固性低血压往往是 DCM 终末期的表现，发生栓塞时常表现为相应脏器受累表现。

HCM 最常见的症状是劳力性呼吸困难和乏力，其中前者可达 90% 以上，1/3 的患者可有劳力性胸痛，最常见的持续性心律失常是心房颤动。部分患者有晕厥，常运动时出现，与室性快速心律失常有关，该病是青少年和运动员猝死的主要原因。

心肌炎可有不同的临床表现，从轻微的胸痛症状，伴有心电图改变的突发心悸，到危及生命的心源性休克和室性心律失常甚至猝死。多数患者发病前 1 ～ 3 周有病毒感染前驱症状。

2. 体征　主要为心界扩大、听诊心音减弱，常可闻及第三心音或第四心音，心率快时呈奔马律，有时可于心尖部闻及收缩期杂音；肺部听诊可闻及湿啰音、心力衰竭加重时湿啰音可遍布两肺或伴哮鸣音；颈静脉怒张、肝大及周围水肿等体液潴留体征也较为常见。长期肝淤血可以导致肝硬化、胆汁淤积和黄疸。

三、常见并发症

心肌疾病常见并发症包括心律失常、心力衰竭。

（一）心律失常

【原因】

心肌病为器质性心脏病，可引起心脏结构和功能异常，最终并发心律失常，可为快速性心律失常和缓慢性心律失常，主要常见的是心房颤动，部分患者有晕厥。

【预警】

1. 观察心率及心律的变化，警惕室性期前收缩、房室传导阻滞和束支传导阻滞的发生。

2. R 波递增不良，室内传导阻滞及左束支传导阻滞，QRS 波群增宽常提示预后不良。

3. 严重的左心室纤维化还可出现病理性 Q 波，需除外心肌梗死。

4. 如室性期前收缩频发（每分钟 5 次以上），成对出现或呈短阵性心动过速，警惕心室颤动的发生。

【临床表现、护理要点】

临床表现、护理要点见心力衰竭并发症预警及护理。

（二）心力衰竭

【原因】

心肌病变导致心肌机械和（或）心电功能障碍，常表现为心室肥厚或扩张，多数患者表现为慢性心力衰竭，所以在疾病的早期阶段，应积极进行早期的药物干预，积极寻找病因，给予相应的治疗。

【预警、临床表现、护理要点】

预警、临床表现、护理要点见心律失常疾病并发症预警及护理。

（何细飞　彭　超）

第八节　感染性心内膜炎

感染性心内膜炎（infective endocarditis，IE）指各种病原微生物经血流侵犯心内膜、心瓣膜或邻近大血管内膜并伴局部赘生物形成的一种感染性炎症，瓣膜为最常受累的部位。根据病程感染性心内膜炎分为急性和亚急性；根据受累瓣膜类型，感染性心内膜炎分为自体瓣膜、人工瓣膜和静脉药瘾者的心内膜炎；根据感染的病原体或受累部位，感染性心内膜炎可分金黄色葡萄球菌性心内膜炎、真菌性心内膜炎或右心瓣膜心内膜炎。

一、发病机制

感染性心内膜炎是心内膜自身病变、菌血症、免疫功能异常三方面共同作用的结果。具体来说，当有心血管器质性病变存在时，血流由正常的层流变为涡流或喷射，从高压腔室分流至低压腔室，形成明显的压力阶差，使受血流冲击处的内膜损伤，从而为病原微生物的侵入创造了条件。在免疫功能缺失的情况下，自不同途径进入血液循环中的致病微生物（金黄色葡萄球菌、链球菌和肠球菌等）不能被机体的防御机制所清除。血液和受损的心脏及大血管内皮下组织直接接触形成小的血凝块，局部感染释出的病原微生物进入血液循环很容易与血凝块结合，继而吸引和活化单核细胞，产生细胞因子，并有纤维蛋白和血小板聚集，将病原微生物集落覆盖，形成赘生物，微生物在其繁殖成为感染灶。

二、临床表现

从短暂性菌血症的发生至症状出现之间的时间间隔长短不一，多在2周以内，但不少患者无明确的细菌进入途径可寻。

1. 发热　是感染性心内膜炎最常见的症状。亚急性起病者多低于39.5℃，呈弛张型，可有畏寒，但多无明显寒战，伴乏力、多汗、肌肉酸痛、食欲缺乏。急性起病者常在化脓性感染基础上起病，呈急性败血症表现，有高热寒战。

2. 心脏杂音　心脏听诊除了原有基础心脏病的杂音外，最具特征性的表现是新出现的病理性杂音或原有杂音的明显改变，如变得粗糙、响亮或呈音乐样。

3. 血管损害表现　全身性栓塞是感染性心内膜炎的常见临床表现，对诊断很有帮助。脑、心脏、脾、肾、肠系膜和四肢为临床所见的体循环动脉栓塞部位。血管损害可表现为皮肤和黏膜出现瘀点和瘀斑。瘀点可出现于任何部位，以锁骨以上皮肤、口腔黏膜和睑结膜常见，病程长者较多见；指和趾甲下线状出血；Janeway损害，为手掌和足底处直径1～4mm无痛性出血红斑，由化脓性栓塞所致。

4. 免疫反应表现　Osler结节，为指和趾垫出现的豌豆大的红色或紫色痛性结节，较常见于亚急性者；Roth斑，为视网膜的卵圆形出血斑，其中心呈白色，多见于亚急性感染。

三、常见并发症

感染性心内膜炎常见并发症包括心力衰竭、栓塞。

（一）心力衰竭

【原因】

心力衰竭为最常见并发症，主要由瓣膜关闭不全所致，主动脉瓣受损者最常发生（75%），其次为二尖瓣（50%）和三尖瓣（44%）；赘生物造成瓣膜穿孔或腱索断裂导致急性瓣膜关闭不全时可诱发急性左心衰竭。

【预警】

预警同心律失常并发症预警及护理。另外，年龄大于 65 岁、两个瓣膜受累、肺炎球菌或金黄色葡萄球菌性感染性心内膜炎、伴神经系统并发症、外周血管栓塞、起病后 3 个月均是危险因素。

【临床表现、护理要点】

临床表现、护理要点见心律失常并发症预警及护理。

（二）栓塞

【原因】

感染的赘生物碎片脱落，导致体循环和肺循环的外周血管栓塞，且以开始使用抗生素前 2 周内发生率最高。20%～40% 会发生神经系统并发症，主要为卒中，另外还有脑膜炎、脑脓肿等。在发生脑卒中的感染性心内膜炎患者中，约 70% 为脑梗死和短暂性脑缺血发作（TIA），30% 为出血。

【临床表现、预警】

临床表现、预警见心脏瓣膜病并发症预警及护理。

【护理要点】

1. 高热患者卧床休息；心脏超声可见巨大赘生物的患者应绝对卧床休息。

2. 观察有无突然腹痛、肢体疼痛、腰痛、神志改变等栓塞出现的临床表现，及时与医师沟通。

3. 出现栓塞，不推荐使用溶栓药物；禁用抗凝治疗，特别是伴脑部并发症和真菌性动脉瘤的患者。反复栓塞宜做手术，以消除栓塞源。护理人员配合医师将患者转外科行手术治疗。

4. 心理护理：讲解疾病的有关知识及注意事项，解除其焦虑心理。

（兰　兰　何细飞）

第九节　心包疾病

心包可由多种致病因素导致急性炎症反应和渗出，渗出液迅速增加且量较多时发生心脏压塞；某些心包疾病最终发展为心包缩窄。临床上以急性心包炎和慢性缩窄性心包炎为最常见。急性心包炎（acute pericarditis）为心包脏层和壁层的急性炎症，可同时合并心肌炎和心内膜炎，也可作为唯一的心脏病损而出现。缩窄性心包炎（constrictive pericarditis）指心脏被致密厚实的纤维化或钙化心包所包围，使心室舒张期充盈受限而产生的一系列循环障碍的病征。

一、发病机制

心包疾病一般是指由感染、肿瘤、代谢性疾病、尿毒症、自身免疫疾病、外伤等引起的心包病理性改变。

二、临床表现

1. 症状 心前区疼痛多见于急性非特异性心包炎及感染性心包炎；缓慢发展的结核性或肿瘤性心包炎疼痛症状可能不明显。疼痛性质可尖锐，与呼吸运动有关，常因咳嗽、深呼吸、变换体位或吞咽而加重，位于心前区，可放射至颈部、左肩、左臂及左肩胛骨，也可达上腹部；疼痛也可呈压榨样，位于胸骨后。

2. 体征 心包摩擦音，吸气时加重。

三、常见并发症

心包疾病常见并发症为心包积液。

【原因】

急性心包炎、心包积血、肿瘤可使心包腔内液体量迅速增加，即使积液量相对较少（100～200ml），也可使心脏受到挤压。特发性、结核性、心脏肿瘤等情况下，有时积液增加缓慢，积液量较大时出现心脏压塞症状。

【临床表现】

心包积液量迅速增加或心包积液缓慢增加到一定量时，患者出现心脏压塞症状，典型的临床特征为 Beck 三体征：低血压、心音低弱、颈静脉怒张。

（1）症状：呼吸困难是心包积液时最突出的症状。呼吸困难严重时，患者可呈端坐呼吸，也可有发绀、干咳、声音嘶哑及吞咽困难，以及上腹部疼痛、全身水肿、胸腔积液或腹水等；此外可有乏力、食欲缺乏、眩晕、衰弱、心悸等。

（2）体征：心尖搏动减弱，位于心浊音界左缘的内侧或不能触及，心脏叩诊浊音界向两侧增大，皆为绝对浊音区，心音低而遥远，积液量大时肩胛骨下叩诊浊音，听诊闻及支气管呼吸音，称心包积液征。依心脏压塞程度，脉搏可减弱或出现奇脉。

（3）心脏压塞：短期内出现大量心包积液可引起急性心脏压塞，表现为窦性心动过速、血压下降、脉压变小和静脉压明显升高。如果心排血量显著下降，可造成急性循环衰竭和休克。

【预警】

1. 患者出现呼吸困难、血氧饱和度下降、端坐呼吸、呼吸浅快，警惕心脏压塞。

2. 患者出现心动过速、血压下降、脉压变小，警惕心脏压塞甚至休克的发生。

3. 观察呼吸与脉搏的变化，通过血压测量来诊断，即吸气时动脉收缩压较吸气前下降10mmHg 或更多，而正常人吸气时收缩压仅稍有下降。

4. 观察患者的体位。出现心脏压塞的患者往往采取被迫前倾体位。

【护理要点】

1. 休息与体位：协助患者取半坐卧位或坐位，心脏压塞时采取被迫前倾坐位。

2. 对症处理：胸闷、气短者给予氧气吸入；疼痛明显者给予镇痛药。遵医嘱用药，控制输液速度，防止加重心脏负荷。

3. 心包穿刺技术的配合与护理：配合医师行心包穿刺或切开引流，以达到缓解压迫症状或向心内注射药物的目的。

（1）术前护理：备齐物品，向患者说明手术的意义，解除患者顾虑，必要时使用少量镇静药；操作前开放静脉通道，准备抢救物品；术前常规行心脏超声检查，以确定积液量和穿刺部位，并对最佳穿刺点做好标记。

（2）术中配合：嘱患者勿剧烈咳嗽或深呼吸，穿刺中有任何不适立即告知医务人员。严格无菌操作，抽液过程中随时夹闭胶管，以防止空气进入心包。密切观察患者的反应和倾听主诉，如面色、呼吸、血压、脉搏、心电等变化，如有异常，及时协助医师处理。

（3）术后护理：拔除穿刺针后，穿刺部位覆盖无菌纱布，用胶布固定；心包引流者需做好引流管的护理。

4. 心电监护：密切观察患者意识、心律/心率、血压、呼吸、血氧饱和度，重视患者主诉。

5. 用药护理：积极治疗原发病，遵医嘱给予抗菌、抗结核、抗肿瘤药物治疗，观察用药效果及副作用。

6. 一旦发生心搏骤停则立即配合抢救。

（刘　涛　何细飞）

第十节　先天性心血管病

先天性心血管病（congenital cardiovascular disease）是指心脏及大血管在胎儿期发育异常引起的在出生时病变即已存在的疾病。在我国，先天性心血管病的发病率为 0.7%～0.8%。据估计，我国每年新出生的先天性心血管病患儿 12 万～15 万。

一、发病机制

先天性心脏病是先天性畸形中最常见的一类，约占各种先天性畸形的 28%，指在胚胎发育时期心脏及大血管的形成障碍或发育异常引起的解剖结构异常，或出生后应自动关闭的通道未能闭合（在胎儿属正常）的情形。先天性心脏病发病率不容小觑，占出生活婴的 0.4%～1%。根据血流动力学结合病理生理变化，先天性心脏病可分为发绀型或非发绀型，也可根据有无分流分为三类，即无分流类（如肺动脉狭窄、主动脉缩窄）、左至右分流类（如房间隔缺损、室间隔缺损、动脉导管未闭）和右至左分流类（如法洛四联症、大血管错位）。

少部分先天性心脏病在 5 岁前有自愈的机会，另外有少部分患者畸形轻微、对循环功能无明显影响，无须任何治疗，但大多数患者需手术治疗校正畸形。

二、临床表现

先天性心脏病的种类很多，其临床表现主要取决于畸形的大小和复杂程度。复杂而严重的畸形在出生后不久即可出现严重症状，甚至危及生命。一些简单的畸形如室间隔缺损、动脉导管未闭等，早期可以没有明显症状，但疾病仍然会潜在地发展加重。根据先天性心脏病分型临床上常见的表现如下。

1. **房间隔缺损**　除较大缺损外，房间隔缺损患者于儿童时期一般无症状，随年龄增长症状逐渐显现，以劳力性呼吸困难表现为主，继之可发生心律失常，有些患者可发生心力衰竭，晚期有 15% 的患者因重度肺动脉高压而有发绀，形成艾森门格综合征。

2. **室间隔缺损**　一般根据血流动力学受影响的程度及症状轻重等，临床上室间隔缺损分为大、中、小型室间隔缺损。小型室间隔缺损无明显临床症状；中型室间隔缺损部分患者可有劳力性呼吸困难；大型室间隔缺损因血流动力学影响严重，存活至成人期者少见。

3. **动脉导管未闭**　可因分流量大小而有不同的临床表现。分流量小的患者可无主观症状；中等分流量患者常有乏力、劳累后心悸、气喘、胸闷等症状；分流量大且伴有继发性重度肺动脉高压者可导致右向左分流，此时患者多有发绀且临床症状严重。

4. 肺动脉瓣狭窄　轻者可无症状，中度狭窄患者活动时可有呼吸困难及疲倦；严重狭窄者可因剧烈活动而导致晕厥甚至猝死。

5. 主动脉瓣缩窄　成人主动脉缩窄常无症状，部分患者可出现劳力性呼吸困难、头痛、头晕、鼻出血、下肢无力、麻木、发凉甚至有间歇性跛行。

6. 法洛四联症　主要是自幼儿时期出现的进行性发绀和呼吸困难，易疲乏。劳累后患儿常取蹲踞位休息。严重缺氧可引起晕厥，长期右心压力增高及缺氧可引起心功能不全。患者除有明显发绀外，常伴有杵状指等。

三、常见并发症

先天性心血管病常见并发症包括心律失常、心力衰竭、肺动脉高压、感染性心内膜炎等，法洛四联症患者还可出现脑血管意外、肺部感染等，本章节重点阐释前 4 种。

（一）心律失常

【原因】

对于未经手术或介入治疗的患者，心脏房室扩大、心肌肥厚和纤维化是发生心律失常的病理基础，可导致缓慢性或快速性心律失常。对于已接受手术治疗者，手术对窦房结和房室结的损伤及在心房或心室遗留的手术瘢痕是发生心律失常的基础。

【预警】

1. 严密进行心电监测，及时发现心率及心律的变化，警惕室性心律失常、心房扑动、心房颤动的发生。

2. 心电图可有电轴右偏、右心室肥大、右束支传导阻滞等表现。

3. X 线检查主要为右心室肥厚表现，肺动脉段凹陷，形成木靴外形，肺血管纹理减少。

4. 患者可有心悸、气喘、乏力、头晕和右心衰竭等表现，约 80% 的患者有发绀，20% 的患者有阵发性房室折返性心动过速病史。

【临床表现】

临床表现见心力衰竭并发症预警及护理。

【护理要点】

1. 减少诱发心律失常的因素。遵医嘱用药减轻心肌容量和压力负荷、避免感染。

2. 对于可以实施先天性心脏病介入或手术治疗的患者，尽早配合医师做好术前准备，对先天性心脏病进行根治治疗，从而改善心肌功能，减少心律失常发生。

3. 其他护理要点见心力衰竭并发症预警及护理。

（二）心力衰竭

【原因】

先天性心血管病导致心脏的血流动力学改变，肺循环血量增加，肺动脉及其分支扩张，回流至左心系统的血流量也相应增加，致使左心负荷加重，左心随之扩大，最终发展为心力衰竭。

【临床表现、预警、护理要点】

临床表现、预警、护理要点见心律失常并发症预警及护理。

（三）肺动脉高压

【原因】

先天性心脏病持续的肺血流量增加导致肺淤血，使右心容量负荷增加，肺血管顺应性下降，最终从功能性肺动脉高压发展为器质性肺动脉高压。

【临床表现】

肺动脉高压主要表现为呼吸困难，其他还有胸痛、头晕或晕厥、咯血、发绀等。

【预警】

1. 多普勒超声心动图估测三尖瓣峰值流速 > 3.4m/s 或肺动脉收缩压 > 50mmHg。

2. 右心导管检查测定平均肺动脉压 ≥ 25mmHg。

3. 血红蛋白及脑钠肽可有不同程度升高。

4. 多数患者有轻度、中度低氧血症，是由通气血流比例失衡所致。

【护理要点】

1. 纠正引起肺动脉高压的因素，如心力衰竭等。

2. 避免危险因素。合理运动；预防肺部感染及贫血；避免高海拔的低压低氧区域；育龄期女性注意避孕。

3. 合并右心功能不全的患者给予利尿剂以改善心功能，并监测电解质变化，同时监测液体出入量。

4. 根据病情遵医嘱使用强心药物、抗凝血药、内皮素受体拮抗剂等，并密切观察药物疗效及不良反应。

5. 观察病情，严密监测心电、血压、血氧饱和度、血气分析的变化。

6. 绝对卧床休息，保持大便通畅，避免用力而增加心肺氧耗。

7. 有低氧血症者可经鼻导管或面罩给氧，使 SpO_2 维持在 90% 以上。

8. 后期效果不佳者可考虑采用联合心肺移植手术。

（四）感染性心内膜炎

【原因】

先天性心脏病合并感染性心内膜炎的发生率在近年来有明显升高现象，可能与抗生素的非正规使用、细菌耐药性增强及有创检查的广泛开展有关。

【临床表现】

患者出现不规则发热、胸闷、心悸、心力衰竭；体征可表现为心脏杂音、肝大、脾大、贫血等。

【预警】

患有先天性心脏病患者出现不规则发热、胸闷、心悸、心力衰竭等；实验室检查血常规升高；血培养检测为阳性；B 超提示有赘生物、瓣膜穿孔、脓肿或二尖瓣腱索断裂等。

【护理要点】

1. 密切观察患者生命体征，避免体温过高、液体丢失过多导致患者出现休克等。

2. 遵医嘱使用抗生素，观察患者用药后效果及不良反应。

3. 嘱患者绝对卧床休息，密切观察患者神志、瞳孔，避免赘生物脱落导致栓塞，同时及时发现赘生物脱落导致的并发症。

4. 对于可以手术的患者，做好术前准备，进行赘生物手术。

5. 指导患者避免感染因素，如防寒保暖、增强体质、注意个人卫生等。

（何细飞　彭　超）

第十一节　主动脉夹层

主动脉夹层（aortic dissection）又称主动脉夹层动脉瘤，是指主动脉内的血液经内膜撕裂口流入囊样变性的中层，形成夹层血肿，并随血流压力的驱动，逐渐在主动脉中层内扩展、解离。本病起病凶险，夹层血肿的扩展可压迫邻近组织或波及主动脉大分支，从而出现不同的症状与体征，致使临床表现错综复杂，死亡率极高，应引起高度重视。

一、发病机制

目前认为本病的基础病理变化是遗传或代谢性异常导致主动脉中层囊样退行性变，部分患者为伴有结缔组织异常的遗传性先天性心血管病，但大多数患者基本病因并不清楚。囊性中层退行性变是结缔组织的遗传性缺损，原纤维基因突变使弹性蛋白（elastin）在主动脉壁沉积进而使主动脉僵硬扩张，导致中层弹力纤维断裂、平滑肌局灶性丧失和中层空泡变性并充满黏液样物质；此外主动脉中层的基质金属蛋白酶（matrix metaloproteinase，MMP）活性增高，从而降解主动脉壁的结构蛋白，可能也是发病机制之一。高血压、动脉粥样硬化和高龄为主动脉夹层的重要促发因素，约3/4的主动脉夹层患者有高血压，60～70岁的老年人发病率较高。

最常用的分型为DeBakey分型和Stanford分型，根据夹层的起源及受累的部位DeBakey分型分为三型。

Ⅰ型：夹层起源于升主动脉，扩展超过主动脉弓到降主动脉甚至腹主动脉，此型最多见。

Ⅱ型：夹层起源并局限于升主动脉。

Ⅲ型：病变起源于降主动脉左锁骨下动脉开口远端，并向远端扩展，可直至腹主动脉。

病变涉及升主动脉的约占夹层的2/3，即DeBakey Ⅰ型、Ⅱ型，又称Stanford A型，而DeBakey Ⅲ型的病变不涉及升主动脉的约占1/3，又称Stanford B型。以升主动脉涉及与否的Stanford分型有利于治疗方法的选择。

二、临床表现

本病急性起病，临床症状包括突发剧烈疼痛、休克和血肿压迫相应的主动脉分支血管时出现的器官缺血症状。

1. 疼痛　为本病突出而有特征性的症状，约96%的患者有突发、急起、剧烈而持续且不能耐受的疼痛。疼痛部位有时可提示撕裂口的部位。如仅前胸痛，90%以上在升主动脉，痛在颈、喉、颌或面部也强烈提示升主动脉夹层，若为肩胛间最痛，则90%以上在降主动脉，背、腹或下肢痛也强烈提示降主动脉夹层。

2. 休克　约1/2或1/3的患者发病后有苍白、大汗、皮肤湿冷、气促、脉速、脉弱或消失等表现，而血压下降程度常与上述症状表现不平行。某些患者可因剧痛甚至出现血压增高。严重的休克仅见于夹层瘤破入胸腔大量内出血时。低血压多数是心脏压塞或急性重度主动脉瓣关闭不全所致。两侧肢体血压及脉搏明显不对称，常高度提示本病。

三、常见并发症

主动脉夹层常见并发症包括急性左心衰竭、急性心肌梗死、心脏压塞、脏器或肢体缺血。

（一）急性左心衰竭

【原因】

夹层血肿累及主动脉瓣环或影响瓣叶的支撑时发生主动脉瓣关闭不全，可突然在主动脉瓣区出现舒张期吹风样杂音，脉压增宽，急性主动脉瓣反流可引起心力衰竭。

【临床表现】

患者突发严重呼吸困难，呼吸频率常达每分钟 30 ～ 40 次，强迫坐位、面色灰白、发绀、大汗、烦躁，同时频繁咳嗽，咳粉红色泡沫样痰。极重者可因脑缺氧而致神志模糊。发病开始可有一过性血压升高，病情如不缓解，血压可持续下降直至休克。

【预警】

1. 控制血压和降低心率联合应用 β 受体阻断药和血管扩张药，以降低血管阻力、血管壁张力和心室收缩力，控制收缩压于 100 ～ 120mmHg，心率在 60 ～ 75 次 / 分以防止病变扩展。

2. 对于严重血流动力学不稳定的患者，应立刻采取气管内插管通气，给予补充血容量。

【护理要点】

急性左心衰竭时的缺氧和高度呼吸困难是致命的威胁，必须尽快使之缓解。

1. 保持呼吸道通畅：床旁备吸痰器，及时清除呼吸道分泌物，分泌物较多时头偏向一侧。使患者取坐位，双腿下垂，以减少静脉回流。

2. 氧疗：开放气道，立即给予 6 ～ 8L/min 的高流量氧气吸入，对病情特别严重者应采用面罩呼吸机持续加压（CPAP）或双相气道正压（BiPAP）给氧，必要时可给予气管内插管，应用呼吸机辅助呼吸。

3. 迅速开放两条静脉通道，严格控制输液速度。输液速度原则上应 ≤ 30 滴 / 分，休克抢救情况下除外。

4. 药物观察：遵医嘱正确使用强心、利尿药物，观察药物疗效与不良反应；观察尿量及生命体征的变化；根据血压调整血管扩张剂及升压药物剂量；使用硝酸甘油、硝普钠时要避光，使用血管活性药物时严密观察血压的变化，预防静脉炎的发生。洋地黄制剂使用时应注意稀释，静脉注射速度超过 5 分钟，并注意心率变化。

（二）急性心肌梗死

【原因】

近端夹层的内膜破裂下垂物遮盖冠状窦口可致急性心肌梗死；多数影响右冠窦，因此多见下壁心肌梗死。

【预警】

1. 如果出现心脏压塞、血胸或冠状动脉供血受阻引起心肌梗死，则可能出现低血压。

2. 累及冠状动脉时可出现下壁心肌梗死的心电图改变。

3. 原有心绞痛加重，较以往发作频繁、性质较剧烈、持续时间长，硝酸甘油疗效差，诱发因素不明显。心电图 ST 段一过性明显抬高或压低，T 波倒置或增高。

【临床表现、护理要点】

临床表现、护理要点见冠状动脉粥样硬化性心脏病并发症预警及护理。

（三）心脏压塞

【原因】

夹层破入心包腔时，很快发生心包积血，引起心脏压塞症状。出现明显心动过速、血压下降、脉压变小和静脉压明显上升时，如心排血量显著下降，则患者可产生急性循环衰竭、休克等。

如积液积聚较慢，患者可出现亚急性或慢性心脏压塞。

【预警】

1. 观察患者血压有下降趋势，尤其是收缩压下降，脉压小于 30mmHg，患者出现心悸、胸闷、出冷汗等症状，应高度警惕心脏压塞。

2. 心脏压塞的特征：右心房及右心室舒张期塌陷；吸气时右心室内径增大，左心室内径减少，室间隔左移等。因此，需反复检查以观察心包积液量的变化。

3. 行心电监护，观察有无窦性心动过缓或停搏。

【临床表现、护理要点】

临床表现、护理要点见心包疾病并发症预警及护理。

（四）脏器或肢体缺血

【原因】

昏迷、瘫痪等多数为近端夹层影响无名动脉或左颈总动脉血供引起；远端夹层也可因累及脊髓动脉而致肢体运动功能受损；夹层扩展至髂动脉可导致股动脉灌注减少而出现下肢缺血以致坏死。

【临床表现】

1. 主动脉分支动脉闭塞可导致相应的脑、肢体、肾及腹腔脏器缺血症状，如脑梗死、少尿、腹部疼痛，双腿苍白、无力、花斑甚至截瘫等。

2. 除以上主要症状和体征外，由于主动脉供血区域广泛，夹层的累积范围不同，临床表现也不尽相同，其他的情况还有周围动脉搏动消失，左侧喉返神经受压时可出现声带麻痹，在夹层穿透气管和食管时可出现咯血和呕血，夹层压迫上腔静脉出现上腔静脉综合征，压迫气管表现为呼吸困难，压迫颈胸神经节出现 Horner 综合征，压迫肺动脉出现栓塞体征，夹层累及肠系膜和肾动脉可引起肠麻痹甚至坏死和肾梗死等体征。胸腔积液也是主动脉夹层的一种常见体征，多出现于左侧。

3. 肢体缺血一般临床表现多归纳为疼痛（pain）、无脉（pulselessness）、苍白（pallor）、感觉异常（paresthesia）、麻痹（paralysis）及皮温降低（poikilothernia）。超过 50% 的患者有感觉减退，麻痹是晚期的征象。

【预警】

由于夹层血肿扩展可压迫邻近组织或波及主动脉大分支，从而患者出现不同的症状与体征。

【护理要点】

1. 夹层累及相关系统的观察和护理。

2. 严密观察有无呼吸困难、咳嗽、咯血；有无头痛、头晕、晕厥；观察有无偏瘫、失语、视物模糊、肢体麻木无力、大小便失禁、意识丧失等征象；监测双侧颈总动脉、桡动脉、股动脉、足背动脉搏动情况，肢体感觉、皮肤颜色及温度。

3. 持续进行心电监护，观察心率、心律、血压、血氧饱和度等变化。

4. 严格记录液体出入量。

（兰　兰　程　捷）

参 考 文 献

艾威，李翠琼，王永红，2016. 主动脉球囊反搏术辅助治疗急性心肌梗死并泵衰竭的护理进展研究. 中国卫生标准管理，7(15): 192-193.

卞秋武，谭强，王庆胜，等，2013. 经皮冠状动脉介入术后发生心肌梗死后综合征 1 例并文献复习 . 中国急救医学，33(4): 381-383.

蔡文智，李亚洁，2008. 内科新技术护理必读 . 北京：人民军医出版社 .

曹红，周洪莲，邢铭友，2019. 感染性心内膜炎 168 例临床特点分析 . 医学研究杂志，48(6): 145-148.

葛均波，徐永健，2013. 内科学 . 8 版 . 北京：人民卫生出版社 .

侯桂华，霍勇，2017. 心血管介入治疗护理实用技术 . 2 版 . 北京：北京大学医学出版社 .

胡迪，周舸，柳畅华，2009. 急性心肌梗死并心源性休克患者主动脉内球囊反搏治疗的护理 . 护理学杂志，24(11): 38-39.

康洪彬，2018. 1 例急性心肌梗死患者经皮冠状动脉介入术中并发心脏压塞的护理 . 中华护理杂志，53(8): 943-944.

刘力生，王文，姚崇华，等，2010. 中国高血压防治指南 (2009 年基层版). 中华高血压杂志，18(1): 11-30.

刘子衿，缪黄泰，聂绍平，2016. 急性心肌梗死后心脏破裂的危险因素分析 . 中华心血管病杂志，44(10): 862-867.

陆再英，钟南山，2008. 内科学 . 7 版 . 北京：人民卫生出版社 .

马长生，赵学，2013. 心脏电生理及射频消融 . 2 版 . 沈阳：辽宁科学技术出版社 .

倪国华，贾斌，王宝珠，等，2019. 161 例感染性心内膜炎患者临床特征及预后因素分析 . 新疆医科大学学报，42(9): 1159-1162.

沈法荣，郑良荣，徐耕，2004. 现代心脏起搏治疗学 . 上海：上海科学技术出版社 .

孙王乐贤，刘会玲，张娜，等，2015. 急性 ST 段抬高型心肌梗死合并解剖性室壁瘤的多重危险因素分析 . 中华心血管病杂志，43(1): 51-55.

王博，王秀杰，2014. 英国早期预警评分 (NEWS) 评估急重症的临床应用研究进展 . 中国急救医学，34(10): 945-948.

王吉耀，2003. 内科学 . 北京：人民卫生出版社 .

吴婷婷，刘培昌，李红，等，2018. 重要性早期预警评分预测急性冠脉综合征住院患者心脏骤停效果评价 . 护理学杂志，33(19): 38-41.

吴婷婷，谢翔，2017. 成人先天性心脏病相关并发症的预防及诊疗 . 中国循环杂志，32(7): 721-723.

吴雪萍，朱平，刘宏伟，2012. 主动脉内球囊反搏术在老年患者中的应用 . 中国心血管杂志，17(5): 351-353.

夏群，聂琴，2016. 超声引导下心包穿刺置管引流治疗大量心包积液护理总结 . 实用中医药杂志，32(12): 1244.

徐光亚，吴树明，2010. 图解心脏外科手术学 . 2 版 . 北京：科学出版社 .

杨雪茹，2019. 重度肺动脉高压患者 30 例临床护理干预效果分析 . 福建医药杂志，41(3): 157-159.

杨跃进，华伟，2006. 阜外心血管内科手册 . 北京：人民卫生出版社 .

尤黎明，吴瑛，2017. 内科护理学 . 6 版 . 北京：人民卫生出版社 .

曾和松，汪道文，2013. 心血管内科疾病诊疗指南 . 3 版 . 北京：科学出版社 .

张慧平，赵迎，艾虎，等，2011. 心肌梗死后患者消化道出血临床分析 . 中国临床保健杂志，14(4): 337-341.

张健，陈兰英，2011. 心力衰竭 . 北京：人民卫生出版社 .

中华医学会心血管病学分会，中华心血管病杂志编辑委员会，2010. 急性心力衰竭诊断和治疗指南 . 中华心血管病杂志，38(3): 195-208.

中华医学会心血管病学分会，中华心血管病杂志编辑委员会，2014. 成人感染性心内膜炎预防、诊断和治疗专家共识 . 中华心血管病杂志，42(10): 806-816.

中华医学会心血管病学分会，中华心血管病杂志编辑委员会，2014. 中国心力衰竭诊断和治疗指南 2014. 中华心血管病杂志，42(2): 98-122.

Ferguson N D, Fan E, Camporota L, et al, 2012. The Berlin definition of ARDS: an expanded rationale, justification, and supplementary material. Intensive Care Med, 38(10): 1573-1582.

Hei FL, Lou S, Li JW, et al, 2011. Five-year results of 121 consecutive patients treated with extracorporeal membrane oxygenation at Fu Wai Hospital. Artif Organs, 35(6): 572-578.

Ignatavicius D D, Workman M L, 2016. Medical-surgical nursing: patient-centered collaborative care. St. Louis: Elsevier.

Moukarbel G V, Signorovitch J E, Pfeffer M A, et al, 2009. Gastrointestinal bleeding in high risk survivors of myocardial infarction: the Valiant Trial．Eur H J, 30(18): 2226-2232．

Safian RD, Freed MS, 2004. 介入心脏病学手册．3 版．葛均波，钱菊英，译．北京：科学出版社．

Silver B, Behrouz R, Silliman S, 2016. Bacterial endocarditis and cerebrovascular disease. Curr Neurol Neurosci Rep, 16(12): 104.

Tsai H C, Chang C H, Tsai F C, et al, 2015. Acute respiratory distress syndrome with and without extracorporeal membrane oxygenation: a score matched study. Ann Thorac Surg, 100(2): 458-464.

第 *3* 章 消化系统疾病并发症预警及护理

第一节 消化性溃疡

消化性溃疡（peptic ulcer，PU）指胃肠道黏膜被自身消化而形成的溃疡，可发生于食管、胃、十二指肠、胃 - 空肠吻合口附近及含有胃黏膜的梅克尔憩室。胃、十二指肠球部溃疡最为常见。十二指肠溃疡（duodenal ulcer，DU）多见于青壮年，而胃溃疡（gastric ulcer，GU）则多见于中老年。临床上十二指肠球部溃疡与胃溃疡发生率的比值约为 3 ： 1。男性患病较女性多。秋冬和冬春之交是本病的好发季节。

一、发病机制

在导致各类胃炎的病因持续作用下，黏膜糜烂可进展为溃疡。消化性溃疡发病的机制是胃酸、胃蛋白酶的侵袭作用与黏膜的防御能力之间失去平衡，胃酸对黏膜产生自我消化。消化性溃疡与其常见病因的主要临床关联：幽门螺旋杆菌（*Helicobacter pylori*，*Hp*）感染；长期服用非甾体抗炎药（nonsteroidal anti-inflammatory drug，NSAID）、糖皮质激素、氯吡格雷、化疗药物、双磷酸盐、西罗莫司等药物；遗传易感性；胃排空障碍等。

二、临床表现

1. 症状　上腹痛或不适为主要症状，性质有钝痛、灼痛、胀痛、剧痛、饥饿样不适，可能与胃酸刺激溃疡壁的神经末梢有关。其常具有下列特点：①慢性过程，病史可达数年或十余年；②周期性发作，发作期可为数周或数月，缓解期也长短不一，发作有季节性，多在秋冬和冬春之交发病；③部分患者有与进餐相关的节律性上腹痛，如饥饿痛或餐后痛；④腹痛可被抑酸或抗酸剂缓解。部分病例无上述典型的疼痛，仅有腹胀、厌食、嗳气、反酸等消化不良症状。

2. 体征　发作时剑突下可有局限性压痛，缓解后无明显体征。

三、常见并发症

消化性溃疡常见并发症包括消化道出血、消化道穿孔、幽门梗阻。

（一）消化道出血

【原因】

消化性溃疡是上消化道出血中最常见的病因，约占所有病因的 50%，十二指肠球部溃疡较胃溃疡易发生出血。当消化性溃疡侵蚀周围或深处的血管时，患者可有不同程度的出血。

【临床表现】

消化性溃疡并发出血的临床表现与出血的速度和出血量有关，轻者仅表现为黑便，重症患者出现呕血及全身循环衰竭，危及患者的生命。

【预警】

1. 患者出现面色苍白、口唇发绀、呼吸急促，皮肤湿冷，呈灰白色或紫灰花斑，施压后褪色经久不能恢复，体表静脉塌陷提示患者出现消化道大出血可能。

2. 患者出现精神萎靡、烦躁不安，重者出现反应迟钝、意识模糊，提示患者出现消化道大出血的可能。

3. 收缩压降至 80mmHg 以下，脉压小于 25～30mmHg，心率加快至 120 次/分以上，需警惕失血性周围循环衰竭。

4. 需指导患者日常遵医嘱正确服药，也要指导患者慎用或勿用导致溃疡的药物，注意休息、按时复查。

【护理要点】

1. 休息与体位　少量出血者应卧床休息，大出血患者应绝对卧床休息，平卧位下肢略抬高；呕吐时头偏向一侧，以防止窒息或误吸，必要时用负压吸引器清除呼吸道分泌物、血液或呕吐物，以防止窒息或误吸；做好安全防护，防止直立性低血压引起晕厥、跌倒。

2. 饮食护理　活动性出血期应遵医嘱禁食，加强口腔护理，出血停止后，给予无刺激、易消化、温凉流质食物，逐步过渡为半流质食物、软食，注意规律进餐；少量出血无呕吐者，可进温凉、清淡流质饮食，出血停止后渐改为营养丰富、易消化、无刺激性半流质食物或软食，少量多餐，逐步过渡到正常饮食。

3. 病情观察

（1）密切观察生命体征、神志及尿量的变化，准确记录液体出入量，如有头晕、口渴、出冷汗、脉搏细速、血压下降、烦躁不安、面色苍白等情况，及时告知医师，紧急处理，立即建立静脉通道，迅速实施各种抢救措施，配血输血等。

（2）观察呕吐物和粪便的颜色、量、性状及伴随症状，正确估计出血程度，判断出血是否停止。动态监测血红蛋白、红细胞计数、血细胞比容、网织红细胞计数、尿素氮等。

4. 用药护理

（1）观察药物治疗效果及不良反应，准备好急救用品。必要时应配合医师行急诊内镜止血，做好胃镜检查术前准备及术后护理。

（2）控制静脉输液速度，观察有无恶心、腹痛、便意、腹泻、心悸、面色苍白等不良反应，加强巡视，防止药物外渗。

（二）消化道穿孔

【原因】

溃疡向深处发展穿透浆膜层，穿透胃、十二指肠壁导致消化道穿孔发生。

【临床表现】

十二指肠溃疡易于出现前壁穿孔，而胃溃疡穿孔多见于小弯侧近前壁。溃疡病急性穿孔出现急性腹膜炎的表现，结合腹部 X 线透视和腹部拍片，不难诊断。穿透性溃疡指穿透到邻近器官，而非穿透到腹腔。胃溃疡常穿透至肝左叶，而十二指肠后壁溃疡则穿透至邻近的胰腺，常引起胰腺炎。胃溃疡还可穿透至结肠，形成胃结肠瘘，但这种情况罕见。

【预警】

1. 患者突发剧烈腹痛，持续而加剧，先出现于上腹，继之延及全腹，提示有消化道穿孔可能。

2. 患者出现腹壁板样僵直，压痛、反跳痛，肝浊音界消失，部分患者出现休克，提示溃破入腹腔引起弥漫性腹膜炎。

3. 腹痛放射至背部，提示溃破穿孔并受阻于毗邻实质性器官如肝、胰、脾等（穿透性溃疡）。

4. 指导消化性溃疡患者避免饱食、过度疲劳及情绪紧张。

【护理要点】

1. 禁食、禁水，行胃肠减压，减少胃肠内容物流入腹腔。

2. 取半卧位，以利于腹腔渗出液局限，减轻腹痛，改善呼吸。

3. 严密观察病情变化，监测生命体征、腹部症状和体征。

4. 建立静脉输液通道，给予抗感染、抑酸补液等治疗，维持水电解质平衡，保证热量供给。

5. 经非手术治疗后，患者腹痛减轻，腹肌紧张缓解，肠鸣音恢复，肛门排气、排便，说明治疗有效。非手术治疗 6～8 小时，症状无缓解，呈进行性加重，应积极行手术治疗，协助医师做好术前准备。

（三）幽门梗阻

【原因】

幽门梗阻多由十二指肠球部溃疡及幽门管溃疡引起。炎性水肿和幽门平滑肌痉挛所致暂时梗阻可因药物治疗、溃疡愈合而消失；瘢痕收缩或与周围组织粘连而阻塞胃流出道，则呈持续性梗阻，需要手术治疗。

【临床表现】

主要临床症状：明显上腹胀痛，餐后加重，呕吐后腹痛可稍缓解，呕吐物可为宿食；严重呕吐可致失水、低氯、低钾性碱中毒；体重下降、营养不良。体检可见胃蠕动波及振水声。

【预警】

1. 患者呕吐频繁时应警惕幽门梗阻的发生。

2. 警惕水电解质紊乱的发生。

【护理要点】

1. 禁食、禁水，行胃肠减压，排出胃肠道内积气、积液。密切观察并记录引流液的量、颜色及性状。

2. 定时监测生命体征，观察腹部症状、体征及呕吐等情况，警惕休克的发生。

3. 建立静脉通道，维持水电解质及酸碱平衡，准确记录液体出入量。

4. 合理应用抗生素预防感染。

5. 患者呕吐时将头偏向一侧以防止发生误吸。

6. 经胃肠减压、纠正水电解质紊乱、抗溃疡治疗无缓解者应做好手术前准备。

（郜琳娜　郭巧珍）

第二节　胃食管反流病

胃食管反流病（gastroesophageal reflux disease，GERD）是指胃十二指肠内容物反流入食管引起胃灼热等症状，根据是否导致食管黏膜糜烂、溃疡，GERD 分为反流性食管炎（reflux esophagitis，RE）及非糜烂性反流病（nonerosive reflux disease，NERD）。GERD 也可引起咽喉、气道等食管邻近的组织损害，出现食管外症状。

一、发病机制

GERD 是由多种因素造成的以食管下括约肌功能障碍为主的胃食管动力障碍性疾病，直接损伤因素是胃酸、胃蛋白酶及胆汁（非结合胆盐和胰酶）等反流物。其原因为抗反流屏障结构与功能异常、食管清除作用降低、食管黏膜屏障功能降低。

二、临床表现

GERD 的临床表现多样，轻重不一，主要表现如下。

1. 食管症状

（1）典型症状：胃灼热和反流是本病最常见和典型的症状。反流是指胃内容物在无恶心和不用力的情况下涌入咽部或口腔，含酸味或仅为酸水时称反酸。胃灼热是指胸骨后或剑突下烧灼感，常由胸骨下段向上延伸。胃灼热和反流常在餐后 1 小时出现，卧位、弯腰或腹压增高时可加重，部分患者胃灼热和反流症状可在夜间入睡时发生。

（2）非典型症状：胸痛由反流物刺激食管引起，发生在胸骨后，严重时可为剧烈刺痛，可放射至后背、胸部、肩部、颈部、耳后，可伴有或不伴有胃灼热和反流。吞咽困难或胸骨后异物感见于部分患者，可能是食管痉挛或功能紊乱所致，症状呈间歇性，进食固体或液体食物均可发生；少数患者吞咽困难是由食管狭窄引起，呈持续或进行性加重。

2. 食管外症状　由反流物刺激或损伤食管以外的组织或器官引起，如咽喉炎、慢性咳嗽和哮喘。严重者可发生吸入性肺炎，甚至出现肺间质纤维化。一些患者诉咽部不适、有异物感或堵塞感，但无吞咽困难，称为癔症球。

三、常见并发症

GERD 常见并发症包括上消化道出血、食管狭窄、Barrett 食管。

（一）上消化道出血

【原因】

胃食管反流患者的食管黏膜糜烂及溃疡可导致上消化道出血。

【临床表现】

GERD 并发出血的临床表现与出血的速度和出血量有关，轻者仅表现为黑便，重症患者出现呕血及全身循环衰竭，危及患者的生命，同时伴有不同程度的缺铁性贫血。

【预警】

1. 患者出现面色苍白、口唇发绀、呼吸急促，皮肤湿冷，呈灰白色或紫灰花斑，施压后褪色，经久不能恢复，体表静脉塌陷、精神萎靡、烦躁不安，重者反应迟钝、意识模糊时，需警惕发生上消化道出血。

2. 收缩压降至 80mmHg 以下，脉压小于 25 ～ 30mmHg，心率加快至 120 次 / 分以上时需警惕失血性周围循环衰竭。

【护理要点】

护理要点见本章第一节的相关内容。

（二）食管狭窄

【原因】

食管炎反复发作致使纤维组织增生，瘢痕形成，最终导致食管狭窄发生。

【临床表现】

吞咽食物时有哽噎感、异物感、胸骨后疼痛，或明显的吞咽困难等。

【预警】

患者吞咽食物时有哽噎感、异物感、胸骨后疼痛，或明显的吞咽困难等提示有食管狭窄的情况。

【护理要点】

1. 饮食护理　食管狭窄扩张术后，为减少食管贲门黏膜撕裂所致的渗血，应禁食 6 ~ 8 小时，6 ~ 8 小时后无特殊不适者可进少量水及流质饮食，温度不宜太高，以减少局部出血，逐渐改为半流质饮食及正常饮食。

2. 一般生活指导　术后一般卧床休息 12 ~ 24 小时，避免用力咳嗽、提取重物及过多的活动，以免加重出血。餐后 2 小时或睡眠时应抬高床头 15° ~ 30°，防止食物反流。

3. 病情观察　密切观察血压、脉搏、呼吸、意识、尿量及一般情况的变化，特别是血压、脉搏的变化。注意患者有无胸痛、咳嗽、发热，以便及时发现出血、感染、穿孔等。观察呕血与黑便的次数、量、性状及伴随的症状。3 天内观察大便颜色，如有黑便、剧烈腹痛、呕血等则应立即与主治医师联系。

（三）Barrett 食管

【原因】

原因为食管下段异常酸暴露，食管黏膜被胃液侵蚀。

【临床表现】

临床主要表现为 GERD 的症状，如胃灼热、反酸、胸骨后疼痛和吞咽困难等，但也有些Barrett 食管患者并没有这些表现；病理下可见食管下段的复层鳞状上皮被化生的单层柱状上皮替代，可伴有肠化生或不伴有肠化生。

【预警】

1. 病理检查发现食管下段的复层鳞状上皮被化生的单层柱状上皮替代，警惕 Barrett 食管的发生。

2. 对不伴异型增生者应每 2 年复查 1 次，如果 2 次复查后未检出异型增生和早期癌，可将复查间隔放宽为 3 年。对伴轻度异型增生者，第 1 年应每 6 个月内镜复查 1 次，若异型增生无进展，可每年复查 1 次。对重度异型增生的 Barrett 食管患者，建议采取内镜或手术治疗，或密切监测随访，每 3 个月复查胃镜 1 次。

【护理要点】

1. 遵医嘱服药。

2. 指导患者了解并避免导致食管下括约肌（lower esophageal sphincter，LES）压力降低的各种因素，尽可能避免食用降低 LES 压力的食物，禁食高脂肪饮食、巧克力、咖啡及酸性饮料，戒烟、戒酒，不宜食用胡椒、辣椒、芥末等刺激性较强的食物，晚餐避免饱餐，睡前 2 小时不宜喝牛奶、豆浆等高蛋白饮品，餐后不宜吃零食，饭后半小时坚持步行。

3. 定期复查胃镜。

4. 适当休息，劳逸结合。

（郜琳娜　陈　帆）

第三节 胃 癌

胃癌（gastric cancer）指源于胃黏膜上皮细胞的恶性肿瘤，主要是胃腺癌。胃癌是最常见的恶性肿瘤之一，其发病率和死亡率男性高于女性，男女之比为 2 ∶ 1，55 ～ 70 岁为高发年龄段。全国平均年死亡率约为 16/10 万。

一、发病机制

长期食用霉变食品、咸菜、腌制烟熏食品及过多摄入食盐、硝酸盐含量较高的食物可增加罹患胃癌的危险性；幽门螺杆菌抗体阳性人群发生胃癌的危险性高于阴性人群；其具有明显的家族聚集倾向；在上述多种因素作用下，环氧合酶 -2（cyclooxygenase-2，COX-2）及生长因子（表皮生长因子、转化生长因子 α）等介导发生持续慢性炎症，按照 Correa 描述的肠型胃癌的发生顺序，由慢性炎症—萎缩性胃炎—萎缩性胃炎伴肠化生—异型增生而逐渐向胃癌演变。

二、临床表现

1. 症状　早期胃癌多无症状，部分患者可有消化不良症状。进展期胃癌可有上腹痛（餐后加重）、厌食、乏力及体重减轻。胃癌发生并发症或转移时可出现一些特殊症状，贲门癌累及食管下段时可出现吞咽困难。胃癌并发幽门梗阻时可有恶心、呕吐。溃疡型胃癌出血时可引起呕血或黑便，继之出现贫血。胃癌转移至肝可引起右上腹痛、黄疸和（或）发热；胃癌转移至肺可引起咳嗽、呃逆、咯血；胃癌累及胸膜可产生胸腔积液而发生呼吸困难；肿瘤侵及胰腺时，可出现背部放射性疼痛。

2. 体征　早期癌无明显体征，进展期在上腹部可扪及肿块，有压痛。肿块多位于上腹偏右相当于胃窦处。肿瘤转移至肝可致肝大及黄疸，甚至出现腹水。腹膜有转移时患者可发生腹水，移动性浊音阳性。侵犯门静脉或脾静脉时患者有脾大。有远处淋巴结转移时可扪及 Virchow 淋巴结，质硬不活动。直肠指检在直肠膀胱凹陷可扪及肿块。

三、常见并发症

胃癌常见并发症包括胃出血、胃癌穿孔、幽门或贲门梗阻。

（一）胃出血

【原因】

肿瘤长到一定程度发生破溃、糜烂时，可出现胃出血。

【临床表现】

慢性少量失血者，表现为黑便，大出血者（呕血）较少见。

【预警】

1. 患者出现呕血、黑便时，必须警惕有发生胃出血的可能。

2. 当患者收缩压降至 80mmHg 以下，脉压小于 25 ～ 30mmHg，心率加快至 120 次 / 分以上时，患者表现为面色苍白、口唇发绀、呼吸急促，皮肤湿冷，呈灰白色或紫灰花斑，施压后褪色，经久不能恢复，体表静脉塌陷，精神萎靡、烦躁不安，或反应迟钝、意识模糊，需警惕大出血引起失血性周围循环衰竭。

3. 需指导胃癌患者进清淡软食，定期复查以监测肿瘤发展情况。

【护理要点】

1. **休息与活动**　出血期间指导患者卧床休息，呕血时头偏向一侧，必要时用负压吸引器清除呼吸道分泌物、血液或呕吐物，防止窒息或误吸。

2. **病情观察**　密切监测患者生命体征，监测实验室检查结果，判断是否有活动性出血及出血的量。如有则及时通知医师予以处理。

3. **用药护理**　遵医嘱正确应用抑酸、止血、补液等药物；同时指导患者严格按照医嘱规定的剂量、用法服药，告知患者药物的作用和不良反应的观察方法。

4. **饮食护理**　出血期间有恶心、呕吐时需禁食；恢复期指导患者从清淡流食逐渐过渡到清淡软食。

（二）胃癌穿孔

【原因】

胃癌穿孔是胃癌发生发展的结果。其发病是由于胃癌细胞中多种蛋白酶及癌毒素作用使胃壁的蛋白质及细胞被破坏，取而代之的癌组织脆弱造成胃壁稳固结构被严重损害。胃内压升高时，如有坚硬或刺激性食物作用于病灶则可诱发胃壁破溃。

【临床表现】

胃癌穿孔导致慢性腹膜炎时出现腹肌板样僵硬、腹部压痛等腹膜刺激症状。肿瘤也可浸润邻近腔道而形成内瘘，如胃结肠瘘者，进食后即排出不消化食物。十二指肠球部溃疡可以穿破胆总管，胃溃疡可穿破十二指肠或横结肠，根据钡剂或 CT 检查的结果可确定溃疡穿入空腔器官形成瘘管。

【预警】

1. 突发剧烈腹痛，持续而加剧，先出现于上腹，继之延及全腹，有腹壁板样僵直，压痛、反跳痛，肝浊音界消失的体征，部分患者出现休克提示溃破入腹腔引起弥漫性腹膜炎。

2. 腹痛规律改变，变得顽固而持续。腹痛放射至背部，提示溃破穿孔并受阻于毗邻实质性器官如肝、胰、脾等（穿透性溃疡）。

【护理要点】

1. 禁食、禁水，行胃肠减压，减少胃肠内容物流入腹腔。

2. 取半卧位，以利于腹腔渗出液的局限，减轻腹痛，改善呼吸。

3. 严密观察病情变化，监测生命体征、腹部症状（腹痛）和体征（压痛反跳痛、腹肌紧张等）。

4. 建立静脉通道，给予抗感染、抑酸补液等治疗，维持水电解质平衡，保证热量供给。

5. 经非手术治疗后，患者腹痛减轻，腹肌紧张缓解，肠鸣音恢复，排气、排便，说明治疗有效。非手术治疗 6～8 小时，症状无缓解，呈进行性加重，应协助医师做好术前准备。

（三）幽门或贲门梗阻

【原因】

肿瘤浸润发展累及幽门或贲门周围导致幽门或贲门梗阻发生。

【临床表现】

1. **幽门梗阻**　对于幽门梗阻的患者，呕吐多在夜间发生，可以吐出隔日或隔夜的食物残渣，且有酸腐味，一般无胆汁。呕吐量可以很大，甚至一次可以达 1L 以上。呕吐后腹胀和腹痛可以减轻或暂时缓解，但这些症状可以反复出现；患者常出现消瘦、脱水、尿少、便秘等，严重时可引起电解质和酸碱平衡紊乱甚至代谢性碱中毒。

2. **贲门梗阻**　当胃癌在黏膜下浸润到食管时，患者出现与贲门失弛缓症完全相同的临床表现。胃小弯或胃角切迹的肿瘤，因影响胃窦的蠕动，故也常出现类似幽门梗阻的症状。

【预警】

1. 上腹胀满不适、打嗝，出现恶心、呕吐且逐渐加重，可吐出有腐败臭味的隔夜食，提示幽门梗阻可能。

2. 胸骨后胀闷或轻微疼痛、吞咽食物时有异物感，吞食停滞或顿挫感，胸部胀闷或紧缩感，且常伴有咽喉部干燥感、心窝部、剑突下或上腹部饱胀和轻痛，以进干食时较为明显，提示贲门梗阻可能。

【护理要点】

护理要点见幽门梗阻护理要点。

（郜琳娜　朱秀琴）

第四节　原发性肝癌

原发性肝癌（primary carcinoma of liver）以下简称肝癌，是指肝细胞或肝内胆管上皮细胞发生的恶性肿瘤，是我国常见恶性肿瘤之一，主要包括肝细胞癌（hepatocellular carcinoma，HCC）、肝内胆管癌（intrahepatic cholangiocarcinoma，ICC）和混合型三种不同病理类型。

一、发病机制

肝癌的发病机制可能与以下多种因素的共同作用有关。

1. 病毒性肝炎　在我国肝癌患者中，有乙型肝炎感染背景者占 90% 以上。在日本、欧洲的肝癌患者中，丙型肝炎抗体阳性率显著高于普通人群。提示乙型肝炎病毒和丙型肝炎病毒与肝癌发病有关。

2. 食物和饮水　黄曲霉素的代谢产物黄曲霉素 B_1（AFB_1）有强烈的致癌作用；长期进食含亚硝胺的食物、食物中缺乏微量元素、长期大量饮酒及饮用藻类毒素污染的水等，均与肝癌的发生密切相关。

3. 肝硬化　原发性肝癌合并肝硬化者占 50% ~ 90%，多数为乙型肝炎或丙型肝炎发展成大结节性肝硬化。肝硬化引起肝细胞恶变可能是由于肝细胞反复损害、增生或不典型增生而对各种致癌因素敏感。

4. 其他因素　有机氯农药、亚硝胺、偶氮芥类化学物质，寄生虫（如血吸虫及华支睾吸虫）感染，遗传因素等可能与肝癌发生有关。

二、临床表现

1. 症状

（1）肝区疼痛：最常见，多呈持续性钝痛或胀痛。若肿瘤侵犯膈肌，疼痛可延伸至右肩或右背，若肝表面癌结节包膜下出血或向腹腔破溃，则可表现为突发性剧烈肝区疼痛或腹痛。

（2）消化道症状：常有食欲缺乏、消化不良、恶心、呕吐。腹水或门静脉癌栓可导致腹胀、腹泻等症状。

（3）全身症状：乏力、进行性消瘦、发热、营养不良，晚期患者可呈恶病质等。

（4）转移灶症状：肝癌转移至肺可引起咳嗽和咯血，胸膜转移可引起胸痛和血性胸腔积液。癌栓栓塞肺动脉及其分支可引起肺栓塞，产生严重的呼吸困难、低氧血症和胸痛。如转移至骨骼和脊柱，肿瘤可引起局部压痛或神经受压症状。颅内转移可引起相应的神经定位症状和体征。

2. 体征

（1）肝大：进行性肝大是最为常见的特征性体征之一。

（2）黄疸：一般晚期出现，多为阻塞性黄疸，少数为肝细胞性黄疸。

（3）肝硬化征象：肝癌伴肝硬化门静脉高压者可有脾大、静脉侧支循环形成及腹水等表现。

三、常见并发症

肝癌常见并发症包括肝性脑病、上消化道出血、肝癌结节破裂出血、继发感染。

（一）肝性脑病

肝性脑病又称肝昏迷，是由严重肝病引起的，是以代谢紊乱为基础的中枢神经系统功能失调综合征，其临床主要表现为意识障碍、行为失常和昏迷。

【原因】

1. 氨中毒学说　肝脏对氨清除减少，肠道产氨和吸收增多。

2. 氨基酸代谢异常和假性神经递质形成　主要在肝脏代谢的芳香族氨基酸（如苯丙氨酸、酪氨酸、色氨酸等）在暴发肝衰竭时代谢减慢，大量随血液循环入脑后起到了代替真性神经递质的作用，取代正常递质被称为假性神经递质，发生神经传导障碍。

3. γ-氨基丁酸学说　肝病严重时，肠道菌群产生的大量 γ-氨基丁酸（GABA）不能在肝内得到进一步代谢而入脑，与突触后神经元的 GABA 受体结合导致抑制性神经传导增强，兴奋性神经传导减弱。

4. 其他机制　内源性苯二氮䓬类、阿片类物质升高等均与肝性脑病的发生有关。

【临床表现】

1. 扑翼样震颤　检查方法：嘱患者伸出前臂，展开五指，或腕部过度伸展并固定不动时，患者掌-指及腕关节可出现快速的屈曲及伸展运动，每秒常至少可出现 1～2 次，且常伴有手指的侧位动作。此时患者可同时伴有整个上肢、舌、下腭、颌部的细微震颤及步态的共济失调。单侧与双侧均可能发生。震颤常于患者睡眠及昏迷后消失，苏醒后仍可出现。

2. 视力障碍　主要表现为短暂的、功能性的视力障碍、失明，可随肝性脑病的加深而加重，也可随肝性脑病的恢复而复明。

3. 智力障碍　主要表现为对时间、空间概念不清，人物概念模糊，吐字不清，颠三倒四，书写困难，计算、计数能力下降，数字连接错误，是早期鉴别肝性脑病简单、可靠的方法。

4. 意识障碍　多发生于智力障碍后，患者由嗜睡、昏睡逐渐进入昏迷状态，各种反应、反射均消失；也可由躁狂状态逐渐进入昏迷状态。而肝脑变性型肝性脑病主要临床表现为智力减退、构音困难、记忆力下降、思维迟钝、共济失调、震颤强直、痉挛性截瘫（肝性脊髓病）等。

【预警】

1. 出现性格改变，原属外向型性格者表现为抑郁，原属内向型性格者表现为欣快多语为肝性脑病先兆。

2. 患者行为改变，最初可能仅限于一些"不拘小节"行为，如乱写乱画、乱洒水、随便吐痰、乱摸、随地大小便等，提示肝性脑病可能。

3. 患者睡眠习惯改变，常表现为睡眠倒错，也有人称为近迫性昏迷（impending coma），为肝性脑病先兆。

4. 患者出现肝臭，可表现为鱼腥味、烂苹果味、变质鸡蛋或大蒜样味，为肝性脑病先兆。

【护理要点】

1. **卧床休息** 有腹水时协助患者取半卧位，下肢水肿严重时，协助患者抬高下肢，以利于水肿消退。注意患者安全，防止因乏力或腹水量多而摔伤。

2. **一般护理** 对肝性脑病患者要设专护，床上安床档，躁动者予以约束；备好抢救物品和药品；取舒适体位并定时变换，防止产生皮肤压力性损伤。做好口腔护理，保持呼吸道通畅，防止口腔、呼吸道、泌尿系统感染。吸氧，必要时头置冰帽降低颅内温度，减少脑细胞耗氧，保护细胞功能。保持大便通畅，减少肠道细菌产氨。建立静脉通路，及时合理用药。注意严格控制液体输入速度，防止稀释性低钾血症及低钠血症、心力衰竭、肺水肿及脑水肿的发生。

3. **饮食护理** 饮食严格控制蛋白质摄入，以高糖补充热能，待病情改善，逐步增加蛋白质供给。

4. **密切观察病情，及时去除诱发因素** ①在肝硬化失代偿患者的治疗过程中，注意观察意识变化，及时发现和处理前驱症状，如有无欣快失语、言语不清、健忘、行为异常、嗜睡、扑翼样震颤等。②对上消化道出血患者，应立即止血并补充新鲜血液。出血停止后应采用生理盐水或弱酸性溶液清理肠内积血，以减少肠内氨的产生和吸收。③如发现感染，则选用有效的抗生素控制。④对水肿和腹水患者，利尿应注意保钾和排钾利尿剂交替使用，防止电解质紊乱，发现低钾血症、低钠血症及时予以纠正。⑤慎重使用镇静药，选用肝毒性小的药物，以减少肝损害。⑥大量排放腹水时，腹腔压力骤降，门静脉淤血，使入肝血流减少，导致肝细胞缺氧坏死，可诱发和加重肝性脑病，因此应注意掌握放腹水的速度和量，并及时补充丢失的蛋白。放腹水时应边放边束紧腹带。

（二）上消化道出血

【原因】

上消化道出血是肝硬化失代偿期最常见的并发症之一，导致消化道出血主要原因如下。

1. **凝血机制障碍** 肝癌患者由于肝脏受损，肝功能异常导致肝脏合成凝血因子异常，从而患者出现上消化道出血症状。

2. **门静脉高压** 肝癌患者门静脉压力升高致使食管、胃底静脉发生曲张，曲张静脉破裂会导致上消化道大出血发生，其是肝癌最常见的并发症之一。

3. **胃肠黏膜糜烂** 肝硬化患者由于门静脉高压常会导致胃肠道淤血、动脉水肿糜烂等症状，也会引发上消化道出血。

【临床表现】

1. **呕血和黑便** 出血部位在幽门以上者常同时有呕血和黑便，在幽门以下者仅表现为黑便，出血量少而速度慢的幽门以上病变患者也可仅见黑便，出血量大、速度快的幽门以下病变患者可因血液反流入胃，出现呕血。

2. **失血性周围循环衰竭** 出血量 400ml 以内可无症状，中等出血量可引起贫血或进行性贫血、头晕、软弱无力，突然起立可产生晕厥、口渴、肢体冷感及血压偏低等。大量出血达全身血量 30%～50% 即可产生休克，表现为烦躁不安或神志不清、面色苍白、四肢湿冷、口唇发绀、呼吸困难、血压下降至测不到、脉压缩小及脉搏快而弱等，若处理不当，可导致死亡。

3. **肠源性氮质血症** 氮质血症可分为肠源性、肾性和肾前性，肠源性氮质血症指在大量上消化道出血后，血液蛋白的分解物在肠道被吸收，以致血中氮质升高。

4. **贫血和血象变化** 急性大出血后均有失血性贫血，出血早期，血红蛋白浓度、红细胞计数及血细胞比容可无明显变化，一般需要经 3～4 小时以上才出现贫血。上消化道大出血后 2～5

小时，白细胞计数可明显升高，止血后 2～3 天才恢复正常。但肝硬化和脾亢进者，白细胞计数可不增高。

5.发热　中度或大量出血病例，于 24 小时内发热，多在 38.5℃ 以下，持续数天至 1 周不等。

【预警】

1.肝病患者出血前常出现胃烧灼、心悸、冷汗、烦躁不安、面色苍白、心率增快（＞100 次 / 分）、血压下降（收缩压＜90mmHg 或血压下降幅度超过 20%）、易晕厥、消化不良等症状。

2.密切观察患者生命体征，监测患者凝血功能、肝功能指标水平，了解患者食管胃底静脉曲张水平并进行出血风险评级，及时采取预防性消化内镜治疗。

【护理要点】

1.基础护理

（1）体位：出血期卧床休息，呕血时，患者取侧卧位或半卧位，头偏向一侧，防止误吸。适当更换体位，避免局部皮肤长期受压，保持床单位平整清洁、无皱褶。

（2）禁食水：出血期间禁食水，做好口腔护理，保持口腔清洁。

（3）做好输血前准备，采血查血型，提前做好交叉配血准备。

2.病情观察

（1）密切观察患者的心率、呼吸、血压及体温等生命体征变化；关注患者的精神和意识状态，若患者伴有头晕、心悸、出汗甚至晕厥，则表明出血量大，血容量不足；观察皮肤和甲床颜色，四肢温度和湿度，准确记录液体出入量，保持尿量 ≥30ml/h；观察呕吐物和粪便颜色、性状、量。定期复查观察红细胞计数、血细胞比容、网织红细胞计数、血红蛋白、血尿素氮、粪便隐血情况，以了解贫血程度及出血是否停止，监测血电解质和血气分析。

（2）出血量估计：隐血阳性，提示出血量大于 5ml/d；黑便，提示出血量＞50～70ml/d；呕血提示胃内积血量 250～300ml；轻度血容量减少，不引起全身症状，提示出血量＜400ml；头晕、心悸、乏力，提示出血量＞400～500ml；急性周围循环衰竭甚至休克提示出血量＞1000ml。

（3）出血是否停止的判断：以下症状提示活动性出血或再出血。反复呕血；黑便次数增多，肠鸣音亢进；周围循环衰竭的表现经补液、输血多日未见明显改善，或虽有好转而又出现恶化，血压波动；红细胞计数、血红蛋白与血细胞比容不断下降，网织红细胞计数持续升高。

（4）原发病观察：肝硬化并发出血的患者，注意观察有无并发感染及腹水、黄疸加重、肝性脑病等情况的发生，并及时清除肠道内积血，以减少氨的产生和吸收。

3.用药护理　立即建立静脉通道，遵医嘱迅速、准确地实施输血、输液、各种止血治疗及用药等抢救措施，并观察疗效及不良反应。根据患者血压调整输液及输血速度，必要时测定中心静脉压以作为调整输液、输血量和速度的依据，避免引起肺水肿。

（三）肝癌结节破裂出血

【发病机制】

肝癌自发性破裂出血的机制尚不完全明确。推测与下列因素有关：①肝癌细胞生长迅速，瘤体较大至供血不足而发生破裂出血、坏死，中心液化急剧增大导致外包膜破裂出血；②肿瘤直接侵犯肝内血管，导致破裂出血；③门静脉被癌栓栓塞后，表浅的肿瘤周边部分出现营养障碍性坏死、破溃，也可引起出血；④肿瘤位置表浅，包膜薄脆，轻度外力冲击极易破裂出血；⑤肿瘤相应部位门静脉与肝动脉分支形成动静脉瘘，使门静脉压力升高、血管壁变薄，也可导致肿瘤破裂出血；⑥肝后下腔静脉前有一相对无血管的纤维组织潜在腔隙，肿瘤生长快，压迫回流静脉，使肿瘤内部淤血，压力升高或肿瘤中心液化，由于肿瘤边缘组织脆弱，外伤或腹内压突然升高或膈肌运动摩擦即可造成破裂出血。

【临床表现】

1. 肝包膜下出血者表现为突发肝区疼痛、右上腹包块迅速增大，可伴恶心、呕吐、面色苍白、出冷汗、头晕、心悸、脉率加快、血压下降等血容量不足表现。若肝癌破裂较小，出血缓慢，患者可无血容量不足的表现，或仅有肝区局限性轻微疼痛。

2. 肝癌破裂穿破包膜进入腹腔者，表现为突发上腹剧痛，继而疼痛减轻，并扩散至全腹，同时伴有急性出血和腹膜炎的表现，出血量较大时，可见腹部膨隆，腹部叩诊实音，移动性浊音阳性，可有反跳痛及腹肌紧张，肠鸣音减轻或消失，患者很快进入休克状态。

【预警】

1. 突发性上腹痛为原发性肝癌破裂出血的先兆。

2. 患者出现腹膜刺激征，B 超和 CT 报告占位阳性率达 100%。

3. 绝大部分患者肝脏肿瘤标志物甲胎蛋白（AFP）高于正常，肝癌结节破裂出血一旦发生，超过 50% 的患者腹腔穿刺可抽出不凝血。

【护理要点】

1. *基础护理*　绝对卧床休息，避免压迫肝部，严禁剧烈活动；密切监测生命体征、神志、面色、尿量、四肢末梢循环血运及腹部体征变化，给予氧气吸入 (4～5L/min)；快速建立静脉通道，遵医嘱进行补液、止血、扩容、输血等对症支持治疗，禁食水期间给予静脉高营养支持治疗。

2. *疼痛护理*　减少患者不良刺激，教会患者进行疼痛评分，鼓励患者自诉疼痛感受，教会患者转移注意力的技巧；必要时遵医嘱使用镇痛药。

3. *术后护理*　根据患者的手术类型进行科学合理的手术护理。

4. *预防感染*　遵医嘱合理使用抗生素；监测体温，观察有无腹痛及腹膜炎体征，及时查看血常规白细胞计数；指导有效咳嗽、咳痰，预防肺部感染。

5. *心理护理*　解释病情的发展、转归，做好患者及其家属的心理疏导和支持，取得配合。

6. *病情观察*　严密观察病情变化，预防其他并发症如出血、肝衰竭、下肢静脉血栓的发生。

（四）继发感染

【原因】

原发性肝癌患者由于长期消耗及卧床可致白蛋白水平显著降低，在化疗或放疗之后白细胞水平低于正常水平，抵抗力显著下降，容易并发肺炎、肠道感染、败血症等。

【临床表现】

患者因感染部位不同，临床表现存在差异。

1. 肝癌感染肺炎的患者多无发热、咳嗽等典型症状，也有少数有症状，首发症状为呼吸急促及呼吸困难，或有意识障碍、嗜睡、脱水等症状。

2. 肠道感染患者常出现发热、排便疼痛、排便困难，若感染的部位在直肠，则直肠黏膜或肛门内出现充血、出血和水肿；感染部位在结肠的患者常表现为食欲缺乏、腹胀、恶心、呕吐等，全身症状表现为消瘦、乏力、发热、贫血等，肠黏膜出现炎性水肿甚至溃疡，患者存在便秘与腹泻交替出现的症状，粪便隐血阳性可出现。少数革兰氏阴性菌败血症及机体免疫功能减退者白细胞总数可正常或稍减少。因感染的菌种不同，临床表现存在差异。

【预警】

原发性肝癌继发感染的患者易出现以下症状。

1. **体温升高**　患者出现体温升高，一般低于 39℃，在患者未接受抗生素治疗前，可在患者发热初期进行血培养采集，判断感染菌种。

2. **血常规异常**　败血症患者白细胞总数大多显著增高，达（10～30）×10⁹/L，中性粒细胞百分比增高，多在 80% 以上，可出现明显的核左移及细胞内中毒颗粒。细菌感染患者往往白细胞、中性粒细胞百分比、C 反应蛋白水平高于正常水平。若患者淋巴细胞百分比及中性粒细胞百分比均升高则提示存在病毒及细菌的混合感染。

【护理要点】

1. **基础护理**　卧床休息，进食高热量、维生素丰富的食物，鼓励患者多饮水；患者体温过高时给予物理降温，并监测体温变化，防止水电解质平衡失调。

2. **病情观察**　监测患者的体温及血常规变化，同时根据患者感染的部位进行针对性症状观察。

3. **密切观察药物疗效及不良反应**　积极治疗原发病，遵医嘱酌情使用抗生素，并合理使用白蛋白、免疫制剂等免疫调节药物。

4. **预防并发症**　密切观察患者原发病的治疗效果，患者免疫力较差，应积极做好患者个人卫生，进行保护性隔离，避免患者出现交叉感染。

（赵豫郭　朱秀琴）

第五节　急性胰腺炎

急性胰腺炎（acute pancreatitis，AP）指多种病因使胰酶在胰腺内被激活引起胰腺组织自身消化，从而导致水肿、出血甚至坏死的炎症反应。

一、发病机制

急性胰腺炎的发病机制尚未完全阐明，各类因素，如胆石症与胆道疾病、酗酒与暴饮暴食、胰管阻塞、手术与创伤、内分泌与代谢障碍、感染、药物等致病途径存在差异，但有共同的病理生理过程，即胰腺的自身消化。急性胰腺炎的发生，是在多种病因作用下，一方面胰腺腺泡内酶原激活，发生胰腺自身消化的连锁反应，另一方面，胰腺导管内通透性增加，活性酶渗入胰腺组织，加重胰腺炎症，两者可能为序贯作用。

二、临床表现

1. 症状

（1）腹痛：为急性胰腺炎的主要表现和首发症状。疼痛剧烈而持续，呈钝痛、钻痛、绞痛或刀割样痛，可有阵发性加剧。腹痛常位于中左上腹，向腰背部呈带状放射，取弯腰抱膝位可减轻疼痛，一般胃肠解痉药无效。

（2）恶心、呕吐及腹胀：起病后患者多出现恶心、呕吐，呕吐物为胃内容物，重者可混有胆汁甚至血液，呕吐后无舒适感，常伴有腹胀，甚至出现麻痹性肠梗阻。

（3）发热：多数患者有中度以上发热，一般持续 3～5 天。

（4）低血压或休克：患者可有烦躁不安，皮肤苍白、湿冷等，极少数患者可突然出现休克，甚至发生猝死。

（5）水、电解质及酸碱平衡紊乱：多有轻重不等的脱水，呕吐频繁者可有代谢性碱中毒。重症者可有显著脱水和代谢性酸中毒，伴血钾、血镁、血钙降低，部分可有血糖增高，偶可发生糖尿病酮症酸中毒或高渗昏迷。

2. 体征　轻型急性胰腺炎可有腹胀和肠鸣音减弱，多数中上腹有压痛，无腹肌紧张和反跳痛。重症胰腺炎患者常呈急性重病面容，痛苦表情，脉搏增快，呼吸急促，血压下降。患者腹肌紧张，全腹显著压痛和反跳痛，伴麻痹性肠梗阻时有明显腹胀，肠鸣音减弱或消失。腹部叩诊可有移动性浊音，腹水多呈血性。少数患者由于胰酶或坏死组织液沿腹膜后间隙渗透到腹壁下，致两侧腰部皮肤呈暗灰蓝色，称 Grey-Turner 征，或出现脐周皮肤发蓝或青紫，称 Cullen 征。如有胰腺脓肿或假性囊肿形成，上腹部可扪及肿块。胰头炎性水肿压迫胆总管时，患者可出现黄疸，低血钙时患者有手足抽搐，提示预后不良。

三、常见并发症

急性胰腺炎常见并发症包括胰腺假性囊肿、胰腺脓肿、多器官功能衰竭（如急性呼吸窘迫综合征、急性肾衰竭）等。

（一）胰腺假性囊肿

【原因】

胰腺炎患者由于血液、胰液外渗及胰腺自身消化导致局部组织坏死崩解物等聚积不能吸收而形成胰腺假性囊肿，表现为囊壁由炎性纤维结缔组织构成，囊内无胰腺上皮层衬垫。

【临床表现】

急性囊肿时，患者表现为发热、上腹部胀痛和压痛、肿块、腹胀、胃肠道功能障碍等；严重的可出现多种并发症。慢性胰腺假性囊肿多发生在慢性复发性胰腺炎的基础上，囊肿体积不是很大者主要表现为慢性胰腺炎的症状，如上腹部及腰背部痛、脂肪消化功能障碍、血糖升高等。

【预警】

1. 超过 50% 的患者血清淀粉酶升高（≥ 3 倍正常值上限）和白细胞计数增多（＞正常值上限）。

2. B 超（具体情况）作为胰腺囊肿的首选方法，可识别囊肿的性质、囊壁的厚度、囊内清晰度等。CT 是诊断胰腺囊肿最准确的方法，该检查可显示囊肿的部位、大小，而且能测定囊肿的性质，有助于胰腺囊肿与胰腺脓肿、胰腺囊性肿瘤鉴别。

【护理要点】

胰腺假性囊肿患者主要通过胰腺囊肿引流术予以治疗，患者围术期护理要点如下。

1. 术前病情观察及护理　术前密切观察患者的生命体征和腹部体征，囊肿破裂时，腹痛加剧，向全腹扩散。胰腺囊肿若压迫邻近器官，则患者出现消化不良、黄疸、胸腔积液或脾大、肾盂积水、合并感染或出血等并发症。保证生长抑素、抗生素、水、电解质和营养物质按时按量输入。多与患者家属沟通，讲解卧床休息、禁食的重要性，以取得配合。

2. 术后护理

（1）加强基础护理：保持病房安静、清洁。术后 6 小时内让患者取去枕平卧位，麻醉清醒后取半卧位；预防压力性损伤的发生；禁食，做好口腔护理；预防肺部感染。

（2）病情观察：密切观察血压、脉搏、呼吸、体温变化。

（3）疼痛护理：解痉镇痛，减少胰液分泌，应用抗生素。

（4）伤口护理：观察伤口有无渗血、渗液，及时更换敷料，保持伤口敷料干燥，如渗出较多可行负压吸引。

（5）引流管的观察及护理：保持各引流管通畅，妥善固定，防止导管脱落、扭曲、受压、堵塞和污染。术后用生理盐水对囊肿腔进行持续冲洗、引流，对腹腔进行电动负压吸引。每天更换引流袋和冲洗管，注意无菌操作。准确记录囊肿引流液和腹腔引流液的颜色、性状和量。监测电解质、引流液的胰淀粉酶值和细菌培养情况。

（二）胰腺脓肿

【原因】

胰腺脓肿（pancreatic abscess，PA）是由急性胰腺炎的坏死组织、胰腺周围脂肪发生局灶性坏死或并发假性囊肿继发感染所致，可发生于胰腺任何部位，主要致病菌为肠道杆菌，其次为肠球菌及克雷伯杆菌。

【临床表现】

急性胰腺炎合并胰腺脓肿患者的上腹部可触及压痛性包块，患者主要表现为腹痛、腹胀、寒战发热、恶心呕吐等；白细胞计数、血淀粉酶、尿淀粉酶均显著高于正常值。患者可同时伴有持续性心动过速、呼吸加快、肠麻痹、腹痛加剧，伴腰背部疼痛，甚至呈中毒现象，偶有胃肠道症状（如恶心、呕吐及食欲缺乏），少数患者出现糖尿病症状。影像学检查结果显示胰腺或胰周弥漫性无增强区域内出现气影。

【预警】

1. 患者反复出现畏寒甚至寒战，体温持续在 38℃以上，表现为弛张型或间歇型。外周血白细胞计数升高至高于正常值上限，体温逐步上升。

2. 密切关注患者腹痛的程度、部位、性质，如果患者腹痛加剧或出现腹肌紧张，肠鸣音减弱则提示可能有脓肿破裂、胰腺瘘或肠瘘的发生。

【护理要点】

胰腺脓肿非手术治疗的病死率达 100%，一经诊断须立即进行手术治疗，引流脓腔并彻底清除坏死组织。

1. 术前护理

（1）基础护理：禁食水，给予肠外营养，保证患者水、电解质、糖类、蛋白质及脂类的供给。患者绝对卧床休息，床上大小便，取中凹卧位，注意观察皮肤状况，避免皮肤压力性损伤发生。

（2）病情观察：严密监测患者意识、心率、血压、体温、脉搏，观察患者是否出现休克征象。针对体温升高积极采取物理降温，密切观察抗感染药物的使用效果。监测患者血常规、血淀粉酶、尿淀粉酶的改变。

2. 术后护理　同胰腺假性囊肿的术后护理要点。

（三）多器官功能衰竭

【原因】

由急性胰腺炎引发的多器官功能衰竭可见于间质水肿性胰腺炎，更常见于胰腺实质出血坏死即重症急性胰腺炎（sever acute pancreatitis，SAP）。腺泡破裂是其共同特点，异常激活的胰酶造成自身损害的同时，也激活了炎症细胞，产生大量炎症因子如肿瘤坏死因子（TNFα）等进入血液循环，诱导白介素（IL）-1、IL-6 等表达引起全身炎症反应综合征（systemic inflammatory response syndrome，SIRS），从而导致胰腺及胰腺外组织损伤，对其他器官造成损害。

【临床表现】

SAP 患者发生多器官功能衰竭最易受累的三大器官为肺、心脏和肾。三大器官功能失常主要表现为精神状态与生命体征及血生化发生异常。精神状态改变主要表现为易烦躁或昏昏欲睡状态；生命体征的改变主要表现为心率加快、血氧饱和度下降、呼吸频率加快、血压低于正常；血生化异常主要表现为电解质紊乱，尿量低于正常值下限。除此以外，根据多器官功能衰竭累及系统的特异性还可出现相应的功能障碍症状。

【预警】

1. 早期患者出现呼吸频率（RR）加快，> 20 次 / 分，吸空气时动脉氧分压（PaO_2）下降，≤ 70mmHg。晚期则出现呼吸窘迫，RR > 28 次 / 分，PaO_2 ≤ 50mmHg，$PaCO_2$ > 45mmHg，提示为 II 型呼吸衰竭。

2. 心肌酶（肌酸磷酸激酶、谷草转氨酶、乳酸脱氢酶）升高，心率增快甚至发展至室性心律失常、二度至三度房室传导阻滞、心室颤动等提示患者出现心力衰竭。

3. 当患者尿量 < 40ml/h，严重时无尿或少尿（< 20ml/h，持续 6h 以上），利尿剂冲击后尿量不增加，尿钠 > 40mmol/L、血肌酐 > 176.8μmol/L；非少尿肾衰竭者尿量 > 600ml/24h，但血肌酐 > 176.8μmol/L，尿比重 ≤ 1.012 时警惕肾衰竭。

4. 患者血清谷丙转氨酶 > 正常值 2 倍以上、血清胆红素 > 17.1μmol/L、食欲缺乏、乏力、黄疸、厌油等表现提示肝功能损害。

5. 患者出现腹胀、肠鸣音减弱、嗳气、早饱等消化不良症状，后期可发展到腹部高度胀气、肠鸣音消失，提示胃肠功能紊乱。另外要警惕应激性溃疡出血发生。

【护理要点】

1. 呼吸系统功能障碍的护理

（1）保持气道通畅，维持足够的气体交换：及时有效清除气道内分泌物；在气道充分湿化的基础上，应做好引流，定时翻身、叩背。

（2）氧疗管理：给予高浓度吸氧甚至纯氧，使 PO_2 维持在 60mmHg 以上，注意气体湿化，防止气道干裂损伤。若不能缓解，则进行呼吸机辅助通气。进行机械通气时，做好人工气道的护理：妥善固定、防止脱出，对比两侧呼吸音，湿化气道，通畅管道，预防感染。

（3）预防肺水肿：注意控制输液速度、量；听诊肺部啰音变化；适当利尿。

2. 循环系统功能障碍的护理　进行床边心电监测，舒张压低于 90mmHg 并持续 1 小时以上或需血管活性药物维持血压往往是循环失代偿的结果。根据患者情况持续低流量吸氧(1～2L/min)；急性左心衰竭发作时可给予乙醇湿化吸氧；控制液体滴速 < 40 滴 / 分，防止液体过量；适当使用强心利尿剂及血管扩张剂，提高心肌收缩力，减轻心脏前后负荷，改善心功能，并注意用药后反应。

3. 肾功能障碍的护理

（1）少尿期：严格卧床休息，预防感染，做好口腔护理；严格记录液体出入量，限制液体入量，防止水中毒；注意观察病情：水肿进展、电解质变化，肾功能变化。若患者在 SAP 期间伴随急性肾衰竭，或经积极液体复苏后，患者持续 12 小时尿量 ≤ 0.5ml/（kg·h）应进行血液透析，并做好血液透析的护理。

（2）多尿期：注意血钾、血钠的变化，及时补充电解质。入量为出量的 1/2～1/3。

4. 胃肠功能障碍的护理

（1）胃肠减压，观察引流物的颜色、性状、量及 pH 的变化。对于出血患者，应及时抽吸胃内容物及血液，减少其对胃黏膜的刺激，积极止血治疗，同时根据出血情况及时备血、输血、安慰患者。消除恐惧心理，严密观察病情及血压的变化。

（2）恢复胃肠道蠕动功能，清除肠道毒素，应给予胃肠减压，纠正低钾、低镁，积极灌肠。

5. 其他　密切监测病情变化，积极进行对症护理。

（赵豫鄂　陈　帆）

第六节　消化道出血

消化道出血（gastrointestinal bleeding）指从食管到肛门之间的消化道出血，按照出血部位可分为上、中、下消化道出血，出血原因可为消化道疾病或全身性疾病。其中，60% ~ 70%的消化道出血源于上消化道。临床表现为呕血、黑便或血便等，轻者可无症状，重者伴有贫血及血容量减少甚至休克，危及生命。

一、病因

1. 上消化道出血（upper gastrointestinal bleeding，UGIB）　是内科常见急症，指十二指肠悬韧带以上的消化道，包括食管、胃、十二指肠、胆管和胰管等病变引起的出血。常见病因为消化道溃疡、食管胃底静脉曲张破裂、急性糜烂出血性胃炎和上消化道肿瘤。

2. 中消化道出血（mid-gastrointestinal bleeding，MGIB）　指十二指肠悬韧带至回盲部之间的小肠出血。常见病因包括小肠血管畸形、小肠憩室、钩虫感染、克罗恩病、NSAID 药物损伤、各种良恶性肿瘤、缺血性肠病、肠系膜动脉栓塞、肠套叠及放射性肠炎等。

3. 下消化道出血（lower gastrointestinal bleeding LGIB）　为回盲部以远的结直肠出血，约占消化道出血的 20%。痔、肛裂是常见的病因。

4. 全身性疾病　不具特异性地累及部分消化道，也可弥散于全消化道。常见病因为血管性疾病、血液病、尿毒症、流行性出血热等。

二、临床表现

临床表现为呕血、黑便、便血、失血性周围循环衰竭、贫血和血常规变化、发热和氮质血症等。患者的临床表现取决于出血量、出血速度、出血部位及性质，与患者的年龄及循环功能的代偿能力有关。

三、常见并发症

消化道出血常见并发症包括急性循环衰竭（休克）、窒息，本节重点阐释急性循环衰竭（休克）。

【原因】

急性循环衰竭（休克）是指失血、细菌感染等多种原因引起急性循环系统功能障碍，以致氧输送不能保证机体代谢需要，从而引起细胞缺氧的病理生理状况。休克是急性循环衰竭的临床表现，常常导致多器官功能衰竭，病死率较高。

【临床表现】

急性循环衰竭（休克）典型的组织灌注不足临床表现如下：①意识改变，包括烦躁、淡漠、谵妄、昏迷，是反映脑灌注的敏感指标；②尿量减少，充分补液后，尿量仍然 < 0.5ml/（kg·h），提示肾

脏血流减少、循环容量不足；③皮肤湿冷、发绀、苍白、花斑等临床表现，毛细血管充盈时间＞2秒，这些均反映了外周组织的低灌注。患者常出现呕血和黑便症状，伴或不伴头晕、心悸、面色苍白、心率增快、血压降低等周围循环衰竭征象，部分患者出血量较大、肠蠕动过快也可出现血便。

【预警】

1. 患者出现面色苍白、口唇发绀、呼吸急促，皮肤湿冷，呈灰白色或紫灰花斑，毛细血管充盈时间＞2秒，这些均反映了外周组织低灌注，另外患者可出现体表静脉塌陷、精神萎靡、烦躁不安，重者反应迟钝、意识模糊。

2. 收缩压降至 80mmHg 以下，脉压小于 25～30mmHg，心率加快至 120 次/分以上时，需警惕失血性周围循环衰竭。

3. 患者尿量减少，若补足血容量后仍存在少尿（每小时尿量＜0.5ml/kg）或无尿（成人 24 小时尿量小于 100ml），应警惕并发急性肾损伤。

【护理要点】

1. 休息与体位：患者病情危重时应给予重症监护，进行血流动力学监测，指导患者卧床休息，取休克体位。

2. 建立静脉通路：迅速建立可靠有效的静脉通路，可首选中心静脉。无条件或患者病情不允许时，可选择表浅静脉如颈外静脉、肘正中静脉、头静脉等比较粗大的静脉。应快速输注以观察机体对输注液体的反应，但要避免过快而导致肺水肿，一般采用 300～500ml 液体在 20～30 分钟输入，先快后慢，心源性休克患者除外。

3. 保持气道通畅，早期给予氧气吸入。

4. 病情观察

（1）密切观察生命体征、神志及尿量的变化，准确记录液体出入量。

（2）观察呕吐物、粪便的颜色、量、性状及伴随症状，正确估计出血程度，判断出血是否停止；动态监测血红蛋白、红细胞计数、血细胞比容、网织红细胞计数、尿素氮等。

5. 用药护理

（1）使用血管活性药时注意观察药物治疗效果及不良反应,防止输液外渗。准备好急救用品。遵医嘱扩容，为急诊内镜止血做好准备，做好胃镜检查术前准备及术后护理。

（2）依据血压调节血管活性药物输注速度，观察患者有无恶心、腹痛、便意、腹泻、心悸、面色苍白等不良反应，加强巡视。

（陈　帆　赵豫鄂）

第七节　肠结核和结核性腹膜炎

肠结核（intestinal tuberculosis）是由结核分枝杆菌引起的肠道慢性特异性感染，常继发于肺结核，近年因人类免疫缺陷病毒感染率增高、免疫抑制剂的广泛使用等原因，部分人群免疫力低下，导致本病的发病率有所增加。结核性腹膜炎（tuberculous peritonitis）是由结核分枝杆菌引起的慢性弥漫性腹膜感染。

一、发病机制

90% 以上的肠结核主要由人型结核分枝杆菌引起，多因患开放性肺结核或喉结核而吞下含菌痰液，或常与开放性肺结核患者共餐而忽视餐具消毒等而被感染。该菌为抗酸菌，很少受胃酸影响，可顺利进入肠道后多在回盲部引起病变。结核性腹膜炎多继发于肺结核或体内其他部位结核病；主要感染途径以腹腔内的结核病灶直接蔓延为主，少数可由淋巴血行播散引起粟粒型结核性腹膜炎。

二、临床表现

肠结核的腹痛多位于右下腹或脐周，间歇发作，餐后加重，常伴腹鸣音，排便或肛门排气后缓解。大便习惯改变，溃疡型肠结核常伴腹泻，粪便呈糊状，多无脓血，不伴里急后重。有时腹泻与便秘交替出现。增生型肠结核以便秘为主。

结核性腹膜炎多起病缓慢，早期症状轻，以致不易被发现；少数起病急骤，以急性腹痛或骤起高热为主。腹痛多位于脐周、下腹或全腹，为持续或阵发性隐痛。腹部触诊常有揉面感。有腹水时患者常有腹胀。腹部肿块多见于粘连型或干酪型，以脐周为主。腹泻常见，一般 3 ～ 4 次 / 天，粪便多呈糊状。

三、常见并发症

肠结核和结核性腹膜炎常见并发症包括肠梗阻、肠瘘、腹腔脓肿。

（一）肠梗阻

【原因】

肠梗阻常由急性炎症导致的黏膜水肿、炎症后瘢痕狭窄或手术后粘连引起。若为急性炎症所致则有可能仅通过药物治疗，如已形成纤维化性狭窄则需手术治疗。

【临床表现】

患者因肠梗阻发生的急缓、病因、部位的高低及肠腔堵塞的程度不同而有不同的临床表现，但肠内容物不能顺利通过肠腔而出现腹痛、呕吐、腹胀和停止排便、排气的四大症状是共同的临床表现。患者腹痛剧烈，阵发性绞痛转为持续性疼痛伴阵发性加重，呕吐出现较早且频繁，呕吐物呈血性或咖啡样；腹胀不对称，有局限性隆起或有孤立胀大的肠袢；出现腹膜刺激征或有局部压痛和反跳痛，肠鸣音减弱或消失；腹腔有积液，腹穿为血性液体；肛门排出血性液体或直肠指检发现血性液体；全身变化出现早，如体温升高、脉率增快、细胞计数升高，很快出现休克。X 线腹部平片显示有孤立胀大的肠袢，位置固定不变；B 超提示肠管扩张显著，大量腹水；CT 显示梗阻肠管对应的血管可见高密度影或增强扫描见血管内充盈缺损；肠梗阻经积极非手术治疗而症状无改善，且加重倾向者需警惕绞窄性肠梗阻。

【预警】

患者出现阵发性绞痛转为持续性疼痛伴阵发性加重，呕吐出现较早且频繁，呕吐物呈血性或咖啡样，伴恶心、呕吐、腹胀及停止排气排便等提示有肠梗阻情况发生的可能。

【护理要点】

1. 禁食水，行胃肠减压，排出胃肠道内积气、积液。密切观察并记录引流液的量、颜色及性状，若引流出血性液体，应考虑可能发生了肠梗阻。

2. 定时测量生命体征，观察腹部症状和体征、呕吐等情况，警惕休克和绞窄性肠梗阻的发生。

3. 建立静脉通路，维持水、电解质及酸碱平衡，准确记录液体出入量。

4. 诊断明确的患者可遵医嘱适当予以解痉治疗，关注患者腹痛的变化情况。

5. 根据医嘱合理应用抗生素预防感染。

6. 根据医嘱行小量不保留低压灌肠以刺激肠蠕动。

7. 患者呕吐时头要偏向一侧，防止窒息或误吸，必要时用负压吸引器清除呼吸道分泌物，防止发生误吸。

8. 鼓励并协助患者活动，以促进肠蠕动恢复。

9. 如肠梗阻症状消失，停止胃肠减压，可进食少量流食，并逐渐增加进食量。

10. 经积极非手术治疗后，患者症状未见好转或腹痛加剧，局部压痛明显，腹肌紧张，呕吐频繁，体温升高，白细胞计数增高，甚至出现中毒症状者应立即行手术治疗。

（二）肠瘘

肠瘘（intestinal fistula）是指肠管与其他空腔器官、体腔或体表之间存在异常通道，肠内容物经此通道进入其他器官、体腔或至体外，可引起全身及局部生理功能紊乱。治疗原则为营养支持、控制腹腔感染及手术治疗。

【原因】

结核菌灶穿透肠壁侵犯至其他器官导致肠瘘。

【临床表现】

全身症状常有微热、乏力、盗汗、食欲缺乏等结核中毒症状。腹部症状可有腹部隐痛或钝痛、腹胀、腹泻、腹部肿块、肠梗阻、腹膜炎及腹壁瘘管外口等。

【预警】

患者出现结核中毒症状及腹痛、肠梗阻、腹膜炎及腹壁瘘管外口等腹部症状时需警惕肠瘘的发生。

【护理要点】

1. 体位　取半卧位，有利于漏出液积聚于盆腔和局限化，减少毒素吸收。

2. 营养支持　根据医嘱提供肠外或肠内营养支持，纠正水、电解质紊乱及酸碱平衡失调。

（1）高位肠瘘：瘘孔小，漏出物不多者可进食，增加热量和蛋白质；瘘孔大，无梗阻者可进流食；同时，分别放置引流管（也可用气囊导管行负压吸引），一管收集近端内容物，另一管滴注要素饮食。漏出液过多难以控制者，需静脉补充营养，防止水电解质紊乱及非酮性昏迷等并发症。

（2）低位肠瘘：给予高蛋白、高热量、高维生素的少渣饮食，避免腹泻。

3. 病情观察

（1）生命体征：密切观察生命体征变化，并做好记录。

（2）腹部症状和体征：观察有无压痛、反跳痛等腹膜刺激征。

（3）负压吸引及腹腔冲洗：保持负压吸引及腹腔冲洗通畅，防止引流管扭曲及脱落，观察吸出物的颜色、量及性状，并做好记录。

4. 瘘口护理　观察瘘口局部有无红、肿、痛及周围皮肤糜烂的感染征象。保持瘘口周围皮清洁干燥，局部清洁后涂抹10%复方氧化锌软膏。漏出液较多时，可粘贴瘘口袋收集漏出液。

5. 其他　需指导患者积极治疗原发病，按时复诊，不适随诊。

（三）腹腔脓肿

【原因】

腹腔脓肿多形成于肠管之间、肠管与肠系膜之间或腹膜之间，少见于实质器官。腹腔脓肿常与炎症活动密切相关。

【临床表现】

临床以发热、腹痛为主要表现。脓液培养多为大肠埃希菌、肠球菌等革兰氏阴性菌。

【预警】

出现发热、腹痛且脓液培养阳性，需警惕腹腔脓肿的形成。应密切监测患者体温情况，关注其腹部症状，若有异常，及时遵医嘱予以处理。

【护理要点】

1. 观察生命体征　定时测量体温并观察有无发热；监测血压及心率。

2. 观察抗生素的效果　根据药敏试验的结果遵医嘱正确合理应用抗生素，并注意观察药物的疗效及不良反应。

3. 高热护理　保持病室空气新鲜，定时通风，维持室温于 18～22℃，湿度 50%～70%；患者衣着适量，盖被勿盖过多。根据患者液体出量及时补液（通常在液体出量的基础上增加 500ml），以防脱水。采用必要的物理降温，应用解热镇痛药，密切监测体温变化。加强基础护理。

4. 引流管护理　如留置腹腔内脓肿引流管，则应妥善固定引流管，防止折叠、滑脱，保持引流通畅，负压引流盒置于至少低于体位 50cm 位置处，防止液体逆流感染。观察引流液的性状、颜色、气味和量的变化，并观察穿刺处有无渗血及疼痛。安置患者于有效半卧位，以利于引流和呼吸。严格遵守无菌原则。

5. 营养支持　腹腔脓肿形成后患者处于负氮平衡，应在患者病情允许的情况下鼓励患者多进食高蛋白、高热量、低脂肪、富含维生素和膳食纤维的食物，保证足够的液体输入量，必要时行肠外营养支持。

（郜琳娜　陈　帆）

第八节　肝　硬　化

肝硬化（hepatic cirrhosis）是由一种或多种原因引起的，以肝细胞弥漫性纤维化、假小叶和再生结节为组织学特征的进行性慢性肝病。病理特点为广泛的肝细胞变性坏死、再生结节形成、纤维组织增生，正常肝小叶结构破坏和假小叶形成。临床早期症状不明显，后期主要表现为门静脉高压和肝功能损害，可有多系统受累，晚期常出现消化道出血、肝性脑病、继发感染等严重并发症。

一、发病机制

肝硬化的特征是肝细胞坏死、再生结节形成、肝纤维化和肝内血管增殖、循环紊乱。肝细胞广泛变性坏死，正常的肝小叶结构破坏，若病因持续存在，再生的肝细胞难以恢复正常的肝结构，形成无规律的再生结节，纤维组织弥漫性增生，汇管区之间及汇管区和肝小叶中央静脉之间由纤维间隔互相连接，形成假小叶。假小叶因无正常的血流供应系统，可再发生肝细胞缺氧、坏死和纤维组织增生。上述病理变化逐步进展，造成肝内血管扭曲、受压、闭塞而导致血管床缩小，肝内门静脉、肝静脉和肝动脉小分支之间发生异常吻合而形成短路，导致肝血液循环紊乱，加重肝细胞的营养障碍，促进肝硬化发展。

二、临床表现

肝硬化通常起病隐匿，病程发展缓慢，可隐伏 3～5 年或更长时间，肝硬化可分为代偿期和失代偿期。

1. 代偿期肝硬化　早期无症状或症状轻，以乏力、食欲缺乏、低热为主要表现，可伴有腹胀、恶心、厌油腻、上腹隐痛及腹泻等症状，多呈间歇性，常因劳累、精神紧张或伴随其他疾病而出现，经休息或治疗可缓解。患者营养状态尚可，肝脏是否增大取决于不同类型的肝硬化，脾因门静脉高压常有轻度、中度增大。

2. 失代偿期肝硬化　症状较明显，主要为肝功能减退和门静脉高压（portal hypertension）所致的全身多系统症状和体征。

（1）肝功能减退的临床表现

1）全身症状和体征：一般情况较差，消瘦、疲倦、乏力、精神不振；营养状况较差，面色发暗黝黑，呈肝病面容；皮肤、巩膜黄染，皮肤干枯粗糙、水肿、舌炎、口角炎；尿色深；部分患者有不规则发热，常与病情活动或感染有关。

2）消化系统症状：最常见的症状为食欲缺乏，还伴有恶心、厌食、腹胀等症状，餐后加重，进食油腻食物易引起腹泻。上述症状的出现与胃肠道淤血水肿、消化吸收功能紊乱和肠道菌群失调等因素有关。

3）出血和贫血：常有鼻腔、牙龈出血及皮肤紫癜和胃肠出血等症状。其是肝合成凝血因子减少、脾功能亢进（hypersplenism）和毛细血管脆性增加导致凝血功能障碍所致。

4）内分泌失调：男性患者常有性功能减退、不育、男性乳房发育、毛发脱落等，女性患者可有月经失调、闭经、不孕等。部分患者在面颈部、上胸、肩部和上肢等上腔静脉引流区域出现蜘蛛痣（spider nevi）；手掌大小鱼际和指端腹侧部位皮肤发红称为肝掌（palmar erythema）。肾上腺皮质功能减退，表现为面部和其他暴露部分皮肤色素沉着。由于肝对胰岛素灭活减少，从而糖尿病患病率增加，肝功能严重减退时因肝糖原储备减少，患者易发生低血糖。

（2）门静脉高压的临床表现：三大临床表现是腹水、脾大、侧支循环的建立和开放。腹水（ascites）是肝硬化失代偿期最突出的表现。脾大是肝硬化门静脉高压较早出现的体征，门静脉高压导致脾静脉压力增高，脾淤血而肿胀。侧支循环：①食管下段和胃底静脉曲张（esophageal and gastric varices），主要是门静脉系的胃冠状静脉和腔静脉系的食管静脉、奇静脉相吻合，形成食管胃底静脉曲张。其破裂出血是肝硬化门静脉高压最常见的并发症。②腹壁静脉曲张，出生后就闭合的脐静脉重新开放。③痔静脉曲张，为门静脉系的直肠上静脉与下腔静脉系的直肠中静脉、直肠下静脉吻合扩张形成，破裂时引起血便。

三、常见并发症

肝硬化常见并发症包括上消化道出血、感染、肝性脑病、肝肾综合征、肝肺综合征、电解质和酸碱平衡紊乱，本节重点阐述前5种。

（一）上消化道出血

【原因】

上消化道出血是肝硬化最常见的并发症，由食管下段或胃底静脉曲张破裂出血所致。其常在患者恶心、呕吐、咳嗽、负重等使腹内压突然升高，或因粗糙食物机械损伤、胃酸反流腐蚀损伤时，引起突然大量的呕血和黑便，可导致出血性休克或诱发肝性脑病。

【临床表现】

患者因消化道出血出现循环衰竭的症状，如呕血、黑便、血便等，消化道出血量在50ml以上，患者可出现柏油样便；胃内积血量＞250ml，患者可发生呕血；如出血进一步增加则患者也可出现休克症状甚至意识丧失，因失血休克死亡。

【预警】

1. 患者心率比基础心率升高 10 ～ 20 次 / 分，出现皮肤苍白、四肢发冷、心跳呼吸加快、尿量减少等症状，警惕早期上消化道内出血发生。

2. 患者出现头晕、口渴、心烦、少尿、血压下降，提示早期休克症状，出血量为 500 ～ 800ml；出血量为 1000 ～ 1500ml 时，患者出现周围循环衰竭表现，如面色苍白、出冷汗、脉细速，每分钟 120 次以上，收缩压下降至 60 ～ 80 mmHg 以下，尿少、尿闭等失血性休克表现。

3. Child-Pugh 分级 B/C 级患者，胃镜检查时发现胃内存在红色突出条痕，认为是食管表面小静脉曲张所致，是小的静脉曲张发展到大静脉曲张的重要因素。出血患者 6 个月的死亡率至少在 20%，应引起警惕。

4. 肝静脉压力梯度（HVPG）＞ 20mmHg 时，患者出血难以控制。

【护理要点】

1. 监测生命体征的变化，发现早期消化道出血。

2. 协助患者采取平卧位，头偏向一侧，摘掉患者的义齿；对于清醒的患者嘱其吐出口中血块和分泌物等，床旁备吸引装置。昏迷者要及时帮助其清除，保持呼吸道通畅，同时防止误吸导致窒息和吸入性肺炎。

3. 迅速建立 2 ～ 3 条静脉通路，及时送检血液标本，交叉配血，为患者输血做好准备。

4. 出血期间应禁食，出血停止 24 小时后可给予温凉流质食物，逐渐过渡到半流质食物、软食，避免粗糙坚硬或刺激性食物。

5. 嘱患者避免情绪激动、紧张、用力咳嗽和排便。

6. 行食管静脉曲张内镜结扎术（EVL）或经颈静脉肝内门体静脉分流术（transjugular intrahepatic portosystemic shunt，TIPS）后应在监护病房严密监护，发现患者有腹痛及出血情况时应立即通知医师，遵医嘱配合各项治疗。

（二）感染

【原因】

由于患者抵抗力低下，门腔静脉侧支循环开放等因素，病原体的入侵繁殖机会增加，易并发感染，其中自发性细菌性腹膜炎（spontaneous bacterial peritonitis，SBP）和尿路感染最常见。

【临床表现】

临床主要表现为腹痛、发热、尿频、尿急、咳嗽、咳痰等。

【预警】

1. 肝硬化患者出现腹痛、发热、咳嗽、咳痰的情况，警惕发生感染。

2. C 反应蛋白（CRP）值≥ 10mg/L，警惕患者有早期感染的发生。

3. 血清降钙素原（PCT）在 0.5 ～ 2ng/ml，警惕严重细菌感染和脓毒血症的发生；PCT ＞ 2ng/ml，甚至＞ 10ng/ml 时，发生严重脓毒血症或脓毒症休克的可能性超过 90%。

4. 腹水中多形核白细胞（PMN）超过 250×10^6/L，应考虑有 SBP，PMN ≥ 500×10^6/L，可确诊 SBP。

5. 患者出现腹痛、黄疸情况加重，要警惕胆系感染的发生。

【护理要点】

1. 未发生肝性脑病的患者，给予高热量、高蛋白、高维生素饮食。根据腹水情况，可采用无盐或低盐饮食。无盐饮食每天盐的摄入量不超过 0.5g，低盐饮食每天盐的摄入量不超过 2g，入水量＜ 1000ml/d。

2. 血清白蛋白（ALB）＜ 30g/L 时，遵医嘱给予人血白蛋白或血浆静脉输注。

3. 加强病房内消毒隔离，区域内配置手消毒液，医务人员在接触患者前后进行手部消毒，每天用浓度 1000mg/L 含氯消毒液拖地 2 次及进行室内物品擦拭 2 次，限制探视人员和陪伴，有条件时将感染严重者安排隔离单间进行保护性医疗。

4. 遵医嘱用药，规范使用抗生素，观察治疗效果及不良反应。

5. 密切观察患者生命体征、发热、有无寒战等情况，及时遵医嘱给予抗感染、补液、保暖等治疗措施。

6. 加强皮肤护理，患者因皮肤干燥、水肿、黄疸时出现皮肤瘙痒及长期卧床等因素，易发生皮肤破损和继发感染。洗浴时注意避免水温过高，不能使用刺激性的皂类；皮肤瘙痒者给予炉甘石洗剂止痒处理，神志不清的患者戴上保护性手套，以免抓伤皮肤。加强外阴护理，避免尿路感染的发生。

（三）肝性脑病

【原因】

肝硬化患者由于严重肝功能障碍和（或）门体分流，从而内源性或外源性毒素代谢产物未经肝的代谢清除，在体内蓄积，致全身代谢紊乱，出现以行为异常和意识障碍等为主要特征的中枢神经系统（CNS）功能失调综合征。

【临床表现】

临床表现为高级神经中枢的功能紊乱（如性格改变、智力下降、行为失常、意识障碍等）及运动和反射异常（如扑翼样震颤、肌阵挛、反射亢进和病理反射等）。轻者仅表现为轻微智力损害，严重者可表现为意识障碍、行为失常和昏迷。

【预警】

1. 患者出现肝功能急剧下降，应警惕肝性脑病发生。

2. 行经颈静脉肝内门体静脉分流术后，患者存在明显的门 - 体分流异常，可伴或不伴有肝功能障碍时，应警惕肝性脑病的发生。

3. 肝硬化并顽固性腹水，一次性放腹水 ≥ 5L 时，应警惕肝性脑病的发生。

4. 患者出现行为异常或意识障碍甚至木僵、昏迷等，常伴有扑翼样震颤、腱反射亢进、踝阵挛或巴宾斯基征阳性等神经系统异常表现时，应警惕肝性脑病的发生。

5. 肝硬化患者合并消化道出血、感染时，应警惕肝性脑病发生，空腹静脉血氨酶法测定正常值为 $18 \sim 72 \mu mol/L$，动脉血氨含量是静脉血氨的 0.5 ～ 2.0 倍，血氨升高时，应警惕肝性脑病尤其是门 - 体分流性脑病的发生。

6. 患者电解质及酸碱平衡紊乱，如脱水状态、低血钾、低血钠等，应警惕诱发肝性脑病。

【护理要点】

1. 监测患者肝功能、电解质和酸碱平衡状况尤其是血氨的水平，预防肝性脑病的发生。

2. 护士应严密观察病情变化，每天主动与患者交谈，观察患者有无性格行为及精神状态等方面的异常改变，当患者出现精神紊乱，高度怀疑该病时，应采取安全保护措施，安排专人看护，加用床档，必要时使用约束带，防止坠床等意外发生。

3. 大量放腹水治疗时，应于放腹水后遵医嘱补充白蛋白，每升腹水补充 8 ～ 10g 白蛋白。

4. 对有肝性脑病的肝硬化患者，积极寻找感染源，遵医嘱规范使用抗生素治疗；遵医嘱纠正电解质紊乱。

5. 采集血氨标本时，应注意止血带压迫时间不可过长，采血时不能紧握拳头，标本需要低温转运并在 2 小时内检测。

6. 保持大便通畅，减少氨从胃肠道吸收的时间。

7. 急性期首日采取禁蛋白饮食，次日起蛋白质摄入量应从起始的 0.5g/（kg·d）逐渐增加至 1 ~ 1.5g/（kg·d）。

（四）肝肾综合征

【原因】

肝肾综合征（hepatorenal syndrome,HRS）是终末期肝硬化和晚期肝衰竭的严重并发症之一，主要是有效循环血容量减少、肾血管收缩、肾内血液重新分布导致肾皮质缺血和肾小球滤过率下降、髓质血流量增加、髓袢重吸收增加引起。

【临床表现】

肝肾综合征主要是以血清肌酐水平升高为特征的急性肾损害综合征，表现为少尿、无尿及氮质血症。

【预警】

1. 肝硬化患者的肾小球滤过率（GFR）下降,血清肌酐（SCr）> 132.6 μ mol/L（15mg/L），或内生肌酐清除率（CCr）< 40ml/min，应警惕肝肾综合征。

2. 蛋白尿 < 500mg/d, 无尿路梗阻的超声影像学证据, 无器质性肾脏病, 警惕发生肝肾综合征。

3. 密切观察患者尿量, 尿量 < 500ml/d, 血钠浓度 < 130mmol/L, 警惕肝肾综合征。

4. 对于已经出现肝硬化其他并发症，如肝性脑病、感染、上消化道出血的患者，肝功能受损加重，应警惕肝肾综合征。

【护理要点】

1. 对肝功能严重受损的患者，护士应加强巡视，重点观察患者的生命体征、意识、尿量及腹部体征。及时发现早期症状。

2. 监测水、电解质的指标，遵医嘱加强补钠量及补液速度的管理。

3. 准确记录患者 24 小时尿量。

（五）肝肺综合征

【原因】

肝肺综合征（hepatopulmonary syndrome，HPS）是指慢性肝功能不全患者因肺部气体交换障碍、肺内血管扩张而导致的低氧血症，是各种慢性肝脏疾病终末期的一种严重并发症。

【临床表现】

临床表现为肝硬化伴呼吸困难、发绀和杵状指（趾）。

【预警】

出现呼吸困难及伴随症状及体征，如口唇、指尖发绀，活动后呼吸困难加重等症状，要警惕肝肺综合征发生。

【护理要点】

1. 严格卧床休息,以缓解或预防直立性呼吸困难。有腹水者予以半卧位,可以减轻肝负担。

2. 遵医嘱给予氧气吸入,做好氧疗的健康教育,向患者说明氧疗的作用、目的及吸氧时间、流量,指导患者不可随便调整氧流量或自行停止吸氧。强化患者及其家属的安全意识,严格做到防火、防油、防热、防震,避免意外发生。

（陈　帆　黄丽红）

第九节 自身免疫性肝病

自身免疫性肝病主要包括自身免疫性肝炎（autoimmune hepatitis，AIH）、原发性胆汁性胆管炎（primary biliary cholangitis，PBC）、原发性硬化性胆管炎（primary sclerosing cholangitis，PSC）及这 3 种疾病中任何两者兼有的重叠综合征，近年来，IgG$_4$ 相关性肝胆疾病也被归为此类。

一、发病机制

自身免疫性肝病与病毒感染、酒精、药物、遗传等因素所致肝病不同，是一组自身免疫异常导致的肝脏疾病。其突出特点是血清中存在自身抗体。

二、临床表现

1. AIH 女性多发，大部分 AIH 患者起病缓慢，轻者甚至无症状，病变活动时有乏力、腹胀、食欲缺乏、瘙痒、黄疸等症状。此外，其尚可伴有其他自身免疫性疾病，如原发性胆汁性胆管炎、原发性硬化性胆管炎、桥本甲状腺炎、溃疡性结肠炎、类风湿关节炎、干燥综合征等。

2. PBC 可表现为乏力、皮肤瘙痒、门静脉高压、骨质疏松、黄疸、脂溶性维生素缺乏、复发性无症状尿路感染等。此外，其尚可伴有其他自身免疫性疾病，如干燥综合征、系统性硬化、自身免疫性甲状腺炎等。

3. PSC 典型症状为黄疸和皮肤瘙痒，其他可有乏力、体重减轻和肝脾大等。明显的胆管狭窄、梗阻导致急性肝损伤甚至发展至肝衰竭。

4. IgG$_4$ 相关性肝胆疾病常表现为黄疸、皮肤瘙痒、腹痛、乏力、腹胀、食欲缺乏等，常合并慢性胰腺炎。

三、常见并发症

自身免疫性肝病常见并发症包括门静脉高压、脂溶性维生素缺乏、干燥综合征、雷诺病等，本节重点阐述门静脉高压、脂溶性维生素缺乏。

（一）门静脉高压

【原因】

患者肝内窦前部位梗阻可在肝硬化前出现窦前性门静脉高压。

【临床表现】

门静脉高压常导致食管胃底静脉曲张出血、腹水、脾大等，被认为是继病因之后的推动肝功能减退的重要病理生理环节，是肝硬化的主要死因之一。三大临床表现是腹水、脾大、侧支循环的建立和开放。

【预警】

1. 患者应筛查有无食管胃底静脉曲张的存在。

2. 如发现存在静脉曲张，结合其他情况（同肝硬化上消化道出血的预警），应预警消化道出血的发生。

【护理要点】

护理要点见肝硬化上消化道出血的护理要点。

（二）脂溶性维生素缺乏

【原因】

自身免疫性疾病造成高胆红素血症可以并发脂溶性维生素缺乏和钙质吸收不良。

【临床表现】

脂溶性维生素缺乏患者可出现脂肪泻、皮肤粗糙、色素沉着和夜盲症（维生素 A 缺乏）、骨软化、骨质疏松、出血倾向等。

【预警】

1. 定期检测骨密度，警惕骨质疏松的发生。

2. 密切观察患者是否出现脂肪泻、皮肤粗糙、色素沉着、夜盲症和出血倾向等，警惕维生素 A 的缺乏。

【护理要点】

1. 控制危险因素有助于最大限度延缓骨量减少，以改善生活方式最为重要，如戒烟、限酒，适当增加体力活动来提高脊柱的灵活度、力量和平衡性，降低跌倒风险。

2. 遵医嘱按时补充维生素 D 和钙及其他治疗药物。

（陈　帆　郭巧珍）

第十节　炎性肠病

炎性肠病（inflammatory bowel diease，IBD）是一类多种病因引起的、异常免疫介导的慢性肠道炎症，有终身复发倾向。溃疡性结肠炎（ulcerative colitis，UC）和克罗恩病（Crohn disease，CD）是其主要疾病类型。

一、发病机制

炎性肠病是由环境、遗传、感染和免疫多因素相互作用所致。饮食、吸烟、卫生条件、生活方式或暴露于某些不明因素，都是可能的环境因素；发病具有遗传倾向；多种微生物参与了炎性肠病的发生与发展。

二、临床表现

1. **溃疡性结肠炎**　反复发作的腹泻、黏液脓血便及腹痛是溃疡性结肠炎的主要临床症状。起病多为亚急性，少数急性起病。病程呈慢性经过，发作与缓解交替出现，少数症状持续并逐渐加重。病情轻重与病变范围、临床分型及病期等有关。

2. **克罗恩病**　是一种慢性炎性肉芽肿性疾病，多见于末段回肠和邻近结肠，但从口腔至肛门各段消化道均可受累，呈节段性或跳跃式分布。临床以腹痛、腹泻、体重下降、腹块、瘘管形成和肠梗阻为特点，可伴有发热等全身表现及关节、皮肤、眼、口腔黏膜等肠外损害。重症患者迁延不愈，预后不良。

三、常见并发症

炎性肠病常见并发症包括中毒性巨结肠、肠梗阻、腹腔内脓肿。

（一）中毒性巨结肠

【原因】

5% 的重症溃疡性结肠炎患者可出现中毒性巨结肠，此时结肠病变广泛而严重，累及肌层与肠肌神经丛，肠壁张力减退，结肠蠕动消失，肠内容物与气体大量积聚，致急性结肠扩张，一般以横结肠为最严重。

【临床表现】

中毒性巨结肠是溃疡性结肠炎最严重的并发症，病情急剧恶化，毒血症明显，有脱水和电解质紊乱，出现肠垂、腹部压痛、肠鸣音消失、白细胞计数显著升高，腹部 X 线片显示结肠扩大、结肠袋消失。

【预警】

若患者出现持续性腹胀、腹痛，排便后不能缓解，且伴随全身中毒症状，警惕中毒性巨结肠的发生。

【护理要点】

1. 患者绝对卧床休息，保证睡眠，做好基础护理。

2. 为患者提供舒适的休养环境，安静舒适，温湿度适宜。

3. 密切观察病情变化。

4. 告知患者禁食的目的，使患者能主动配合，并遵医嘱给予胃肠外营养。

5. 操作时注意动作轻柔（如肛管排气时），避免不良刺激。

6. 做好患者及其家属的心理护理，安慰家属与患者，给他们树立战胜疾病的信心，使患者能积极地配合治疗。

（二）肠梗阻

肠梗阻为克罗恩病最常见的并发症，多在小肠发生。

【临床表现】

患者由于肠梗阻发生的急缓、病因、部位的高低及肠腔堵塞的程度不同而有不同的临床表现，但肠内容物不能顺利通过肠腔而出现腹痛、呕吐、腹胀和停止排便排气的四大症状是共同的临床表现。

【预警】

当患者出现阵发性腹痛，伴恶心、呕吐、腹胀及停止排气排便等需警惕是否发生了肠梗阻。

【护理要点】

1. 禁食水，留置胃管，行胃肠减压，排出胃肠道内积气、积液。

2. 定时测量生命体征，观察腹部症状和体征及呕吐等情况。

3. 可行小量不保留低压灌肠以刺激肠蠕动。

4. 遵医嘱正确应用奥曲肽类药物抑制肠液分泌并观察药物的效果和不良反应。

5. 患者呕吐时要取侧卧位，防止发生误吸。

6. 鼓励并协助患者活动，以促进肠蠕动恢复。

7. 如肠梗阻症状消失，停止胃肠减压，可进食少量流食，并逐渐增加食量。

（三）腹腔内脓肿

【原因】

腹腔内脓肿多形成于肠管之间或肠管与肠系膜或腹膜之间，少见于实质器官。腹腔脓肿常与炎症活动密切相关。

【临床表现】

患者以发热、腹痛为主要表现。脓液培养多为大肠埃希菌、肠球菌等革兰氏阴性菌。

【预警】

如患者发生持续腹痛,有压痛甚至出现反跳痛,体温持续高热(大于 38.5℃),心率增快(大于 120 次 / 分),血压下降(< 90mmHg),则需警惕腹腔内脓肿的发生。

【护理要点】

护理要点见肠结核和结核性腹膜炎腹腔内脓肿的护理要点。

(郜琳娜　赵豫鄂)

第十一节　肝外胆系结石及炎症

肝外胆系结石分胆囊结石和肝外胆管结石。胆囊结石(cholecystolithiasis)指发生在胆囊的结石;胆囊炎(cholecystitis)常是胆囊结石的并发症,也可以在无胆囊结石时发生;肝外胆管结石分原发性和继发性两种。

一、发病机制

胆汁中胆固醇、卵磷脂和胆盐共同维系着胆汁的稳定,胆固醇呈过饱和状态时,易于析出结晶而形成结石。在胆囊结石形成过程中,黏液糖蛋白、黏多糖、一些大分子蛋白、免疫球蛋白、二价金属阳离子(如钙和镁离子)、氧自由基起了重要成石作用。

原发性胆总管结石多数为棕色胆色素结石或混合性结石,通常发生于有复发性或持续性胆道感染的患者。十二指肠乳头旁憩室、胆汁淤积、胆道蛔虫病史,增加原发性胆管结石的风险。继发性肝外胆管结石指胆囊结石或肝内胆管结石排至肝外胆管内发生的结石,在肝外胆管结石中约占 85%。

二、临床表现

1. 胆囊结石及胆囊炎

(1)腹痛:是大多数慢性胆囊炎最常见的症状,发生率为 84%。患者常表现为发作性胆绞痛,多位于右上腹,或出现钝痛,可放射至背部,持续数小时后缓解。

(2)消化不良:是慢性胆囊炎的常见表现,占 56%,又称胆源性消化不良,表现为嗳气、饱胀、腹胀、恶心等消化不良症状。

2. 肝外胆管结石及胆管炎　临床表现取决于结石是否造成胆道梗阻和感染。当结石未引起胆道梗阻时,患者可无任何症状,但当结石阻塞胆管并继发感染时,患者可出现腹痛、寒战高热和黄疸,称为查科三联征(Charcot triad)。

(1)腹痛:发生于剑突下及右上腹部,多为绞痛,呈阵发性发作或持续性疼痛伴阵发性加剧,可向右肩部放射,伴恶心、呕吐,常在进食油腻食物后诱发。

(2)寒战高热:胆管梗阻后胆管内压升高,常继发感染,细菌和毒素可经毛细胆管经肝窦逆流入血,发生胆源性肝脓肿、脓毒血症、感染性休克、DIC 等,一般主要表现为弛张热,体温可高达 39 ~ 40℃。

(3)黄疸:结石阻塞胆管后,患者可出现尿色深黄及皮肤、巩膜黄染,部分患者可伴皮肤瘙痒。

三、常见并发症

肝外胆系结石及炎症常见并发症包括急性胆囊炎、急性梗阻性化脓性胆管炎(acute obstructive cholangitis,AOSC)。

（一）急性胆囊炎

【原因】

急性胆囊炎发作最初 24 小时以内多以化学性炎症为主，24 小时后，细菌感染逐渐增加，感染致病菌多从胆道逆行进入胆囊，或随血液循环 / 淋巴途径进入胆囊，在胆汁流出不畅时造成感染严重者可发展为化脓性胆囊炎。

【临床表现】

急性胆囊炎临床表现为持续性右上腹痛，可向右肩或背部放射。发热常见，体温多＜ 38.5℃。上腹或右上腹肌紧张，墨菲征阳性或右上腹包块。未经治疗的急性胆囊炎症状可在 1 周左右缓解；但如发生胆囊坏疽、胆囊穿孔、胆囊肠瘘、胆石性肠梗阻和气肿性胆囊炎等严重病情，患者可有生命危险。

【预警】

患者出现持续性右上腹疼痛、发热时应警惕急性胆囊炎发生。

【护理要点】

1. 病情观察　严密监测生命体征，观察腹部体征变化。

2. 饮食　病情严重时禁食或行胃肠减压，病情较轻者可给予清淡饮食，忌食油腻食物，少量多餐，避免暴饮暴食。

3. 缓解疼痛　协助患者取舒适体位，指导其进行有节律的深呼吸，达到放松和减轻疼痛的目的。对诊断明确的剧烈疼痛者，可给予消炎利胆、解痉或镇痛药，以缓解疼痛，注意观察用药后反应。

4. 控制感染　遵医嘱及时合理应用抗菌药物。

（二）急性梗阻性化脓性胆管炎

【原因】

AOSC 是由于胆管梗阻和细菌感染、胆管内压升高、肝胆血屏障受损，大量细菌和毒素进入血液循环，造成以肝胆系统病损为主，合并多器官损害的全身严重感染性疾病，是急性胆管炎的严重表现形式。

【临床表现】

1. 患者多有胆道疾病或胆道手术史，出现腹痛、发热、黄疸等急性症状。但由于胆道梗阻部位有肝内与肝外之别，腹痛与黄疸的程度差别很大，而急性胆道感染的症状则为各类胆管炎所共有。

2. 由于严重胆道化脓性炎症、胆道高压、内毒素血症、脓毒败血症，患者表现为持续弛张热，黄疸日渐加重，患者肝功能受到损坏，神志改变、脉快而弱，有中毒症状。

3. 病情向严重阶段发展，形成微循环障碍，水、电解质及酸碱平衡失调，患者表现为感染性休克，血压下降，少尿，内环境稳态逐渐失去代偿，各主要器官发生功能障碍，肝、肾、心、肺、胃肠、凝血等相继或交替出现功能受损，构成严重的组合。如果病情进一步发展，胆道梗阻与胆道高压不解除，则危及患者生命。

【预警】

患者发生剑突下及右上腹部绞痛、寒战发热、黄疸查科三联征，或查科三联征基础上出现神志障碍、休克为雷诺五联征（Reynolds pentad）时病情危重，应积极处理。

【护理要点】

1. 严密观察患者生命体征　AOSC 可导致感染性休克，患者表现为血压下降和脉压缩小。AOSC 患者脉搏的改变是观察休克的主要指标及其诊断的指标。脉搏一般快而弱，大于 120 次 / 分。

AOSC 患者体温多大于正常，可大于 39℃。

2. 观察意识和四肢情况　当患者出现意识淡漠、嗜睡甚至昏迷或躁动、谵妄，且合并脉搏快而弱，脉搏 > 120 次 / 分，血压下降，四肢厥冷时多考虑为休克。

3. 观察尿量　尿量可反映全身循环状况及肾血流情况，尿量 < 25ml/h 提示休克的存在。需正确记录观察 24 小时液体出入量。

4. 心理护理　患者病情危重，在对疾病缺乏正确认识的前提下，易产生紧张、恐惧心理，医护人员应沉着应对，关心、安慰患者，做到耐心解释、认真解答、熟练操作，使患者及其家属感觉安全，解除患者的紧张及恐惧心理，以建立良好护患关系，从而有利于进一步治疗的配合。

5. 其他　患者急性期需禁食，待病情好转，生命体征稳定，胃肠道通畅，可给予少量温热、流质、易消化的食物，病情稳定后可指导患者定时定量进食低脂、高蛋白、易消化的食物，少量多餐，避免生冷、辛辣等刺激性食物，同时要禁烟、酒、浓茶和咖啡。

（陈　帆　赵豫鄂）

参 考 文 献

常红霞，康毅，卢宏霞，等，2012. 对原发性肝癌自发破裂出血的认识 . 中国药物与临床，12(1): 70-72.

崔立建，刘瑞霞，王艳，等，2014. 重症急性胰腺炎患者器官功能衰竭的临床特点与治疗 . 临床肝胆病杂志，30(8): 726-729.

葛均波，徐永健，2013. 内科学 . 8 版 . 北京：人民卫生出版社 .

降钙素原急诊临床应用专家共识组，2012. 降钙素原 (PCT) 急诊临床应用的专家共识 . 中华急诊医学杂志，21(9): 944-951.

李民，熊俊，2019.《原发性肝癌诊疗规范 (2017 年版)》解读 . 中国普通外科杂志，28(07): 785-789.

陆伦根，2004. 肝性脑病的发病机制 . 中华肝脏病杂志，12(5): 304.

杨维良，张东伟，马玉林，等，2005. 胰腺假性囊肿外科治疗术式的选择 . 胰腺病学，(2): 109-110.

尤黎明，吴瑛，2017. 内科护理学 . 6 版 . 北京：人民卫生出版社 .

张玉波，段维佳，贾继东，2010. 2010 年美国肝病学会自身免疫性肝炎诊治指南要点 . 肝脏，15(5): 367-368, 371.

中国医师协会急诊医师分会，2016. 急性循环衰竭中国急诊临床实践专家共识 . 中国急救医学，(1): 1-8.

中国医师协会内镜医师分会消化内镜专业委员会，2019. 急性非静脉曲张性上消化道出血诊治指南 (2018 年，杭州). 中华医学杂志，99(8): 571-578.

中华消化杂志编辑委员会，中华医学会消化病学分会肝胆疾病协作组，2019. 中国慢性胆囊炎、胆囊结石内科诊疗共识意见 (2018 年). 中华消化杂志，39(2): 73-79.

中华医学会风湿病学分会，2011. 自身免疫性肝病诊断和治疗指南 . 中华风湿病学杂志，15(8): 556-558.

中华医学会消化病学分会，中华医学会肝病学分会，2014. 中国肝性脑病诊治共识意见 (2013 年，重庆). 中国医学前沿杂志 (电子版)，6(2): 81-93.

Camacho P M, Petak S M, Binkley N, et al, 2016. American Association of Clinical Endocrinologists and American College of Endocrinology clinical practice guidelines for the diagnosis and treatment of postmenopausal osteoporosis-2016. Endocr Pract, 22(Suppl 4): 1-42.

Okamoto K, Suzuki K, Takada T, et al, 2018. Tokyo Guidelines 2018: flowchart for the management of acute cholecystitis. J Hepatobiliary Pancreat Sci, 25(1): 55-72.

Takada T, Strasberg S M, Solomkin J S, et al, 2013. TG13: updated Tokyo Guidelines for the management of acute cholangitis and cholecystitis. J Hepatobiliary Pancreat Sci, 20(1): 1-7.

第 **4** 章　泌尿系统疾病并发症预警及护理

第一节　急性肾小球肾炎

急性肾小球肾炎（acute glomerulonephritis，AGN）是一种起病急，临床以血尿、蛋白尿、水肿及高血压，和（或）伴有一过性肾功能不全等急性肾炎综合征为主要临床表现的一组疾病。

一、发病机制

本病主要是因感染诱发的免疫反应，通过循环免疫复合物沉积于肾小球致病，或通过种植于肾小球的抗原与循环中的特异性抗体相结合形成原位免疫复合物而致病；另外补体异常活化也参与了致病机制，引发肾小球内皮细胞增生，并可吸收中性粒细胞及单核细胞浸润，导致肾脏病变。

二、临床表现

本病起病急，病情轻重不一，典型者呈急性肾炎综合征表现，重症者可并发急性肾衰竭，通常以前驱感染后1～3周起病。

1. 症状

（1）肉眼血尿：常为首发症状，30% 左右的患者可表现为肉眼血尿，部分患者伴有不同程度蛋白尿，和（或）尿沉渣可见尿红细胞管型。

（2）水肿：80% 的患者可表现为不同程度水肿，严重者为全身性水肿伴皮肤体液渗出。

（3）高血压：80% 的患者可表现为轻度、中度高血压，其与水钠潴留相关。

2. 体征　前驱感染后出现乏力、肉眼血尿、泡沫尿、皮肤水肿，伴高血压患者可出现头晕、头痛。

三、常见并发症

急性肾小球肾炎常见并发症包括心力衰竭、急性肾衰竭。

（一）心力衰竭

【原因】

肾脏病变导致水钠排除受阻，血容量增加，静脉循环淤血引起呼吸困难、疲乏及食欲缺乏等临床综合征，可随疾病进展逐渐加重，入液量过多及感染等均可加重心力衰竭。

【临床表现】

患者主要表现为呼吸困难、烦躁等症状，严重者可发生急性肺水肿，随后可发生颈静脉怒张、进行性水肿加重等。

【预警】

1. 血浆 BNP > 400pg/ml、NT-proBNP > 2000pg/ml 时，结合临床表现警示可能发生心力衰竭。

2. 严密观察患者有无呼吸困难、少尿（每小时尿量＜ 0.5ml/kg）、夜尿增多、颈静脉怒张、心率加快（＞ 120 次 / 分）等症状。

【护理要点】

1. 休息与体位：可采取半卧位或端坐卧位，对夜间阵发性呼吸困难者及时进行观察处置。

2. 每天监测患者体重，准确记录液体出入量，限制钠盐摄入。补液量遵循"量出为入"原则，滴速以每分钟 20 ～ 30 滴为宜，避免输注大量氯化钠注射液。

3. 给予中、高流量鼻导管氧气吸入，纠正缺氧。严重低氧血症使用 BiPAP 呼吸机辅助通气。

4. 开放静脉通道，进行心电监护及血氧饱和度监测。

5. 遵医嘱及时予以激素及其他药物，观察治疗效果和不良反应，避免水钠潴留。

6. 保护患者皮肤，水肿及端坐体位易发生压疮，应通过经常改变体位、使用减压用具等措施预防。

7. 心力衰竭严重时行血液透析治疗者需做好透析管理。

（二）急性肾损伤

【原因】

急性肾小球肾炎的患者肾小球滤过率下降，水钠潴留致尿量减少，代谢产物排泄受阻，循环淤血，表现为急性肾损伤。

【临床表现】

肉眼或镜下血尿、少尿（每小时尿量＜ 0.5ml/kg）或无尿，胸闷、气促，血氧饱和度≤ 90%。

【预警】

1. 水潴留者可出现颈静脉怒张，心脏听诊闻及奔马律及肺部湿啰音等肺水肿症状。

2. 观察尿色，持续性肉眼血尿加重提示病情恶化。

3. 肌酐在 48 小时内绝对值升高≥ 26.4μmol/L 或较基础值升高≥ 50%。

4. 严密观察患者水肿情况，定时测量体重及记录尿量，及时发现少尿及水潴留加重。

【护理要点】

1. 卧床休息，保持室内通风，避免交叉感染。

2. 低盐饮食（钠摄入量≤ 3g/d），优质蛋白饮食，蛋白摄入量根据肾功能调节，肾功能异常时限制蛋白质摄入。

3. 观察尿液颜色、性状及量；观察胸闷、气促情况，及时纠正低氧血症。

4. 观察液体出入量，保持出入量平衡，量出为入。

5. 遵医嘱及时采取利尿、降压治疗，防止心脑血管并发症的发生。

6. 肾功能急剧下降需血液透析治疗者需做好透析管理。

（张春秀）

第二节　急进性肾小球肾炎

急进性肾小球肾炎（rapidly progressive glomerulonephritis，RPGN）是以急性肾炎综合征、肾功能急剧恶化为临床特征，多数患者早期出现少尿性急性肾衰竭，病理类型为新月体肾小球肾炎的一组疾病。

一、发病机制

原发性急进性肾小球肾炎根据免疫病理可分为三型，病因及发病机制分别如下。①Ⅰ型，即抗肾小球基底膜（glomerular basement membrane，GBM）型肾小球肾炎，由于抗GBM抗体与抗GBM抗原相结合激活补体而致病；②Ⅱ型，即免疫复合物型，因肾小球内循环免疫复合物沉积或原位免疫复合物形成，激活补体而致病；③Ⅲ型，为少免疫复合物型，肾小球内无或有微量免疫球蛋白沉积。50%～80%的Ⅲ型患者为原发性小血管炎肾损害，肾损伤可为首发，甚至是唯一受累器官或并存其他系统损害。

二、临床表现

本病起病急，大多数有前驱呼吸道感染，病情可急剧进展。典型者呈急性肾炎综合征表现，重症者可出现急性肾恶化，进一步可发展为尿毒症；部分患者可表现为肾病综合征，也可出现系统性血管炎表现。

1. 症状

（1）急性肾炎综合征：血尿、蛋白尿、水肿、高血压。

（2）少尿或无尿。

（3）部分患者可表现为中度贫血。

（4）血管炎表现：乏力、发热、咯血、关节疼痛。

2. 体征　前驱感染后出现乏力、肉眼血尿、泡沫尿、少尿或无尿；皮肤水肿，伴高血压患者出现头晕、头痛，部分患者可表现咯血及关节疼痛。

三、常见并发症

急进性肾小球肾炎常见并发症包括肺出血、急性肾衰竭。

（一）肺出血

【原因】

疾病免疫反应导致肾小球基底膜受损，产生肾小球基底膜抗体，导致肾小球滤过障碍及肺损伤，表再为轻重不等的肺出血或肺间质改变。

【临床表现】

患者表现为不同程度肉眼血尿、咯血、血氧饱和度≤90%。

【预警】

1. 观察尿色，持续性肉眼血尿加重提示病情恶化。

2. 免疫学检查抗GBM抗体阳性、抗中性粒细胞胞质抗体（antineutrophilic cytoplasmic antibody，ANCA）阳性、血液循环免疫复合物及冷球蛋白阳性和（或）血清补体C3降低。

3. 严密观察患者水肿情况，定时测量体重及记录尿量，及时发现水潴留。

4. 严密观察有无低氧血症、咳嗽、咯血情况。

【护理要点】

1. 卧床休息，保持室内通风，避免交叉感染。

2. 低钠饮食，钠摄入量≤3g/d，优质蛋白饮食，蛋白摄入量根据肾功能调节，肾功能异常时限制蛋白质摄入。

3. 观察尿液颜色、性状及量；观察胸闷、气促情况，及时纠正低氧血症。

4. 观察液体出入量，保持出入量平衡，量出为入。

5. 强化血浆置换疗法结合激素及免疫抑制剂治疗对伴有肺出血并发症者效果较好，应为首选。

6. 及时遵医嘱采取利尿、降压治疗，防止心脑血管并发症的发生。

7. 肾功能急剧下降需血液透析治疗者需做好透析管理。

（二）急性肾损伤

【原因】

疾病免疫反应导致肾小球基底膜受损，产生肾小球基底膜抗体，导致肾小球滤过障碍，出现急性肾损伤。

【临床表现】

患者临床表现为血尿、少尿（每小时尿量 < 0.5ml/kg）或无尿，胸闷、气促，血氧饱和度 ≤ 90%。

【预警】

1. 观察尿色，持续性肉眼血尿加重提示病情恶化。

2. 血压变化时，注意有无头痛、视物障碍等高血压脑病症状，警惕急性肾损伤导致心脑血管系统受累。

3. 肌酐在 48 小时内绝对值升高 ≥ 26.4μmol/L 或较基础值升高 ≥ 50% 提示急性肾损伤。

4. 严密观察患者水肿情况，定时测量体重及记录尿量，及时发现少尿及水潴留加重。

5. 水潴留者可出现颈静脉怒张，心脏听诊闻及肺部有湿啰音等循环负荷过重症状。

【护理要点】

1. 卧床休息，保持室内通风，避免交叉感染。

2. 低钠饮食，钠盐摄入量 ≤ 3g/d，优质蛋白饮食，蛋白摄入量根据肾功能调节，肾功能异常时限制蛋白质摄入。

3. 观察尿液颜色、性状及量；观察胸闷、气促情况，及时纠正低氧血症，严重不可纠正时建议进一步转至呼吸科治疗。

4. 观察液体出入量，保持出入量平衡，量出为入。

5. 观察血压及有无头痛、视物障碍等高血压脑病症状。

6. 及时遵医嘱采取利尿、降压治疗，防止心脑血管并发症的发生。

7. 肾功能急剧下降的患者可进行强化血浆置换疗法与床旁血液滤过，结合激素及免疫抑制剂治疗，需血液透析治疗者需做好透析管理。

（张春秀）

第三节　肾病综合征

肾病综合征（nephrotic syndrome，NS）是一组综合性临床症状，主要为大量蛋白尿，尿蛋白 > 3.5g/d，血浆白蛋白低于 30g/L，伴水肿及高脂血症。

一、发病机制

肾小球滤过膜的分子屏障及电荷屏障受损致使原尿中蛋白含量增多，当其增加量超过近曲小管的重吸收量时，形成大量蛋白尿；凡增加肾小球内压力及导致高灌注、高滤过的因素均可加重尿蛋白的排出，形成大量蛋白尿。

二、临床表现

肾病综合征以大量蛋白尿、低蛋白血症、水肿及高脂血症为特点。

三、常见并发症

多发部位感染为常见并发症，血栓及急性肾损伤为严重并发症。

（一）多发部位感染

【原因】

肾病综合征引起营养不良、免疫功能紊乱，糖皮质激素治疗造成免疫抑制，患者易发生感染。

【临床表现】

患者出现不同程度的急性胃肠炎、尿频、尿急、咳嗽、咳痰及皮肤感染。

【预警】

1. 严密观察有无发热及咳嗽等呼吸系统感染症状。

2. 患者出现腹痛、腹泻等警惕消化系统感染。

3. 观察有无尿路刺激征等泌尿系统感染症状。

4. 注意皮肤有无毛囊炎等。

【护理要点】

1. 卧床休息，保持室内通风，减少陪护及流动人员，避免交叉感染。

2. 进食易消化、低脂、优质蛋白饮食，蛋白摄入量为 1g/（kg·d），避免不洁饮食。

3. 每天温水清洁皮肤及会阴部，男性注意翻洗尿道口包皮，禁忌搔抓皮肤，保持皮肤完整。

4. 进行深呼吸锻炼加强呼吸道免疫力。

5. 明确合并感染者及时给予足量抗生素治疗。

（二）血栓

【原因】

低蛋白血症使有效血容量下降，血液浓缩及高脂血症导致血液黏稠度增加，同时尿蛋白丢失诱导肝脏代偿性合成蛋白增加，引起机体凝血、抗凝和纤溶系统失衡，血小板过度激活及利尿剂、激素治疗等进一步加重高凝状态而促使血栓形成。

【临床表现】

肾血管、肺血管、下肢静脉、肠系膜血管、下腔静脉、冠状血管及脑血管均可出现血栓栓塞，其相关组织器官呈现不同临床症状。

【预警】

1. 肾静脉血栓最为常见，肾血管 B 超检查可发现扩大的肾静脉内见到低密度的血栓，患肾周围静脉呈现蜘蛛网状侧支循环。

2. 肺栓塞最为严重，表现为不同程度的呼吸困难及低氧血症，严重不可纠正时建议转至呼吸科行进一步治疗。

3. 患者肢体肿胀，温觉、痛觉等感知功能下降，局部肿痛，警惕下肢静脉血栓。

4. 患者出现腹痛、腹胀或排便、排气障碍等肠梗阻症状提示肠系膜血栓可能。

5. 患者出现胸痛、意识障碍等症状警惕下腔静脉、冠状动脉血栓及脑血管栓塞。

6. 血浆白蛋白低于 20g/L 时提示存在高凝状态，为血栓高风险。

【护理要点】

1. 卧床休息，抬高下肢 15°～ 30°，每天温水泡浴 10 ～ 15 分钟，促进血液循环。

2. 进食易消化低脂、优质蛋白饮食，蛋白摄入量 1g/（kg·d），避免不洁饮食。

3. 每天测量体重及观察液体出入量，保持液体出入量平衡，量出为入。

4. 落实各项检查，及时发现血栓并预防严重并发症发生。

5. 观察有无腹痛、腹胀等症状，预防肠梗阻发生。

6. 低氧血症及呼吸困难时及时进行氧疗，严重不可纠正时建议进一步转至呼吸科治疗。

7. 下腔静脉血栓可酌情行介入治疗，置入滤网以避免血栓上行栓塞肺动脉。

8. 存在高凝状态者应及时行抗凝血治疗，观察有无出血等不良反应。

（三）急性肾损伤

【原因】

低蛋白血症使有效血容量下降，从而肾血流量减少，诱发肾前性氮质血症，部分患者肾间质水肿压迫肾小管及大量管型堵塞肾小管，使肾小球水肿缺氧、肾小管腔内高压，导致少尿、水钠及代谢产物潴留。

【临床表现】

临床表现为进行性少尿（每小时尿量＜ 0.5ml/kg）、无尿及高度水肿、高钾血症（血清钾≥ 5.5mmol/L）、恶心、呕吐等。

【预警】

1. 水肿加重、体重增加及尿量减少等水潴留症状加重。

2. 恶心、呕吐等氮质血症症状。

3. 持续性低血压加重提示循环灌注不佳，病情恶化。

4. 少尿、无尿者应用利尿剂治疗无效时提示病情恶化。

5. 肌酐在 48 小时内绝对值升高≥ 26.4μmol/L 或较基础值升高≥ 50% 提示急性肾损伤。

【护理要点】

1. 准确执行医嘱，及时给予利尿剂治疗，观察利尿效果。

2. 少尿、无尿者应用利尿剂治疗无效时酌情给予血液透析替代治疗。

3. 其他护理要点见血栓并发症护理要点。

（张春秀）

第四节　IgA 肾病

IgA 肾病（IgA nephropathy，IgAN）是原发性肾小球疾病的一种，以肾小球源性血尿为特点，肾小球系膜区 IgA 沉积为病理表现，是我国最常见的肾小球疾病，占原发性肾小球疾病的 20%～ 50%，也是终末期肾病的重要病因之一。

一、发病机制

IgA 肾病患者血清中的 IgA$_1$ 较正常人显著增高，肾小球系膜区沉积的 IgA 免疫复合物（IgAIC）或多聚 IgA 为 IgA$_1$，类似于血清中 IgA；此外 IgA 肾病患者血清中的 IgA$_1$ 的铰链区域存在糖基化缺陷，不易被肝脏清除，导致 IgA$_1$ 与肾小球系膜细胞膜上 IgA$_1$ Fc 受体结合力增强，诱导系膜细胞分泌炎性因子、活化补体，导致 IgA 病理改变及临床表现。

二、临床表现

患者发病前常有感染病史，常为上呼吸道感染，一般镜下血尿较为常见，急性发作时呈肉眼血尿和（或）伴有蛋白尿。

三、常见并发症

IgA 肾病常见并发症包括血压增高和急性肾损伤，本章节重点介绍后者。

【原因】

部分患者为新月体肾炎或伴毛细血管袢坏死，以及红细胞管型阻塞肾小管导致肾小球排泄功能受阻。

【临床表现】

本病临床表现见肾病综合征并发症急性肾损伤临床表现。

【预警】

1. 少尿、无尿者应用利尿剂治疗无效时提示病情恶化。

2. 肾活检显示弥漫性新月体形成，或伴肾小球毛细血管袢坏死，或肾小管腔内有大量红细胞管型。

3. 肌酐在 48 小时内绝对值升高 $\geq 26.4\mu mol/L$ 或较基础值升高 $\geq 50\%$。

4. 严密观察患者水肿情况，定时测量体重及记录尿量，及时发现少尿及水潴留加重。

5. 观察有无恶心、呕吐等氮质血症症状。

6. 观察血压，持续性低血压加重提示病情恶化。

【护理要点】

1. 卧床休息，保持环境清洁，防止交叉感染。

2. 进食易消化、高热量、低脂、优质蛋白食物，根据肾功能分期摄入蛋白质总量。

3. 每天测量体重及观察液体出入量，保持液体出入量平衡，量出为入。

4. 准确执行医嘱，及时给予糖皮质激素治疗，酌情予以利尿剂治疗，观察药物效果。

5. 少尿、无尿者应用利尿剂治疗无效时酌情给予血液透析替代治疗。

（张春秀）

第五节　狼疮性肾炎

狼疮性肾炎（lupus nephritis）是系统性红斑狼疮（systemic lupus erythematosus，SLE）累及肾所引起的一种免疫复合物性肾炎，肾衰竭是 SLE 患者死亡的常见原因。

一、发病机制

免疫复合物形成与沉积是引起 SLE 肾损害的主要机制，通过激活补体，引起炎性细胞浸润、凝血因子活化及炎症介质释放，导致肾损伤。

二、临床表现

临床表现可为无症状性蛋白尿和（或）血尿，或表现有高血压、肾病综合征、急进性肾炎综合征等，病情进展后终末期发展为尿毒症。

1.症状

(1) 蛋白尿:是狼疮性肾炎的最常见临床表现,轻重不一。

(2) 血尿:以镜下血尿多见,持续肉眼血尿或大量镜下血尿主要见于肾小球出现毛细血管袢坏死、有较多新月体形成的患者。

(3) 管型尿:部分患者可出现,主要为颗粒管型。红细胞管型常见于严重增生狼疮性肾炎。

(4) 高血压:根据病变程度不一,可出现高血压,尤其是合并肾血管病变时可发生恶性高血压。

2.体征　肉眼血尿、水肿及指端小血管炎。

三、常见并发症

狼疮性肾炎并发症常见感染及皮肤黏膜出血,严重者出现恶性高血压及狼疮性脑病,终末期发展为尿毒症;此处仅介绍恶性高血压。

【原因】

肾内血管病变,肾性水肿导致水钠潴留,增加心排血量,通过全身调节,外周血管阻力和血压升高,启动压力 - 利尿钠机制再将潴留的水、钠排泄出去;也能通过排钠激素分泌释放增加,如内源性类洋地黄物质释放增加,在排泄水、钠同时外周血管阻力增高而使血压增高。

【临床表现】

患者存在血压持续性增高,舒张压 ≥ 130mmHg,头痛、视物模糊及眼底出血、渗出等靶器官损害表现。

【预警】

1.严密观察患者水肿情况,定时测量体重及记录尿量,及时发现少尿及水潴留加重。

2.观察有无血压变化,尤其是舒张压 ≥ 130mmHg 时警惕恶性高血压发生,及时予以降压处理。

3.观察有无头痛、视物模糊及眼底出血、渗出等恶性高血压表现。

4.少尿、无尿者应用利尿剂治疗无效时提示病情恶化。

【护理要点】

1.卧床休息,保持环境安静,避免不良环境及精神刺激。

2.低盐低脂饮食,依据肾功能分期摄入适量优质蛋白。

3.控制液体出入量,遵循量出为入原则,防止水钠潴留加剧。

4.严密观察血压变化,尤其是舒张压改变,及时进行降压处理。

5.观察头痛、视物模糊及眼底出血、渗出等恶性高血压表现,及时处理。

6.遵医嘱酌情按时使用降压、利尿药物,减少水钠潴留。

(张春秀)

第六节　急性间质性肾炎

急性间质性肾炎 (acute interstitial nephritis,AIN) 也称急性肾小管 - 间质性肾炎,是以肾间质炎性细胞浸润及肾小管变性为主要病理表现的一组急性肾病。

一、发病机制

急性间质性肾炎多数与药物相关，药物（半抗原）与机体组织蛋白结合（载体），诱发机体超敏反应，导致肾小管 - 间质炎症；少数头孢菌素类药物可抑制肾小管上皮细胞内线粒体功能，造成细胞"呼吸窘迫"。

二、临床表现

皮疹、发热等全身性超敏反应为本病主要表现，关节痛、淋巴结肿大及少尿（每小时尿量 < 0.5ml/kg）可见。

三、常见并发症

急性间质性肾炎的常见并发症为少尿或非少尿性急性肾损伤。

【原因】

肾小管 - 间质炎症及肾小管上皮细胞"呼吸窘迫"导致急性肾损伤。

【临床表现】

临床表现为血尿、蛋白尿、低渗性尿，尿渗透压低于 200mOsm/（kg·H_2O）。

【预警】

1. 使用药物后患者出现皮疹、发热及外周血嗜酸性粒细胞增多提示存在发病风险。

2. 低渗性尿、少尿（每小时尿量 < 0.5ml/kg）及尿常规提示无菌性白细胞尿、血尿及蛋白尿。

3. 肾功能异常，出现肾小管酸中毒、Fanconi 综合征等。

【护理要点】

1. 停止使用致敏性药物，并告知避免以后使用该类药品。

2. 保持皮肤清洁，避免搔抓破损，给予外用涂剂改善瘙痒症状。

3. 饮食清淡。避免摄入易致敏性食物，适量摄入高热量食物。

4. 遵医嘱给予糖皮质激素及免疫抑制剂治疗。

5. 肾功能严重损伤，合并高钾血症及心力衰竭、肺水肿时可行血液净化治疗，做好透析相关护理。

（张春秀）

第七节　尿路感染

尿路感染（urinary tract infection，UTI）又称泌尿系统感染，是指病原体在尿路异常繁殖所致的感染性疾病。其多见于育龄期女性、老年人、免疫力低下及尿路畸形者，通常伴随有菌尿和脓尿，细菌是最多见的病原体。真菌、支原体、衣原体、病毒等也可引起感染。

一、发病机制

根据感染途径尿路感染可分为上行感染、血行感染、直接感染及淋巴道感染。细菌进入尿路后能否引起感染与细菌致病力及机体防御功能有很大关系。促使尿路感染容易发生的因素：①尿路梗阻；②膀胱输尿管反流；③免疫缺陷；④神经源性膀胱；⑤妊娠；⑥性活动；⑦医源性因素；⑧泌尿系统结构异常；⑨其他因素。

二、临床表现

尿路感染的临床表现较为复杂，可表现为急、慢性肾盂肾炎，急、慢性膀胱炎，无症状性细菌尿，也可引起严重并发症，少数反复发作或迁延不愈，甚至发展为肾衰竭。不同类型尿路感染的临床表现也不同。

1. 急性膀胱炎　绝大多数尿路感染表现为急性膀胱炎，常见于年轻健康女性。主要表现为尿频、尿急、尿痛等排尿不适及下腹部疼痛，部分患者可出现排尿困难。尿液常浑浊，伴异味，约 30% 的患者可出现血尿。一般无全身感染症状，少数患者出现腰痛、发热，但体温一般不高于 38℃。如患者有突出的全身感染表现，体温＞ 38℃，应考虑上尿路感染，致病菌多为大肠埃希菌，约占 75% 以上。

2. 尿道炎　多见于女性，表现为发作性尿痛、脓尿，一般起病缓慢，临床表现与膀胱炎不易区分。

3. 急性肾盂肾炎　育龄期女性较多见。起病较急，临床表现与感染程度有关。常伴发热、寒战，体温多在 38℃ 以上，甚至可达 40℃，尿频、尿急、尿痛、排尿困难等；也可伴恶心、呕吐、头痛、全身酸痛等。

4. 慢性肾盂肾炎　临床表现复杂，全身及泌尿系统局部表现均可不典型。

5. 无症状性细菌尿　指患者有真性细菌尿，而无尿路感染的症状。

6. 前列腺炎　属成年男性常见病，包括致病菌明确的急性或慢性感染，更常见者为有前列腺感染的症状和体征，但未检测出明确致病菌的病例。

三、常见并发症

尿路感染若治疗及时，并发症很少；但伴有糖尿病和（或）存在复杂因素的尿路感染，特别是急性肾盂肾炎患者，未及时治疗或治疗不当时，可出现肾乳头坏死、肾周围脓肿、革兰氏阴性杆菌败血症、尿路结石与梗阻。

（一）肾乳头坏死

【原因】

肾乳头坏死指肾乳头及其邻近肾髓质发生缺血性坏死，常发生于伴有糖尿病或尿路梗阻的肾盂肾炎患者，为尿路感染严重并发症。

【临床表现】

临床表现为寒战、高热、剧烈腰痛、腹痛、膀胱刺激征和血尿等，可同时伴发革兰氏阴性杆菌败血症和（或）急性肾损伤。

【预警】

1. 肾绞痛、坏死组织脱落从尿中排出提示肾乳头坏死可能。

2. 静脉肾盂造影见肾乳头区有特征性"环形征"，警惕肾乳头坏死。

【护理要点】

1. 严密观察患者尿液颜色、性状及量，及时给予对症处理。

2. 嘱患者适当多饮水，进食清淡饮食。

3. 必要时鼓励患者卧床休息，安抚患者。

4. 正确评估患者腰痛及腹痛的情况，必要时遵医嘱给予镇痛治疗。

5. 密切监测生命体征变化，高热时及时处理，执行抗感染治疗。

6. 抗感染治疗前及时采集正确尿培养标本。

7. 输尿管阻塞需通过输尿管膀胱镜或置入输尿管支架解除梗阻。

（二）肾周围脓肿

【原因】

肾周围脓肿为严重肾盂肾炎直接扩展而致，常存在糖尿病、尿路结石等易感因素。致病菌常为革兰氏阴性杆菌，尤其是大肠埃希菌。

【临床表现】

临床表现为发热、腰痛、膀胱刺激征，常出现明显的单侧腰痛，且在向健侧弯腰时疼痛加剧。

【预警】

1. 腰部胀痛，且在向单侧弯腰时疼痛加剧提示肾周围脓肿可能。

2. B超、X线腹部平片及CT检查提示肾周脓肿。

3. 持续高热、疼痛加剧提示病情加重，有破裂危险。

【护理要点】

1. 严密观察病情变化，及时给予对症护理，避免患侧挤压而发生脓肿破裂。

2. 动态评估患者腰痛程度变化，以便及早缓解患者疼痛。

3. 遵医嘱给予抗感染治疗，观察用药效果及反应。

4. 密切监测生命体征变化，高热时及时处理。

5. 鼓励适当多饮水，清淡饮食，卧床休息，安抚患者。

6. 切开引流，保持导管引流通畅，预防继发性感染。

（三）革兰氏阴性杆菌败血症

【原因】

革兰氏阴性杆菌败血症多见于复杂性尿路感染患者，尤其是接受膀胱镜检查或长期留置导尿管后。

【临床表现】

尿路感染是革兰氏阴性杆菌败血症的主要原因之一，大肠埃希菌较多见，约占50%。病情凶险，死亡率可高达50%。

【预警】

1. 突起寒战、高热及低血压休克，提示革兰氏阴性杆菌败血症发生的可能性极大。

2. 中段尿定量培养的细菌数 $\geqslant 10^5/ml$，也可见肉眼脓性尿液。

3. 感染源为革兰氏阴性杆菌。

【护理要点】

1. 密切动态监测生命体征变化，如出现休克则尽快给予抗休克护理。

2. 注意观察体温变化，高热患者及时给予降温护理。

3. 寒战、休克时注意保暖。

4. 遵医嘱积极抗感染治疗，观察用药效果及反应。

5. 鼓励患者适当多饮水，清淡饮食，卧床休息，安抚患者。

（四）尿路结石与梗阻

【原因】

与尿路结石相关的感染，大肠埃希菌较少见，变形杆菌、假单胞菌较常见，此类细菌可产生尿素酶，分解尿素，使尿液碱性化，尿中磷酸盐易析出结晶，形成结石。

【临床表现】

尿路结石即感染性结石，多为鹿角形结石，常为双侧性，结石的小裂隙内可藏致病菌，易致抗感染治疗失败。

【预警】

1. 排尿不畅，排尿伴疼痛，肉眼血尿提示感染合并尿路梗阻。

2. B 超显示肾盂积液、存在尿液反流，提示尿路梗阻。

3. 中段尿定量培养细菌数 ≥ 10^5/ml 提示尿路感染。

【护理要点】

1. 监测尿液性状的变化。

2. 遵医嘱给予抗菌药物，注意药物用法、剂量、疗程和注意事项。

3. 给予低脂、易消化食物，无水肿时多饮水。

4. 避免憋尿，定时排尿，保持会阴部清洁，预防感染。

（张春秀）

第八节　急性肾损伤

急性肾损伤（acute kidney injury, AKI）是对既往急性肾衰竭概念扩展和向疾病早期的延伸，是指由多种病因引起短时间（数小时至数天）内肾功能突然下降而出现的临床综合征，包括血液、尿液、组织学、影像学及肾损伤标志物检查异常。其既可发生于原来无肾脏疾病患者，也可发生于原有慢性肾脏病基础上。肾小球滤过率下降的同时伴有氮质血症如肌酐和尿素氮等潴留，水、电解质和酸碱平衡紊乱及全身各系统并发症。

一、发病机制

AKI 病因众多，根据发生的解剖部位 AKI 可分为肾前性、肾性和肾后性三大类。肾前性 AKI 指各种原因引起肾实质血流灌注减少，导致肾小球滤过减少和降低。常见病因包括各种原因的液体丢失和出血引起有效动脉血容量减少；肾内血流动力学改变（包括肾前小动脉收缩或肾后小动脉扩张），导致肾血流灌注减少，约占 AKI 的 55%。肾性 AKI 伴肾实质损伤，最常见的是肾缺血和肾毒性药物或毒素导致的急性肾小管坏死，其他还包括急性间质性肾炎、肾小球疾病和血管疾病等，约占 AKI 的 40%。肾后性 AKI 特征是急性尿路梗阻，梗阻可发生于从肾盂到尿道的尿路中任何部位，约占 AKI 的 5%。

二、临床表现

AKI 的临床表现差异很大，与病因和所处的 AKI 分期不同有关。明显的症状常出现于病程后期肾功能严重减退时，常见症状包括乏力、食欲缺乏、恶心、呕吐、瘙痒、尿量减少或尿色加深，容量过多导致急性左心衰竭时可出现气急、呼吸困难。体检可见外周水肿、肺部湿啰音、颈静脉怒张等。AKI 的首次诊断常常是基于实验室检查异常，特别是血清肌酐的绝对或相对升高，而不是基于临床表现与体征。

三、常见并发症

AKI 常见并发症包括心力衰竭、高血钾、代谢性酸中毒、感染。

（一）心力衰竭

【原因】

肾受损后排泄减少，容量负荷过重导致心力衰竭。

【临床表现】

临床表现为胸闷、心悸、气短、气促。

【预警】

1. 血浆 BNP > 400pg/ml、NT-proBNP > 2000pg/ml 时，结合临床表现警示可能发生心力衰竭。

2. 严密观察患者有无呼吸困难、少尿（每小时尿量 < 0.5ml/kg）、夜尿增多、颈静脉怒张、心率加快（> 120次/分）等容量负荷过重症状。

【护理要点】

1. 监测患者体重，准确记录患者液体出入量，限制钠盐摄入；补液量遵循"量出为入"原则，滴速以每分钟 20 ～ 30 滴为宜，避免输注大量氯化钠注射液。

2. 遵医嘱正确执行扩血管、利尿及强心治疗，注意观察药物疗效及不良反应。

3. 监测生命体征变化，血压升高时及时调整。

4. 心力衰竭严重时行血液透析治疗者需做好透析管理。

（二）高血钾

【原因】

高血钾是肾功能损害后，肾小球滤过率明显降低，钾排除减少所致。

【临床表现】

心血管系统和神经肌肉系统症状的严重性取决于血钾升高的程度和速度，以及有无其他血浆电解质和水代谢紊乱合并存在。

【预警】

1. 当血钾超过 5.5mmol/L，心电图表现 T 波高尖、QRS 波群宽大畸形变化时，提示发生了高钾，应予以降钾处理。

2. 口服保钾利尿剂及血管紧张素转化酶抑制剂（ACEI）降压药时警惕高钾。

3. 持续溶血与出血时警惕高钾。

4. 持续少尿、无尿时警惕高钾。

【护理要点】

1. 密切监测血钾浓度变化。

2. 遵医嘱给予降钾处理，停用保钾利尿剂。

3. 宣教进食低钾食物，减少钾摄入。

4. 宣教高血钾危害，引起患者及其家属的重视。

（三）代谢性酸中毒

【原因】

成人每天蛋白代谢将产生 1mmol/kg H^+，肾功能受损时肾小管、泌 NH_4^+ 功能低下，每天尿中酸总排泄量仅 30 ～ 40mmol；每天有 20 ～ 40mmol H^+ 不能排出体外而在体内潴留。

【临床表现】

临床表现为呼吸加快加深，严重酸中毒可伴随心律失常。

【预警】

1. 血清 HCO_3^- 浓度低于 15mmol/L，血液 pH < 7.15 时，警惕代谢性酸中毒。

2. 患者出现呼吸加快加深，或出现心律失常时警惕代谢性酸中毒。

【护理要点】

1. 严密监测生命体征，及时给予生命支持。

2. 协助患者卧床休息，安抚患者。

3. 宣教进食清淡的营养丰富食物。

4. 及时静脉补充 5% 碳酸氢钠注射液。

（四）感染

【原因】

肾功能受损患者常合并淋巴组织萎缩和淋巴细胞减少，并且由于酸中毒、高血糖、营养不良及血浆和组织高渗透压，导致白细胞功能障碍。

【临床表现】

临床表现为呼吸系统、泌尿系统及皮肤等部位各种感染症状。

【预警】

1. 咳嗽、咳痰、发热提示呼吸道感染。

2. 尿路刺激征提示泌尿系统感染。

3. 血常规显示中性粒细胞增高 ≥ 70% 时需提高警惕。

【护理要点】

1. 尽早做好细菌培养和药物敏感试验，以便于正确用药。

2. 监测生命体征，观察体温变化。

3. 协助患者适当活动，增强免疫力。

4. 进食清淡营养丰富食物，卧床休息。

（张春秀）

第九节 慢性肾衰竭

慢性肾衰竭（chronic renal failure，CRF），简称慢性肾衰，指各种原发性或继发性慢性肾病进行性进展引起肾小球滤过率（glomerular filtration rate，GFR）下降和肾功能损害，出现以代谢产物潴留，水、电解质和酸碱平衡紊乱和全身各系统症状为重要表现的临床综合征。根据 GFR 值将 CKD 分为 5 期。1 期为 GFR 正常或升高（≥ 90ml/min）；2 期为 GFR 轻度降低（60 ～ 89ml/min）；3 期为 GFR 中度降低（30 ～ 59ml/min）；4 期为 GFR 重度降低（15 ～ 29ml/min）；5 期为终末期肾病（ESRD），GFR 重度降低（< 15ml/min）。CKD 囊括了疾病的整个过程，其中部分 CKD 在疾病进展过程中 GFR 可逐渐下降，进展至 CRF。CRF 代表 CKD 中 GFR 下降至失代偿期的那一部分群体，主要为 CKD 4 ～ 5 期。

一、病因

慢性肾衰竭常见病因有原发性和继发性肾小球肾炎、糖尿病肾病、高血压肾动脉硬化、肾小管间质病变、肾血管病变、遗传性肾病等。慢性肾衰竭通常进展缓慢，但在某些诱因下短期内病情可急剧加重，诱因包括高血糖、高血压、蛋白尿（包括微量白蛋白尿）、低蛋白血症、吸烟等。此外，贫血、高脂血症、高同型半胱氨酸血症、高龄、营养不良、尿毒症毒素蓄积等，在慢性肾衰竭病程进展中也起一定作用。有效血容量不足或肾脏局部血供急剧减少致残余肾单位处于低灌注、低滤过状态，是导致肾功能急剧恶化的主要原因之一；肾毒性药物特别是非甾体抗炎药、氨基糖苷类抗生素、造影剂等的不当使用，也是导致肾功能恶化的常见原因。

二、发病机制

慢性肾衰竭进展的机制尚未完全阐明，目前认为进展的机制可能与某些因素有关：肾单位高滤过、肾单位高代谢、组织上皮细胞表型转化的作用、细胞因子和生长因子的作用，另外与肾小球硬化、肾小管萎缩、肾间质纤维化有密切关系。

尿毒症症状及体内各器官系统损害的主要原因如下：肾排泄和代谢功能下降，导致水、电解质和酸碱平衡失调，如水钠潴留、高血压、代谢性酸中毒等；尿毒症毒素的毒性作用；肾脏的内分泌功能障碍，如红细胞生成素分泌减少可引起肾性贫血、骨化三醇产生不足可致肾性骨病。另外，持续炎症状态、营养素的缺乏也可引起或加重尿毒症的症状。

三、临床表现

在 CKD 和 CRF 的不同阶段临床表现各异。CKD 1～3 期患者可以无任何症状，或仅有乏力、腰酸、夜尿增多等轻度症状。随着疾病进展，患者可表现为多系统器官的损害，严重者甚至有生命危险。

1. 水、电解质和酸碱平衡代谢紊乱　以代谢性酸中毒和水钠平衡紊乱最为常见，还可出现高钾血症或低钾血症、低钙血症、高磷血症等。

2. 蛋白质、糖类、脂类和维生素代谢紊乱　CRF 患者可有蛋白质代谢产物蓄积（氮质血症）、糖耐量降低和低血糖，也可出现高脂血症、维生素代谢紊乱等。

3. 各系统器官表现

（1）心血管系统：心血管病变是 CKD 患者的常见并发症和最主要死因。

1）高血压和左心室肥厚：大多数患者存在不同程度的高血压，高血压可引起动脉硬化、左心室肥厚和心力衰竭。

2）心力衰竭：是尿毒症患者最常见死亡原因，由水钠潴留、高血压、尿毒症性心肌病等所致。

3）尿毒症性心肌病：可能与代谢废物潴留及贫血等因素有关。

4）心包病变：心包积液在 CRF 患者中常见，其原因多与尿毒症毒素蓄积、低蛋白血症、心力衰竭等有关，少数情况下也可能与感染、出血等因素有关。

5）血管钙化和动脉粥样硬化：血液透析患者的病变程度较透析前患者为重。除冠状动脉外，脑动脉和全身周围动脉也可发生动脉粥样硬化和钙化。

（2）呼吸系统：可出现气短、气促，严重酸中毒可致呼吸深长。心功能不全可引起肺水肿或胸腔积液。由尿毒症毒素诱发的肺泡毛细血管渗透性增加、肺充血可引起尿毒症肺水肿，此时肺部 X 线检查可出现"蝴蝶翼"征。

（3）消化系统：主要表现有食欲缺乏、恶心、呕吐、腹胀、腹泻等，晚期患者口腔有尿味。上消化道出血也较常见。

（4）血液系统：主要为肾性贫血和出血倾向。多数患者均有轻、中度贫血，主要是肾组织分泌红细胞生成素减少所致，故称为肾性贫血；同时伴有缺铁、营养不良、出血等，可加重贫血程度。晚期 CRF 患者有出血倾向，有轻度出血倾向者可出现皮下或黏膜出血点、瘀斑，重者则可发生胃肠道出血、脑出血等。

(5) 神经肌肉系统：早期可有疲乏、失眠、注意力不集中，其后会出现性格改变、抑郁、记忆力减退、判断力降低。尿毒症时患者常有反应淡漠、谵妄、惊厥、幻觉、昏迷、精神异常等表现，称为尿毒症脑病。周围神经病变也很常见，以感觉神经障碍为主，最常见的是肢端袜套样分布的感觉丧失，也可有肢体烧灼感或疼痛感、深反射迟钝或消失，并可有神经肌肉兴奋性增加（如肌肉震颤、痉挛、下肢不宁综合征）及肌萎缩、肌无力等。初次透析患者可发生透析失衡综合征，出现恶心、呕吐、头痛，重者可出现惊厥。

(6) 内分泌系统：除肾脏本身内分泌功能紊乱外还有糖代谢紊乱、下丘脑 - 垂体内分泌功能紊乱、甲状腺功能紊乱，大多数患者有继发性甲状旁腺功能亢进；其他如性腺功能减退也很常见。

(7) 骨骼病变：CRF 出现的骨矿化和代谢异常称为肾性骨营养不良，包括高转化性骨病、低转化性骨病（包括骨软化症和骨再生不良）和混合性骨病，以高转化性骨病最多见。患者出现骨痛、行走不便和自发性骨折相当少见（少于 10%）。但骨活检约 90% 可发现异常。

(8) 皮肤变化：皮肤瘙痒是尿毒症患者较为常见症状，常有皮肤干燥脱屑。部分患者还可见皮肤色素沉着。

四、常见并发症

CRF 常见并发症包括心力衰竭、电解质紊乱及酸中毒、感染、贫血。

(一) 心力衰竭

【原因】

随着肾功能的不断恶化，心力衰竭患病率明显增加，至尿毒症期可达 65% ~ 70%。其原因多与水钠潴留、高血压及尿毒症心肌病变有关。

【临床表现】

患者可有呼吸困难、胸闷、心悸、不能平卧、咳嗽、咳粉红色泡沫痰、烦躁等症状，重者可发生急性肺水肿，听诊满肺湿啰音。

【预警】

1. 透析患者透析不充分，发生上述症状，提示发生心力衰竭可能性大。

2. 患者全身水肿明显，检查显示胸腹腔积液时，警惕心力衰竭的发生。

3. 严密观察患者有无呼吸困难、胸闷、心悸、咳嗽、咳痰（粉红色泡沫样痰）、咯血、呼吸加快（频率达 30 ~ 40 次 / 分）、心率加快（> 120 次 / 分）等症状。

4. 为防止患者水钠潴留，需适当限制钠摄入量，一般限制在 2 ~ 3g/d，也可以根据需要应用袢利尿剂（如呋塞米等）。对高血压患者需及时、有效地控制血压，一般非透析患者控制在 130/80mmHg 以下，透析患者不超过 140/90mmHg。ACEI、血管紧张素受体阻滞剂（ARB）、钙通道阻滞剂（CCB）、袢利尿剂、β 受体阻滞剂、血管扩张剂等均可应用，以 ACEI、ARB、CCB 应用较为广泛。

【护理要点】

1. 休息与体位：半卧位或端坐卧位，双腿下垂。

2. 给予高流量氧气吸入，纠正缺氧。效果不佳时，可使用 BiPAP 呼吸机辅助通气。

3. 建立静脉通路，给予心电监护。

4. 控制输液速度和总量：补液量遵循量出为入原则，滴速以每分钟 20 ~ 30 滴为宜，避免输注大量氯化钠注射液。

5. 遵医嘱行透析治疗患者需做好透析护理。

6. 遵医嘱用药，观察治疗效果和不良反应。

7. 准确记录患者液体出入量，限制水及钠盐摄入。

8. 观察水肿情况，保持皮肤清洁干燥，避免局部长期受压。

（二）电解质紊乱及酸中毒

【原因】

肾排泄和代谢功能下降，导致水、电解质和酸碱平衡失调，最常见的为水钠潴留。GFR 降至 20～25ml/min 或更低时肾脏排钾能力下降，患者易出现高钾血症，钾摄入过多、酸中毒、感染、创伤、溶血、出血、输血等情况发生时，患者更易出现高钾血症。钙缺乏主要与钙摄入不足、活性维生素 D 缺乏、高磷血症、代谢性酸中毒等因素有关，钙明显缺乏时可出现低钙血症。血磷浓度由肠道对磷的吸收及肾的排泄来调节。当肾小球滤过率下降、尿磷排出减少时，血磷浓度逐渐升高引起高磷血症。部分轻中度 CRF（GFR ＞ 25ml/min 或血肌酐 ＜ 350μmol/L）由于肾小管分泌氢离子障碍或肾小管碳酸氢根离子的重吸收能力下降，可引起阴离子间隙正常的高氯血症性代谢性酸中毒，即肾小管性酸中毒。当 GFR 降低 ＜ 25ml/min 或血肌肝 ＞ 350μmol/L 时，代谢产物如磷酸、硫酸等酸性物质因肾排泄障碍而潴留，可发生高氯血症性（或正氯血症性）高阴离子间隙性代谢性酸中毒，即尿毒症性酸中毒。

【临床表现】

1. 水钠潴留　可表现为不同程度的皮下水肿和（或）体腔积液，在临床相当常见，还可出现血压升高、左心衰竭和脑水肿等。

2. 高钾血症　可表现为乏力、感觉异常、恶心、腹泻、心电图改变（T 波高尖、P-R 间期延长、QRS 波群宽大畸形等）。

3. 低钙高磷　可表现为口唇麻木、肌肉痉挛、抽搐、心电图改变（Q-T 间期延长、ST 段延长），可引起继发性甲状旁腺功能亢进和肾性骨营养不良。

4. 代谢性酸中毒　多数患者能耐受轻度慢性酸中毒，但酸中毒程度加重时则有较明显症状，如食欲缺乏、呕吐、虚弱无力、呼吸深长等。

【预警】

1. 患者体重增加、水肿加重、血压异常升高时警惕水钠潴留发生。

2. 患者出现肌无力、感觉异常、恶心、腹泻、心电图改变（T 波高尖、P-R 间期延长、QRS 波群宽大畸形等）或输入大量库存血进食大量含钾食物后有上述症状，警惕高钾血症的发生。透析患者未规律透析时也应警惕高钾血症的发生。

3. 如出现口唇麻木、肌肉痉挛、抽搐、心电图改变（Q-T 间期延长、ST 段延长）等，则发生低钙血症可能性大。

4. 密切监测血电解质变化，发现异常及时通知医师处理。

【护理要点】

1. 水钠潴留：限制水、钠摄入，准确记录液体出入量，遵医嘱使用利尿剂。

2. 高钾血症：密切观察患者有无高钾血症的表现，注意心电图改变。CKD 3 期以上的患者应适当限制钾摄入。如确诊高钾血症，遵医嘱应用降钾药物或行透析治疗，密切观察患者尿量及血钾变化。

3. 低钙高磷：对于明显低钙血症患者可遵医嘱口服骨化三醇，治疗过程中需要监测血钙、血磷、PTH 浓度。GFR < 30ml/min 时，除限制磷摄入外，还可遵医嘱应用磷结合剂口服，如碳酸钙、醋酸钙、碳酸镧等，餐中服用效果最好。定期监测电解质变化。

4. 代谢性酸中毒：遵医嘱口服或静脉输入碳酸氢钠，但对于有明显心力衰竭的患者，要防止输入量过多、输入速度过快，以免心脏负荷加重。同时注意观察患者呼吸变化，监测血气分析。进食低蛋白饮食，保持皮肤、口腔清洁。

5. 遵医嘱用药，观察用药效果及不良反应。

6. 透析患者做好透析护理。

（三）感染

【原因】

CRF 患者因机体免疫功能低下、白细胞功能异常等易并发严重感染。免疫功能低下可能与尿毒症毒素、酸中毒、营养不良有关。

【临床表现】

1. 全身表现　寒战、发热、乏力、食欲缺乏。

2. 呼吸系统　鼻塞、流涕、头痛、咽痛、咳嗽、咳脓性痰、肺部湿啰音。

3. 泌尿系统　尿频、尿急、尿痛、腰痛，尿常规显示白细胞增高，尿培养阳性。

4. 皮肤黏膜　局部红肿热痛，破溃伴脓性分泌物，口腔溃疡。

5. 透析相关感染　血液透析患者出现寒战发热，透析导管置管处或动静脉内瘘处局部红肿、有分泌物。腹膜透析患者可出现发热、腹痛、腹水浑浊等。

【预警】

1. 密切观察患者生命体征尤其体温变化，体温升高时注意机体有无其他感染征象。

2. 注意血常规变化，注意有无白细胞计数升高。

3. 若患者出现咽痛、咳嗽、咳痰等症状，则应及时向医师反映，遵医嘱给予抗感染对症处理。宣教劳逸结合，注意保暖，避免去人多场所，预防呼吸道感染。

4. 患者出现尿路刺激征时注意观察尿液性状，正确留取尿常规及培养标本。宣教饮食宜清淡，避免进食辛辣刺激食物，保持尿路清洁。

5. 保持皮肤、口腔清洁，注意观察有无皮肤、口腔溃疡征象。

6. 行血液透析患者，护士应做好透析导管维护及动静脉内瘘护理，严格执行无菌操作，告知患者保持局部清洁干燥，警惕血液透析导管或动静脉内瘘感染发生可能。

7. 行腹膜透析患者，护士或患者在执行相关操作时应严格遵循无菌原则，并指导患者保持大便通畅，注意有无透析相关性腹膜炎征象。

【护理要点】

1. 休息　高热时卧床休息，体温正常后可适当活动，增强机体抵抗力。

2. 饮食　给予高热量、高维生素、优质蛋白、清淡易消化饮食。

3. 病情观察　监测患者有无体温升高。注意有无寒战、乏力、食欲缺乏、咳嗽、咳痰、尿路刺激征及皮肤黏膜感染等表现。透析患者观察有无透析相关感染征象。

4. 正确留取相关标本　正确及时留取血常规、尿常规、血培养、尿培养、痰培养标本。

5. 药物护理　观察抗感染药物效果及不良反应，避免使用肾毒性药物，预防二重感染。

6. 预防感染　有条件的患者安置单人房间，病房定期通风及消毒。各项操作严格执行无菌技术原则。加强皮肤口腔护理，指导有效咳嗽、咳痰。做好宣教工作，指导患者避免受凉，尽量不去人多场所，预防交叉感染。

（四）贫血

【原因】

贫血主要由肾组织分泌红细胞生成素（erythropoietin，EPO）减少所致，故称为肾性贫血；同时伴有缺铁、营养不良、出血等因素，可加重贫血程度。

【临床表现】

患者临床表现为头晕、头痛、面色口唇苍白、乏力、疲劳、心悸、气促、呼吸困难、心动过速、食欲缺乏、恶心呕吐、眼花及耳鸣等，以及精神行为异常如烦躁、易怒，注意力不集中、对外界反应力差等。中重度贫血患者的血红蛋白低于 90g/L。

【预警】

1. 血红蛋白＜100g/L，血清铁、总铁结合力等指标发生变化。

2. 患者出现面色口唇明显苍白、乏力、烦躁、反应迟钝甚至晕厥，警惕重度贫血发生。

3. 患者未按医嘱服用治疗贫血药物或未按医嘱皮下注射红细胞生成素时，血红蛋白低于 60g/L 应警惕贫血发生。

4. 患者并发消化道或其他组织出血时易发生贫血。

5. 合并血液系统疾病或恶性肿瘤时，注意有无贫血表现。

【护理要点】

1. 休息：重度贫血患者应卧床休息，避免活动后症状加重。轻中度贫血可适当活动，但应避免劳累和受凉，应有家属陪同，预防跌倒。

2. 吸氧：伴心悸、气促、呼吸困难时应给予吸氧。

3. 饮食：指导患者进食高蛋白、高维生素、易消化食物，可适当进食含铁丰富食物，如瘦肉、猪肝、豆类、新鲜蔬菜、木耳等。

4. 病情观察：观察贫血体征如面色、睑结膜、口唇、甲床苍白程度，观察贫血症状如乏力、疲倦等，注意有无头晕眼花、耳鸣、困倦等中枢缺氧症状；注意有无心悸、气促、呼吸困难、心动过速、心前区疼痛症状及食欲缺乏、腹胀、恶心等消化系统症状。

5. 输血护理：执行安全输血制度，避免输入大量库存血，给重度贫血者输血时速度宜缓慢，以免诱发心力衰竭。

6. 保持皮肤、口腔、肛周清洁。

7. 观察药物疗效和不良反应。

8. 密切观察血常规结果。

（胡向荣　张春秀）

第十节　肾动脉狭窄

肾动脉狭窄（renal artery stenosis）为肾血管疾病的一种，是指肾动脉发生的狭窄性病变。

一、发病机制

肾动脉狭窄常由动脉粥样硬化及纤维肌发育不良引起，也可由大动脉炎导致；动脉硬化是最常见的病因，约占该病例病因的 80%。

二、临床表现

本病常有肾外系统表现,可出现脑卒中、冠心病及外周动脉硬化,大动脉炎患者可呈现无脉病。

三、常见并发症

肾动脉狭窄常见并发症有肾性高血压,严重者可出现恶性高血压、缺血性肾病。

(一)肾性高血压

【原因】

由于肾缺血刺激肾素分泌,体内肾素 - 醛固酮系统(renin-aldosterone system,RAAS)活化,外周血管收缩,形成水钠潴留,从而引起肾性高血压。

【临床表现】

血压正常者(尤其是女性)出现高血压后即迅速进展;原有高血压的中老年患者血压短期内迅速恶化。舒张压增高明显,重症患者呈恶性高血压(舒张压超过 130mmHg),眼底改变,Keith-Wagener 眼底分级法呈Ⅲ或Ⅳ级;部分患者还可表现为低钾血症。

【预警】

1.对于血压进行性增高患者,应严密监测血压变化。

2.超声及肾动脉造影等影像学检查可发现肾动脉主干及肾内血流异常。

【护理要点】

1.活动与休息:血压出现进行性增高时应及时安静休息,重症恶性高血压患者应卧床。

2.动态监测血压变化,及时处置高血压状态,首选药物治疗。

3.高血压难以控制者,及时做好经皮肾动脉腔内成形术(percutaneous transluminal renal angioplasty,PTRA)治疗配合。

4.严格低盐饮食,保持出入液量平衡,预防水钠潴留。

(二)缺血性肾病

【原因】

动脉粥样硬化及大动脉炎导致肾血管狭窄,肾供血不足,进一步导致肾小球硬化、肾小管萎缩及肾间质纤维化。

【临床表现】

肾功能缓慢进行性减退,出现夜尿增多、蛋白尿、肾萎缩;腹部或腰部闻及高调、粗糙的收缩期或双期血管杂音。

【预警】

1.对于血压进行性增高患者,应严密监测血压变化,警惕高血压导致肾组织缺血。

2.超声及肾动脉造影等影像学检查可发现肾动脉主干及肾内血流异常,单侧或双侧肾萎缩。

3.肾功能缓慢进行性减退,常以肾小管功能受损在前,出现夜尿增多、低比重尿、蛋白尿等。

【护理要点】

1.活动与休息　应及时安静休息,避免剧烈活动,重症恶性高血压患者应卧床。

2.动态监测血压变化,及时处置高血压状态,首选药物治疗。

3.高血压难以控制者,及时做好 PTRA 治疗配合。

4.严格采取低盐优质低蛋白饮食,保持出入液量平衡,预防水钠潴留。

(张春秀)

参 考 文 献

卞书森，张福港，李晓东，2006. 血液透析膜的生物相容性研究进展. 中国血液净化，5(4): 205.

陈显峰，汤展宏，2010. 无肝素连续性肾脏替代治疗重症患者的血凝因素研究. 内科，5(2): 176-177.

陈香美，2010. 血液净化标准操作规程. 北京：人民军医出版社：72-106.

葛均波，徐永健，2013. 内科学. 8 版. 北京：人民卫生出版社.

何长民，张训，2005. 肾脏替代治疗学. 2 版. 上海：上海科技教育出版社：90-91.

吉红燕，2016. 动静脉内瘘感染的原因分析及护理对策. 实用临床医药杂志，20(8): 139-140.

阚蓉英，张学军，郑建华，等，2009. 高危出血患者无肝素抗凝连续性肾替代治疗的护理. 护理学杂志，24(9): 46-47.

李松梅，孙媛媛，沈燕，等，2010. 无肝素连续肾脏替代治疗定时预冲对滤器寿命的影响. 护理学杂志，25(21): 29-30.

梁秀娟，许腊梅，李林玉，等，2011. 股静脉临时双腔导管血液透析中血流量不足的原因分析及护理对策. 广东医学院学报，29(4): 466-467.

刘华，伍丽珍，彭保，2002. 脂肪乳引起透析器膜孔堵塞 1 例报告. 透析与人工器官，13(1): 42-43.

刘晓辉，单岩，时秋英，2013. 血液透析患者动静脉内瘘穿刺疼痛的研究现状. 中华护理杂志，48(11): 1045-1047.

罗桂萍，2009. 透析相关性心包炎患者行无肝素血液透析的临床分析与护理体会. 中国血液净化，8(3): 171-172.

梅长林，余学清，2015. 内科学 (肾脏内科分册). 北京：人民卫生出版社.

美国 NKF-K/DOQI 工作组，2003. 慢性肾脏病及透析的临床实践指南. 王海燕，王梅，译. 北京：人民卫生出版社：469.

孟秀云，姜立萍，杨敏，等，2005. 尿激酶不同给药方法对隧道导管纤维蛋白鞘的影响. 中华护理杂志，40(10): 782-783.

倪小英，2012. 动静脉内瘘术后患者肿胀手综合征观察护理. 医学信息，25(8): 291-292.

潘海卿，汤秋芳，2010. 连续性血液净化治疗中体外循环凝血原因分析及护理. 护士进修杂志，25(12): 1122-1123.

邱晓华，邱海波，2010. CRRT 在危重患者中的应用. 现代实用医学，22(3): 243-245.

唐万欣，付平，2009. 连续性肾脏替代治疗抗凝技术. 中国实用内科杂志，29(3): 287-289.

汪晖，徐蓉，2013. 临床护理指南. 2 版. 北京：科学出版社.

王好，崔俊，2013. CRRT 患者血管通路血流量不足的原因分析及护理对策. 中国血液净化，12(3): 170-173.

王会接，2014. 动静脉内瘘术围术期护理. 国际护理学杂志，33(9): 2383-2385.

王瑛，乔艳红，常靖，等，2004. 高脂血症患者血液流变学指标检测. 中国血液流变学杂志，14(3): 370-371.

王云燕，刘晓莉，刘均敏，2006. 血液透析器出现凝血的原因分析和护理对策. 解放军护理杂志，23(5): 48-49.

奚易云，李军，2013. 血液透析患者肿胀手综合征研究进展. 中国中西医结合肾病杂志，14(4): 369-371.

向晶，曾鹏，马志芳，2012. 2 种无肝素操作方法在连续性肾脏替代治疗中的比较. 中国血液净化，11(8): 455-456.

徐钢，2013. 肾脏病诊疗指南. 3 版. 北京：科学出版社.

薛志强，曾石养，2010. 尿激酶 24 小时停留封管溶栓治疗对颈内静脉留置双腔透析导管内血栓形成的疗效

研究 . 中国血液净化 , 9(5): 265-268.

尤黎民 , 吴瑛 , 2017. 内科护理学 . 6 版 . 北京 : 人民卫生出版社 .

张仲华 , 李春 , 童辉 , 等 , 2012. 高危出血倾向病人改良式无肝素抗凝连续性血液净化治疗的护理 . 护理研究 , 26(30): 2822-2824.

张仲华 , 严贺 , 童辉 , 等 , 2012. 改良式无肝素抗凝在高危出血倾向患者连续性血液滤过中的应用 . 护理学杂志 , 27(5): 37-40.

赵红莲 , 2014. 动静脉内瘘常见并发症原因分析及护理对策 . 现代医药卫生 , (21): 3319-3320.

Daugirdas J T, Blake P G, Ing T S, 2008. Handbook of Dialysis. 4th ed. Philadelphia: Lippincott Williams & Wilkins: 215-217.

Ethier J, Mendelssohn D C, Elder S J, et al, 2008. Vascular access use and outcomes: an in ternational perspective from the dialysis outcomes and practice patterns study. Nephrol Dial Transplant, 23(10): 3219-3226.

Frank R D, Müller U, Lanzmich R, et al, 2006. Anticoagulant-free genius haemodialysis using low molecular weight heparin-coated circuits. Nephrol Dial Transplant, 21(4): 1013-1018.

Hertig A, Rondeau E, 2004. Role of the coagulation/fibrinolysis system in fibrin-associated glomerular injury. J Am Soc Nephrol, 15(4): 844-853.

Kim Y G, 2003. Anticoagulation during haemodialysis in patients at high-risk of bleeding. Nephrology(Carlton), 8Suppl: S23-27.

Lavaud S, Canivet E, Wuillai A, et al, 2003. Optimal anticoagulation strategy in haemodialysis with heparin-coated polyacrylonitrile membrane. Nephrol Dial Transplant, 18(10): 2097-2104.

Levey A S, Atkins R, Coresh J, et al, 2007. Chronic kidney disease as a global public health problem: approaches and initiatives - a position statement from Kidney Disease Improving Global Outcomes. Kidney lnt, 72(3): 247-259.

Mulvihill J, Cazenave J P, Mazzucotelli J P, et al, 1992. Minimodule dialyser for quatitative ex vivo evaluation of membrane haemocompatibility in humans: comparison of acrylonitrile copolymer, cuprophan and polysulphone hollow fibres. Biomaterials, 13(8): 527.

Reddy A S, Lang E V, Cutts J, et al, 2007. Fibrin sheath removal from central venous catheters: an internal snare manoeuvre. Nephrol Dial Transplant, 22(6): 1762-1765.

Ronco C, Cruz D, Bellomo R, 2007. Continuous renal replacement in critical illness. Contrib Nephrol, 156(2): 309-319.

Savader S J, Ehrman K O, Porter D J, et al, 2001. Treatment of hemodialysis catheter-associated fibrin sheaths by rt-PA infusion: critical analysis of 124 procedures. J Vasc Interv Radiol, 12(6): 711-715.

Stasko J, Galajda P, Ivanková J, et al, 2007. Soluble P-selection during a single hemodialysis session in patients with chronic renal failure and erythropoietin treatment. Clin Appl Thromb Hemost, 13(4): 410-415.

Svoboda P, Barton R P, Barbarash O L, et al, 2004. Recombinant urokinase is safe and effective in restoring patency to occluded central venous access devices: a multiple-center, international trial. Crit Care Med, 32(10): 1990-1996.

第 5 章　血液系统疾病并发症预警及护理

第一节　贫血性疾病

一、缺铁性贫血

缺铁性贫血（iron deficiency anemia，IDA）是体内储存铁缺乏，影响血红蛋白合成所引起的贫血，是体内铁摄入不足、吸收量减少、需要量增加和丢失过多所致。其特点是骨髓、肝、脾等缺乏可染色铁，血清铁浓度、运铁蛋白饱和度和血清铁蛋白降低，总铁结合力增加，呈典型的小细胞低色素性贫血，在生育期女性和婴幼儿中发生率最高。正常情况下，铁的吸收和代谢维持动态平衡。体内铁呈封闭式的循环，人体一般不会缺铁，只有在需要量增加、铁的摄入不足及慢性失血等情况下才会导致缺铁。

（一）发病机制

铁是构成血红蛋白必需的原料，铁缺乏时，血红素形成不足，血红蛋白合成减少，必然引起小细胞低色素性贫血；缺铁可影响肌红蛋白的合成，可使某些酶（细胞色素 C、过氧化酶、单胺氧化酶、腺苷脱氨酶等）的活性降低，这些酶与生物氧化、组织呼吸、神经递质的合成和分解有关。铁缺乏时，酶活性下降，从而导致一系列非血液学改变。

（二）临床表现

缺铁性贫血的临床表现由贫血相关症状、组织缺铁的表现及发生缺铁的基础疾病的临床表现组成。

1. *贫血相关症状*　头晕、头痛、面色苍白、乏力、易倦、心悸、活动后气促、食欲缺乏、恶心呕吐、眼花及耳鸣等。

2. *组织缺铁的表现*　包括精神行为异常，如烦躁、易怒，注意力不集中、对外界反应力差，体力、耐力下降；儿童生长发育迟缓、智力低下；上皮组织改变，如口腔炎、舌炎、舌乳头萎缩、口角皲裂，胃黏膜呈浅表性炎症，也可呈重度萎缩，胃酸减少，皮肤干燥，指甲缺乏光泽、脆薄易裂，甚至变平呈勺状，可有萎缩性鼻炎，少数可出现吞咽困难（Plummer-Vinson综合征）。

3. *基础疾病的临床表现*　如消化性溃疡、肿瘤或痔疮导致的黑便、血便或腹部不适，肠道寄生虫感染导致腹痛或大便性状改变，女性月经过多，肿瘤性疾病的消瘦。

（三）常见并发症

缺铁性贫血常见并发症为贫血性心脏病。

各种原因引起血红蛋白＜ 70g/L 的慢性贫血，导致心排血量增加、心脏增大或心功能不全，称为贫血性心脏病。

【原因】

贫血性心脏病主要由于贫血导致血氧供应不足。

1. 慢性严重贫血时心肌长期缺氧出现退行变性，使心脏贮备功能减退。

2. 严重贫血使血液载氧能力明显下降，对机体各系统供氧不足，因而心排血量增加，心脏负荷加重。心排血量增加虽然与血液黏稠度下降、血流加速和心脏收缩力增强有关，但主要是心率和每搏量的增加。每搏量的增加又与周围小动脉扩张、周围循环阻力下降密切相关，所以周围循环阻力降低，是高心排血量的主要因素。由于心排血量增加，体循环收缩压保持正常，所以左心室、右心室做功均明显增加，左心室、右心室扩大和肥厚。持续的心排血量增加必然导致心功能不全。

【临床表现】

临床症状的轻重取决于贫血的严重程度、发生速度、持续时间、心血管储备能力等因素。除一般贫血症状外，患者常有心悸、疲倦、气短、劳累后呼吸困难等症状，偶可发生心绞痛。体检可有窦性心动过速、心脏扩大、心尖搏动增强、心尖区可闻及 2～3 级收缩期吹风样杂音、水冲脉等。

当血红蛋白低于 40g/L 时，患者可出现阵发性呼吸困难、端坐呼吸、肺水肿征象，心脏明显扩大，奔马律，二尖瓣、三尖瓣收缩期杂音及心尖区舒张期杂音。

【预警】

1. 长期慢性贫血患者血红蛋白接近或低于 70g/L，警惕贫血性心脏病的发生。对于贫血患者应做好血常规监测，做好休息及饮食指导。

2. 影像学检查证明心脏扩大；心电图呈缺血性 ST-T 改变或梗死样改变；诱发或加重心绞痛发作；有心功能不全或充血性心力衰竭表现。注意观察有无心悸气促、心前区疼痛症状，警惕贫血性心脏病的发生，及早发现，及早救治。

【护理要点】

1. 休息　重度贫血应卧床休息；中度贫血应限制活动，增加卧床休息时间，活动量以不增加症状为度；轻度贫血适当休息，活动量以不感到疲劳为原则。

2. 吸氧　中度贫血伴心悸、气促时应给予吸氧。

3. 饮食　给予高蛋白、高维生素、易消化食物，如瘦肉、猪肝、豆类、新鲜蔬菜、海带、紫菜、木耳等，注意色香味烹调，促进食欲。

4. 病情观察　观察贫血症状如早期乏力、疲倦；面色、睑结膜、口唇、甲床苍白程度，注意有无头晕眼花、耳鸣、困倦等中枢缺氧症状；注意有无心悸、气促、心前区疼痛症状及食欲缺乏、腹胀、恶心等消化系统症状。

5. 输血护理　做好查对工作，严密观察输血反应，给重度贫血者输血时速度宜缓慢，以免诱发心力衰竭。

6. 感染预防　因组织缺血缺氧，患者抵抗力降低，应保持皮肤、口腔、肛周清洁。

7. 用药护理　观察药物疗效和不良反应。

8. 观察检查结果　关注血常规复查结果等。

二、巨幼细胞贫血

巨幼细胞贫血，是脱氧核糖核酸（DNA）合成障碍所引起的一种贫血，主要是体内缺乏维生素 B_{12} 和（或）叶酸所致，也可因遗传性或药物等获得性 DNA 合成障碍引起。本症特点是呈大细胞性贫血，骨髓内出现巨幼红细胞系列，并且细胞形态的巨型改变也见于粒细胞、巨核细胞系列，甚至某些增殖性体细胞，该巨幼红细胞易在骨髓内破坏，出现无效性红细胞生成。

（一）发病机制

巨幼细胞贫血的发病机制主要是细胞内 DNA 合成障碍。叶酸缺乏时，细胞内脱氧尿嘧啶核苷（dUMP）转为脱氧胸腺嘧啶核苷（dTMP）的生化反应受阻，参加正常 DNA 合成的脱氧胸苷三磷酸（dTTP）被脱氧尿嘧啶核苷三磷酸（dUTP）代替，机体为了修复这些异常的 DNA 企图合成新的 DNA，但由于体内缺乏叶酸，仍由 dUTP 代替 dTTP 进入新的 DNA。如此反复造成 DNA 复制的起点多，促使染色体断裂，细胞染色质出现疏松、断裂等改变，细胞核的发育停滞，而胞质仍在继续发育成熟，细胞呈现核浆发育不平衡、细胞体积较正常为大的巨幼型改变，称为巨幼细胞。骨髓内粒系及巨核系细胞也有类似的 DNA 合成障碍和成熟障碍。维生素 B_{12} 缺乏在发病机制中的作用：1964 年 V.Herbert 等提出的"甲基四氢叶酸陷阱学说"认为在维生素 B_{12} 缺乏时，同型（高）半胱氨酸转变为甲硫氨酸的过程受到阻碍，甲基四氢叶酸不能形成四氢叶酸，亚甲基四氢叶酸的形成也减少，间接地影响了 DNA 的合成，故维生素 B_{12} 缺乏间接地阻碍了 DNA 的合成，最终引起巨幼细胞贫血。

（二）临床表现

1. **贫血** 起病隐匿，特别是维生素 B_{12} 缺乏者常需数月。临床上一般表现为中度至重度贫血，除贫血的症状如乏力、头晕、活动后气短心悸外，严重贫血者可有轻度黄疸，可同时有白细胞计数和血小板减少，患者偶有感染及出血倾向。

2. **胃肠道症状** 表现为反复发作的舌炎，舌面光滑、乳突及味觉消失、食欲缺乏。腹胀、腹泻及便秘偶见。

3. **神经系统症状** 维生素 B_{12} 缺乏特别是恶性贫血的患者常有神经系统症状，主要是脊髓后索、侧索和周围神经受损所致。其表现为乏力、手足对称性麻木、感觉障碍、下肢步态不稳、行走困难。小儿及老年人常表现脑神经受损的精神异常、无欲、抑郁、嗜睡或精神错乱。部分巨幼细胞贫血患者的神经系统症状可发生于贫血之前。

（三）常见并发症

巨幼细胞贫血常见并发症为贫血性心脏病。

各种原因引起血红蛋白（HB）< 70g/L 的慢性贫血，导致心排血量增加、心脏增大或心功能不全，称为贫血性心脏病。

【原因】

原因见第六章"缺铁性贫血"常见并发症的相关内容。

【临床表现】

临床表现见第六章"缺铁性贫血"常见并发症中的临床表现。

【预警】

预警见第六章"缺铁性贫血"常见并发症中的预警。

【护理要点】

护理要点见第六章"缺铁性贫血"常见并发症中的护理要点。

三、再生障碍性贫血

再生障碍性贫血（aplastic anemia，AA），简称再障，是一组由多种病因所致的骨髓造血功能衰竭性综合征，以骨髓造血细胞增生降低和外周血全血细胞减少为特征，临床以贫血、出血和感染为主要表现，发病可能与化学药物、放射线、病毒感染及遗传因素有关。再生障碍性贫血主要见于青壮年，其发病高峰期有 2 个，即 15 ～ 25 岁的年龄组和 60 岁以上的老年组，男性发病率略高于女性。根据骨髓衰竭的严重程度和临床病程进展情况其分为重型和非重型再生障碍性贫血及急性和慢性再生障碍性贫血。

（一）发病机制

近年来认为再生障碍性贫血的主要发病机制如下：①免疫异常；② T 细胞功能异常亢进；③细胞毒性 T 细胞直接杀伤和淋巴因子介导的造血干细胞过度凋亡引起的骨髓衰竭是主要发病机制。造血微环境与造血干 / 祖细胞量的改变是异常免疫损伤的结果。

（二）临床表现

1. 重型再生障碍性贫血（severe aplastic anemia，SAA）　起病急，进展快，病情重；少数可由非重型再生障碍性贫血进展而来。

（1）贫血：苍白、乏力、头晕、心悸和气短等症状进行性加重。

（2）感染：多数患者有发热，体温在 39℃ 以上，个别患者自发病到死亡均处于难以控制的高热之中，以呼吸道感染最为常见，其次有消化道、泌尿生殖道及皮肤、黏膜感染等。

（3）出血：皮肤可有出血点或大片瘀斑，口腔黏膜有血疱，有鼻出血、牙龈出血、眼结膜出血等。深部脏器出血时可见呕血、咯血、便血、血尿、阴道出血、眼底出血和颅内出血，后者常危及患者的生命。

2. 非重型再生障碍性贫血（non-severe aplastic anemia，NSAA）　起病和进展较缓慢，贫血、感染和出血的程度较重型轻，也较易控制，久治无效者可发生颅内出血。

（三）常见并发症

再生障碍性贫血常见并发症包括颅内出血、感染性休克。

Ⅰ . 颅内出血

【原因】

再生障碍性贫血患者由于免疫异常、T 细胞功能亢进，患者血小板减少，存在出血的风险，严重者出现颅内出血。

【临床表现】

1. 头痛　是脑出血的首发症状，常常位于出血一侧的头部；有颅内压力增高时，疼痛可以发展至整个头部。

2. 头晕　常与头痛伴发，特别是在小脑和脑干出血时。

3. 呕吐　约 50% 的脑出血患者发生呕吐，可能与脑出血时颅内压增高、眩晕发作、脑膜受到血液刺激有关。

4. 意识障碍　嗜睡或昏迷，程度与脑出血的部位、出血量和速度有关。大多脑较深部位短时间内大量出血的患者会出现意识障碍。

5. 语言运动障碍　言语障碍主要表现为失语和言语含糊不清；运动障碍以偏瘫较为多见，病灶部位多在基底节区。

6. 眼部症状　瞳孔不等大常发生于颅内压增高的脑疝患者；还可以有偏盲和眼球活动障碍，如脑出血患者在急性期常常两眼凝视大脑的出血侧。病灶部位常位于基底节及脑干。

7. 癫痫发作　出血的部位与癫痫发作关系密切，其中以脑叶皮质病变多见，以颞叶、顶叶皮质部位的出血更为多见；而丘脑、小脑部位的出血较少引起癫痫发作。脑出血的出血量与癫痫发作的发生率无直接关系。

【预警】

1. 出现皮肤瘀点、瘀斑等出血表现的患者，一旦病情加重，累及脑部组织，严重者会出现颅内出血。

2. 发病快，在几分钟或几小时内出现肢体功能障碍及颅内压增高症状者，警惕发生颅内出血。查体有神经系统定位体征。脑 CT 扫描检查可见脑内血肿呈高密度区域，对直径 > 1.5cm 的血肿均可精确显示，可确定出血的部位，血肿大小，是否破入脑室，有无脑水肿和脑疝形成，确诊以脑 CT 扫描见到出血病灶为准，CT 对脑出血几乎 100% 诊断。

3. 患者在体力活动或情绪激动时突然出现头痛、呕吐，意识障碍等，警惕发生颅内出血。

4. 再生障碍性贫血患者血小板 $< 20 \times 10^9/L$，伴或不伴凝血功能障碍者，应卧床休息 2～4 周，保持安静，避免情绪激动和血压升高。

5. 应严密观察体温、脉搏、呼吸、血压、血小板和凝血功能等，注意瞳孔变化和意识改变，积极采取有效的抢救措施。

【护理要点】

1. *一般护理*　一般应卧床休息 2～4 周，保持安静，避免情绪激动和血压升高。严密观察体温、脉搏、呼吸、血压、血小板和凝血功能等，注意瞳孔变化和意识改变。

2. *保持呼吸道通畅*　清理呼吸道分泌物或吸入物。必要时及时行气管内插管或气管切开术；有意识障碍、消化道出血者禁食 24～48 小时，必要时应排空胃内容物。

3. *维持水电解质平衡和保持营养*　每天入液量按前一天的尿量加 500ml 计算，如有高热、多汗、呕吐，维持中心静脉压在 5～12cmH$_2$O 水平。防止水电解质紊乱，以免加重脑水肿。每天补钠、补钾及补充糖类、热量，必要时给予脂肪乳剂注射液（脂肪乳）、人血白蛋白、氨基酸或能量合剂等。

4. *控制出血*　可用酚磺乙胺、氨基己酸（泌尿生殖系统出血患者禁用）。女性子宫出血可肌内注射丙酸睾酮。输浓缩血小板对血小板减少引起的严重出血有效。当血小板输注无效时，可输注人类白细胞抗原（human leukocyte antigen，HLA）配型相配的血小板。肝疾病患者如有凝血因子缺乏则应予以纠正。

5. *调节血糖*　血糖过高或过低者，应及时纠正，维持血糖水平在 6～9mmol/L。

6. *明显头痛、过度烦躁不安者*　可酌情适当给予镇静、镇痛药；便秘者可选用缓泻剂。

7. *降低颅内压*　脑出血后脑水肿约在 48 小时达到高峰，维持 3～5 天后逐渐消退，可持续 2～3 周或更长时间。脑水肿可使颅内压增高，并致脑疝形成。积极控制脑水肿、降低颅内压是脑出血急性期治疗的重要环节。

8. *病情危重致颅内压过高而出现脑疝者*　采取内科保守治疗效果不佳时，应及时进行外科手术治疗。

9. *康复治疗*　脑出血后，患者的生命体征平稳、病情不再进展，宜尽早进行康复治疗。早期分阶段综合康复治疗恢复患者的神经功能。

Ⅱ. 感染性休克

感染性休克（septic shock）是指由感染引起的全身炎症反应，伴有器官功能障碍、组织灌注不良或低血压；在给予足量液体复苏后仍无法纠正持续性低血压、低灌流状态或器官功能障碍的危重综合征。

【原因】

感染性休克的常见致病菌为革兰氏阴性菌，再生障碍性贫血患者全血细胞减少，患者免疫功能低下，易导致革兰氏阴性杆菌感染，引起感染性休克。

【临床表现】

除少数高排低阻型休克（暖休克）病例外，多数患者有交感神经兴奋症状，神志尚清，但表现为烦躁、焦虑、神情紧张，面色和皮肤苍白，口唇和甲床轻度发绀，肢端湿冷，可有恶心、呕吐，尿量减少，心率增快，呼吸深而快，血压尚正常或偏低、脉压小，眼底和甲微循环检查可见动脉痉挛。随着休克发展，患者出现烦躁或意识不清，呼吸浅速，心音低钝，脉搏细速，按压稍重即消失，表浅静脉萎陷，血压下降，皮肤湿冷、发绀，尿量更少甚或无尿。休克晚期可出现 DIC 和重要器官功能衰竭等，常有顽固性低血压和广泛出血 [皮肤、黏膜和（或）内脏、腔道出血]。多脏器功能衰竭的主要症状：①急性肾衰竭；②急性心功能不全；③急性肺功能衰竭（如 ARDS）；④脑功能障碍；⑤胃肠道功能紊乱；⑥肝衰竭引起昏迷、黄疸等。

【预警】

1. 中性粒细胞 < 0.5×10^9/L，落实保护性隔离。

2. 体温在 37.5℃以上，或者出现咳嗽、咳痰等感染征兆者，注意观察体温变化并及时处理。

3. 收缩压降低至 80mmHg（10.6kPa）以下，原有高血压者，血压较基础水平降低 20% ～ 30%，脉压小，警惕休克的发生。严密监测血压情况，出现异常及时通知医师。

【护理要点】

1. 备齐各种急救药品及物品，配合医师进行抢救。迅速建立至少 2 条以上静脉通路，以备抢救用药。

2. 保护性隔离患者，让患者卧床休息，协助患者取平卧位或中凹卧位，避免不必要的搬动。

3. 保证供氧，正确给予氧疗，观察患者呼吸、血氧饱和度变化，并观察氧疗效果。

4. 保持呼吸道通畅，必要时建立人工气道行机械通气，进行气管内吸痰，观察痰液的颜色、量、性状。

5. 严密监测血流动力学变化，如心率、血压、尿量、中心静脉压、血氧饱和度、乳酸水平、血气分析结果、末梢血管充盈时间等，出现异常及时通知医师。

6. 必要时留置尿管，严格记录每小时尿量及性状。

7. 监测患者意识状态、瞳孔的变化，发现异常及时通知医师。

8. 注意观察患者皮肤湿冷情况，必要时加盖棉被。

9. 做好各项基础护理，预防压疮、坠积性肺炎、尿路感染等并发症的发生。

10. 特殊用药的护理，如血管活性药物，注意观察药物效果。

11. 必要时给予心理护理，减轻其恐惧或焦虑程度。

四、溶血性贫血

溶血（hemolysis）是红细胞遭到破坏，寿命缩短的过程。溶血超过骨髓的代偿能力而引起的贫血即为溶血性贫血（hemolytic anemia，HA）。骨髓具有正常造血 6 ～ 8 倍的代偿能力，溶血发生而骨髓能够代偿时，可无贫血，称为溶血性疾病。

（一）发病机制

1. 血管外溶血：红细胞在单核－吞噬细胞系统内（主要是脾内）被破坏而发生的溶血。

2. 血管内溶血：红细胞在血液循环中于血管内被破坏，血红蛋白释出后即形成血红蛋白症。

3. 机体造血器官或组织造血功能代偿性增强。

（二）临床表现

急性溶血性贫血表现为短期内血管内大量溶血。患者起病急骤，临床表现为严重的腰背及四肢酸痛，伴头痛、呕吐、寒战，随后出现高热、面色苍白和血红蛋白尿、黄疸。严重者出现周围循环衰竭和急性肾衰竭。慢性溶血性贫血临床表现有贫血、黄疸、脾大。长期高胆红素血症可并发胆石症和肝功能损害。慢性重度溶血性贫血时，长骨部分的黄髓可以变为红髓。儿童时期骨髓都是红髓，严重溶血时骨髓腔可扩大，X 线片显示骨皮质变薄、骨骼变形。髓外造血可致肝大、脾大。

（三）常见并发症

溶血性贫血的常见并发症包括周围循环衰竭、急性肾功能障碍、静脉血栓形成。

I.周围循环衰竭

【原因】

当患者出现严重的溶血性输血反应、药物或毒物诱发的溶血、红细胞酶缺乏所致的溶血、阵发性睡眠性血红蛋白尿症（paroxysmal nocturnal hemoglobinuria，PNH）、冷凝集素诱发的溶血、微血管病性溶血性贫血、烧伤导致的溶血时，心脏的排血只能保障重要器官大血管的血液循环供血，不能使血液进入末梢循环系统，无法保障全身组织器官的正常生理功能，导致周围循环衰竭。

【临床表现】

患者表现为四肢厥冷，脉搏细速或摸不到，出冷汗，心跳加快，血压下降。

【预警】

1. 收缩压降低至 80mmHg（10.6kPa）以下，原有高血压者，血压较基础水平降低20%～30%，脉压小提示周围循环衰竭可能。

2. 严重的溶血性输血反应、药物或毒物诱发的溶血、红细胞酶缺乏所致的溶血、PNH、冷凝集素诱发的溶血、微血管病性溶血性贫血、烧伤导致的溶血等患者发生周围循环衰竭的可能性大。

【护理要点】

1. 备齐各种急救药品及物品，配合医师进行抢救。迅速建立至少 2 条以上静脉通路，以备抢救用药。

2. 保护性隔离患者，让患者卧床休息，使其取平卧位或中凹卧位，避免不必要的搬动。

3. 保证供氧，正确给予氧疗，观察患者呼吸、血氧饱合度变化，并观察氧疗效果。

4. 保持呼吸道通畅，必要时建立人工气道行机械通气，进行气管内吸痰，观察痰液的颜色、量、性状。

5. 严密监测血流动力学变化,如心率、血压、尿量、中心静脉压、混合静脉血氧饱和度（oxygen saturation in mixed venous blood，SvO_2）、乳酸水平、血气分析结果、末梢血管充盈时间等，出现异常及时通知医师。

6. 必要时留置尿管，严格记录每小时尿量及尿液性状。

7. 监测患者意识状态、瞳孔的变化，发现异常及时通知医师。

8. 注意观察患者皮肤湿冷情况，必要时加盖棉被。

9. 做好各项基础护理，预防压疮、坠积性肺炎、尿路感染等并发症的发生。

10. 特殊用药的护理，如血管活性药物，注意观察药物效果。

11. 给予心理护理，减轻其恐惧或焦虑程度。

II.急性肾衰竭

【原因】

血管内溶血、血型不合输血、输注低渗溶液或PNH时,溶血主要在血管内发生,受损的红细胞发生溶血,释放游离血红蛋白形成血红蛋白血症。游离的血红蛋白可引起肾小管阻塞、细胞坏死,最终导致肾衰竭。

【临床表现】

1.消化系统 食欲缺乏、恶心、呕吐、腹胀、腹泻等,严重者可发生消化道出血。

2.呼吸系统 除感染的并发症外,因容量负荷过多,患者可出现呼吸困难、咳嗽、憋气、胸痛等症状。

3.心血管系统 包括高血压、心律失常、低血压、心肌病变、充血性心力衰竭的表现等。

4.神经系统 可出现意识障碍、躁动、谵妄、抽搐、昏迷等尿毒症脑病症状。

5.血液系统 可表现为轻中度贫血,并可有出血倾向。

6.水、电解质和酸碱平衡紊乱 可表现为代谢性酸中毒、高钾血症、低钠血症、低钙血症、高磷血症。

7.感染 是急性肾衰竭常见的并发症,常见的感染部位包括肺部、尿路、腹腔及手术部位。

【预警】

1.肾功能(肾小球滤过功能)突然(48小时内)下降警示急性肾衰竭。

2.48小时内血肌酐升高≥0.3mg/dl(26.5mmol/L),或者7天内升高≥50%(达到基线值的1.5倍)提示急性肾衰竭。

3.尿量<0.5ml/(kg·h)持续超过6小时(排除梗阻性肾病或脱水状态)警示急性肾衰竭可能。

4.血型不合输血、输注低渗溶液或PNH时警惕急性肾衰竭的发生。

5.密切观察患者生命体征、神志及尿量的情况,提前进行干预,防止肾功能恶化。

【护理要点】

1.心电监护,密切观察患者生命体征、神志、自觉症状的变化,注意贫血、黄疸有无加重,观察尿量、尿色改变,及时追踪实验室检查结果。

2.高热时给予降温处理,如冰袋降温、药物降温等。

3.避免进食可能加重溶血的食物或药物,鼓励患者多饮水,勤排尿,促进溶血后产生的毒素排出。

4.卧床休息。

5.急性肾衰竭时多数患者需要透析治疗,做好透析护理。

III.静脉血栓形成

【原因】

静脉血栓形成主要发生于自身免疫性溶血性贫血及PNH患者,原因可能包括多种因素,如患者缺乏血小板被补体激活、溶血造成促凝物质增加、纤维蛋白生成及溶解活性异常等。

【临床表现】

静脉血栓常发生于不寻常部位如肝静脉、脾静脉、肠系膜静脉、脑和皮下静脉,并引起相应的临床表现,而动脉血栓较少见。门静脉血栓形成所致的Budd-Chiari综合征较常见,表现为腹痛、肝迅速增大、黄疸、腹水。

【预警】

1.抗磷脂抗体阳性的自身免疫性溶血性贫血患者发生静脉血栓栓塞可能性大。

2. 特征性间歇发作的 PNH 患者具有血栓形成倾向。

3. 注意观察肢体肿胀及疼痛情况，及时检查及处理以预防静脉血栓形成。

【护理要点】

1. 卧床休息，防止血栓脱落。

2. 抬高患肢，促进静脉血液回流，防止下肢水肿的加重。

3. 卧床时，鼓励患者多进行足部和足趾活动。

4. 使用抗凝剂时监测出凝血时间，避免用量过大导致大出血。

5. 使用抗凝或溶栓药物时避免剧烈运动，以免栓子脱落。

6. 进食低脂、富含维生素饮食，保持大便通畅。

（阮海涛　万　滢）

第二节　出血性疾病

一、特发性血小板减少性紫癜

特发性血小板减少性紫癜（idiopathic thrombocytopenic purpura，ITP）是一组免疫介导的血小板过度破坏所致的出血性疾病，以广泛皮肤黏膜及内脏出血、血小板减少、骨髓巨核细胞发育成熟障碍、血小板生存时间缩短及血小板膜糖蛋白特异性自身抗体出现等为特征。

（一）发病机制

目前认为ITP是一种器官特异性自身免疫性出血性疾病，是由于人体产生抗血小板自身抗体导致单核巨噬系统破坏血小板过多造成血小板减少，其发病机制未完全阐明。儿童ITP的发病可能与病毒感染密切相关，其中包括疱疹病毒、EB病毒、巨细胞病毒、细小病毒B19、麻疹病毒、流行性腮腺炎病毒、风疹病毒及肝炎病毒等。患者通常在感染后2～21天发病。育龄期女性慢性ITP发病高于男性，妊娠期容易复发，提示雌激素可能参与ITP的发病。

（二）临床表现

1. 急性型　50%以上发生于儿童，多数患者发病前1～2周有上呼吸道等感染史，特别是病毒感染史。起病急骤，部分患者可有畏寒、寒战、发热，全身皮肤瘀点、紫癜、瘀斑，严重者可有血疱及血肿形成。当血小板低于$20×10^9$/L时，可出现内脏出血，如呕血、黑便、咯血、尿血、阴道出血及颅内出血等，颅内出血（含蛛网膜下腔出血）可致剧烈头痛、意识障碍、瘫痪及抽搐，是本病致死的主要原因。

2. 慢性型　主要见于成人，起病隐匿，出血倾向多数较轻而局限，但易反复发生，长期月经过多可出现失血性贫血。病程6个月以上者，部分可出现轻度脾大。

（三）常见并发症

ITP常见并发症包括颅内出血、感染。

Ⅰ. 颅内出血

【原因】

免疫性血小板破坏过多致外周血小板减少，血小板低于$20×10^9$/L时存在出血的风险，严重者导致颅内出血。

【临床表现】

临床表现见再生障碍性贫血并发症颅内出血的相关内容。

【预警】

预警见再生障碍性贫血并发症颅内出血的预警。

【护理要点】

护理要点见再生障碍性贫血并发症颅内出血的护理要点。

Ⅱ．感染

【原因】

肾上腺糖皮质激素是治疗 ITP 的首选药，但长期使用激素会诱发感染。

【临床表现】

临床表现为体温升高，口腔、皮肤、会阴等出现感染征象。

【预警】

ITP 反复发作、迁延不愈需要使用糖皮质激素类药物维持治疗者，年老体弱机体抵抗力低下者，应注意观察感染的征兆并及时处理。

【护理要点】

1. 保护性隔离，限制人员进入，预防交叉感染。

2. 病房保持适宜温湿度，每天开窗通风 2 次，每天空气消毒 2 次。

3. 做好基础护理，保持口腔、皮肤、会阴等处清洁，预防呼吸道、消化道、泌尿道等感染。

4. 注意保暖，预防感冒。

5. 严格执行无菌操作流程。

6. 监测体温，及时发现感染迹象，及时处理。

二、过敏性紫癜

过敏性紫癜（anaphylactoid purpura）又称 Schönlein-Henoch 综合征，为一种常见的血管变态反应性疾病，机体对某些致敏物质产生超敏反应导致毛细血管脆性及通透性增加，血液外渗，产生紫癜、黏膜及某些器官出血，可同时伴发血管神经性水肿、荨麻疹等其他过敏表现。

（一）发病机制

目前认为本病是免疫因素介导的一种全身血管炎症。

1. **蛋白质及其他大分子变应原作为抗原**　刺激人体产生抗体（主要为 IgG），后者与抗原结合成抗原抗体复合物，沉积于血管内膜，激活补体，导致中性粒细胞游走、趋化及一系列炎症介质的释放，引起血管炎症反应。此种炎症反应除见于皮肤、黏膜小动脉及毛细血管外，尚可累及肠道、肾及关节腔等部位小血管。

2. **小分子变应原作为半抗原**　与人体内某些蛋白质结合构成抗原，刺激机体产生抗体，此类抗体吸附于血管及其周围的肥大细胞，当上述半抗原再度进入体内时，即与肥大细胞上的抗体产生免疫反应，导致肥大细胞释放一系列炎症介质，引起血管炎症反应。

（二）临床表现

多数患者发病前 1～3 周有全身不适、低热、乏力及上呼吸道感染等前驱症状，随之出现典型临床表现。

1. **单纯型（紫癜型）**　为最常见的类型，主要表现为皮肤紫癜，局限于四肢，尤其是下肢及臀部，躯干极少累及。紫癜常成批反复发生、对称分布，可同时伴发皮肤水肿、荨麻疹。紫癜大小不等，初期呈深红色，按之不褪色，可融合成片形成瘀斑，数天内渐变成紫色、黄褐色、淡黄色，经 7～14 天逐渐消退。

2. 腹型（Henoch 型）　除皮肤紫癜外，因消化道黏膜及脏腹膜毛细血管受累而产生一系列消化道症状及体征，如恶心、呕吐、呕血、腹泻及黏液便、便血等。其中腹痛最为常见，常为阵发性绞痛，多位于脐周、下腹或全腹，发作时可因腹肌紧张及明显压痛、肠鸣音亢进而误诊为外科急腹症。幼儿可因肠壁水肿、肠蠕动增强等而发生肠套叠。腹部症状、体征多与皮肤紫癜同时出现，偶可发生于紫癜之前。

3. 关节型（Schönlein 型）　除皮肤紫癜外，由于关节部位血管受累而患者出现关节肿胀、疼痛、压痛及功能障碍等表现，多发生于膝、踝、肘、腕等大关节，呈游走性、反复性发作，经数天而愈，不遗留关节畸形。

4. 肾型　过敏性紫癜肾炎的病情最为严重，发生率为 12% ～ 40%。在皮肤紫癜的基础上，因肾小球毛细血管袢炎症反应而出现血尿、蛋白尿及管型尿，偶见水肿、高血压及肾衰竭等表现。肾损害多发生于紫癜出现后 1 周，也可延迟出现。肾功能多在 3 ～ 4 周恢复，少数病例因反复发作而演变为慢性肾炎或肾病综合征。

5. 混合型　皮肤紫癜合并上述两种以上临床表现。

6. 其他　少数过敏性紫癜患者还可因病变累及眼、脑及脑膜血管而出现视神经萎缩、虹膜炎、视网膜出血及水肿，以及中枢神经系统相关症状、体征。

（三）常见并发症

过敏性紫癜常见并发症包括消化道出血、紫癜性肾炎。

Ⅰ. 消化道出血

【原因】

过敏性紫癜累及胃肠道，使其毛细血管壁的通透性及脆性增加，便可引起出血症状。

【临床表现】

临床表现取决于病变位置、失血量及速度，与患者的年龄、心肾功能等全身情况也有一定关系；出血速度缓慢且量小，可表现为不同颜色的便血，如黑便或柏油样便（病变在上消化道）、紫红色粪便（病变在十二指肠且出血速度较快）等；急性大量出血则表现为呕血。除出血外，患者还会出现头晕、心悸、面色苍白、黑矇、疲乏无力等不适症状。

【预警】

1. 注意观察患者皮肤黏膜情况，是否有对称性皮肤瘀点、瘀斑。

2. 若患者出现腹痛，腹痛部位多变不固定，多在脐周、下腹和全腹，多为绞痛，警惕过敏性紫癜导致消化道出血的发生。

3. 观察患者是否出现呕血、血便，观察呕吐物及粪便的颜色、性状及量，警惕消化道出血的发生。

【护理要点】

1. 建立静脉通路，备好各种急救药品及用物，积极配合医师治疗。

2. 卧床休息，予以氧气吸入。

3. 出血期禁食，出血停止后，按顺序给予温凉流质、半流质及易消化的软食。

4. 密切观察患者意识状态、生命体征、皮肤瘀点瘀斑、腹痛、尿量情况，观察呕吐物及粪便的颜色、性状、量。

Ⅱ. 紫癜性肾炎

儿童及青少年较多见，男性较女性多见，起病前 1 ～ 3 周往往有上呼吸道感染史。紫癜性肾炎一般于紫癜出现后 1 ～ 8 周发生，且轻重不一。

【原因】

紫癜性肾炎与肾毛细血管的变态反应性炎症有关，为过敏性紫癜最常见的并发症，多由感染、食物过敏、药物过敏、花粉、昆虫咬伤等所致，但过敏原因往往难以确定。

【临床表现】

患者主要表现为血尿、蛋白尿、管型尿、高血压及水肿，并伴有少尿；病变严重时，会引起肾衰竭，但较少见；除肾脏症状外，患者还会出现一些其他表现，如皮肤紫红色瘀点或瘀斑、关节游走性疼痛及肿胀、脐周及下腹部绞痛、恶心、呕吐、腹泻等。

【预警】

1. 皮肤紫癜病程迁延，警惕紫癜性肾炎。

2. 24 小时尿量少于 400ml，或每小时尿量小于 17ml，尿的性状发生改变，提示可能发生了紫癜性肾炎。

3. 密切观察患者紫癜及尿液的性状、颜色及量的情况，提前进行干预。

【护理要点】

1. 急性期控制感染，寻找并去除可能的变应原。

2. 存在胃肠症状者可用解痉药，必要时禁食，给予输液治疗。

3. 暂禁食动物蛋白，如鱼类、蛋类、牛奶、鱼虾等。

4. 卧床休息，能够增加肾血流量和尿量，减轻水肿，减少蛋白尿，改善肾功能，尤其是伴有血尿、关节肿痛、腹痛及肠道出血的患者，当症状好转后，可以适当下地活动。

5. 病情观察：观察患者尿色、尿量、皮肤紫癜情况。

6. 皮肤护理：保持皮肤清洁干燥，着衣宽松舒适。

三、血友病

血友病（hemophilia）是一组遗传性凝血功能障碍的出血性疾病，包括血友病 A，即因子Ⅷ（又称抗血友病球蛋白，AHG）缺乏症；血友病 B，即因子Ⅸ（又称血浆凝血活酶成分，PTC）缺乏症。其发病率为（5 ～ 10）/10 万，以血友病 A 较为常见，其共同特点为终生轻微损伤后有长时间出血的倾向。

（一）发病机制

血友病 A 和血友病 B 均为 X 连锁隐性遗传，男性发病，女性传递。因子Ⅷ、Ⅸ缺乏均可使凝血过程的第一阶段中的凝血活酶生成减少，而引起血液凝固障碍，导致出血倾向。因子Ⅷ是一种大分子复合物，即由小分子量的具凝血活性的Ⅷ：C 和大分子量的血管性假性血友病因子（von Willebrand factor，VWF）所组成，其中Ⅷ：C 的含量很低，仅占因子Ⅷ复合物的 1%。Ⅷ：C 是一种水溶性球蛋白，80% 由肝合成，余 20% 由脾、肾和单核 - 巨噬细胞等合成，其活性易被破坏，在 37℃储存 24 小时后可丧失 50%。血友病 A 患者Ⅷ：VWF 为因子Ⅷ的载体，它具有使血小板黏附于血管壁的功能，当 VWF 缺乏时，则可引起出血和因子Ⅷ缺乏。

（二）临床表现

出血症状是本组疾病的主要表现，终身有轻微损伤或手术后长时间出血的倾向，血友病 A 出血较严重，血友病 B 出血较轻。

（三）常见并发症

血友病常见并发症包括关节出血、失用综合征。

Ⅰ．关节出血

【原因】

按缺乏因子的不同，血友病分为 A 型（因子Ⅷ缺乏）B 型（因子Ⅸ缺乏），A 型和 B 型为 X 性染色体隐性遗传，仅男性发病，女性为携带者，有明显的骨与关节出血倾向。血友病的出血常累及活动较多和承受重力的膝关节、踝关节、肘关节和髋关节，其中以膝关节最为常见。

【临床表现】

典型的临床表现是关节疼痛、肿胀和运动受限。

【预警】

1. 男性血友病患者应警惕关节出血。

2. 关节活动过多，负荷过重时警惕关节出血。

3. 关节受到碰撞、外伤或经历手术者。

4. 患者应注意休息，减少和避免外伤出血。

【护理要点】

1. 预防出血：自幼养成安静生活习惯，以减少和避免外伤出血，尽可能避免肌内注射，如因患外科疾病需采用手术治疗，应注意在术前、术中和术后输血或补充所缺乏的凝血因子。

2. 局部止血：早期关节出血者，宜卧床休息，并用夹板固定肢体，置于功能位，也可用局部冷敷，并用弹力绷带缠扎。关节出血停止、肿痛消失时，可作适当体疗，以防止关节畸形，严重关节畸形可外科矫形治疗。

3. 观察关节疼痛程度及皮肤温度。

4. 监测凝血因子浓度，及时补充凝血因子。

5. 保持环境安静舒适，避免不良刺激。

Ⅱ．失用综合征

【原因】

反复多次关节腔出血导致关节畸形、关节功能障碍。

【临床表现】

失用综合征表现为关节纤维化、永久性关节破坏、肌肉萎缩、关节强直萎缩、活动功能降低。

【预警】

1. 反复关节腔出血或血液吸收不全者警惕关节功能障碍发生。

2. 关节出现畸形者警惕失用综合征。

3. 关节功能未得到有效的康复锻炼者警惕失用综合征。

【护理要点】

1. 取舒适卧位，患肢抬高制动，在膝关节、踝关节下垫一软枕，关节置于功能位。

2. 观察皮肤情况，定时翻身，防止皮肤受损，预防压疮。

3. 理疗，促进血肿吸收。

4. 根据恢复程度制订功能锻炼计划，循序渐进进行关节肌肉的活动锻炼，通过主动和被动活动，维持患肢的肌肉及关节活动功能。

四、弥散性血管内凝血

弥散性血管内凝血（DIC）不是一种独立的疾病，而是许多疾病在进展过程中产生凝血功能障碍的最终共同途径，是一种临床病理综合征。在 DIC 已被启动的患者中多器官功能障碍综合征将是死亡的主要原因，病死率高达 31% ～ 80%。

（一）发病机制

血液内凝血机制被弥散性激活，促发小血管内广泛纤维蛋白沉着，导致组织和器官损伤；另外，凝血因子的消耗引起全身性出血倾向。两种矛盾的表现在 DIC 疾病发展过程中同时存在，并构成特有临床表现。

（二）临床表现

1. 出血　多部位出血常预示急性 DIC，以皮肤紫癜、瘀斑及穿刺部位或注射部位渗血多见。在手术中或术后伤口部位不断渗血及血液不凝固。

2. 血栓栓塞　小动脉、毛细血管或小静脉内血栓引起各种器官微血栓形成，导致器官灌注不足、缺血或坏死，表现为皮肤末端出血性紫斑；手指或足趾坏疽。

3. 休克　DIC 的基础疾病和 DIC 疾病本身都可诱发休克。

4. 各器官功能受损　①肾受损率 25% ～ 67%，表现为血尿、少尿甚至无尿；②中枢神经功能障碍表现意识改变、抽搐或昏迷；③呼吸功能受影响表现肺出血、不同程度的低氧血症；④消化系统表现消化道出血等；⑤肝功能障碍发生率为 22% ～ 57%，表现黄疸、肝衰竭。

（三）常见并发症

DIC 常见并发症包括颅内出血、血栓、溶血、休克。

Ⅰ. 颅内出血

【原因】

血液内凝血机制被弥散性激活，凝血因子消耗，导致脑部组织自发性出血。

【临床表现】

临床表现见再生障碍性贫血并发症颅内出血的相关内容。

【预警】

1. 存在易致 DIC 的感染、恶性肿瘤、大型手术或创伤、病理产科等基础疾病。识别诱因，警惕颅内出血。

2. 遍布全身的自发性、多发性出血，尤其是静脉穿刺部位的渗血具有特征性，注意观察出血情况，及时处理。

3. 严密观察患者有无意识障碍，注意瞳孔变化和意识改变。

【护理要点】

护理要点见再生障碍性贫血并发症颅内出血的相关内容。

Ⅱ. 血栓

【原因】

多种致病因素损伤微血管体系，导致微循环障碍，凝血功能激活，形成纤维蛋白血栓及纤维蛋白 - 血小板血栓。发生部位广泛，血栓多见于皮肤、肺、脑、肾等部位。

【临床表现】

1. 皮肤栓塞　皮肤末端出现出血性紫斑；手指或足趾坏疽。

2. 肺栓塞　突然胸痛、呼吸困难、咯血。

3. 脑栓塞　头痛、抽搐、昏迷等。

4. 肾栓塞　腰痛、血尿、少尿或无尿。

【预警】

早期出现浅表层栓塞，表现为眼睑、四肢、胸背及会阴部的瘀点、瘀斑，警惕栓塞进一步波及深部器官。密切观察患者有无栓塞症状，早期识别。

【护理要点】

1. 密切观察患者有无皮肤、肺、脑、肾等组织器官栓塞症状，及时通知医师处理。

2. 卧床休息，保持病室内安静。

3. 遵医嘱使用抗凝治疗，观察药物不良反应，如全身出血、发热、超敏反应、脱发、血小板较少等，出现严重不良反应应遵医嘱停药。

4. 避免肌内注射及各种穿刺，以免引起局部出血。

5. 安抚患者情绪。

Ⅲ．溶血

【原因】

由于出血和红细胞破坏，DIC 患者可伴有微血管病性溶血性贫血（microangiopathic hemolytic anemia）。这种贫血除具备溶血性贫血的一般特征外，在外周血涂片中还可见到一些形态特异的红细胞碎片，称为裂体细胞（schistocyte）。这是因为循环中的红细胞流过由纤维蛋白丝构成的网孔时，常会黏着或挂在纤维蛋白丝上，加上血流的不断冲击，引起红细胞破裂。

【临床表现】

1. 急性溶血者表现为发热、腰背痛、血红蛋白尿、黄疸、贫血、乏力等。

2. 慢性溶血者可表现为进行性贫血，贫血程度与出血量不成比例，偶有皮肤、巩膜黄染。

【预警】

1. 诊断为 DIC 的患者突然出现血尿或酱油色尿，提示溶血发生。

2. 诊断为 DIC 的患者出现进行性贫血，注意观察血常规及有无头晕、乏力不适。

【护理要点】

1. 密切观察患者贫血、黄疸有无加重，尿量、尿色有无改变，记录 24 小时液体出入量。

2. 卧床休息，注意保暖，多饮水。

Ⅳ．休克

【原因】

DIC 患者由于出血、凝血酶增多、继发纤溶、因子Ⅷ被激活等因素出现血容量减少、血浆渗出、淤血、心排血量减少、血流缓慢、微循环灌流不足，从而发生休克。其发生机制包括：①广泛微血栓形成；②血管床容量增加；③血容量减少；④心泵功能障碍。

【临床表现】

患者表现为顽固性低血压，皮肤发绀或广泛出血，甲床微循环淤血，血管活性药物疗效不佳，常与器官衰竭并存。

【预警】

1. 存在易致 DIC 的感染、恶性肿瘤、大型手术或创伤、病理产科等基础疾病，警惕诱因，提高防范意识。

2. 患者意识尚清，但烦躁、焦虑，精神紧张，面色、皮肤苍白，口唇、甲床轻度发绀，心率加快，呼吸频率增加，出冷汗，脉搏细速，血压可骤降，也可略降，甚至正常或稍高，脉压缩小，尿量减少，提示休克。

【护理要点】

1. 迅速建立 2 或 3 条静脉通道，协助患者取仰卧中凹位卧床休息。

2. 密切观察生命体征变化及出血征象。

3. 给予氧气吸入。

4. 给予营养丰富易消化的流质或半流质饮食。

5. 注意保暖。

6. 给予心理护理。

（徐　丽　黄丽红）

第三节　白　血　病

白血病（leukemia）是一类造血干细胞的恶性克隆性疾病，白血病细胞由于自我更新增快、增殖失控、分化障碍、凋亡受阻，而停滞在细胞发育的不同阶段，在骨髓和其他造血组织中广泛而无控地增生、浸润、破坏全身各组织器官，产生各种症状和体征。

一、发病机制

各种原因所致的单个细胞癌基因决定性的突变，导致克隆性异常造血细胞生成；进一步的遗传学改变可能涉及一个或多个癌基因的激活和抑癌基因的失活，从而导致白血病。白血病的发病与下列因素有关。

1. **生物因素**　主要是病毒和免疫功能异常。病毒感染机体后，作为内源性病毒整合并潜伏于宿主细胞内，一旦在某些理化因素作用下，即被激活表达而诱发白血病；部分免疫功能异常者，如某些自身免疫性疾病患者患白血病的危险度会增加。

2. **物理因素**　包括 X 线、Y 射线等电离辐射。研究表明，大面积和大剂量照射可使骨髓抑制和机体免疫力下降，DNA 突变、断裂和重组，导致白血病的发生。

3. **化学因素**　多种化学物质或药物可诱发白血病，苯及其衍生物、氯霉素、保泰松、烷化剂、乙亚胺衍生物均可致白血病。化学物质所致白血病多为急性非淋巴细胞白血病。

4. **遗传因素**　家族性白血病约占白血病的 7‰。单卵孪生子，如果一个人发生白血病，另一个人的发病率为 1/5，比双卵孪生者高 12 倍。某些遗传性疾病有较高的白血病发病率，如先天愚型、先天性再生障碍性贫血等。

5. **其他血液病**　某些血液病最终可能发展为白血病，如骨髓增生异常综合征、淋巴瘤、多发性骨髓瘤、阵发性睡眠性血红蛋白尿症等。

二、分类

根据白血病细胞成熟程度和自然病程，白血病可分为急性和慢性两大类。急性白血病（acute leukemia，AL）的细胞分化停滞在较早阶段，多为原始细胞及早幼细胞，病情发展迅猛，自然病程仅数月。慢性白血病（chronic lymphoblastic leukemia，CL）的细胞分化较多，多为成熟或较成熟细胞，病情发展慢，自然病程可为数年。

根据主要受累的细胞系列，可将急性白血病分为急性淋巴细胞白血病（acute lymphoblastic leukemia，ALL）和急性髓系白血病（acute myelogenous leukemia，AML）。慢性白血病分为慢性髓系白血病（chronic myelogenous leukemia，CML）和慢性淋巴细胞白血病（chronic lymphoblastic leukemia，CLL）及少见的多毛细胞白血病（hairy cell leukemia，HCL）、幼淋巴细胞白血病（prolymphocytic leukemia，PLL）。

本节将按照急性、慢性白血病进行阐述。

三、急性白血病

急性白血病（acute leukemia，AL）是造血干细胞的恶性克隆性疾病，发病时骨髓中异常的原始细胞及幼稚细胞（白血病细胞）大量增殖并抑制正常造血，广泛浸润肝、脾、淋巴结等各种组织器官。

（一）临床表现

各类急性白血病的共同临床表现可为正常造血细胞生成减少导致的感染、发热、出血和贫血；也可为白血病细胞浸润导致的肝、脾、淋巴结肿大及其他器官病变。

（二）常见并发症

急性白血病常见并发症包括颅内出血、感染性休克、高尿酸血症、高白细胞血症、呼吸窘迫综合征、肿瘤细胞溶解综合征、DIC、分化综合征等。

Ⅰ.颅内出血

【原因】

颅内出血由原发或继发的出血、凝血功能障碍引发。

【临床表现】

患者可出现头痛、恶心、呕吐、颈项强直、癫痫发作、大小便失禁等临床症状。部分患者会出现嗜睡或昏迷，程度与出血部位、量和速度有关。

【预警】

1. 血小板 $< 20 \times 10^9/L$ 者可出现严重出血，易发生颅内出血。

2. 白血病患者中，外周血白细胞异常增高者，化疗时白血病细胞代谢产物释放激活凝血系统，导致凝血功能异常。对于白细胞异常增高者，在化疗期间尤其要注意观察。

3. 对于 DIC 患者，严密观察体温、脉搏、呼吸、血压、血小板和凝血功能等，注意瞳孔变化和意识改变。

【护理要点】

1. 保持病房安静，避免声、光刺激，限制探视。

2. 严密观察体温、脉搏、呼吸、血压、血小板和凝血功能等，注意瞳孔变化和意识改变。

3. 患者取仰卧位，头偏向一侧，头部抬高 15°～30°，以利于颅内静脉回流，减轻脑水肿。

4. 保持呼吸道通畅，清理呼吸道分泌物或吸入物。进行各项护理操作如翻身、吸痰、鼻饲等动作均需轻柔，避免剧烈咳嗽、打喷嚏或躁动，以防出血。

5. 过度烦躁不安者，可酌情适当给予镇静、镇痛药。

6. 降低颅内压，脑出血后脑水肿约在 48 小时达到高峰，维持 3～5 天后逐渐消退，可持续 2～3 周或更长时间。脑水肿可使颅内压增高，并致脑疝形成，是影响脑出血死亡率及功能恢复的主要因素。积极控制脑水肿、降低颅内压是脑出血急性期治疗的重要环节。

Ⅱ.感染性休克

感染性休克（septic shock）是指由感染引起的全身炎症反应，伴有器官功能障碍、组织灌注不良或低血压，在给予足量液体复苏后仍无法纠正持续性低血压、低灌流状态或器官功能障碍的危重综合征。

【原因】

白血病细胞广泛浸润人体各器官，化疗又使粒细胞减少、人体免疫功能明显下降，易导致革兰氏阴性杆菌感染，引起感染性休克。

【临床表现】

临床表现见再生障碍性贫血并发症感染性休克。

【预警】

预警见再生障碍性贫血并发症感染性休克。

【护理要点】

护理要点见再生障碍性贫血并发症感染性休克。

Ⅲ．高尿酸血症

【原因】

在白血病化疗过程中，大量的细胞被破坏，可导致核酸代谢加速，进而导致继发性高尿酸血症。

【临床表现】

患者可出现少尿、无尿、肾功能不全。

【预警】

注意严密监测患者是否存在血生化异常，如血清尿酸浓度增高，则警惕高尿酸血症的发生，发现异常及时通知医师处理。

【护理要点】

1. 嘱患者多食富含糖类的食物，如米饭、面食等，少吃脂肪含量高的食物。

2. 鼓励患者多饮水，24 小时持续静脉补液，使每小时尿量 > $150ml/m^2$ 并保持碱性尿。

3. 在化疗同时给予别嘌醇每次 10mg，每天 3 次，以抑制尿酸合成。

4. 当患者出现少尿、无尿、肾功能不全时，按急性肾衰竭处理。

Ⅳ．高白细胞血症

当循环血液中白细胞数 > $200 \times 10^9/L$ 时，患者可产生白细胞淤滞症（leukostasis），病理学显示白血病血栓栓塞与出血并存。高白细胞血症不仅会增加患者早期死亡率，也增加髓外白血病的发病率和复发率。

【原因】

1. 过多的白血胞在微循环中淤滞，血流减慢，血黏度增高，造成血管阻塞。

2. 白血病细胞耗氧量高，导致组织缺血缺氧。

3. 白血病细胞浸润破坏血管，导致脏器出血、水肿。

【临床表现】

患者可发生呼吸困难、低氧血症、反应迟钝、言语不清、颅内出血等。

【预警】

血常规显示白细胞 > $100 \times 10^9/L$，及时监测血常规，并严密观察患者神志及呼吸困难等情况。

【护理要点】

1. 监测生命体征，观察患者、意识变化。密切观察患者有无头晕、直立性晕厥、视物模糊、意识恍惚等症状。

2. 化疗或水化治疗时，选择合适的血管进行穿刺，保证静脉通路的通畅，并注意观察评估局部皮肤和血管。

3. 行白细胞清除术者做好术前、术中、术后宣教及护理。

4. 指导患者多饮水，可达到稀释血液、尿液的目的，可防止血管内微血栓形成。

5. 需预防白血病细胞溶解诱发的高尿酸血症、酸中毒、电解质紊乱、凝血异常等并发症。

V.呼吸窘迫综合征

【原因】

由于白血病患者正常成熟的中性粒细胞减少,从而免疫功能降低,常常导致肺部感染。此外白血病细胞浸润或阻塞肺部小血管、支气管而发生呼吸困难、呼吸窘迫综合征。

【临床表现】

临床表现为顽固性低氧血症、呼吸频率≥28次/分。

【预警】

若患者出现呼吸急促、口唇及指(趾)端发绀等临床表现;胸部X线片可见双侧阴影且不能完全用胸腔积液解释,还可见肺叶/段萎陷、结节,警惕呼吸窘迫综合征的发生。监测生命体征,观察意识,口唇和指(趾)端皮肤颜色、发绀状态,血气分析结果等变化。

【护理要点】

1. 监测生命体征,观察意识,口唇和指(趾)端皮肤颜色、发绀状态,血气分析结果等变化,准确记录液体出入量。

2. 保持呼吸道通畅,加强气道护理,及时清除呼吸道分泌。妥善固定气道管道,防止误吸,做好口腔护理。

3. 给予高浓度氧气吸入,必要时加压给氧。为防止氧中毒,应注意观察氧分压的变化。

4. 做好人工气道和机械通气的护理。

VI.肿瘤细胞溶解综合征

【原因】

化疗导致白血病细胞大量溶解破坏,细胞内的物质快速释放,超过了肝的代谢和肾的排泄能力,使代谢产物蓄积而引发的一系列代谢紊乱。

【临床表现】

典型表现为三高一低(高钾血症、高尿酸血症、高磷酸血症、低钙血症),以及恶心、呕吐、气短、充血性心力衰竭,心律失常、水肿、肌肉痉挛、手足抽搐、昏睡、晕厥甚至猝死。

【预警】

1. 铂类、紫杉醇、氟达拉滨等化疗药物易导致肿瘤细胞溶解,输注该类药物时应密切观察。

2. 化疗前3天到化疗后7天出现下述2个或2个以上表现,尿酸>8mg/dl或较基线增高25%以上,血钾>6.0mmol/L或较基线增高25%以上,血磷>4.5mg/dl或较基线增高25%以上,血钙<7mg/dl或较基线下降25%以上,需警惕肿瘤细胞溶解综合征发生。

3. 出现血清肌酐增高至正常上限1.5倍,心律失常或猝死,症状急性发作,需警惕肿瘤细胞溶解综合征发生。

4. 患者出现气短、充血性心力衰竭、心律失常、水肿、肌肉痉挛、手足抽搐等症状,注意观察及时处理。

【护理要点】

1. 密切监测患者生命体征,遵医嘱监测电解质、尿素氮、肌酐、尿酸及心电图等的变化,如异常应给予对症处理。

2. 密切监测尿的酸碱度。遵医嘱在化疗前给予患者口服别嘌醇,化疗时给予利尿、水化、碱化尿液以保护肾功能。

3. 嘱患者卧床休息,保持心情平静、排便通畅,避免诱发心搏骤停。

4. 指导患者进食碱性食物,如牛奶、油条、苏打饼干等,以增加尿的碱性程度。

5. 准确记录 24 小时液体出入量，保证液体出入量平衡。

6. 健康教育，向患者讲解饮水在水化治疗及保护肾功能中的重要作用，鼓励患者多饮水，缓解患者的焦虑情绪，使其积极参与预防和治疗。

Ⅶ . 弥散性血管内凝血

【原因】

患者纤溶异常、白血病细胞内含有促凝物质、白血病细胞释放炎性细胞因子。

【临床表现】

1. 患者出现广泛自发性出血、皮肤黏膜瘀斑、呕血、便血、颅内出血等。

2. 患者出现微循环障碍，皮肤黏膜组织缺氧、尿少尿闭、血压下降、呼吸循环衰竭。

【预警】

1. 多部位出血，以皮肤紫癜、瘀斑及穿刺部位渗血多见，注意观察出血部位，及时予以处理。

2. 血小板小于 $50 \times 10^9/L$ 或呈进行性下降或血小板活化、代谢产物水平增高时，需警惕 DIC 的发生，注意监测。

【护理要点】

1. 严密观察血压、脉搏、呼吸、尿量，每小时 1 次。

2. 严密观察皮肤色泽、温度，每 2 小时 1 次。

3. 尽量减少创伤性检查和治疗，进行静脉注射时，止血带不宜扎得过紧，操作后加压，按压穿刺部位。保持鼻腔湿润，防止鼻出血。

4. 监测血小板、凝血酶原时间，若有异常及时报告医师。

5. 置患者于休克卧位，分别抬高头、下肢，以利于回心血量及呼吸的改善。

6. 给予高流量氧气吸入，并予以湿化。

7. 建立静脉通路，并保持输液通畅。

8. 随时备好抢救仪器如抢救车、吸痰器、呼吸机、心电监护仪等。

Ⅷ . 分化综合征

【原因】

分化综合征是在使用维 A 酸或亚砷酸诱导缓解治疗过程中出现的致命并发症，目前关于它的发病机制尚未充分阐明，可能与血管通透性增高，白细胞计数增加并释放大量细胞因子表达增加有关。

【临床表现】

临床表现为发热、体重增加、肌肉骨骼疼痛、呼吸窘迫、肺间质浸润、胸腔积液、心包积液、皮肤水肿、低血压、急性肾衰竭。

【预警】

长期服用维 A 酸的患者出现发热、体重增加、肌肉骨骼疼痛、呼吸窘迫、肺间质浸润等临床表现提示分化综合征可能。

【护理要点】

1. 减量或停用维 A 酸，遵医嘱使用激素。

2. 鼓励患者多饮水，保持 800 ～ 1000ml/d 的饮水量。

3. 保持大便通畅，必要时可给予辅助排便。

4. 密切观察患者胸闷、气促、血氧饱和度和尿量的变化，保持呼吸道通畅。如呼吸困难情况无法通过吸氧改善，可给予呼吸机辅助呼吸。

5. 鼓励进食清淡易消化食物，少量多餐，多食新鲜水果、蔬菜。

6. 做好口腔及肛周、外阴护理，大便后及时清理，动作轻柔，防止口腔及肛周感染。

四、慢性白血病

慢性白血病，分为慢性髓系白血病和慢性淋巴细胞白血病。慢性髓系白血病简称慢粒，是一种起源于骨髓多能造血干细胞的恶性增殖性疾病，起病及发展相对缓慢，表现为髓系祖细胞池扩展，髓细胞系及其祖细胞过度生长。

（一）临床表现

1. 症状　早期可有倦怠乏力，逐渐出现头晕、心悸气短、消瘦、低热、盗汗、皮肤紫癜、瘙痒、骨骼痛，常易感染，约 10% 的患者可并发自身免疫性溶血性贫血。

2. 体征　淋巴结肿大，皮肤损害。

（二）常见并发症

慢性白血病常见并发症包括脾破裂、尿酸性肾病。

Ⅰ . 脾破裂

【原因】

慢性白血病患者因局部大量白血病细胞浸润导致滤过功能及脾包膜破坏，出现脾破裂。

【临床表现】

临床表现为左上腹疼痛、血红蛋白下降、血压下降。

【预警】

患者出现腹部疼痛、腹膜刺激征时警惕脾破裂的发生。密切观察患者神志、面色、脉搏、呼吸及腹部体征的变化。

【护理要点】

1. 绝对卧床休息，若病情稳定，可取半卧位；观察期不可随意搬动患者，以免加重病情。

2. 心电监护：监测生命体征，密切观察神志、面色、脉搏、呼吸及腹部体征的变化。记录24 小时尿量，如果尿量每小时小于 25ml，表明血容量不足。

3. 胃肠减压，禁食水。

4. 维持体液平衡和预防感染，遵医嘱合理使用抗生素，补充足量的平衡液、电解质等。

5. 如急诊行脾切除术，按术前、术中、术后护理。

6. 心理护理：关心患者，加强交流，解释病情变化发展过程，告知治疗目的，使患者积极配合。

Ⅱ . 尿酸性肾病

【原因】

尿酸性肾病主要由于白血病细胞大量被破坏，尤其是在化疗期间，从而血清及尿液中尿酸水平明显升高，尿酸结晶析出聚集于肾小管，导致一系列临床症状。

【临床表现】

临床表现为少尿、无尿、腰痛及肾功能不全等。

【预警】

患者出现水肿、蛋白尿，有腰痛、血尿，或尿频、尿急、尿痛和发热等肾结石表现，应警惕尿酸性肾病。

【护理要点】

1. 鼓励患者多饮水，化疗期间每天饮水 3000ml 以上，遵医嘱 24 小时持续静脉补液，使每小时尿量大于 150ml，准确记录 24 小时液体出入量。

2. 碱化尿液，口服别嘌醇，每天 3 次，每次 100mg，以抑制尿酸合成。注意少数患者对别嘌醇可能产生严重皮肤过敏现象。

（万　滢　黄丽红）

第四节　淋　巴　瘤

淋巴瘤（lymphoma）起源于淋巴结和淋巴组织，其发生多与免疫应答过程中淋巴细胞增殖分化产生的某种免疫细胞恶变有关，是免疫系统的恶性肿瘤。根据组织病理学改变，淋巴瘤可分为霍奇金淋巴瘤（Hodgkin lymphoma，HL）和非霍奇金淋巴瘤（non Hodgkin lymphoma，NHL）两大类。淋巴瘤的临床特征性表现是无痛性、进行性淋巴结肿大，常伴有肝脾大、发热，晚期有贫血、恶病质。

一、发病机制

1. 因霍奇金淋巴瘤患者的淋巴结在电镜下可见 EB 病毒颗粒，因此有研究认为其与病毒有关。

2. 免疫功能低下也与淋巴瘤的发病有关。遗传性或获得性免疫缺陷患者伴发淋巴瘤者较正常人多。

二、临床表现

1. 无痛性进行性的淋巴结肿大或局部肿块是淋巴瘤共同的临床表现。

2. 部分患者以原因不明的持续发热为首发症状。

3. 皮肤瘙痒为霍奇金淋巴瘤较特异的表现。

4. 在饮酒后 20 分钟，病变局部发生疼痛即称为"酒精性疼痛"。

5. 组织器官受累表现。

三、常见并发症

淋巴瘤常见并发症包括上腔静脉压迫综合征、肺不张、出血性膀胱炎和肿瘤细胞溶解综合征。

（一）上腔静脉压迫综合征

【原因】

上腔静脉压迫综合征是肿大的淋巴结直接侵犯或压迫上腔静脉导致血流回心脏受阻，引起以急性呼吸困难和面颈部肿胀为特点的一组症候群。

【临床表现】

患者表现为呼吸困难、面颈部水肿、躯干及上肢水肿、胸痛、咳嗽、颈静脉怒张、头晕、吞咽困难等。

【预警】

1. 原发纵隔的淋巴瘤患者需警惕上腔静脉压迫综合征的发生。

2. 淋巴瘤纵隔占位的患者需警惕上腔静脉压迫综合征的发生。

3. 如患者有呼吸困难、胸痛、颈静脉怒张、吞咽困难等表现，应警惕上腔静脉压迫综合征。

【护理要点】

1. 上腔静脉压迫综合征病情发展迅速，临床症状明显，患者焦虑、烦躁明显，护士应细心观察，做好心理护理。

2. 密切观察生命体征变化，保持呼吸道通畅，取半坐卧位，使膈肌下降，减轻对心肺的压迫。

3. 予以低流量持续吸氧，减轻缺氧症状，指导患者有效咳嗽，床旁备气管切开包以备急救。

4. 输液时避免选用上肢、颈外及锁骨下静脉穿刺输液。宜选用下肢静脉穿刺输液。

5. 保持病室整洁、安静，减少探视，稳定患者的情绪。

（二）肺不张

【原因】

肺不张是由淋巴瘤患者肿大的淋巴结或肿瘤等外源性压迫支气管及肺组织引起。肺不张的患者由于肺泡内气体吸收，通常伴有受累区域的透光度降低，邻近结构（支气管、肺血管、肺间质）向不张区域聚集，有时可见肺泡腔实变，其他肺组织代偿性气肿。

【临床表现】

发病较急的一侧出现大叶肺不张，患者可有胸闷、气急、呼吸困难、干咳等。当合并感染时，患侧出现胸痛，患者突发呼吸困难和发绀、咳嗽、喘鸣、咯血、脓痰、畏寒和发热，还存在心动过速、体温升高、血压下降，有时出现休克。

【预警】

1. 监测患者生命体征变化，出现胸闷、气急、呼吸困难、干咳时警惕肺不张的发生。

2. 病变部位胸廓活动减弱或消失，气管和心脏移向患侧，叩诊呈浊音至实音，呼吸音减弱或消失提示患者可能发生肺不张。

【护理要点】

1. 保持呼吸道通畅，病室温湿度适宜，减少刺激。

2. 予以氧气吸入，观察呼吸困难症状是否缓解。

3. 宜取健侧卧位，病变侧处于高位，协助翻身、拍背，指导有效咳嗽，利于排出呼吸道分泌物。

4. 遵医嘱正确使用抗生素，观察用药后的反应。

（三）出血性膀胱炎

【原因】

某些药物或化学制剂在尿中产生对膀胱的急性或慢性损伤，导致广泛性膀胱炎症性出血。出血性膀胱炎是一种多病因的并发症，常见于淋巴瘤患者治疗过程中。通常引起膀胱出血的物质有烷化剂类药物，如白消安（马利兰）、噻替哌、环磷酰胺等。

【临床表现】

患者主要表现是血尿，并伴有尿频、尿急、尿痛等膀胱刺激症状。

【预警】

1. 患者出现膀胱刺激症状，如尿频、尿急、尿痛不适，警惕出血性膀胱炎发生。

2. 患者尿液检查可见镜下血尿甚至肉眼血尿，膀胱镜检查可见炎症改变甚至出血部位，提示发生出血性膀胱炎。

【护理要点】

1. 注意个人卫生，勤换内衣裤，保持会阴部清洁。

2. 多休息，多饮水以增加尿量，注意营养，忌食刺激性食物，热水坐浴可减轻症状。膀胱刺激症状明显的患者给予解痉药物缓解症状。

3. 出血的观察，监测血常规，如血红蛋白低于 60g/L，血小板低于 $20 \times 10^9/L$ 或有严重出血倾向，应遵医嘱输入红细胞及血小板。密切观察患者出血情况，若出现头痛、视物模糊、意识障碍等应立即通知医师。

4. 遵医嘱使用美司钠预防环磷酰胺等药物的泌尿道毒性，指导患者多饮水增加尿量。

5. 做好疼痛护理及心理护理。

（四）肿瘤细胞溶解综合征

【原因】

淋巴瘤治疗过程中，由于肿瘤细胞的大量溶解破坏，细胞内物质的快速释放，超过肝代谢和肾排泄的能力，使代谢产物蓄积而引起高尿酸血症、高钾血症、高磷血症、低钙血症、代谢性酸中毒等一系列代谢紊乱，进而导致严重的心律失常或急性肾衰竭而危及生命。

【临床表现】

临床表现见急性白血病并发症肿瘤细胞溶解综合征的相关内容。

【预警】

预警见急性白血病并发症肿瘤细胞溶解综合征的相关内容。

【护理要点】

护理要点见急性白血病并发症肿瘤细胞溶解综合征的相关内容。

（万　滢　黄丽红）

第五节　多发性骨髓瘤

多发性骨髓瘤（multiple myeloma，MM）是浆细胞的恶性肿瘤。骨髓瘤细胞在骨髓内克隆性增殖，引起溶骨性骨骼破坏；骨髓瘤细胞分泌单株免疫球蛋白，正常的多株免疫球蛋白合成受抑，本周蛋白随尿液排出；常伴有贫血、肾衰竭和骨髓瘤细胞髓外浸润所致的各种损害。

一、发病机制

有学者认为人类 8 型疱疹病毒参与了 MM 的发生。骨髓瘤细胞起源于 B 记忆细胞或幼浆细胞，细胞因子白介素 -6（IL-6）是促进 B 细胞分化成浆细胞的调节因子，进展性 MM 患者骨髓中 IL-6 异常升高，提示以 IL-6 为中心的细胞因子网络失调导致骨髓瘤细胞增生。

二、临床表现

1. 骨骼破坏：骨痛为常见症状，随病情发展而加重，有自发性骨折的可能。

2. 髓外浸润：①器官肿大，如淋巴结、肾和肝脾增大；②神经损害，多发性神经病变，呈双侧对称性远端感觉和运动障碍；③髓外骨髓瘤；④浆细胞白血病，为骨髓瘤细胞浸润外周血所致。

3. 感染：是导致死亡的第一位原因。

4. 高黏滞综合征：血清中 M 蛋白增多，可使血液黏滞性过高，引起血流缓慢、组织淤血和缺氧。

5. 出血倾向：鼻出血、牙龈出血和皮肤紫癜多见。

6. 淀粉样变性和雷诺现象。

7. 肾功能损害：蛋白尿、管型尿及急性肾衰竭、慢性肾衰竭。

三、常见并发症

MM 常见并发症包括高黏滞综合征、急性肾衰竭、高钙血症、周围神经炎和病理性骨折。

（一）高黏滞综合征

【原因】

高黏滞综合征是 MM 患者中一组较为少见的特殊临床表现。MM 患者血清 M 蛋白含量明显增加，这些异常的单克隆免疫球蛋白可以包裹红细胞，降低红细胞表面负电荷的相互斥力，导致红细胞聚集。这两方面因素造成血液黏滞度和血流阻力增加，血清黏度超过 4mPa·s 时，可以造成显著的血流淤滞和微循环障碍，导致组织缺氧，毛细血管壁损害、通透性增加，引起一系列临床症状，称为高黏滞综合征。

【临床表现】

临床表现：视力下降；神经系统症状，头晕、头痛、嗜睡、痴呆甚至昏迷；口腔、鼻腔和皮肤黏膜出血。

【预警】

观察有无头晕、眼花、耳鸣、意识障碍等组织缺氧和淤血表现。监测生命体征及神志变化。

【护理要点】

1. 监测生命体征，遵医嘱用药并观察用药后反应。

2. 必要时行血浆置换，做好相关护理。

3. 多饮水，每天不少于 2000ml。饮食宜清淡，多吃含维生素 C 的水果和蔬菜，少吃动物内脏及动物脂肪，少吃油炸食物。

（二）急性肾衰竭

【原因】

骨髓瘤肾病是造成肾功能不全的主要原因，骨髓瘤患者体内分泌大量的轻链蛋白在肾小管部位沉积，从而引起肾脏病变。

【临床表现】

患者可出现蛋白尿，肾小管性蛋白尿，β_2 微球蛋白升高，本周蛋白可阳性。

【预警】

1. 出现脱水、感染、高钙血症、高尿酸血症和骨髓瘤肾病时，要警惕患者发生急性肾衰竭。

2. 合并高血压的骨髓瘤患者，提示患者可能发生急性肾衰竭。

3. 出现肾功能损害（血肌酐 ≥ 133μmol/L），血钙、平均动脉压、hs-CRP 水平升高时，提示患者可能出现急性肾衰竭。

【护理要点】

1. 给予低钠、低蛋白或麦淀粉饮食，减轻肾负担。

2. 密切观察病情变化，根据医嘱用药。

3. 必要时做好血液透析准备。

（三）高钙血症

【原因】

骨髓瘤细胞直接破坏骨组织，导致骨钙释放，引起高钙血症。

【临床表现】

症状表现在消化、运动、神经、泌尿等系统，如厌食、恶心、呕吐、便秘，乏力、肌肉疲劳、肌张力降低，烦渴、多尿，嗜睡、神志不清甚至昏迷等。

【预警】

1. 轻度高钙血症是指血钙浓度为 2.75 ~ 3.0mmol/L；中度高钙血症指血钙浓度为 3.0 ~ 3.4mmol/L；重度高钙血症指血钙浓度为 3.75mmol/L（13.5mg/dl）以上，即高钙危象。

2. 患者血钙增高至 4mmol/L 以上，出现多饮、多尿、严重脱水、循环衰竭、氮质血症提示高钙危象。如不及时抢救，患者可死于肾衰竭和循环衰竭。

3. 鼓励患者多饮水，保证每天尿量 > 2000ml。

【护理要点】

1. 密切监测生命体征、意识状态、心电图及腱反射、肌张力等变化，严密监测血清钙和磷酸盐水平。

2. 对于重度高钙血症患者，嘱患者适量活动，减少钙的吸收，同时做好安全防护，防止发生病理性骨折；准确记录液体出入量，维持体液平衡，遵医嘱纠正水、酸碱代谢平衡失调，每天静脉补液不少于 3000ml，同时静脉使用利尿剂（如呋塞米），增加尿钙排出，同时注意防止低钾血症发生。应用双膦酸盐以减少骨的重吸收，使血钙不被动员进入血液。

（四）周围神经炎

【原因】

MM 疾病过程中出现周围神经病变（如损伤、炎症或变性，包括硼替佐米治疗相关周围神经炎），临床出现感觉神经、运动神经及自主神经受损的症状或体征。

【临床表现】

临床表现：感觉异常（疼痛、麻木、过敏、减退）常呈手套、袜套分布；肌力减退、肌张力低下、腱反射减弱或消失，晚期有以肢体远端为主的肌肉萎缩。

【预警】

1. 治疗方案选用硼替佐米联合地塞米松的治疗者需警惕发生周围神经炎。

2. 注意识别周围神经炎的共同特点：肢体远端对称性感觉、运动、自主神经障碍，下肢明显，逐渐向近端发展。

3. 观察患者是否感觉运动神经障碍，如各种感觉缺失呈手套、袜套分布，可伴感觉异常、感觉过度、疼痛，耳鸣等；肌肉无力、肌肉萎缩、四肢腱反射减弱或消失，不能系纽扣、辨别形状，行走困难。预防跌倒、坠床、烫伤及外伤等意外伤害。

4. 观察患者是否出现自主神经障碍，如直立性低血压、心律失常、心动过缓。注意观察生命体征，预防跌倒等意外伤害。

【护理要点】

1. 注意保暖，天凉时戴手套、穿棉袜，避免接触冰冷和金属类物体，鼓励患者经常活动肢体，按摩下肢末梢血管，促进血液循环。

2. 做好健康指导，预防跌倒、坠床、烫伤及外伤等意外伤害。

3. 遵医嘱使用营养神经的药物，并观察用药后反应。

4. 心理护理，减轻患者的焦虑。

（五）病理性骨折

【原因】

骨髓瘤细胞分泌破骨细胞活性因子而激活破骨细胞，使骨质溶解、破坏，引起病理性骨折，可多处骨折同时存在。

【临床表现】

骨痛明显，以腰骶部、胸骨及肋骨更为明显。注意卧床休息，避免负重。

【预警】

1. 活动或扭伤后骨痛突然加剧，提示有病理性骨折的可能，需行相关影像学检查以明确。

2. 鼓励患者进行适当活动，避免剧烈运动和快速转体等动作；注意卧床休息，使用硬板床或硬床垫；胸肋骨或胸腰椎有病变者，配用轻便矫正性支架保护。

【护理要点】

1. 卧床休息，睡硬板床，做好疼痛管理。

2. 避免负重，腰骶部骨折时使用围腰夹板，避免弯腰及剧烈活动。

3. 可对长期卧床的患者进行肢体的被动运动，翻身时避免大力推拉动作，做好皮肤护理，防止压疮。

（黄丽红　万　滢）

第六节　骨髓增殖性肿瘤

一、真性红细胞增多症

真性红细胞增多症（polycythemia vera，PV）是一种以红细胞异常增殖为主的克隆性的慢性骨髓增殖性肿瘤。本病起病缓慢，可在病变若干年后才出现症状。

（一）发病机制

本病发病原因尚不十分清楚。体内、体外的研究结果都提示患者有 *JAK2 V617F* 突变（是一种组成性激活酪氨酸激酶，当其与红细胞生成素受体、血小板生成素受体或粒细胞集落刺激因子受体在细胞系中共表达时，可以不依赖细胞因子，有效激活下游的 JAK-STAT 信号通路，从而导致相应细胞过度增殖。*JAK2 V617F* 突变即 JAK2 蛋白的第 617 位缬氨酸被苯丙氨酸替代，从而导致了骨髓对一些细胞因子的异常反应，诱导异常造血细胞克隆性生成，引起发病）及 *JAK2*（酪氨酸激酶）第 12 外显子异常（突变、缺失或插入）可能足以导致真性红细胞增多症的发生，也有证据说明 *TET2*（TET 甲基化双加氧酶 2）基因突变也出现在约 16% 真性红细胞增多症患者中。

（二）临床表现

临床表现与血容量、血液黏滞度增加密切相关，症状根据患者病情、病期不同而有很大差别。

1. 症状

（1）头痛：早期出现，最常见，可伴有眩晕、疲乏、耳鸣、眼花、健忘等类似神经症症状。

（2）神经系统症状：随着病程进展，患者有肢端麻木、刺痛、多汗、视力障碍等。

（3）血栓和栓塞：不同部位血管的血栓或栓塞可产生不同的症状，最常见于四肢、脑及冠状动脉，一般较严重，需紧急处理。

（4）出血：见于少数患者，表现为皮肤瘀斑、瘀点及牙龈出血，可见创伤及手术后出血不止。

（5）皮肤瘙痒和消化系统症状：部分患者热水浴后皮肤瘙痒明显。

2. 体征　皮肤显著红紫，尤其面颊、唇、舌、耳、眼结膜、四肢末端（指、趾、大小鱼际）为甚。70% ～ 90% 的患者有脾大，若并发脾梗死，可出现脾区疼痛、压痛及摩擦音。

40% ～ 50% 的患者有肝大，多为中至重度增大。

（三）常见并发症

真性红细胞增多症常见并发症为血栓。

【原因】

真性红细胞增多症伴随的血栓并发症主要是血细胞比容增加，白细胞及血小板的活化和血液黏滞度增加所致，导致血液的密度比正常人大。因此，异常血块更容易形成，从而阻止动脉和静脉的血液流动，有增加深静脉血栓形成的风险，血栓最常见于四肢、脑及冠状动脉，从而增加脑卒中、心脏病发作的风险。

【临床表现】

不同部位血管的血栓或栓塞可产生不同的症状。

1.四肢动静脉栓塞症状　四肢水肿、红斑肢痛症。

2.脑动静脉栓塞症状　轻者可以完全没有症状，即无症状性脑梗死；也可以表现为反复发作的肢体瘫痪或眩晕，即短暂性脑缺血发作；重者不仅可以有肢体瘫痪，甚至可以出现急性昏迷、死亡，如病变影响大脑皮质，在脑血管病急性期可表现为癫痫发作。

（1）主观症状：头痛、头晕、眩晕、恶心、呕吐、运动性和（或）感觉性失语甚至昏迷。

（2）脑神经症状：双眼向病灶侧凝视、中枢性面瘫及舌瘫、假性延髓性麻痹，如饮水呛咳和吞咽困难。

（3）躯体症状：肢体偏瘫或轻度偏瘫、偏身感觉减退、步态不稳、肢体无力、大小便失禁等。

3.冠状动脉栓塞症状　可出现急性心肌梗死，表现为持久胸骨后剧烈疼痛。

【预警】

1.血细胞比容增高，通常＞ 70%，会导致血液黏滞度增高，需要警惕血栓的形成。严密观察患者有无四肢水肿、肢体麻木、疼痛及红斑肢痛症、脑梗死症状、心肌梗死 / 心绞痛症状。

2.严密心电监测，发现心律失常，警惕心肌梗死的发生。

3.严密观察患者生命体征及意识，意识发生改变时警惕脑梗死。

4.对老年及有心血管疾病患者，放血治疗可能引起血栓并发症，需警惕血栓的发生。一次放血治疗不宜＞ 200 ～ 300ml，每周 1 ～ 2 次。

【护理要点】

1.密切监测血流动力学及血常规。

2.尽量卧床休息，保持环境安静。

3.多吃素菜，少饮酒，常用植物油，少吃动物脂肪，饮食清淡不过饱。

4.做好患者生活护理，加强皮肤、口腔、呼吸道及大小便的护理。

5.监测电解质及酸碱平衡状况，注意水电解质的平衡。

6.控制血压，避免情绪波动，规律生活，适当锻炼。

7.鼓励患者足和趾经常主动活动，并嘱多做深呼吸及咳嗽动作。

8.在溶栓治疗同时，注意观察患者出血倾向，密切监测血常规。

二、原发性血小板增多症

原发性血小板增多症（essential thrombocytosis，ET）也称特发性血小板增多症、出血性血小板增多症，是以巨核细胞系列增生为主的骨髓增殖性疾病。其特征是外周血小板计数显著增多且功能异常，不伴有红细胞增多，临床上常伴有出血及血栓形成、脾大。

（一）发病机制

本病的直接病因并不清楚。目前研究表明，原发性血小板增多症与 *JKA2*（酪氨酸激酶）、*MPL*（血小板生成素受体）、*THPO*（血小板生长素）、*TET2*（TET 甲基化双加氧酶 2）基因的突变有关。该突变在造血干细胞阶段获得，通过过度激活下游信号通路，导致细胞异常增殖。

（二）临床表现

起病隐匿，表现多不一。症状轻者仅表现为疲劳、乏力，无其他症状。典型症状为出血和血栓形成。

1. 症状

（1）出血：以鼻、牙龈、消化道黏膜自发性出血常见，皮肤出血大多表现为瘀斑。部分患者因创伤和手术中止血困难而被发现。

（2）血栓和栓塞：好发于脾、肝、肠系膜静脉及颅内动脉、下肢动静脉，常引起相应症状。

2. 体征　50%～80% 的患者有脾大，多为中度，但巨脾少见。约有 50% 的患者肝脏轻度增大，一般无淋巴结大。

（三）常见并发症

原发性血小板增多症常见并发症包括血栓、颅内出血。

Ⅰ. 血栓

【原因】

JKA2（酪氨酸激酶）、*MPL*（血小板生成素受体）、*THPO*（血小板生长素）、*TET2*（TET 甲基化双加氧酶 2）基因合成的蛋白参与的信号途径称为 JAK-STAT 信号途径，其异常活化导致巨核细胞过量合成，结果造成血小板数量过量增加、部分患者血小板黏附性增高以至形成血栓。

【临床表现】

血栓好发于脾、肠系膜静脉及下肢动静脉。肠系膜静脉血栓形成可致呕吐、腹痛及腹部压痛。下肢血管栓塞后，患者可表现为肢体麻木、疼痛甚至坏疽，也可出现红斑性肢痛症、间歇性跛行等特征性表现。

【预警】

1. 密切监测血小板功能，如血小板黏附率增高，需警惕血栓形成。

2. 密切监测患者凝血功能，患者呈高凝状态需警惕血栓。

3. 严密观察患者有无呕吐、腹痛及腹部压痛、肢体麻木甚至坏疽，患者也可出现红斑性肢痛症、间歇性跛行等症状。

【护理要点】

1. 尽量取半坐卧位卧床休息，保持环境安静。

2. 呕吐时头偏向一侧，避免窒息。

3. 饮食宜清淡，多食用木耳、大头菜、洋葱、西红柿、芹菜、胡萝卜、紫菜、海带、玉米、高粱、青稞、鱼类，少吃心、肝、肾等动物内脏及肥肉、甜食及油炸食物，避免高胆固醇饮食及酗酒、吸烟等。

4. 在溶栓治疗同时，注意观察患者出血倾向，密切监测血常规。

5. 控制血压，避免情绪波动，规律生活，适当锻炼。

6. 鼓励患者的足和趾经常主动活动，并嘱多做深呼吸及咳嗽动作。

7. 必要时下肢穿医用弹力袜或充气长筒靴，或电刺激化使静脉血流加速。

Ⅱ.颅内出血

【原因】

颅内出血主要是由于血小板功能缺陷，此外，微循环中的小血栓形成及继发的纤溶亢进也可导致和增加出血。

【临床表现】

典型症状表现为偏瘫、失语、半身感觉障碍、昏迷。患者突然出现头痛、视物模糊、呼吸急促、喷射性呕吐甚至昏迷，双侧瞳孔变形不等大、对光反射迟钝，常常提示有颅内出血。

【预警】

1.密切监测血常规，隔天 1 次，血小板计数低于 $20 \times 10^9/L$，可发生严重的自发性出血，警惕致命的颅内出血。

2.口腔黏膜局部血疱形成提示患者有严重的出血倾向。

3.不同程度的意识障碍，需要警惕颅内出血。

4.对于同时或突发主诉有头痛的患者，要注意检查瞳孔的形状、大小及对光反射是否存在，需要警惕颅内出血。

5.严密观察患者生命体征及意识，密切关注患者的主诉，尤其无诱因的剧烈头痛、头晕、晕厥，有的突感肢体麻木、乏力或一时性失视、语言交流困难等，也提示颅内出血。

【护理要点】

1.保证充足睡眠，避免情绪激动、剧烈咳嗽和屏气用力等。

2.伴高热的患者需要及时有效地降温。

3.伴有高血压者需监测血压。

4.如突发视野缺损或视力下降，常提示眼底出血。

5.尽量让患者卧床休息，减少活动。

6.鼓励患者进食高蛋白、高维生素、易消化的软食或半流食，禁食过硬、粗糙的食物，保持大便通畅，排便时不可用力，以免腹压增高诱发颅内出血。

7.一旦发生颅内出血，应及时与医师联系，并积极配合抢救。

（1）立即去枕平卧，头偏向一侧，随时吸出呕吐物，保持呼吸道通畅。

（2）给予氧气吸入。

（3）迅速建立 2 条静脉通路，按照医嘱快速静脉滴注或静脉注射 20% 甘露醇注射液、50% 葡萄糖注射液、地塞米松、呋塞米等，以降低颅内压，同时进行静脉输血。

（4）应用脱水药时要注意水及电解质平衡。

（5）留置导尿管，记录患者的生命体征、意识状态及瞳孔、尿量的变化，做好交接班。

三、原发性骨髓纤维化

骨髓纤维化（myelofibrosis，MF）是一种起源于造血干细胞的克隆性增殖性疾病，引起细胞因子不适当的释放，导致骨髓弥漫性纤维增生，定向造血祖细胞释放到外周，常伴有髓外造血（或称髓外化生），主要在脾，其次在肝、淋巴结等。临床上最多见的是原发性骨髓纤维化（primary myelofibrosis，PMF），典型的临床表现为脾显著增大、贫血，外周血中出现幼粒细胞、幼红细胞，以及不同程度的骨质硬化。

（一）发病机制

本病病因目前尚不明了，目前研究表明与 *JAK2*、*MPL* 和 *TET* 基因突变密切相关。

（二）临床表现

本病起病隐匿，进展缓慢，许多患者诊断时无自觉症状或症状不典型。

1. 症状

（1）早期

1）代谢亢进症状：乏力、低热、盗汗、体重减轻、心动过速等。

2）脾大压迫症状：腹胀、食欲缺乏、左上腹或中上腹饱胀。

（2）进展期和晚期症状

1）心悸、气促、出血、骨痛，有瘀斑、紫癜，少数患者可因无效红细胞生成有轻度黄疸。

2）巨脾引起的上腹部或全腹明显饱胀或肿块下坠感；合并脾周围炎或脾梗死可出现脾区持续疼痛甚至剧痛。

3）少数病例可因高尿酸血症并发痛风及肾结石。

2. 体征　几乎所有患者均有脾大，巨脾是本病特征，质地坚硬，表面光滑，无触痛。部分病例合并轻中度肝大甚至门静脉高压症状。

（三）常见并发症

原发性骨髓纤维化常见并发症包括脾破裂。

【原因】

脾快速增大，容易导致自发性脾破裂并发症。

【临床表现】

临床上以内出血及血液对腹膜引起的刺激为其特征。患者突感脾区疼痛，存在发热、多汗，出血量大而速度快者很快就出现低血容量性休克，脾区拒按，由左上腹慢慢涉及全腹，但仍以左上腹最为明显，同时有腹部压痛、反跳痛和腹肌紧张，有时因血液刺激左侧膈肌而有左肩牵涉痛，深呼吸时这种牵涉痛加重，脾区可闻及摩擦音，甚至出现血性腹水。

【预警】

1. 实验室检查发现红细胞、血红蛋白、血细胞比容进行性降低，提示脾破裂有内出血。

2. 患者常因脾大而被迫采取半坐卧位、屈膝仰卧位或左侧卧位，若患者采用被迫体位，应警惕脾破裂。

3. 出现失血性休克症状，提示脾破裂，且出血量大而速度快，伤情十分危急。

4. 指导患者进食宜少量多餐，以减轻腹胀，尽量避免弯腰和碰撞腹部，以免脾破裂。

5. 每天测量患者脾脏的大小、质地并做好记录（触诊宜轻柔），异常时应及时通知医师。

6. 密切关注患者主诉，注意脾区有无压痛，出现腹部压痛、反跳痛和腹肌紧张，深呼吸时左肩牵涉痛时，应警惕脾破裂。

【护理要点】

1. 置患者于安静、舒适的环境中，减少活动，尽量卧床休息，并取左侧卧位，以减轻不适。

2. 迅速建立 2 条静脉通路，积极采取补充血容量、止血、抗休克治疗，快速输血、补液。对严重休克者，应该迅速输入 1～2L 的等渗平衡盐溶液，随后最好补充经交叉配合的血制品，以免病情继续发展引起多器官损害。

3. 保证气道通畅。对有严重休克和循环衰竭的患者，还应该进行气管内插管，给予机械通气。

4. 积极做好脾破裂的围术期配合及处理。

5. 密切观察血压、脉搏等生命体征。

6. 恢复期患者需要定期复查，直至脾损伤愈合，脾恢复原形态。

7. 注意休息，避免体力劳动，不可剧烈运动。

8. 注意保护腹部，避免外力冲撞。

9. 保持排便通畅，避免剧烈咳嗽。

10. 及时增减衣物，注意保暖，预防感冒。

11. 适度锻炼，提高免疫力。

12. 宜进食富含优质蛋白、维生素的食物，多吃富含铁元素的食物，忌辛辣刺激性食物、具有活血功能的食物、容易产气的食物，戒烟忌酒。

（万　滢　黄丽红）

参 考 文 献

白智华，苏慧，崔荣太，2017. POEMS 综合征 42 例临床特征分析. 武警医学，28(8): 823-825.

陈静，郑玲，芮红兵，等，2014. 多发性骨髓瘤合并高钙血症的临床分析. 实用癌症杂志，29(10): 1322-1326.

方云，徐玉兰，2014. 血液系统危急重症病人护理及管理. 武汉：华中科技大学出版社.

高菲，王佳，欧泰，等，2017. 多发性骨髓瘤伴高黏滞综合征和肾功能损害患者行血浆置换术序贯化疗临床观察. 中国输血杂志，30(7): 708-710.

葛均波，徐永健，2013. 内科学. 8 版. 北京：人民卫生出版社：593, 602.

郭慧茹，2013. 最新医院血液病专科护理管理创新与临床护理应急预案及护理工作流程标准化指导实用全书. 北京：人民卫生出版社

黄本卿，王娟，2012. 恶性肿瘤致上腔静脉压迫综合征患者的护理. 实用医药杂志，29(1): 53-54.

蓝海峰，侯健，2011. 多发性骨髓瘤相关急症的治疗. 内科急危重症杂志，17(5): 262-265.

黎洋，蒋先洪，米永华，2012. 急性肾功衰 86 例临床病因、治疗及预后分析. 四川医学，33(7): 1234-1235.

李强，1999. 急性肿瘤溶解综合征. 国外医学：输血及血液学分册，22(2): 93-95.

刘红艳，鲁启洪，谭东梅，等. 2006. 肿瘤急症上腔静脉压迫综合征的处理及护理. 护士进修杂志，21(5): 478-480.

刘迎庆，2015. 硼替佐米治疗多发性骨髓瘤致周围神经炎病变的护理体会. 中国实用医药，10(35): 210-211.

陆再英，钟南山，2008. 内科学. 7 版. 北京：人民卫生出版社.

马军，2013. 多发性骨髓瘤骨病的预防及治疗. 中华血液学杂志，34(4): 292-294.

裴仁治，马俊霞，刘旭辉，等，2003. 急性白血病并急性肿瘤溶解综合征 8 例. 实用儿科临床杂志，18(9): 701-702.

苏洁，2005. 3 例心肺衰竭患者的应用体外膜肺氧合技术的监护. 中华护理杂志，40(4): 277.

王辰，王建安，2015. 内科学. 3 版. 北京：人民卫生出版社.

王丽红，温影，2013. 护理干预对万珂治疗多发性骨髓瘤诱发周围神经炎病变患者护理体会. 中国实用医药，8(16): 234.

王小玲，2013. 化疗治疗肿瘤的毒副作用及相应护理研究进展. 中国医学创新，10(14): 160-161.

尤黎明，吴瑛，2012. 内科护理学. 5 版. 北京：人民卫生出版社.

袁慧玲，唐锦治，1987. 高白细胞急性白血病 50 例报告. 中华血液学杂志，9(36): 324-325.

张娣艳，徐燕敏，张耀明，等，2012. 多发性骨髓瘤患者骨折的护理. 中国临床护理，4(2): 127-128.

张梅，胡翊群，2015. 血液与肿瘤疾病. 北京：人民卫生出版社.

张言荣，2015. 高龄多发性骨髓瘤合并病理性骨折患者的自我管理及护理措施. 齐鲁护理杂志，21(18): 67-68.

张之南，沈悌，2008. 血液病诊断及疗效标准. 3 版. 北京：科学出版社：232-235.

赵伟娟，2015. 老年急性髓系白血病患者化疗的护理难点及对策分析. 实用临床医药杂志，19(12): 41.

周慧，王建虹，闵捷，2011. 老年急性髓系白血病治疗的研究进展. 中华肿瘤防治杂志，18(10): 816-820.

周剑峰，孙汉英，张义成，2013. 血液病诊疗指南. 3 版. 北京：科学出版社.

朱霞明，刘明红，葛永芹，2016. 血液科临床护理思维与实践. 北京：人民卫生出版社.

Montesinos P, Bergua J M, Vellenga E, et al, 2009. Differentiation syndrome in patients with acute promyelocytic leukemia treated with all-trans retionoic acid and anthracycline chemotherapy: characteristics, outcome, and prognostic factors. Blood, 113(4): 775-783.

Rodgers G P, Young N S, 2012. 贝塞斯达临床血液学手册. 2 版. 叶向军，龚旭波，译. 北京：科学出版社.

第 **6** 章　内分泌系统疾病并发症预警及护理

第一节　腺垂体功能减退

一、病因

腺垂体功能减退原发于垂体病变，也可以继发于下丘脑病变导致腺垂体激素分泌减少，可以是单种激素减少，也可以为多种垂体激素同时缺乏。

二、临床表现

患者表现为甲状腺、肾上腺、性腺等靶腺功能减退和（或）蝶鞍区占位性病变，分为西蒙病、希恩综合征和垂体性矮小症。根据相应症状腺垂体功能减退分为高热型、低温型、低血糖型、低血压型、水中毒型和混合型。

三、常见并发症

腺垂体功能减退常见并发症为垂体危象。

【原因】

在全垂体功能减退症基础上，各种应激如感染、败血症、腹泻、呕吐、失水、饥饿、寒冷、急性心肌梗死、脑血管意外、手术、外伤麻醉及使用镇静药、催眠药、降糖药等均可诱发垂体危象。

【临床表现】

在确诊腺垂体功能减退疾病的基础上，在各种应激情况下患者出现高热、循环衰竭、休克、恶心、呕吐、头痛、神志不清、谵妄、抽搐、昏迷等严重垂危状态。

【预警】

1. 患者出现怕冷、低体温、面色苍白、极度乏力、精神萎靡、淡漠、嗜睡、缄默懒言、收缩压偏低、脉压变小等，提示可能要发生垂体危象。

2. 患者出现高热、视力视野障碍、头痛、厌食、恶心、频繁呕吐甚至喷射性呕吐等症状时，应高度怀疑垂体危象的发生。

3. 患者出现循环衰竭、休克、神志不清、谵妄、抽搐、昏迷等症状，提示可能发生了垂体危象，应配合医师进行积极救治。

4. 指导患者遵医嘱服药，禁用或慎用麻醉药、镇静药、催眠药及降糖药，以免诱发垂体危象。

【护理要点】

1. 严密观察生命体征。

2. 纠正低血糖，应立即给予 50% 葡萄糖注射液 40 ～ 60ml 静脉注射。

3. 解除急性肾上腺功能减退危象：5% 葡萄糖盐水 500 ～ 1000ml 中加入氢化可的松 50 ～ 100mg 静脉滴注。

4. 保持呼吸道通畅，给予吸氧，必要时床旁备吸痰器及气管插管用物。

5. 对水中毒患者加强利尿，并做好尿量观察记录。

6. 纠正低体温，低温与甲状腺功能减退有关，可给予小剂量甲状腺激素，并保暖。

7. 药物治疗护理，对长期大量使用激素患者应密切观察患者神志，及时发现由激素补充引起的"欣快"反应，并密切监测血糖变化。

（陶　静　刘清华）

第二节　甲状腺疾病

一、单纯性甲状腺肿

单纯性甲状腺肿（simple goiter）又称非毒性甲状腺肿（nontoxic goiter），是缺碘、致甲状腺肿物质或先天性甲状腺激素合成酶缺陷等原因所致的甲状腺代偿性肿大，不伴甲状腺功能异常表现。

（一）病因

1. **缺碘或碘相对不足**　缺碘是引起地方性甲状腺肿的主要原因，但长期过多摄入碘也可因阻碍碘的有机化，使甲状腺激素合成障碍而引起本病。青春发育期、妊娠期、哺乳期等因碘相对不足也可导致本病。

2. **致甲状腺肿物质**　过多摄入某些含硫氰酸盐的食物，如萝卜、白菜、大豆等或其他（如硫脲类、磺胺类、锂、过氯酸钾等）具有抑制甲状腺激素合成的药物，使甲状腺激素合成障碍，引起甲状腺肿大。

3. **先天性甲状腺激素合成障碍**　家族性甲状腺肿的原因是遗传性甲状腺激素合成酶缺陷造成的甲状腺激素合成障碍，或水解酶缺乏使甲状腺激素从甲状腺球蛋白中分离释放困难。

4. **其他**　硒缺乏或碘过多也可导致甲状腺肿。

（二）临床表现

甲状腺早期多呈弥漫性轻度或中度肿大，质软、无压痛；后期可形成多结节肿大，质变硬。明显肿大可引起邻近器官的压迫症状，如压迫气管可引起咳嗽和呼吸困难，压迫食管可引起吞咽困难，压迫喉返神经则可引起声音嘶哑。有结节性肿大者可因结节内突然出血而出现疼痛，使结节明显增大加重压迫症状。有些呈多结节性肿大者可出现自主性功能亢进，即多结节性甲状腺肿伴甲状腺功能亢进。地方性甲状腺肿，如严重缺碘可出现地方性呆小病；与此相反，若过多摄入碘可诱发碘甲状腺功能亢进。甲状腺功能检查一般正常，甲状腺素（T_4）正常或稍低，三碘甲腺原氨酸（T_3）正常或略高。甲状腺碘摄取率常高于正常，但高峰不提前。高敏度促甲状腺素（sTSH）测定正常。尿碘低于 $50 \mu g/gCr$，提示缺碘。

（三）常见并发病

单纯性甲状腺肿常见并发症为呼吸困难。

【原因】

巨大的甲状腺肿压迫气管，引起呼吸道梗阻。

【临床表现】

患者表现为咳嗽、呼吸困难、缺氧、高碳酸血症，呼吸时有或无喘鸣音，呼吸费力，严重者可出现三凹征，常在夜间发生，可随体位改变而发生（如患者上肢上举）。

【预警】

1. 如患者出现明显的甲状腺肿大，则警惕压迫气管，出现呼吸困难。

2. 患者出现声音嘶哑、呼吸困难、吞咽困难、面部肿胀等，提示出现了肿胀压迫症状。

3. 观察患者呼吸的变化，指导患者遵医嘱补充碘剂，坚持服用可使甲状腺肿明显缩小或消失，不可随意停药，预防复发。

【护理要点】

1. 病情观察：评估患者甲状腺肿大的程度、质地及有无出现压迫症状，一旦出现压迫症状，遵医嘱给予镇静、氧气吸入处理，及时手术解除梗阻症状。

2. 体位护理：嘱患者尽量避免抬举上臂，夜间休息时取侧卧位，避免平卧位，以免加重压迫症状。

3. 遵医嘱补充碘剂，避光保存碘剂，服用碘剂时用吸管将其滴在食物上，用凉开水冲服，避免水温过高。

4. 指导患者摄入碘盐和含碘丰富的食物如海带、紫菜等。避免摄入大量阻碍甲状腺激素（TH）合成的食物，如卷心菜、花生、菠菜、萝卜等。

5. 尊重关心患者，鼓励患者表达心理感受，指导其通过衣着合体和使用恰当的修饰改善身体外观，鼓励其参加正常的社交活动。

二、甲状腺功能亢进症

甲状腺功能亢进症（hyperthyroidism）简称甲亢，是指甲状腺腺体本身产生甲状腺激素过多而引起的甲状腺毒症，其病因包括弥漫性毒性甲状腺肿（Graves disease）、结节性毒性甲状腺肿和甲状腺自主高功能腺瘤（plummer disease）等。甲亢的患病率为 1%，其中 80% 以上是由 Graves 病引起，Graves 病（GD）属器官特异性自身免疫性疾病，本节重点阐述 GD。由于甲状腺激素分泌过多，机体神经、循环、消化等系统兴奋性增高，代谢亢进等。GD 患者可伴有浸润性突眼，少数伴胫前黏液性水肿及指端粗厚。

（一）发病机制

GD 是器官特异性自身免疫性疾病之一，其主要特征是血清中存在针对甲状腺细胞 TSH 受体的特异性自身抗体，称为 TSH 受体自身抗体（TSH receptor autoantibody，TRAb），也称为 TSH 结合抑制性免疫球蛋白。TRAb 有两种类型，即 TSH 受体刺激性自身抗体（TSHR stimulation autoantibody，TSAb）和 TSH 受体刺激阻断性自身抗体（TSHR stimulation-blocking autoantibody，TSBAb）。TSAb 是甲亢的致病性抗体，与 TSH 受体结合，激活腺苷酸环化酶信号系统，导致甲状腺细胞增生和甲状腺激素合成、分泌增加。TSBAb 与甲状腺细胞表面的 TSH 受体结合，占据了 TSH 的位置，使 TSH 无法与 TSH 受体结合，所以产生抑制效应，甲状腺细胞萎缩，甲状腺激素产生减少。50% ～ 90% 的 GD 患者也存在针对甲状腺的其他自身抗体，如甲状腺过氧化物酶抗体(thyroidperoxidase antibody，TPOAb)、甲状腺球蛋白抗体(thyroglobulin antibody，TgAb)。甲状腺呈不同程度的弥漫性肿大。甲状腺滤泡上皮细胞增生，呈高柱状或立方状，滤泡腔内的胶质减少或消失，滤泡间可见不同程度的淋巴细胞浸润。这些淋巴细胞的构成特点是以 T 细胞为主，伴少数的 B 细胞和浆细胞。

（二）临床表现

临床表现主要由循环中甲状腺激素过多引起，其症状和体征的严重程度与病史长短、激素升高的程度和患者年龄等因素相关。

1. 症状　主要有易激动、烦躁失眠、心悸、乏力、怕热、多汗、消瘦、食欲亢进、大便次数增多或腹泻、女性月经稀少，可伴发周期性瘫痪（亚洲、青壮年男性多见）和近端肌肉进行性无力、萎缩，后者称为甲亢性肌病，以肩胛带和骨盆带肌群受累为主。GD 患者有 1% 伴发重症肌无力。少数老年患者高代谢症状不典型，相反表现为乏力、心悸、厌食、抑郁、嗜睡、体重明显减少，称为"淡漠型甲亢"。

2. 体征

（1）甲状腺肿：大多数 GD 患者有程度不等的甲状腺肿大。甲状腺肿为弥漫性，质地中等（病史较久或食用含碘食物较多者可表现为质地坚韧），无压痛。甲状腺上极、下极可以触及震颤，闻及血管杂音。也有少数病例甲状腺不肿大；结节性甲状腺肿伴甲亢可触及结节性肿大的甲状腺；甲状腺自主性高功能腺瘤可扪及孤立结节。

（2）眼部表现：分为两类。一类为单纯性突眼，表现为眼球轻度突出，眼裂增宽，瞬目减少；另一类为浸润性突眼，即 Graves 眼病，表现为眼球明显突出，超过眼球突度参考值上限的 3mm 以上（中国人群突眼度女性 16mm；男性 18.6mm），少数患者仅有单侧突眼。患者自诉有眼内异物感、胀痛、畏光、流泪、复视、斜视、视力下降。查体见眼睑肿胀，结膜充血水肿，眼球活动受限，严重者眼球固定、眼睑闭合不全、角膜外露而形成角膜溃疡，全眼炎甚至失明。

（3）胫前黏液性水肿：见于少数 GD 患者，白种人多见，多发生于胫骨前下 1/3 部位，也见于足背、踝关节、肩部、手背或手术瘢痕处，偶见于面部，皮损大多为对称性。早期皮肤增厚、变粗，有广泛大小不等的棕红色、红褐色或暗紫色突起不平的斑块或结节，边界清楚，直径为 5 ~ 30mm，连片时更大，皮损周围的表皮稍发亮，薄而紧张，病变表面及周围可有毳毛增生、变粗、毛囊角化；后期皮肤粗厚，如橘皮或树皮样。

（4）心血管系统表现：心率增快、心脏扩大、心律失常、心房颤动、脉压增大等。

（三）常见并发病

甲亢常见并发症包括甲状腺功能亢进症危象、甲状腺毒症性心脏病、甲状腺粒细胞缺少、甲状腺周期麻痹、甲亢性突眼、甲亢性肝损害等。

Ⅰ. 甲状腺功能亢进症危象

【原因】

甲状腺功能亢进症危象也称甲亢危象，是甲状腺毒症急性加重的一个综合征，其发生可能与循环中甲状腺激素水平增高有关，多发生于较严重甲亢未予以治疗或治疗不充分的患者。常见诱因有感染、手术、创伤、精神刺激等。

【临床表现】

1. 多数患者原有甲亢病史，且未得到有效控制。

2. 多数患者有高热或超高热，皮肤湿润，大汗淋漓。

3. 心血管症状：心动过速，心率一般为 120 ~ 140 次 / 分或更快，心律失常（室上性心动过速、心房颤动、心房扑动），可发展为心力衰竭、休克。

4. 神经、精神症状：多数患者有烦躁、焦虑、幻觉、震颤，严重患者可出现谵妄、惊厥、昏迷。少数老年患者呈"淡漠"型，表现为淡漠、反应迟钝、嗜睡、腱反射消失或减弱，可呈恶病质或木僵状态。

5. 胃肠道症状：食欲缺乏、恶心、呕吐及腹泻，因伴有大量出汗易致严重失水，不少患者可有黄疸和肝功能异常。

【预警】

1. 患者有甲亢病史，且未得到有效控制，呈恶病质状态，出现体温急骤升高，在 39℃以上，伴有大汗淋漓、皮肤潮红提示可能会发生甲亢危象。

2. 患者出现食欲缺乏、恶心、呕吐、腹泻、心动过速（心率在 140 次 / 分以上），且精神烦躁、焦虑不安、谵妄，严重患者可有心力衰竭、休克及昏迷等，应高度警惕甲亢危象的发生。

3. 指导患者保持情绪稳定，避免感染、精神刺激和创伤，以免诱发甲亢危象。

【护理要点】

1. 病情观察　密切观察患者生命体征和意识状态并进行记录，如患者甲亢症状加重，出现严重乏力、烦躁、发热（体温 ＞ 39℃）、多汗、心悸、心率达 120 次 / 分以上，伴食欲缺乏、恶心、腹泻等，应警惕甲亢危象的发生。如发现患者出现谵妄、昏迷、躁动应及时通知医师，及时抢救。

2. 休息与活动指导　保持环境安静，患者应绝对卧床休息，避免一切不良刺激。

3. 对症护理　高热者积极降温，可采用冰敷或乙醇擦浴。如患者采用人工冬眠合剂，应观察并记录降温效果；视病情需要给予高流量吸氧，保证血氧供应。烦躁者做好安全护理，必要时遵医嘱给予镇静药。

4. 生活护理　加强皮肤、口腔护理，定时翻身，预防压力性损伤、肺炎的发生，保持床铺、衣服干燥，及时更换潮湿衣服及床单；每天给予足够热量饮食，选择高热量、高蛋白、高维生素的饮食，液体入量每天在 3000ml 以上。

Ⅱ . 甲状腺毒症性心脏病

【原因】

甲亢时，过量的甲状腺激素对心脏有直接的毒性作用或间接影响，引起心脏扩大、心力衰竭、心律失常和心绞痛等一系列心血管症状和体征。

【临床表现】

1. 心律失常　可表现为多种形式，如频发房性期前收缩、心房颤动、心房扑动和房室传导阻滞等，但以心房颤动最为常见，占 50% ～ 70%。心房颤动时心室率快，大多在 120 次 / 分以上，一般不伴有左心衰竭及肺淤血等征象。

2. 心脏扩大　多为轻度、中度增大。X 线透视下，可见扩大的心脏搏动快而有力。

3. 心力衰竭　可表现为全心衰竭，但多以右心衰竭为主，四肢温暖，脉压大，测定循环时间正常抑或缩短，对洋地黄疗效差，易中毒。多数表现为高排性心力衰竭，在甲亢控制后此并发病容易纠正；少数表现为低排性心力衰竭（心脏泵衰竭），治疗较为棘手。

【预警】

1. 有甲亢病史，且未得到有效控制，心率在 120 ～ 130 次 / 分以上，提示可能出现了甲状腺毒症性心脏病。

2. 患者出现心悸、胸闷、气短、收缩压增高、舒张压下降及脉压增大等症状要警惕甲状腺毒症性心脏病的发作。

3. 指导患者按时服用抗甲状腺药物，保持心情舒畅，注意休息，识别甲状腺毒症性心脏病的症状，一旦出现以上症状，应及时就医。

【护理要点】

1. 休息　是减轻心脏负荷的重要方法。

2. 吸氧　给予持续吸氧，保持管道通畅、清洁。

3. 饮食　少量多餐，清淡易消化，限制钠盐摄入。每天钠盐摄入量应在 5g 以下，其他含钠盐多的食物、饮料，如腌制食品、罐头、香肠、味精、啤酒、碳酸饮料等也应限制。

4. 用药护理

（1）使用利尿剂时应准确记录液体出入量、定期测量体重、监测电解质的变化。

（2）使用血管扩张剂时观察患者的血压，防止因血管扩张过度而致的低血压。

（3）使用洋地黄制剂时应嘱患者按时、按量服用，如有漏服，下一次不可补服，以免过量而中毒。护士给药前要先测患者的心率，若心率 < 60 次 / 分，则不能给药。注意询问患者有无不适，发现洋地黄中毒的表现及时通知医师，协助处理。

（4）尽量避免静脉给药，如必须静脉给药，应限制液体的滴数及输液总量。

5. 心理护理　了解患者心理状态并给予关心，多与患者交流，消除患者紧张、焦虑、恐惧心理，促进其树立战胜疾病的信心，给患者建立一个安全的治疗环境。

Ⅲ. 甲状腺粒细胞缺少

【原因】

原发性甲亢并发粒细胞缺少的发病机制与免疫功能紊乱有关，体液免疫和细胞免疫除作用于甲状腺组织外，还作用于血液系统和骨髓。通过免疫机制产生抗白细胞抗体，该抗体不仅破坏血液循环中成熟的白细胞，而且破坏骨髓内各个阶段的幼稚细胞，并抑制粒系定向干细胞的生长和成熟，导致白细胞尤其是粒细胞减少。

【临床表现】

此类患者有甲亢的症状，且周围血中白细胞总数偏低。原发性甲亢在发病过程中或用抗甲状腺药物治疗时患者均可出现粒细胞缺乏，由于粒细胞极度缺乏，机体抵抗力明显下降，感染成为主要合并症，牙龈、口腔黏膜、软腭、咽峡部发生坏死性溃疡，常覆盖灰黄色或淡绿色假膜，皮肤、鼻腔、阴道、子宫、直肠、肛门均可出现炎症，局部感染常引起相应部位淋巴结肿大，肺部的严重感染引起咳嗽、呼吸困难、发绀，发生败血症时可伴肝损害，出现肝大、黄疸，严重者可伴中毒性脑病或中枢神经系统感染，出现头痛、恶心、呕吐、意识障碍甚至昏迷，药物过敏者可发生剥脱性皮炎，若短期内不恢复，死亡率极高。

【预警】

1. 患者如出现不同程度的感染症状，如畏寒、发热、咽喉疼痛、口腔牙龈肿痛、咳嗽、咳痰、尿频、尿急、尿痛、肛周红肿疼痛等，应警惕粒细胞缺乏合并感染的发生。

2. 血液检查显示周围血中白细胞总数偏低，低于 $3 \times 10^9/L$，或中性粒细胞低于 $1.5 \times 10^9/L$ 提示可能出现了粒细胞缺乏。

3. 指导患者长期规律服药，定期复查血常规、肝功能及甲状腺激素水平。一旦出现白细胞数量减少，要及时就医，根据医师建议调整用药甚至更换治疗方案。

【护理要点】

1. 停用引起或可能引起粒细胞缺乏的各种药物。

2. 改善环境，患者应隔离在单人病房，条件允许时住进无菌层流病室，做好消毒隔离，包括口腔、肛门、外阴等易感部位的局部清洗。保持病室安静、整洁，定时通风，保持空气流通新鲜，温度在 18 ~ 22℃，湿度在 60%，定时清扫消毒。避免风寒，预防感冒。限制陪伴和探视人员的数量及探视时间，禁止感冒人员探视，防止交叉感染。

3. 监测体温变化。每天测量体温 4 ~ 6 次，及早发现感染征象。发热时，观察患者有无畏寒、咽痛、咳嗽等伴随症状，酌情给予温水擦浴或冰块物理降温，必要时给予药物降温。观察降温效果，及时更换汗湿的衣服。

4. 用药护理：合理使用抗生素，尽量在用药前仔细寻找病灶，行咽拭子、血液、尿液、大便等细菌培养。无感染者可预防性注射青霉素。抗生素用药时间不宜过短。疑有深部真菌病时，需用有效的抗真菌药物，如酮康唑、咪康唑、氟康唑。遵医嘱使用促白细胞生成药物。

5. 预防感染：医护人员操作时严格遵守无菌原则，接触患者前后应洗手，避免交叉感染。指导患者根据天气变化及时加减衣物，进行操作时注意不要裸露患者过多躯体，防止受凉感冒。戴口罩，避免去人员密集的公众场所；养成良好的个人卫生习惯，注意用物清洁，定期洗澡、更衣及更换床单被罩；保持口腔的清洁卫生；睡前及便后用温水清洁外阴及肛周；有痔疮或肛裂时使用聚维碘溶液（艾利克）稀释液坐浴。

6. 饮食护理：鼓励患者进食，注意饮食卫生，不食用及饮用生、冷、硬、粗糙、刺激性强、不易消化的食物或饮料；食物以高热量、高维生素、高蛋白、易消化、无刺激为宜。多饮水，每天 2000 ～ 3000ml，保持水电解质平衡，防止发生脱水，必要时给予静脉营养支持。

Ⅳ. 甲状腺周期麻痹

【原因】

甲亢患者在饱食、食用甜食、劳累、精神紧张和胰岛素静脉滴注的诱因下，约有 4% 出现发作性下肢或四肢麻痹，发作时血钾降低，但尿钾不增多，可能为钾过多地转移至细胞内（主要是肝、骨骼肌）所致，与甲亢时甲状腺激素增加 Na^+-K^+-ATP 酶活性增高有关，可引起钾进入细胞内增加，钠移出细胞增加，从而出现血钾降低，导致肢体麻痹。

【临床表现】

本病发作与甲亢的严重程度无相关性，其临床表现与单纯型低钾雷同，但心律失常者略多，常常在夜间或清晨发病，表现为四肢软瘫痪，瘫痪的程度变化不定，从双下肢开始轻度无力后延及双上肢，两侧对称，以近端较重；肌张力降低，腱反射减弱或消失；大多不伴有对任何全身健康的损害，致命是极少见的，但因呼吸肌麻痹可发生死亡。发作之间的间隔可能长达 1 年，或者 1 天可发作 1 次或多次，瘫痪发作的频度随年龄的增长而降低。每次患者肌力恢复时可伴有多尿、大汗及瘫痪、肌肉酸痛或僵硬。

【预警】

1. 有甲亢病史，未得到有效控制，是发生甲状腺周期麻痹的潜在风险因素。

2. 患者突然出现肢体无力、四肢瘫痪、呼吸肌麻痹等症状，应高度警惕周期麻痹的发生。

3. 指导患者定期监测血钾浓度，严密观察肢体瘫痪和呼吸情况，血钾在 2mmol/L 以下时应警惕发生呼吸肌麻痹。

【护理要点】

1. 注意观察病情：尤其是重症肌无力或急性甲亢肌病患者，有时病情发展迅速出现呼吸肌麻痹，一旦发现，要立即通知医师，并注意保持呼吸道通畅，及时清除口腔内分泌物，予以氧气吸入，必要时行气管切开。

2. 创造一个设施简单、地面平整的环境，患者活动时要有人陪护在身边，随时预防受伤。急性发作期暂卧床休息，肌无力恢复后初期活动时避免过急、过猛，防止跌伤。密切观察用药后的效果及反应，定时监测血钾浓度，血钾低时及时补钾。提供生活协助，促进患者舒适，保持口腔清洁，进餐前后协助患者漱口；卧床患者大小便时提供隐蔽环境，注意遮挡、保证时间充裕，便秘者给予缓泻药。

3. 饮食护理：鼓励患者摄取足够的水分和均衡膳食。对于有吞咽困难及失语者，要注意解除思想顾虑，给予流质或半流质食物，维持必要的营养素、热量供应，可采用鼻饲或静脉高营养。

4. 心理护理：此病好发于青壮年，特别是初次发病的患者，表现为肢体无力甚至瘫痪，患者由于对疾病不认识、不了解治疗效果易产生恐惧感。应及时向患者介绍疾病知识、治疗方法及效果，减轻思想负担，消除紧张情绪。鼓励患者表达自己的感受和顾虑，倾听患者的述说，给患者表达受挫的机会，护士要自信、耐心，并表示理解患者，表现出对患者的关心和注意。

V.甲亢性突眼

【原因】

其发病原因尚未完全阐明，可能在甲状腺功能亢进时，机体发生体液免疫或细胞免疫，导致体内产生一些特异性抗体或自身抗体，使黏多糖、胶原、糖蛋白分泌增多，尤其前者吸水性较强，使脂肪组织、眼外肌间质水肿。

【临床表现】

甲亢性突眼可分为单纯性突眼和浸润性突眼两类。

1. 单纯性突眼　与甲状腺毒症所致的交感神经兴奋性增高有关，表现为轻度突眼、瞬目减少、上眼睑挛缩、睑裂增宽、眼球辐辏不良等。

2. 浸润性突眼　与眶后组织的自身免疫炎症有关。患者常诉眼内异物感、视力下降及视野缩小、复视、斜视等；眼睑肿胀肥厚，结膜充血水肿；眼球突出明显，大于18mm；严重者眼球固定，角膜外露可形成溃疡或全眼球炎甚至失明。

【预警】

1. 患者出现易饥饿、多食、消瘦等甲亢症状，警惕甲亢性突眼的发生。

2. 眼部经常出现视力疲劳、异物感、怕光、流泪、复视、视力减退，甚至两眼或一眼出现突眼，提示可能出现了甲亢性突眼。

【护理要点】

1. 眼部护理　戴深色眼镜，减少光线和灰尘的刺激；眼勿向上凝视，以免加剧眼球突出和诱发斜视；睡前涂抗生素眼膏，眼睑不能闭合者覆盖纱布或戴眼罩，将角膜、结膜发生损伤、感染和溃疡的可能性降至最低限度；高枕卧位和限制钠盐摄入可减轻球后水肿，改善眼部症状；每天做眼球运动以锻炼眼肌，改善眼肌功能；遵医嘱使用0.5%甲基纤维素或0.5%氢化可的松溶液滴眼；定期行眼科角膜检查以防角膜溃疡造成失明。

2. 一般护理　减少不良刺激，合理安排生活。保持居室安静和轻松的气氛，限制访视，避免外来刺激。忌饮酒、咖啡、浓茶，以减少环境和食物对患者的不良刺激。

3. 心理护理　取得患者家属及亲友的配合，安慰鼓励患者，消除不良情绪，提高患者对疾病认知水平。

VI.甲亢性肝损害

【原因】

甲亢累及肝脏时可导致肝大、肝功能异常、黄疸甚至肝硬化。目前所知，甲亢性肝损害的发生除与甲状腺激素直接对肝代谢的影响及肝相对缺氧、营养不良、心力衰竭及感染等因素有关外，还与自身免疫有关，临床上大部分的甲亢原因为GD，该病是一种自身免疫性疾病，而自身免疫反应可引起肝细胞损害。

【临床表现】

1. 甲亢的一般症状。

2. 急性肝炎样表现 可有乏力、食欲缺乏，血清谷丙转氨酶（又称丙氨酸转氨酶，ALT）显著升高，高于正常上限 2 倍，或谷丙转氨酶 / 碱性磷酸酶（ALT/ALP）≥ 5。

3. 急性胆汁淤积样表现

（1）单纯性胆汁淤积：黄疸、瘙痒。ALP、谷氨酰转移酶（GGT）、结合胆红素增高，ALT 正常或轻度增高。

（2）胆汁淤积性肝炎：表现为上腹痛、发热、寒战。血生化表现为 ALP 高于正常上限 2 倍或 ALT/ALP ≤ 2。

4. 脂肪肝样表现 可有恶心、呕吐、上腹痛，可以迅速进展为肝衰竭，血生化表现为胆红素和 ALT 轻度升高。

5. 其他表现 可表现为超敏反应，如发热、皮疹、黄疸等，也可类似于自身免疫性肝炎，肝脾可增大。

【预警】

1. 甲亢患者出现甲亢的症状，如性情急躁，易激动等，警惕肝损害的发生。

2. 甲亢患者出现高热、恶心、呕吐、腹泻、皮肤巩膜黄染等，提示可能发生了甲亢性肝损害，应及时就诊。

3. 甲亢患者血清 ALT 显著升高，高于正常上限 2 倍，或 ALT/ALP ≥ 2 时，提示发生了肝损害，应及时就诊。

4. 指导患者按医嘱正确服药，不能随意停药或减药，定期到医院复查肝功能，一旦出现异常，应及时到医院就诊。

【护理要点】

1. 病情观察 严密观察甲亢肝损害患者的病情变化及实验室检查结果，如有异常及时处理。

2. 休息与活动 给患者提供整洁、安静、舒适轻松的病房环境以保证休息。应劝导患者尽量卧床休息，待症状好转、黄疸消退、肝功能改善后逐渐增加活动量，活动以不感到疲劳为宜。

3. 合理饮食 宜进高热量、高维生素的清淡易消化食物，适量进食优质蛋白，多饮水。禁刺激性及含碘饮食，禁烟、酒、浓茶、咖啡，适当限制脂肪，选择高热量优质蛋白饮食，适当补充维生素，多食用新鲜蔬菜和水果、豆类、奶类、蛋类等。保持大便通畅。肝功能减退严重者或有肝性脑病先兆者应给予低蛋白饮食；伴有腹水者按病情给予低盐或无盐饮食；对于食欲缺乏者，要合理调整食谱，促进食欲。

4. 用药护理 向患者解释长期服药的重要性，讲解服用甲状腺抑制及护肝药物的注意事项。

5. 心理护理 甲亢患者性情急躁、易激动，加上皮肤巩膜黄染、消化道反应等肝损害表现，患者往往存在焦虑心理，担心预后。在护理工作中应关心体贴患者，主动了解患者的心理感受，耐心解释说明病情与精神因素的关系，指导患者学习焦虑的应对技巧，必要时给予对肝无损害的镇静药。

三、甲状腺功能减退症

甲状腺功能减退症（hypothyroidism），简称甲减，是由多种原因引起的甲状腺激素合成、分泌或生物效应不足，导致以全身新陈代谢率降低为特征的内分泌疾病。本病如始于胎儿、婴儿称克汀病或呆小病；始于性发育前儿童称幼儿型甲减，严重者称幼年黏液性水肿；成年发病则称甲减，严重时称黏液性水肿。按病变部位甲减可分为甲状腺性、垂体性、下丘脑性和受体性甲减。

（一）发病机制

1. 原发性甲减 ①自身免疫损伤：最常见的是自身免疫性甲状腺炎，包括桥本甲状腺炎、萎缩性甲状腺炎、亚急性淋巴细胞性甲状腺炎和产后甲状腺炎等。②甲状腺破坏：包括甲状腺手术切除、放射性碘 -131 治疗等。③缺碘或碘过多：缺碘多见于地方性甲状腺肿地区，碘的缺乏导致甲状腺激素（thyroid hormone，TH）合成减少。碘过量可引起具有潜在性甲状腺疾病者发生一过性甲减，也可诱发和加重自身免疫性甲状腺炎。④抗甲状腺药物：如锂盐、硫脲类等可抑制 TH 合成。

2. 继发性甲减　垂体或下丘脑疾病导致 TSH 不足而继发甲减。常见原因有肿瘤、手术、放疗或产后垂体缺血性坏死等。

3. TH 抵抗综合征　TH 在外周组织实现生物效应障碍引起的综合征，称为 TH 抵抗综合征。

（二）临床表现

1. 一般表现　易疲劳、怕冷、体重增加、记忆力减退、智力低下、反应迟钝、嗜睡、精神抑郁等。体检可见表情淡漠，面色苍白，皮肤干燥发凉、粗糙脱屑，颜面、眼睑和手部皮肤水肿，声音嘶哑，毛发稀疏，眉毛外 1/3 脱落。重症者出现痴呆、幻觉、木僵、昏睡或惊厥。由于高胡萝卜素血症，手足皮肤呈姜黄色。

2. 心血管系统　心肌黏液性水肿导致心肌收缩减弱、心动过缓、心排血量下降，心肌间质水肿、非特异性心肌纤维肿胀、左心室扩张和心包积液导致心脏增大。久病者由于血胆固醇增高，易并发冠心病。但因心肌耗氧量减少，发生心绞痛与心力衰竭者少见。

3. 消化系统　患者有畏食、腹胀、便秘等，严重者可出现麻痹性肠梗阻或黏液水肿性巨结肠。由于胃酸缺乏或维生素 B_{12} 吸收不良，患者可发生缺铁性贫血或恶性贫血。

4. 内分泌生殖系统　表现为性欲减退，女性患者常有月经过多或闭经。部分患者由于血清催乳素（PRL）水平增高，发生溢乳。男性患者可出现勃起功能障碍。

5. 肌肉与关节　肌肉软弱乏力，可有暂时性肌强直、痉挛、疼痛等，偶见重症肌无力，咀嚼肌、胸锁乳突肌、股四头肌及手部肌肉可出现进行性肌萎缩。部分患者可伴有关节病变，偶有关节腔积液。

6. 黏液性水肿昏迷　是甲减病情加重的严重状态，多为感染及使用镇静药等诱发。黏液性水肿昏迷是甲减未能及时诊治而病情发展的晚期阶段。其特点除有严重的甲减表现外，尚有低体温、昏迷，有时发生休克。本症常发生于老年女性患者，虽然发生率不高，但有较高的病死率，其危险性不亚于糖尿病昏迷。

（三）常见并发症

甲减常见并发症包括黏液性水肿昏迷、甲状腺功能减退性心脏病等。

Ⅰ. 黏液性水肿昏迷

【原因】

黏液性水肿昏迷见于病情严重者，常在冬季寒冷时发病。其诱发因素为寒冷、感染、手术、严重躯体疾病、中断 TH 替代治疗和使用麻醉、镇静药等。

【临床表现】

临床表现如下：嗜睡、意识不清甚至昏迷；呼吸衰竭，表现为呼吸浅慢，低通气状态，二氧化碳潴留等；低体温（体温＜ 35℃）；心率减慢、血压下降；急性尿潴留、麻痹性肠梗阻等。

【预警】

1. 甲减患者伴发感染、应激及使用镇静药等情况下应警惕黏液性水肿昏迷的发生。

2. 甲状腺功能减退患者出现嗜睡、低体温（体温＜ 35℃）、呼吸减慢、心动过缓、四肢肌肉松弛、反射减弱或消失，甚至昏迷、休克，心肾功能不全提示出现了黏液性水肿昏迷，应立即通知医师并配合抢救处理。

3. 注意监测患者身体及精神、智力的变化，及时发现精神异常如痴呆、幻想、木僵、昏睡等及时报告医师，及时予以干预。

4. 指导患者按时服药，不可随意停药或变更剂量，学会自我观察，若出现低血压、心动过缓、体温 < 35℃ 等，应及时就诊。

【护理要点】

1. 保持呼吸道通畅、吸氧，备好气管插管或气管切开物品。

2. 建立静脉通道，遵医嘱给予急救药物如左甲状腺素（L-T$_3$）、氢化可的松等。

3. 观察神志、生命体征和动脉血气的变化及全身黏液性水肿情况，观察烦躁、出汗的情况，记录液体出入量和体重。

4. 注意保暖，尽量不予以局部加热，预防烫伤。

5. 避免摄入含碘的食物和药物，以免诱发黏液性水肿。

Ⅱ. 甲状腺功能减退性心脏病

【原因】

由于甲状腺素合成、分泌不足或生物效应不足而引起心肌收缩力减弱，心排血量和外周血流量减少等一系列症状和体征。

【临床表现】

临床主要表现为甲减症状和心脏的异常改变，如心包积液、心脏扩大、心律失常和心功能不全等。

【预警】

1. 甲减患者如出现心律失常、心动过缓甚至胸闷或者胸痛，应警惕出现心脏病变。

2. 甲减患者出现的心电图改变，如 P 波或 QRS 波群低电压、T 波低平或倒置，可由心包积液引起，如积液消失后仍然存在，则提示为甲减所致的继发性心肌损害；若用甲状腺激素治疗后不能恢复正常，则提示为永久性心肌损害或合并有冠心病。

3. 甲减患者在进行非创伤性收缩时间间期（STI）测定时，出现收缩前间期（PEP）延长、左心室射血时间（LVET）缩短、PEP/LVET 比值增高，提示患者可能发生了甲状腺功能减退性心脏病。

【护理要点】

1. 病情观察：监测生命体征变化，观察患者有无心律失常、心动过缓等现象，并及时予以处理。

2. 加强保暖：调节室温在 22 ～ 23℃，避免病床靠近门窗，以免患者受凉。以适当的方法使体温缓慢升高，如添加衣服、包裹毛毯、睡眠时加盖棉被或用热水袋保暖等。冬季外出时，戴手套、穿棉鞋，以免四肢暴露在冷空气中。

3. 饮食护理：给予高蛋白、高维生素、低钠、低脂肪饮食，细嚼慢咽，少量多餐。进食富含纤维素的食物，如蔬菜、水果或全麦制品，促进胃肠蠕动。每天摄入足够的水分，2000 ～ 3000ml，以保证大便通畅。

4. 指导患者每天定时排便，养成规律排便的习惯，并为卧床患者创造良好的排便环境。教会患者促进便意的技巧，如适当按摩腹部，可用手指进行肛周按摩，以促进胃肠蠕动和引起便意。鼓励患者每天进行适度的运动，如散步、慢跑等。必要时遵医嘱给予缓泻药，并观察大便的次数、性状、量的改变，观察有无腹胀、腹痛等麻痹性肠梗阻的表现。

5. 避免寒冷、感染、手术及使用麻醉药、镇静药等诱发因素。

（陶　静　李　娟）

第三节　甲状旁腺疾病

一、甲状旁腺功能亢进症

甲状旁腺功能亢进症（hyperparathyroidism），简称甲旁亢，分为原发性、继发性和三发性三种。原发性甲状旁腺功能亢进症（primary hyperparathyroidism，PHPT），简称原发性甲旁亢，是由甲状旁腺本身病变引起的甲状旁腺激素（PTH）的合成与分泌过多所引起的疾病。

（一）发病机制

本病的病因为甲状旁腺腺瘤（癌）或增生。主要特点是相对血钙水平而言有不恰当的 PTH 分泌。甲状旁腺大量分泌 PTH，使骨钙溶解释放入血，引起高钙血症。PTH 促进 25- 羟胆钙化醇（25-OHD$_3$）在肾小管上皮细胞内转化为 1, 25- 羟胆钙化醇 [1, 25-(OH)$_2$D$_3$]，后者促进肠钙、磷吸收，同时又促进磷排泄，导致高血钙和低血磷。由于腺瘤分泌的自主性，高血钙不能抑制甲状旁腺 PTH 的分泌，血钙持续升高。

（二）临床表现

本病起病缓慢，临床表现通常无特异性（如疲劳、乏力、头痛、抑郁等）。严重高钙血症（血钙水平在 3.75mmol/L 以上者）可有神经系统（如嗜睡、木僵、昏迷、情绪改变、精神异常）、胃肠道（如厌食、恶心、便秘、消化道溃疡）、肾脏（多尿、结石）、肌肉骨骼（关节痛、肌痛、无力，骨痛表现为腰背、髋部或四肢骨痛为主，可伴有压痛和行走困难，后期可出现骨骼畸形和病理性骨折）和循环系统（高血压）的表现。

（三）常见并发症

甲旁亢常见并发症包括高钙血症、低磷血症。

Ⅰ．高钙血症

【原因】

甲状旁腺大量分泌 PTH，使骨钙溶解释放入血，引起高钙血症。由于腺瘤分泌的自主性，高血钙不能抑制甲状旁腺分泌 PTH，血钙持续升高。PTH 促进 25-OHD$_3$ 在肾小管上皮细胞内转化为 1,25-(OH)$_2$D$_3$，后者促进肠钙的吸收，进一步加重高血钙。

【临床表现】

临床表现如下：厌食、恶心、呕吐、便秘；乏力、肌肉疲劳、肌张力降低、烦渴、多尿；嗜睡、神志不清甚至昏迷。病程长时，患者可以发生组织内钙沉积，如结膜、关节周围沉积及肾结石。高钙血症的临床表现与血钙升高幅度和速度有关。

【预警】

1. 患者出现厌食、恶心、便秘、多尿、嗜睡、骨痛等症状，提示可能发生了高钙血症。

2. 血钙＞ 2.75mmol/L，提示高钙血症的发生。

3. 血钙＞ 3.75mmol/L，出现多饮、多尿、严重脱水、循环衰竭等症状，警惕高钙危象的发生。

【护理要点】

1. 给予饮食指导，限制钙的摄入，停用钙剂和维生素 D，补充足量水分。

2. 嘱患者适当活动，减少钙的吸收，同时做好安全防护，避免发生病理性骨折。

3. 严密观察患者高钙血症症状变化，监测生命体征、意识状态及血钙浓度。

4. 积极治疗原发病。

5. 遵医嘱给予补液、利尿、降钙等药物治疗，观察药物疗效及不良反应，纠正水电解质紊乱与酸碱平衡失调。

Ⅱ.低磷血症

【原因】

甲状旁腺大量分泌 PTH,PTH 促进 $25\text{-}OHD_3$ 在肾小管上皮细胞内转化为 $1,25\text{-}(OH)_2D_3$,后者促进肠磷吸收,同时又促进磷排泄,导致低血磷。

【临床表现】

患者常可有神经、肌肉症状,如头晕、厌食、肌无力等。重症者可伴有抽搐、精神错乱、昏迷,甚至可因呼吸肌收缩无力而死亡。

【预警】

1.成人血磷低于 0.75mmol/L,儿童低于 1.4mmol/L 即为低磷血症。

2.患者出现腹胀、头晕、厌食、肌无力、抽搐等情况时警惕低磷血症可能。

3.佝偻病及软骨病、纤维骨炎、假性骨折等发生时注意监测血磷,以防低磷血症的发生。

【护理要点】

1.给予饮食指导,增加高磷食物的摄入。

2.严密观察患者低磷血症症状变化,监测生命体征、意识状态及血磷浓度。

3.积极治疗原发病。

4.遵医嘱给予药物治疗,观察药物疗效及不良反应,纠正水电解质紊乱与酸碱平衡失调。

二、甲状旁腺功能减退症

甲状旁腺功能减退症(hypoparathyroidism),简称甲旁减,是指 PTH 分泌过少或效应不足引起的一组临床综合征。其临床特点是手足搐搦、癫痫样发作、低钙血症和高磷血症。临床常见类型有特发性甲旁减、继发性甲旁减、低血镁性甲旁减和新生儿甲旁减。

(一)发病机制

PTH 生成减少、分泌受抑制或 PTH 作用障碍三者中任何环节的障碍均可引起甲旁减。① PTH 生成减少:继发性甲旁减主要是甲状腺或颈部手术误将甲状旁腺切除或损伤所致,也可由甲状旁腺手术或颈部放疗引起;特发性甲旁减以儿童多见,可能与自身免疫有关。② PTH 分泌受抑制:严重低镁血症暂时性抑制 PTH 分泌,引起可逆性甲旁减。③ PTH 作用障碍:由于 PTH 受体或受体后缺陷,PTH 对其靶器官组织细胞的作用受阻,导致 PTH 抵抗,引起甲状旁腺增生和 PTH 分泌过多,称为假性甲旁减。

(二)临床表现

甲旁减的症状取决于血钙降低的程度与持续时间及下降的速度,常见表现如下。

1.*低钙血症增加神经肌肉应激性* 可出现指端或口周麻木和刺痛,手足与面部肌肉痉挛,严重时出现手足搐搦,典型表现为双侧拇指强烈内收,掌指关节屈曲,指骨间关节伸展,腕关节、肘关节屈曲,形成鹰爪状。

2.*神经、精神表现* 可出现烦躁、易激动、抑郁或精神病等。

3.*眼部表现* 白内障比较常见,严重影响视力。

(三)常见并发症

甲旁减常见并发病包括低钙血症、高磷血症。

Ⅰ.低钙血症

【原因】

由于 PTH 缺乏，骨转换减弱，骨吸收活性降低，钙离子不能从骨库中释放以补充血液循环中的钙含量。PTH 分泌减少导致肾排磷减少、血清磷升高，抑制肾近曲小管合成 1,25-$(OH)_2D_3$，造成肠钙吸收减少。肾小管对钙重吸收降低，使尿钙排出相对增加，血清钙进一步降低。

【临床表现】

1.神经肌肉系统　神经肌肉兴奋性升高，可出现肌痉挛、指（趾）麻木，严重者可导致喉、手足、支气管等痉挛，癫痫发作甚至呼吸暂停。

2.心血管系统　主要为传导阻滞等心律失常，严重时可出现心室颤动等。心电图典型表现为 Q-T 间期和 ST 段明显延长。

3.骨骼与皮肤、软组织　骨痛、病理性骨折、骨骼畸形等。

4.低血钙危象　当血钙＜ 0.88mmol/L 时，可发生严重的随意肌及平滑肌痉挛，导致惊厥、癫痫发作、严重哮喘，症状严重时可引起喉肌痉挛致窒息、心功能不全、心搏骤停。

【预警】

1.患者出现癫痫发作、支气管痉挛等症状时，应警惕低钙血症发生。

2.心电图 Q-T 间期和 ST 段明显延长时，应警惕心律失常的发生，注意密切观察生命体征。

3.当血钙＜ 0.88mmol/L 时，应警惕低血钙危象的发生，积极采取补钙措施，定时监测血钙浓度。

4.指导患者积极治疗原发病，定期复查。

【护理要点】

1.严密观察患者低钙血症症状变化，监测生命体征、意识状态及血钙浓度。准备好急救药品及物品，出现病情变化及时给予处理。

2.遵医嘱给予补钙等药物治疗，观察药物疗效及不良反应。

3.积极治疗原发病。

4.给予饮食指导，增加钙和维生素 D 的摄入。

5.嘱患者适当活动，多晒太阳。

Ⅱ.高磷血症

【原因】

由于 PTH 缺乏，肾脏合成 1,25-$(OH)_2D_3$ 减少，导致肾排磷减少，血磷升高。

【临床表现】

高磷血症的症状很轻或无症状，严重高磷血症的临床表现与原发病、伴随的低钙血症及其他毒性紊乱和异位钙化有关。患者可出现心律失常、血压降低、呼吸困难，皮肤、指（趾）缺血坏死，结膜炎等。

【预警】

1.化验血清磷浓度成人高于 1.61mmol/L，可伴有血钙降低，提示出现了高磷血症。

2.患者出现心律失常、血压降低、呼吸困难，皮肤、指（趾）缺血坏死等，警惕出现高磷血症，注意监测血电解质。

【护理要点】

1.严密观察患者高磷血症症状变化，监测生命体征、意识状态及血磷浓度。

2.遵医嘱给予患者药物治疗，观察药物疗效及不良反应，纠正水电解质紊乱与酸碱平衡失调。

3. 积极治疗原发病。

4. 给予饮食指导，限制磷的摄入。

（陶　静　黄国敏）

第四节　肾上腺疾病

一、皮质醇增多症

皮质醇增多症，又称库欣综合征（Cushing syndrome），是由多种病因引起肾上腺分泌过量的糖皮质激素(主要是皮质醇)所致病症的总称,其中最多见的为垂体促肾上腺皮质激素(ACTH)分泌亢进所引起的临床类型。

（一）病因

皮质醇增多症按病因可分为两大类。

1. 依赖 ACTH 的皮质醇增多症　①库欣病：为最常见的临床类型，约占皮质醇增多症的70%，是垂体 ACTH 分泌过多，伴肾上腺皮质增生，多为垂体微腺瘤所致；②异位 ACTH 综合征：为垂体以外的恶性肿瘤产生大量 ACTH，刺激肾上腺皮质增生，分泌过量的皮质类固醇所致，致病的多种恶性肿瘤中，以小细胞肺癌最常见。

2. 不依赖 ACTH 的皮质醇增多症　包括肾上腺皮质腺瘤、肾上腺皮质癌、不依赖 ACTH 的双侧性肾上腺小结节性增生、不依赖 ACTH 的双侧肾上腺大结节性增生等。

（二）临床表现

皮质醇增多症有多种临床表现形式，典型的临床表现如下。

1. 形体表现　满月脸、向心性肥胖、多血质，患者面圆呈暗红色，颈、胸、背、腹部脂肪增厚，因肌肉消耗，四肢显得相对瘦小。

2. 全身及神经、精神表现　肌无力，下蹲后起立困难，情绪不稳、烦躁、失眠，严重者可出现精神失常。

3. 皮质表现　皮肤薄，微血管脆性增加，轻微外伤即可引起瘀斑。腹下侧、大腿外侧等处出现紫纹。异位 ACTH 综合征和较重的库欣病患者皮肤色素明显加深。手、足、指（趾）甲、肛周常出现真菌感染。

4. 心血管表现　高血压常见。长期高血压可并发左心室肥大、心力衰竭和脑血管意外，易发生动静脉血栓，使心血管并发症发生率增加。

5. 抵抗力下降　长期皮质醇分泌增多使免疫功能降低，患者容易感染某些化脓性细菌、真菌和病毒。感染通常不易控制，可发展为蜂窝织炎、菌血症、败血症。患者又因皮质醇增多使发热等机体防御反应被抑制，患者感染后，炎症反应往往不显著，发热不明显，易造成漏诊和严重后果。

6. 性功能异常　女性患者由于皮质醇对垂体促性腺激素的抑制及肾上腺雄激素分泌增多，出现月经减少或停经、痤疮等，但明显男性化少见；男性患者则由于皮质醇对垂体促性腺激素的抑制，出现性欲减退、阴茎缩小、睾丸变软等。

7. 代谢障碍　大部分患者出现类固醇性糖尿病。大量皮质醇有潴钠、排钾作用，但电解质大多正常。肾上腺皮质癌和异位 ACTH 综合征可有明显低钾低氯性碱中毒。低血钾使患者乏力加重。病程较久者出现骨质疏松。儿童患病后，生长发育受到抑制。

（三）常见并发症

皮质醇增多症常见并发症包括类固醇性糖尿病、感染和高血压，本节重点阐述类固醇性糖尿病和感染。

Ⅰ.类固醇性糖尿病

【原因】

大量皮质醇抑制外周组织对葡萄糖的酵解和利用，加强肝糖原异生，并拮抗胰岛素的作用，使血糖升高，葡萄糖耐量降低，部分患者出现类固醇性糖尿病。

【临床表现】

患者表现为多饮、多食、多尿、体重减轻，出现酮症酸中毒时出现恶心、呕吐、酸中毒、失水、休克昏迷、呼吸有酮味（烂苹果味）等症状。

【预警】

1.观察患者进食量和有无糖尿病表现，随机血糖≥11.1mmol/L 或空腹血糖≥7.0mmol/L 时应及早进行糖耐量试验以明确诊断。

2.患者出现恶心、呕吐、酸中毒、失水、休克昏迷、呼吸有酮味（烂苹果味）、血压低而尿量多时警惕糖尿病酮症酸中毒。

【护理要点】

1.教会患者自我护理，保持生活规律，心情愉快。

2.减少或避免去公共场所，以免造成感染。

3.教会患者热量换算方法，合理饮食，控制血糖。

4.告知患者有关疾病过程及治疗方法，指导患者正确用药并学会观察药物疗效和不良反应。

5.对使用皮质激素替代治疗者，应详细介绍用法和注意事项，特别关注血糖的变化。

6.指导患者及其家属有计划地安排力所能及的活动，让患者独立完成，增强其自信心和自尊感。

7.一旦发生糖尿病酮症酸中毒则按酮症酸中毒原则处理。

Ⅱ.感染

【原因】

长期皮质醇分泌增多使患者免疫功能降低，对感染的抵抗力减弱。

【临床表现】

肺部感染多见，化脓性细菌感染不容易局限化，可发展为蜂窝织炎、菌血症、感染中毒症。患者感染后，炎症反应往往不显著，发热不明显，易漏诊。

【预警】

1.患者出现不明原因发热，高热不退，应警惕感染的发生。

2.软组织出现红、肿、热、痛等炎性反应提示感染已经发生，遵医嘱进行局部处理。

3.患者皮肤抵抗力减弱，皮肤真菌感染多见，如皮肤黏膜念珠菌感染、癣、糠疹等，不易控制且易扩散，导致菌血症和败血症，应注意保持皮肤清洁卫生，以免发生感染。

【护理要点】

1.保持病室环境及床单位整洁，室内温度、湿度适宜，减少感染源。

2.医护人员应严格执行无菌操作技术，必要时戴手套和口罩，以避免交叉感染。尽量减少侵入性治疗措施。

3. 对患者及其家属进行日常生活指导，如保持皮肤、外阴、衣着、用具等清洁卫生，减少感染概率。一旦发生感染应按医嘱及早治疗。

二、肾上腺皮质功能减退症

肾上腺皮质功能减退症（adrenocortical hypofunction）分为原发性与继发性两类。原发性者又称艾迪生病，是由多种原因导致双侧肾上腺绝大部分被破坏引起肾上腺皮质激素分泌不足所致。继发性肾上腺皮质功能减退症指下丘脑 - 垂体病变引起 ACTH 分泌不足所致。本部分仅阐述艾迪生病。本病多见于成年人，男性多于女性，自身免疫所致者女性多于男性。临床表现以虚弱乏力、体重减轻、色素沉着、血压下降等为特征。

（一）病因

1. 肾上腺结核　是本病最常见的病因，约占 80%。结核分枝杆菌通过血行播散，导致肾上腺发生干酪样坏死而发病。本病现已随着结核病的控制而逐渐减少。

2. 自身免疫性肾上腺炎　为本病又一常见病因，其发生与自身免疫致双侧肾上腺皮质破坏有关。

3. 其他病因　恶性肿瘤转移、淋巴瘤、白血病浸润、真菌感染、双侧肾上腺切除、放疗的破坏作用、肾上腺酶系抑制药的长期应用、血管栓塞等也可导致本病。艾滋病也已成为引起本病的原因之一。

（二）临床表现

1. 醛固酮缺乏表现　肾脏潴钠、排钾功能减退，尿钠排出量增加，血钠、血氯浓度下降，血钾升高。缺钠可使血容量不足，肾血流量减少，甚至出现氮质血症。患者可表现为全身乏力、虚弱消瘦、直立性低血压，严重时发生晕厥、休克。此外，肾排钾和氢离子减少可引起高血钾和轻度代谢性酸中毒。

2. 皮质醇缺乏表现

（1）胃肠系统：食欲缺乏、胃酸减少、消化不良，少数患者嗜咸食，可能与失钠有关。

（2）神经 - 精神系统：乏力、淡漠、疲劳，严重者可嗜睡、意识模糊，可出现精神失常。

（3）心血管系统：由于血容量降低，心排血量减少，患者常有血压降低，出现头晕、眼花、直立性晕厥，并有心脏缩小、心音低钝等表现。

（4）水电解质平衡紊乱：排泄水的能力减弱，大量饮水后可出现稀释性低钠血症。糖皮质激素缺乏及血容量不足时，抗利尿激素释放增多也是造成低血钠的原因。

（5）代谢障碍：糖异生作用减弱，肝糖原耗损，可发生低血糖症状。储存脂肪消耗，脂质的动员和利用皆减弱。

（6）色素沉着：最具特征者为全身皮肤色素加深，表现为皮肤、黏膜色素沉着，以暴露处、摩擦处、掌纹、乳晕、瘢痕等处尤为明显。黏膜色素沉着见于齿龈、舌部、颊黏膜等处，是垂体 ACTH、促黑素细胞激素（MSH）、促脂素（LPH）（三者皆来自一共同的前体物）分泌增多所致。

（7）生殖系统：女性阴毛、腋毛减少或脱落、稀疏，月经失调或闭经，但病情轻者仍可生育；男性有性功能减退。

（8）其他：如由结核引起者常有低热、盗汗、体质虚弱、消瘦等结核病毒性症状。

3. 肾上腺危象　若本病急骤加重，患者可出现肾上腺危象的表现，其主要机体对各种应激的耐受性降低所致。感染、创伤、手术、分娩、大量出汗、呕吐、腹泻、失水或突然中断治疗等应激状态均可诱发危象，表现为高热、恶心、呕吐、腹痛或腹泻、严重脱水、血压降低、心率快、脉细弱、精神失常、低血糖症、低钠血症、血钾可高可低。如不及时抢救，可发展至休克、昏迷甚至死亡。

（三）常见并发症

肾上腺皮质功能减退症常见并发症为肾上腺皮质功能减退危象。

【原因】

肾上腺皮质功能减退危象主要由机体对各种应激的耐受性降低所致。患者并发感染、创伤、手术、过劳、分娩等应激情况或皮质激素治疗中断均可发生肾上腺皮质功能减退危象。

【临床表现】

此并发症起病急骤，临床主要表现为发热、极度乏力、恶心、呕吐、休克和昏迷等，生化检查显示低血钠、低血糖或血钾紊乱、酸中毒，抢救不及时可导致死亡。

【预警】

1. 肾上腺皮质功能减退症的患者并发感染、创伤、手术、过劳、分娩等应激情况，应警惕肾上腺皮质功能减退危象的发生。

2. 皮质激素治疗中断后警惕肾上腺皮质功能减退危象的发生。

3. 肾上腺皮质功能减退症的患者出现发热、乏力、恶心、呕吐等症状，提示可能出现肾上腺皮质功能减退危象。

【护理要点】

1. 迅速建立 2 条静脉通路并保持静脉输液通畅，遵医嘱补充生理盐水、葡萄糖注射液和糖皮质激素，注意观察疗效。

2. 给予安全的环境，保证患者充分休息。

3. 饮食护理：①进食高糖、高蛋白、高钠饮食。在病情许可时，鼓励患者每天摄取水分在 3000ml 以上，注意避免进食含钾高的食物以免加重高血钾，诱发心律失常。②摄取足够的钠盐（8 ~ 10g/d）以补充失钠量。如有大量出汗、腹泻则应酌情增加钠盐摄入量。

4. 病情观察：①记录每天液体出入量，观察患者皮肤的颜色、湿度及弹性，注意有无脱水表现；②注意患者意识、体温、脉搏、呼吸、血压变化，定时监测血电解质及酸碱平衡情况，给予心电监护以观察心电图变化，注意有无心律失常；③观察患者恶心、呕吐、腹泻情况并记录。

5. 用药护理：使用盐皮质激素的患者要密切观察血压、肢体水肿、血清电解质等的变化，为调整药量和电解质的摄入量提供依据。

6. 避免诱因：积极控制感染，避免创伤、过度劳累和突然中断治疗。手术和分娩时应做好充分的准备。患者出现恶心、呕吐、腹泻、大量出汗时应及时处理。

三、原发性醛固酮增多症

原发性醛固酮增多症（primary aldosteronism），简称原醛症，是指肾上腺皮质增生或肿瘤导致醛固酮自主性分泌增多，引起潴钠排钾，体液容量扩张而抑制了肾素 - 血管紧张素系统的活性，临床表现为高血压和低血钾的综合征，占高血压患者的 10%。

（一）病因

本病是由肾上腺皮质病变导致醛固酮分泌增多并导致水钠潴留及体液容量扩增间接导致血压升高并抑制肾素 - 血管紧张素系统所致。

（二）临床表现

1. 高血压综合征　可早于低血钾 3～4 年出现，大多数表现为缓慢发展的良性高血压经过，但随病程延长，血压逐渐增高，尤以舒张压明显。

2. 神经肌肉功能障碍　肌无力或周期性瘫痪（低血钾）；感觉异常，肢端麻木或手足抽搐（细胞内低钙）。

3. 失钾性肾病及肾盂肾炎　表现为长期大量失钾，肾小管功能紊乱，浓缩功能受损，多饮、多尿，尤其是夜尿增多，同时易伴发尿路感染、肾盂肾炎。

4. 心功能改变　心律失常，Q-T 间期延长，U 波出现。

5. 其他　儿童生长发育迟缓，胰岛素释放减少，糖耐量降低等。

（三）常见并发症

原发性醛固酮增多症常见并发症包括高血压危象和低钾血症。

Ⅰ.高血压危象

【原因】

过量醛固酮引起潴钠、排钾、细胞外液扩张、血容量增多、血管壁内及血液循环钠离子浓度增加，血管对去甲肾上腺素的反应增强等原因引起高血压，原发性醛固酮增多症对常用降压药效果不及一般原发性高血压，部分患者可呈难治性高血压，且在一些诱因的作用下患者血压会突然显著升高，病情急剧恶化，伴有进行性心、脑、肾、眼等重要的靶器官功能不全的表现，导致高血压危象（hypertension crisis）。

【临床表现】

1. 特点为起病急，病情重，变化快。

2. 表现为剧烈头痛、眩晕、耳鸣、恶心呕吐；出汗、面部潮红、手足抖动；视物模糊、眼底出血或失眠。

3. 发作一般历时短暂，恢复快，易复发。

4. 高血压危象可并发心绞痛、肺水肿、肾衰竭或脑血管意外等严重并发症。

【预警】

1. 患者血压突然升高，血压 ≥ 230/130mmHg，高度警惕高血压危象的发生。

2. 患者出现剧烈头痛、眩晕、耳鸣、恶心呕吐；出汗、面部潮红、手足抖动；视物模糊、眼底出血或失眠等提示可能发生高血压危象。

3. 指导患者注意监测血压，遵医嘱用药，避免高血压危象的发生。

【护理要点】

1. 一般护理

（1）保持环境安静，绝对卧床休息。

（2）给氧，保持呼吸道通畅。

（3）建立静脉通路。

（4）做好心理护理，消除紧张状态，避免情绪激动。

（5）限制钠盐摄入，每天小于 6g。

（6）保持大便通畅，排便时避免过度用力。

2. 做好病情观察

（1）严密观察血压。

（2）注意患者的症状，观察头痛、烦躁、呕吐、视物模糊等症状经治疗后有无好转，精神状态有无由兴奋转为安静。

(3) 记录 24 小时液体出入量，昏迷患者予以留置导尿管，维持水、电解质和酸碱平衡。

3. 药物观察

(1) 使用利尿剂时，要注意观察有无电解质紊乱，在应用呋塞米时还应注意观察患者有无听力减退、血尿酸增高、腹痛及胃肠道出血情况。

(2) 遵医嘱正确使用降压药，注意观察药物的疗效与不良反应。还要严防血压下降过快。

4. 预防并发症　如心力衰竭、脑出血、肾衰竭等。

Ⅱ. 低钾血症

【原因】

原发性醛固酮增多症患者出现肾上腺皮质分泌过量醛固酮，导致肾排钾增多，血清钾 < 3.5mmol/L 时，即发生低血钾。

【临床表现】

1. 神经肌肉功能障碍

(1) 肌无力（典型者为周期性瘫痪）：在劳累、久坐、利尿剂、呕吐、腹泻等诱因下出现，多见于下肢，可累及四肢，甚至出现呼吸、吞咽困难，低钾程度越重、细胞内外钾浓度差越大者症状越重。

(2) 肢端麻木、手足搐搦：游离钙和血镁（随尿排出过多）降低。严重低钾血症时，神经肌肉应激性降低，手足搐搦不明显，补钾后加重。

2. 心脏表现

(1) 心电图为低血钾表现：Q-T 间期延长，T 波增宽、降低、倒置，U 波上升。

(2) 心律失常：期前收缩（室性期前收缩多见）、室上性心动过速。

3. 其他表现　儿童患者有生长发育障碍，与长期缺钾等代谢紊乱有关，缺钾时胰岛素的释放减少，作用减弱，可出现糖耐量降低。

【预警】

1. 血钾（K$^+$）浓度为 2 ～ 3mmol/L，严重者更低，提示患者发生了低血钾。

2. 患者出现心律失常，心电图结果显示 Q-T 间期延长，U 波出现，提示患者可能发生低血钾。

3. 患者出现肌无力及周期性瘫痪，麻痹多累及下肢，严重时累及四肢，甚至出现呼吸、吞咽困难，应警惕患者可能出现了周期性瘫痪和呼吸肌麻痹，立即通知医师，尽快进行抢救。

【护理要点】

1. 予以心电监护　动态观察心电图变化。

2. 根据血电解质结果补钾　选择粗直的血管建立静脉通路，控制输液速度。尿量大于 30ml/h 或 700ml/d 时补钾较安全。每天补钾量一般不超过 15g。

3. 肌无力观察与护理　如出现呼吸道不适感，警惕是否有呼吸肌麻痹，告知患者要卧床休息，避免下床，预防跌倒；观察大小便，记录液体出入量。

4. 饮食护理　适当摄入高热量、高维生素、富含钾的肉类、水果及蔬菜等易消化的食物。鼓励患者多饮水，保持体液平衡。应少食多餐，忌高糖食品，限制钠盐。

5. 心理护理　耐心向患者及其家属讲解低血钾的原因、临床表现，并向患者解释补钾治疗的机制，及时满足患者生活需要，关心、体贴和鼓励患者，使之解除思想顾虑，树立战胜疾病的信心，配合治疗。

（陶　静　张　静）

第五节　嗜铬细胞瘤

嗜铬细胞瘤（pheochromocytoma）是起源于肾上腺髓质、交感神经节或其他部位的嗜铬组织的肿瘤，可持续或间断释放大量儿茶酚胺，引起持续或阵发性高血压和多个器官功能及代谢紊乱。本病在高血压患者中的发病率约为 0.4‰，可发生于任何年龄。

一、发病机制

儿茶酚胺包括多巴胺、去甲肾上腺素和肾上腺素。儿茶酚胺通过与肾上腺素能受体结合发挥其生理效应。肾上腺受体分为 α 和 β 两类。α_1 受体使小动脉和小静脉收缩，血压升高，瞳孔扩大；α_2 受体为交感神经突触前受体和脑受体，抑制交感神经突触释放去甲肾上腺素，并抑制胰岛素分泌。β_1 受体使心率增快，有正性肌力作用，增加心排血量，并促进脂肪分解；β_2 受体使平滑肌松弛、支气管扩张、小动脉扩张、糖原分解，并促进交感神经突触释放去甲肾上腺素。

二、临床表现

嗜铬细胞瘤持续或阵发性释放大量的儿茶酚胺，可出现以心血管系统为主的临床症状。但具体表现与其分泌的肾上腺素和去甲肾上腺素的比例及肿瘤的大小有关。因此，不同来源的嗜铬细胞瘤的临床表现不完全一致。

1. **心血管表现**

（1）高血压：是嗜铬细胞瘤最常见的临床表现。高血压可表现为阵发性（20% ～ 40% 患者）、持续性（50% 患者）及在持续性高血压的基础上阵发性加重。发作性高血压的患者间歇期血压可以是完全正常的，发作期血压骤升，可达（200/130mmHg 或 300/180mmHg），并持续数秒至数天。

（2）低血压与休克：患者可出现低血压与高血压交替甚至低血压、休克。

（3）心脏表现：可出现心绞痛甚至急性心肌梗死，可导致快速性心律失常如窦性心动过速、频发室性期前收缩、心房扑动、快速性心房颤动等。

2. **代谢紊乱**

（1）基础代谢率升高：患者出现多汗、体重降低；高血压危象时，产热大于散热，体温可升高 1 ～ 3℃，导致高热。

（2）糖代谢紊乱：血糖升高。

（3）脂代谢紊乱：患者消瘦，皮下脂肪减少，同时血游离脂肪酸增高导致高脂血症。

（4）低钾血症。

3. **其他表现**

（1）消化系统：便秘、肠扩张，可伴有恶心、呕吐。儿茶酚胺还可引起胃肠壁血管增殖性及闭塞性动脉内膜炎，导致肠梗阻、溃疡出血等。

（2）泌尿系统：长期高血压可造成大量蛋白尿甚至肾功能不全。

（3）其他：嗜铬细胞瘤可伴发甲状腺髓样癌、甲状旁腺腺瘤或增生、肾上腺腺瘤或增生，构成多发性内分泌腺瘤病 II 型。

三、常见并发症

嗜铬细胞瘤常见并发症包括嗜铬细胞瘤危象 A 亚型和嗜铬细胞瘤多系统危象。

（一）嗜铬细胞瘤危象 A 亚型

嗜铬细胞瘤危象 A 亚型是一种危急的临床综合征，是血压在短时间内急剧升高，病情急剧恶化及高血压引起的心、脑、肾等主要靶器官功能严重受损而危及生命的临床综合征，以血压剧烈升高，并伴随血管损伤为主要特征。

【原因】

嗜铬细胞瘤在诱发因素，如精神刺激、剧烈运动、体位变化、用力大小便、挤压肿瘤的作用下，瞬间释放大量的儿茶酚胺，血液循环中收缩血管活性物质水平突然急骤升高，引起心、脑、肾等靶器官小动脉血管病理性改变。这种情况若持续存在，还可导致压力性多尿，继而发生循环血容量减少，又反射性加重小动脉收缩，引起组织缺血、缺氧，毛细血管通透性增加，并伴有微血管内凝血、点状出血及坏死性小动脉炎，其中以脑损伤和肾损伤最为明显。此外，交感神经兴奋性亢进和血管加压性活性物质过量分泌引起小动脉血管收缩，使血压进一步升高，此时易发生高血压危象。

【临床表现】

1. **突然性血压急剧升高**　在原有高血压基础上，血压快速、显著升高，收缩压常超过200mmHg，甚至可达 260mmHg 以上，舒张压可超过 120mmHg。眼底可见视神经盘水肿、出血，患者常有明显头晕、头痛、恶心、呕吐，甚至抽搐或昏迷。

2. **自主神经功能失调征象**　发热、多汗、口干、寒战、手足震颤、心悸等。

3. **靶器官急性损伤的表现**

（1）视物模糊，视力丧失，眼底检查可见视网膜出血、渗出，视神经盘水肿；胸闷、憋气、气短等心绞痛、心肌梗死表现；心悸、气促、咳嗽，甚至咳粉红色泡沫痰等急性左心衰竭表现。

（2）尿频、尿少、血肌酐和尿素氮增高等肾功能不全表现。

（3）一过性感觉障碍，偏瘫，失语，严重者出现烦躁不安或嗜睡等中枢神经系统损害表现。

（4）恶心、呕吐、腹胀等胃肠道表现。

【预警】

1. 急性期严密观察生命体征，观察有无心悸、呼吸困难、咳粉红色泡沫样痰等情况出现。

2. 患者面部、肢体活动或感觉异常变化，警惕颅内损害、颅内出血或蛛网膜下腔出血发生及进展。

3. 患者出现胸痛加重、持续不能缓解，心电图出现缺血性或损伤型 ST-T 动态改变，提示不稳定型心绞痛，合并心肌肌钙蛋白 T（cTnT）升高，则提示发生急性心肌梗死。

4. 频发性、多源性室性期前收缩是严重心律失常先兆。出现阵发性室性心动过速、心室扑动、心室颤动、阿 - 斯综合征等恶性心律失常，不及时抢救可致心搏骤停、心脏性猝死，需提高警惕，做好抢救准备。

5. 严密监测血压，若患者出现剧烈胸骨后撕裂样疼痛，警惕急性主动脉夹层的发生。若出现低血压、休克，警惕肿瘤出血、坏死。

【护理要点】

1. 绝对卧床休息，抬高床头，避免一切不良刺激和不必要活动，保持大便通畅，采取协助患者生活护理。

2. 保持呼吸道通畅，吸氧，稳定患者情绪，必要时使用镇静药。

3. 给予心电监护，监测心率、心律、血压、呼吸等，严密观察神志、瞳孔大小的改变，并做好记录，及时发现异常并进行处理。

4. 记录 24 小时液体出入量，昏迷患者予以留置导尿管，维持水、电解质和酸碱平衡。

5. 迅速建立静脉通路，遵医嘱尽早准确使用降压药，用药过程中注意观察药物的疗效与不良反应，如心悸、颜面潮红、搏动性头痛等。降压过程中，根据血压严格遵医嘱调节用药剂量与速度，严防血压下降过快。收缩压小于 90mmHg、舒张压小于 60mmHg 时，及时通知医师调整降压药物剂量和给药速度。

6. 有抽搐、躁动不安者，遵医嘱使用地西泮、巴比妥类药物等镇静药。如有脑水肿发生，遵医嘱适当使用脱水药物和利尿剂，常用药物有 20% 甘露醇和呋塞米。使用利尿剂时，要注意观察有无电解质紊乱如低钾、低钠等表现，应注意观察患者有无听力减退、血尿酸增高、腹痛及胃肠道出血情况。

7. 注意患者症状的改变，观察头痛、烦躁、呕吐、视物模糊等症状经治疗后有无好转，精神状态有无由兴奋转为安静。及时向医师反馈，调整用药方案、剂量和给药速度。

（二）嗜铬细胞瘤多系统危象

嗜铬细胞瘤多系统危象（PMC，又称嗜铬细胞瘤危象 B 亚型）表现为严重持续性低血压、休克及多器官功能障碍，常常威胁生命。PMC 症状复杂多变，并非高血压急症的代名词，常常伴有腹痛、恶心、呼吸困难、发热等。由于 PMC 罕见，临床对本病认识不足，延诊、误治屡见不鲜，死亡率极高。

【原因】

1. 肿瘤坏死或出血　PMC 可能与肿瘤坏死或出血相关，儿茶酚胺导致血管收缩，肿瘤缺血坏死或出血，从而引起细胞溶解、儿茶酚胺进一步释放，形成恶性循环；α 受体阻滞剂诱发低血压，引起肿瘤缺血，最终导致肿瘤细胞溶解。

2. 肿瘤特征　PMC 瘤体更大，且大多数位于右侧肾上腺，分泌大量肾上腺素，且肾上腺素 / 去甲肾上腺素比例失衡可解释低血压、发热等典型 PMC 临床表现。

3. 肿瘤良恶性　报道发现，大多数 PMC 为良性肿瘤，而肿瘤恶性生长导致囊内压力增加与肿瘤大面积坏死相关；良性 PMC 肿瘤有高度增殖潜力，可能是良性 PMC 病情进行性恶化、产生严重症状的原因。

4. 诱因　PMC 可自发或由其他诱因触发，包括肿瘤触碰、外伤、某些药物（如糖皮质激素、β 受体阻滞剂、甲氧氯普胺和麻醉药等）或非肾上腺区域手术压力。

【临床表现】

1. 血流动力学不稳定　PMC 可表现为高血压急症、高低血压交替，部分患者可表现为正常血压、低血压甚至休克。上述血压的多种变化可能与肿瘤儿茶酚胺分泌模式、瘤体分泌 IL-6、心功能和血容量状态及压力感受器脱敏相关。

2. 多器官功能障碍

（1）儿茶酚胺心脏表现：以儿茶酚胺性心肌病最为常见；此外，还可有心肌炎、心肌缺血、心肌梗死、心律失常等表现。

（2）呼吸系统症状：以肺水肿、急性呼吸窘迫综合征（ARDS）为主要表现。

（3）消化系统症状：急性肝功能不全、胰腺损伤、肠道弥漫性缺血损伤、肠梗阻均较常见。

（4）泌尿系统症状：急性肾功能不全、尿毒症。

（5）部分患者还可表现为乳酸性酸中毒、酮症酸中毒、高血糖等内分泌代谢相关性疾病。

3. 发热　是 PMC 表现之一。50% 的 PMC 患者出现发热；与非 PMC 发热患者相比，PMC 患者发热持续时间显著延长，但两者之间体温峰值并无显著差别。

4. 脑病　可表现为意识改变、癫痫、脑卒中、神经系统局灶性症状及体征。

【预警】

1. 严密监测动脉血压和中心静脉压，警惕血压突然降低和休克的发生。

2. 及时观察心悸、呼吸困难、咳嗽、咳粉红色泡沫样痰等情况出现，警惕急性左心衰竭、肺水肿发生。

3. 严密观察神志、呼吸、瞳孔改变，及时发现意识、神经系统局灶性症状及体征的改变。

4. 严密观察心电监护各指标的变化情况，注意有无急性心肌梗死和严重心律失常先兆。

5. 患者出现腹胀、腹痛、恶心、呕吐、黄疸等表现，警惕急性肝功能不全、胰腺损伤、肠道弥漫性缺血损伤、肠梗阻等急腹症的发生。

【护理要点】

1. 绝对卧床休息，避免一切不良刺激和不必要活动，保持大便通畅，采取协助患者生活护理。

2. 保持呼吸道通畅，吸氧，稳定患者情绪，必要时用镇静药。

3. 给予心电监护，监测心率、心律、血压、呼吸等，监测体温，严密观察神志、瞳孔大小的改变，并做好记录，及时发现异常并进行处理。

4. 监测有创动脉血压及中心静脉压，指导补液及血管活性药物的使用。

5. 记录 24 小时液体出入量，监测血气、电解质、血糖，昏迷患者予以留置导尿管，维持水、电解质和酸碱平衡。

6. 迅速建立至少 2 条静脉通路，一条给予血管活性药物，另一条补充液体进行液体复苏。低血压、休克时，遵医嘱应快速输入低分子右旋糖酐或血浆，扩充血容量，同时滴注去甲肾上腺素。血压回升时及时改用酚妥拉明静脉滴注，并应用 β 受体阻滞药防止心律失常的发生。根据血压严格按医嘱调节用药剂量与速度，血压出现波动时，及时通知医师调整降压药物剂量和给药速度。

7. 若液体复苏及升压药物无法纠正休克和循环衰竭，尽快协助医师进行主动脉内球囊反搏（IABP）、ECMO 和心肺转流术等机械循环支持治疗。

（刘清华　罗　丽）

第六节　糖　尿　病

糖尿病（diabetes mellitus，DM）是由遗传因素和环境因素相互作用而引起的一组以慢性高血糖为特征的代谢异常综合征，因胰岛素分泌不足或作用缺陷，或者两者同时存在而引起糖类、蛋白质、脂肪、水和电解质等代谢紊乱。随着病程延长患者可出现多系统损害，如眼、肾、神经、心脏、血管等组织器官的慢性进行性病变，引起功能缺陷及衰竭。重症或应激时可发生酮症酸中毒、高渗性昏迷等急性代谢紊乱。糖尿病可分为 1 型糖尿病、2 型糖尿病、妊娠糖尿病和其他特殊类型糖尿病。

一、发病机制

糖尿病病因与发病机制复杂，至今未完全阐明，但主要由遗传因素和环境因素共同参与其发病过程。1 型糖尿病是自身免疫系统错误地破坏自身产生的胰岛 B 细胞所致，多发生于青少年。2 型糖尿病是组织细胞胰岛素抵抗导致胰岛 B 细胞在早期过度分泌而后期衰退所致。

二、临床表现

临床主要表现为代谢紊乱症候群。

1. 多尿、多饮、多食和体重减轻　血糖升高引起渗透性利尿导致尿量增多，而多尿导致失水，使患者口渴而多饮水。为补充损失的糖分，维持机体活动，患者常善饥多食。由于机体不能利用葡萄糖，且蛋白质和脂肪消耗增加，患者出现消瘦、疲乏、体重减轻。

2. 皮肤瘙痒　由于高血糖及末梢神经病变导致皮肤干燥和感觉异常，患者常有皮肤瘙痒。女性患者可因尿糖刺激局部皮肤，出现外阴瘙痒。

3. 其他症状　有四肢酸痛、麻木、腰痛、性欲减退、阳痿不育、月经失调，便秘等。

三、常见并发症

糖尿病并发症可分为急性并发症和慢性并发症。急性并发症有糖尿病酮症酸中毒、高渗性高血糖状态、乳酸性酸中毒、低血糖；慢性并发症有糖尿病肾病、糖尿病视网膜病变、糖尿病足、糖尿病周围神经病变。

（一）糖尿病酮症酸中毒

糖尿病代谢紊乱加重时，脂肪动员和分解加速，大量脂肪酸在肝脏经 β 氧化产生大量乙酰乙酸、β 羟丁酸和丙酮，三者统称为酮体。血清酮体积聚超过肝外组织的氧化能力时，血酮体升高称酮血症；尿酮体排出增多时称为酮尿，临床上统称为酮症。乙酰乙酸和 β 羟丁酸均为较强的有机酸，大量消耗体内储备碱，若代谢紊乱进一步加剧，血酮继续升高，超过机体的处理能力时，便发生代谢性酸中毒，即糖尿病酮症酸中毒（diabetic ketoacidosis，DKA）。

【原因】

1 型糖尿病患者有自发糖尿病酮症酸中毒倾向，2 型糖尿病患者由于感染、胰岛素剂量不足或治疗中断、饮食不当、妊娠和分娩、创伤、手术、麻醉、急性心肌梗死等，体内血清酮体积聚超过肝外组织的氧化能力，出现代谢紊乱，血酮持续升高，超过机体的处理能力时，便发生代谢性酸中毒，即糖尿病酮症酸中毒。

【临床表现】

多数患者在发生意识障碍前感疲乏、四肢无力、极度口渴、多饮多尿，随后出现食欲缺乏、恶心、呕吐,患者常伴有头痛、嗜睡、烦躁、呼吸深快有烂苹果味（丙酮味）。随着病情进一步发展，患者出现严重失水、尿量减少、皮肤弹性差、眼球下陷、脉细速、血压下降。晚期患者表现为各种反射迟钝甚至消失，昏迷。感染等诱因的表现可被糖尿病酮症酸中毒的表现所掩盖。少数患者表现为腹痛等急腹症表现。部分患者以糖尿病酮症酸中毒为首发表现。

【预警】

1. 患者在原有糖尿病的基础上出现显著软弱无力、极度口渴、尿量增多伴食欲缺乏、呕吐等，应警惕酮症酸中毒的发生，及时监测血糖等相关指标。

2. 如原有糖尿病较轻，失水或摄糖过多等因素使患者出现嗜睡、幻觉、定向力障碍、偏盲、偏瘫甚至昏迷时，应考虑为高渗性昏迷，应配合医师进行积极救治。

3. 患者出现发热，体温≥ 37.5℃或有明显感染灶的情况下，要警惕糖尿病酮症酸中毒的发生，注意监测生命体征。

4. 患者尿酮强阳性且 pH ≤ 7.35，提示发生糖尿病酮症酸中毒，应积极采取处理措施。

5. 指导患者保持良好的血糖控制，预防和及时处理感染及其他诱因，定期门诊复查，以便及时发现高血糖。

【护理要点】

1. 一般护理　患者绝对卧床休息，注意保暖、吸氧，寻找和去除可能存在的诱因。

2. 迅速建立静脉通路　立即开放 2 条静脉通路，先以生理盐水开通静脉，用于快速补液的通路应用较大的针头，选择粗直的血管，另一通路作为滴注胰岛素备用。准确执行医嘱，确保液体和胰岛素的输入。

3. 病情监测　严密观察和记录患者神志、生命体征、呼吸气味、皮肤弹性、四肢温度及 24 小时液体出入量等变化。监测并记录血糖、尿糖、血酮、尿酮水平及动脉血气分析和电解质变化，注意有无水、电解质及酸碱平衡紊乱。

（二）高渗性高血糖状态

高渗性高血糖状态（hyperosmolar hyperglycemic state，HHS）是一种严重的糖尿病急性并发症，其临床特征为严重的高血糖、脱水、血浆渗透压升高而无明显的酮症酸中毒，患者常有不同程度的意识障碍或昏迷。

【原因】

糖尿病患者由于体内胰岛素绝对或相对不足，在各种诱因（如严重的急性状态、各种急性感染、急性全身性疾病、用了某些加重高渗状态或相关的诱发剂、使用了相关的胰岛素抵抗药物、患者饮水不足或失水过多、短时间内摄入过多的含糖食物等）作用下，血糖显著升高，严重的高血糖和尿糖引起渗透性利尿，致使水及电解质大量自肾脏丢失。由于患者多有主动摄水能力障碍和不同程度的肾功能损害，高血糖、脱水及高血浆渗透压逐渐加重，最终导致高血糖高渗状态。

【临床表现】

1. 前驱期　表现为烦渴、多饮、多尿、无力、头晕、食欲缺乏，恶心、呕吐、腹痛等，以及反应迟钝、表情淡漠。

2. 典型期　由于严重的失水引起血浆高渗和血容量减少，患者主要表现为严重脱水和神经系统症状。患者表现为嗜睡、幻觉、定向力障碍、偏盲、上肢拍击样粗震颤、癫痫样抽搐（多为局限性发作或单瘫、偏瘫）等，最后陷入昏迷，来诊时常已有显著失水甚至休克，无酸中毒样深大呼吸。

【预警】

1. 此并发症多见于老年患者，出现头晕、食欲缺乏、恶心、呕吐、腹痛等，以及反应迟钝、表情淡漠或意识障碍、定向力障碍，应高度警惕高渗性高血糖状态的发生。

2. 糖尿病患者，如合并感染、急性肠胃炎、脑血管意外、严重肾脏疾病、血液或腹膜透析治疗、应用某些药物（如糖皮质激素、免疫抑制剂）等情况可能诱发或促使病情恶化，需注意监测血糖和血浆渗透压，及早发现，及早救治。

3. 血糖 ≥ 33.3mmol/L（600mg/dl）、血钠 > 145mmol/L、血浆渗透压 ≥ 350mmol/L 或有效渗透压 > 320mmol/L，提示患者处于高渗性高血糖状态。

4. 指导患者保持良好的血糖控制，预防和及时处理感染及其他诱因，尽量避免高渗性高血糖状态的发生。

【护理要点】

1. 对于昏迷患者予以留置胃管补液，经胃管每 4 小时注入温开水 300～400ml，直至能主动饮水。清醒后，如高渗尚未纠正，应鼓励患者主动饮水。24 小时饮水 1500～2000ml，直至高渗纠正。

2. 小剂量胰岛素持续注射，可以采用胰岛素泵持续注射胰岛素，每小时予以胰岛素 5～6U，直至高渗纠正。在胰岛素应用 2 小时内，患者的尿量排出充分后可进行静脉补钾，静脉补钾时随时监测患者血钾情况、尿量、补钾速度及浓度等，24 小时患者补钾量可达 6～8g。

3. 监测病情，严密观察和记录患者神志、生命体征、呼吸气味、皮肤弹性、四肢温度及 24 小时液体出入量等变化，及时监测患者的血糖、血清电解质（特别是血清钠）、血浆渗透压的变化。

（三）乳酸性酸中毒

乳酸是葡萄糖无氧酵解的最终产物，在正常情况下，机体代谢过程中产生的乳酸在肝脏中氧化利用，血清乳酸浓度不超过 1.8mmol/L。各种不同原因引起的血乳酸持久性增高＞5mmol/L 而 pH＜7.35，则称为乳酸性酸中毒，其是一种临床综合征，重症在临床上少见，预后不佳，死亡率高。

【原因】

糖尿病患者合并心肺疾病、肝肾功能障碍，或高龄者服用双胍类药物、血糖控制欠佳时，组织产生乳酸的速度增加，细胞外液的缓冲能力减弱，即产生乳酸的速度超过外周组织细胞的清除能力及细胞外液的缓冲能力时，乳酸堆积，造成乳酸性酸中毒。

【临床表现】

乳酸性酸中毒主要表现为不同程度的酸中毒症状，如恶心、呕吐、腹痛、腹胀、倦怠、乏力，逐渐出现意识障碍、循环不良等；或当糖尿病酮症酸中毒抢救中酮症已消失，但 pH 仍低时应考虑乳酸性酸中毒的存在，尤其在抢救中出现休克、意识丧失、肾功能损害等更应警惕。

【预警】

1. 患者出现恶心、呕吐、腹痛、腹胀、倦怠、乏力，逐渐出现意识障碍、循环不良等情况时，注意监测动脉血气分析和检测血乳酸水平，根据检查结果及时用药，及时向医师反馈。

2. 动脉血气结果提示 pH＜7.35，血乳酸持久性增高＞5mmol/L，提示患者发生乳酸性酸中毒。

3. 在糖尿病酮症酸中毒抢救中，患者的血酮体降至正常，尿酮消失，但血 pH 仍低于 7.35，提示乳酸性酸中毒的发生。

4. 指导使用双胍类药物的糖尿病患者尽量选用二甲双胍，避免大量饮酒，以免发生乳酸性酸中毒。

【护理要点】

1. 停止使用双胍类药物。

2. 立即建立 2 条静脉通路，遵医嘱迅速补液，纠正失水。并根据患者年龄和心功能情况，适当调节滴速，维持足够的心排血量和组织灌注量。

3. 给予氧气吸入，改善缺氧状态。

4. 遵医嘱予以小剂量胰岛素持续注射，监测指尖血糖，每 2 小时监测 1 次。及时向医师反馈患者血糖情况，遵医嘱调节胰岛素用量。

5. 做好病情观察，注意观察患者有无意识障碍；观察恶心、呕吐、腹胀、乏力等症状有无好转；监测生命体征。

（四）低血糖

低血糖是血浆葡萄糖明显低于正常（< 2.8mmol/L）引起的一种临床表现，在糖尿病患者中血糖水平< 3.9mmol/L 即为低血糖。临床上主要表现有 Whipple 三联征：①低血糖的临床表现病史；②在低血糖发作时血糖< 2.8mmol/L；③给予葡萄糖或进食糖类后症状能迅速缓解。临床症状主要有反应性肾上腺素分泌过多及脑功能障碍所致症候群。严重的低血糖可致昏迷，称低血糖昏迷。反复发作且历时较久的低血糖可有广泛的神经系统损害。

【原因】

低血糖的原因：糖尿病患者食量和降糖药物不匹配，如进食少；感染、某些药物（二甲双胍、阿卡波糖等）引起食欲缺乏；外源性胰岛素和刺激内源性胰岛素分泌的药物同时使用；某些疾病如脑血管意外后遗症引起进食困难等，食量减少而降糖药物用量不减；糖类的吸收减少，如慢性腹泻；误服、误用降糖药物；对"进食"理解的偏误，如以排骨汤等糖类含量较低的食物代替主粮，而餐前胰岛素剂量不减。

【临床表现】

低血糖最早出现的症状有心悸、手抖、出冷汗、面色苍白、四肢冰冷、麻木和无力，同时有头晕、烦躁、焦虑、注意力不集中和精神错乱等神经症状。继续发展，患者则出现剧烈头痛、言语模糊不清、答非所问、反应迟钝、眼前发黑、视物不清、心里明白嘴里说不出话来，有时全身肌肉抽动甚至痉挛，最后完全失去知觉发生昏迷和各种反射消失。如得不到及时抢救，患者将死亡。

【预警】

1. 患者主诉心悸、手抖、出冷汗、头晕等症状时，及时监测血糖，警惕低血糖的发生。

2. 糖尿病患者出现神志改变、反应迟钝、头晕眼花、步态不稳、意识障碍甚至昏迷时，应及时监测血糖，判别低血糖是否发生，及时给予升糖处理。

3. 患者指尖血糖≤ 3.9mmol/L，即为低血糖，应及时予以正确处理。

4. 指导患者按时进餐，合理运动，教育患者降糖药物的种类、剂量、服用时间、作用时间及不良反应，正确识别低血糖，预防低血糖的发生。

【护理要点】

1. 评估诱因　①了解患者低血糖的原因及低血糖发作时的症状，及时调整生活方式和降糖方案，预防低血糖的发生；②病情监测：一般血糖低于 2.8mmol/L 时出现低血糖症状，但因个体差异，有的患者血糖不低于此值也可出现低血糖症状。因此，观察低血糖的临床表现尤为重要，临床表现为肌肉颤抖、心悸、出汗、饥饿感、软弱无力、紧张、焦虑、性格改变、神志改变、认知障碍，严重时发生抽搐、昏迷。对于老年糖尿病患者，应特别注意观察夜间低血糖症状。

2. 急救措施　一旦确定患者发生低血糖，应尽快给予糖分补充，解除脑细胞缺糖症状。对于轻症神志清醒者，可给予约含 15g 糖的糖水、含糖饮料或饼干、面包等，15 分钟后测血糖，如仍低于 2.8mmol/L，继续补充以上食物一份。对于病情重神志不清者，应立即给予静脉注射 50% 葡萄糖注射液 40 ～ 60ml，或静脉滴注 10% 葡萄糖注射液。患者清醒后改为进食米、面食物，以防再度昏迷。反复发生低血糖或较长时间的低血糖昏迷可引起脑部损伤，因此需要给予及时有效的处理。

3. 预防措施

（1）护士应充分了解患者使用的降糖药物，并告知患者及其家属不能随意更改或增加降糖药物及其剂量。活动量增加时，要减少胰岛素的用量并及时加餐。容易在后半夜及清晨发生低血糖的患者，制订食谱时晚餐分配适当增加主食或含蛋白质较高的食物。

（2）老年糖尿病患者血糖不宜控制过严，一般空腹血糖不超过 7.8mmol/L（140mg/dl），餐后血糖不超过 11.1mmol/L（200mg/dl）即可。

（3）普通胰岛素注射后，应在 30min 内进餐，必须按时进食食物以避免低血糖的发生。

（4）初用各种降糖药时要从小剂量开始，然后根据血糖水平逐步调整药物剂量。

（5）1 型糖尿病行强化治疗时容易发生低血糖，应按要求在患者进餐前、进餐后测血糖，并做好记录，以便及时调整胰岛素或降糖药物用量。强化治疗时，空腹血糖控制在 4.4～6.7mmol/L，餐后血糖 <10mmol/L，其中晚餐后血糖 5.6～7.8mmol/L，凌晨 3：00 血糖不低于 4mmol/L 为宜。

（6）指导患者及其家属了解糖尿病低血糖反应的诱因、临床表现及应急处理措施。

（7）患者应随身携带一些糖块、饼干等食品，以便应急时食用。

（五）糖尿病肾病

毛细血管肾小球硬化症是糖尿病主要的微血管病变之一，多见于糖尿病病史超过 10 年者，也是 1 型糖尿病患者的主要死亡原因。其病理改变有 3 种类型，即节段性肾小球硬化型病变、弥漫性肾小球硬化型病变（最常见，对肾功能影响最大）、渗出性病变。糖尿病肾损害发生发展分为 5 期，常与肾小球硬化和间质纤维化并存。Ⅰ期、Ⅱ期仅有肾本身的病理改变；Ⅲ期开始出现微量蛋白尿；Ⅳ期尿蛋白逐渐增多，可伴有水肿和高血压、肾功能减退；Ⅴ期出现明显的尿素氮症状。

【原因】

糖尿病患者进食高蛋白纤维食物、合并高血压、存在长期高血糖等都可导致肾脏毛细血管病变，引起肾损害。遗传因素、肾血流动力学的异常、高血糖症、高血压等均可以导致毛细血管硬化等。

【临床表现】

1. **蛋白尿** 可为早期的唯一表现，期间蛋白尿呈间歇性，逐渐发展为持续性，尿液镜检可发现和管型。

2. **水肿** 糖尿病肾病患者早期一般没有水肿，少数患者在血浆蛋白降低后，可出现轻度水肿。当 24 小时尿蛋白超过 3g 时，水肿就会出现。明显的水肿仅见于糖尿病肾病迅速恶化者。

3. **高血压** 见于长期蛋白尿的糖尿病患者，但并不是很严重。高血压可加重肾病。

4. **贫血** 有明显氮质血症的糖尿病肾病患者可有轻度至中度的贫血。贫血的原因为红细胞生成障碍，用铁剂治疗无效。

5. **肾功能异常** 糖尿病肾病一旦开始，其过程是进行性的，氮质血症、尿毒症是其最终结局。

6. **其他症状** 表现为心血管病变、神经病变。累及自主神经时可出现神经源性膀胱。糖尿病肾病严重时几乎 100% 合并视网膜病变，但有严重视网膜病变者不一定有明显的肾脏病变。糖尿病肾病进展时，视网膜病变常加速恶化。

【预警】

1. 糖尿病患者出现小便泡沫多，长久不消失，尿色发生改变，呈洗肉水样、酱油色、浓茶色或浑浊如淘米水时，应警惕糖尿病肾病。

2. 糖尿病患者出现疲乏无力、面色发黄、食欲缺乏或晨起眼睑或颜面水肿时，应检测肝肾功能，警惕糖尿病肾病。

3. 出现下列情况时提示出现了糖尿病肾病：B 超发现肾脏体积增大 25% 为 1 期；休息时尿白蛋白排泄无增高，但运动后尿白蛋白增加为 2 期；尿微量白蛋白 > 200mg/d（微量蛋白尿期）

为糖尿病肾病 3 期；尿蛋白阳性为糖尿病肾病 4 期；尿蛋白阳性，尿素＞7.1mmol/L、肌酐＞106μmol/L，为糖尿病肾病 5 期。

4. 指导患者进行自我血糖监测，保持血糖稳定；注意观察身体有无水肿；定期监测血压；化验尿液、肾功能，及早发现肾功能异常，提前进行干预，防止肾损伤恶化。

【护理要点】

1. 指导患者注意休息，血压不高、水肿不明显、肾功能无损害、尿蛋白不明显的患者可适当参加体育锻炼以增强体质，预防感染；对水肿明显、血压较高患者或肾功能不全的患者，强调卧床休息，按病情给予相应的护理级别。

2. 饮食护理：给予糖尿病患者优质蛋白饮食，严格控制饮食中蛋白的含量，0.6～0.8g/（kg•d），并选择优质蛋白，如鱼类和肉类等；限制钠的摄入，每天膳食中钠应低于 3g；少尿时应控制钾的摄入，保证全面营养，限制水的摄入。

3. 监测体重，每天 2 次，每次在固定时间穿着相同衣服测量。记录 24 小时液体出入量，限制水的摄入，水的摄入量应控制在前一天的尿量加 500ml 为宜。

4. 观察尿量、颜色、性状变化。有明显异常及时报告医师，每周至少化验尿常规和尿比重 1 次。

5. 注意观察患者的血压、水肿、尿量、尿检结果及肾功能变化，如有少尿、水肿、高血压，应及时报告主管医师以给予相应的处理。

（六）糖尿病视网膜病变

糖尿病视网膜病变（diabetic retinopathy）是糖尿病性微血管病变中最重要的表现，是一种具有特异性改变的眼底病变，是糖尿病的严重并发症之一，也是导致糖尿病患者失明的主要原因之一。

【原因】

糖尿病损害视网膜主要是由于血糖增高，小血管管壁增厚，渗透性增加，使小血管更易变形和渗漏。糖尿病视网膜病变的严重性和视力下降的程度与血糖控制情况及患糖尿病时间的长短有关。患病时间长短尤为重要，一般病程超过 10 年的患者大部分会出现不同程度的糖尿病视网膜病变。

【临床表现】

按眼底改变糖尿病视网膜病变分为 6 期两类。Ⅰ、Ⅱ、Ⅲ期为单纯型，出现微血管瘤、出血、硬性渗出物，之后出现棉絮状软性渗出物；Ⅳ、Ⅴ、Ⅵ期为增生型，出现新生毛细血管和玻璃体积血，机化物形成，最后视网膜剥离而失明。除视网膜病变外，糖尿病还可引起黄斑病、白内障、青光眼、屈光改变、虹膜睫状体病变等。

【预警】

1. 糖尿病病程超过 10 年时，应预防糖尿病视网膜病变的发生，定期行眼底检查。

2. 糖尿病患者出现视物模糊、视野缺损、飞蚊症、视力下降或失明等情况时，应高度警惕糖尿病视网膜病变的发生。

3. 指导糖尿病患者即使无任何表现，也应该每年进行眼底检查，以便及早发现糖尿病眼底并发症，及早进行干预治疗。

【护理要点】

1. 进行糖尿病相关健康教育。

2. 控制饮食，应进食低糖、低脂、高蛋白、高纤维饮食。

3. 指导自我血糖监测。

4. 合并高血压者积极控制血压，一般控制在 140/90mmHg 以下。

5. 定期进行眼科检查，注意用眼卫生，避免熬夜或长期近距离用眼。

6. 向患者说明吸烟的危害，指导患者戒烟。

7. 一旦出现视网膜出血，应禁止剧烈活动，减少头部活动，适当卧床休息。行激光光凝术后休息 1 ～ 2 天，稍做头部向下运动。

（七）糖尿病足

WHO 将糖尿病足（diabetic foot，DF）定义为与下肢远端神经异常和不同程度的周围血管病变相关的足部（踝关节或踝关节以下）感染、溃疡和（或）深层组织破坏，糖尿病足是截肢、致残的主要原因。

【原因】

血糖过高易造成血液高凝状态，促进形成下肢动脉粥样硬化，成为糖尿病足发生的一个极其重要的因素。此外，由于长期血糖控制不良，糖代谢异常引起脂代谢紊乱，容易出现肢体大血管和微血管的病理变化，导致糖尿病足。

【临床表现】

临床主要表现为足部溃疡与坏疽，其是糖尿病患者致残的主要原因之一。常见的诱因有趾间或足部皮肤瘙痒而搔抓致皮肤溃破、水疱破裂、烫伤、碰撞伤、修脚损伤及新鞋磨破伤等。自觉症状有冷感（cold sensation）、酸麻（numbness）、疼痛（pain）、间歇性跛行（intermittent claudication）。神经营养不良和外伤的共同作用可引起营养不良性关节炎（Charcot 关节），其好发于足部和下肢各关节，受累关节有广泛骨质破坏和畸形。

【预警】

1. 四肢血管多普勒血流图（ABI）＜ 0.9 提示患者有下肢动脉闭塞性病变时，高度警惕糖尿病足的发生。

2. 患者主诉足部疼痛或合并足部感染时，应警惕糖尿病足的发生。

3. 教育患者定期进行糖尿病并发症检查，如四肢血管多普勒血流图（ABI）和周围神经传导速度检查。每天观察足部皮肤，做好足部护理，预防糖尿病足的发生。

【护理要点】

1. *促进足部血液循环*　①经常按摩足部，按摩方向由足端向上，避免直接按摩静脉曲张处；②每天进行适度的运动，以促进血液循环，避免同姿势站立过久，坐位时，避免两足交叉；③冬天注意足部的保暖，避免足部长期暴露于寒冷或潮湿环境，使用热水袋时应避免烫伤皮肤而引起感染；④积极戒烟。

2. *避免足部受伤*　①患者应选择轻巧柔软、前头宽大的鞋子；袜子以弹性好、透气及散热性好的棉毛质地为佳。②指导患者不要赤脚走路，以防刺伤；外出时不可穿拖鞋，以免损伤；③冬天使用电热毯或烤灯时谨防烫伤，严禁使用热水袋；对于鸡眼、足癣等，及时予以治疗。

3. *保持足部清洁*　①勤换鞋袜，每天用温水清洁足部，保持趾间清洁、干燥；②趾甲不能过长，修剪趾甲时注意剪平，但不要修剪过短以免伤及甲沟；③局部出现红、肿、热、痛等感染表现时，应立即进行治疗。

（八）糖尿病周围神经病变

糖尿病周围神经病变（diabetic peripheral neuropathy，DPN）是指在排除其他原因的情况下，糖尿病患者出现与周围神经功能障碍相关的症状。临床呈对称性疼痛和感觉异常，下肢症状较上肢多见。其病变部位以周围神经最为常见，通常为对称性，下肢较上肢严重。

【原因】

糖尿病周围神经病变由糖尿病微血管病变及山梨醇旁路代谢增强致山梨醇增多所致。

【临床表现】

1. 症状　患者先出现肢端感觉异常呈袜子或手套状分布，随后有肢体疼痛，后期累及运动神经，出现肌力减弱甚至肌萎缩和瘫痪；自主神经损害也较常见，并可较早出现，影响消化系统、循环系统、泌尿生殖系统功能，表现为瞳孔改变、排汗异常、直立性低血压、心动过速、腹泻或便秘及尿潴留、尿失禁、阳痿等。

2. 体征　跟腱反射、膝腱反射减弱或消失；震动觉减弱或消失；位置觉减弱或消失，尤以深感觉减退为明显。

【预警】

1. 患者出现肢端感觉异常呈袜子或手套状分布，随后有肢体疼痛时高度警惕发生了糖尿病周围神经病变。

2. 患者温度觉、痛觉、压力觉减低或消失，神经传导速度减慢，提示可能发生糖尿病周围神经病变。

3. 指导患者保持良好的血糖控制，减少血糖波动，每年定期进行周围神经病变筛查，及早发现病变，及早治疗。

【护理要点】

1. 指导患者科学饮食，适当运动，注意监测血糖，做好血糖记录。

2. 指导患者加强足部护理。选择透气性良好、质软、合脚的鞋袜，经常检查鞋内有无异物。患者应每天洗脚，水温不宜过高。秋冬季节足部易干裂，可用中性润肤霜均匀涂擦。

3. 指导患者每年定期进行周围神经病变筛查和病情评价。

（徐　蓉　边旭娜）

第七节　血脂异常和脂蛋白异常血症

血脂异常是指由于脂肪代谢或转运异常，从而一种或几种脂质高于或低于正常的代谢紊乱状态。脂质不溶或微溶于水，必须与蛋白质结合成脂蛋白形式才能在血液循环中转运，因此，血脂异常实为脂蛋白异常血症。高脂血症（hyperlipidemia）可表现为高胆固醇血症（hypercholesterolemia）、高三酰甘油血症（hypertriglyceridemia）或混合型高脂血症（两者兼有）。血浆中高密度脂蛋白降低也是一种血脂代谢紊乱。因此，临床上血脂异常主要指血中总胆固醇（TC）、三酰甘油（TG）、低密度脂蛋白高于正常和（或）高密度脂蛋白降低。

一、病因

脂蛋白代谢过程极为复杂，不论何种病因引起脂质来源、脂蛋白合成、代谢过程关键酶异常或降解过程受体通路障碍等均可能导致血脂异常。

1. 原发性血脂异常　大多数原发性血脂异常原因不明，呈散发性，认为多个基因与环境因素综合作用的结果。临床上血脂异常常与肥胖症、高血压、冠心病、糖耐量异常或糖尿病等疾病同时发生，并伴有高胰岛素血症，这些被认为均与胰岛素抵抗有关，称为代谢综合征。血脂异常可能参与上述疾病的发病，至少是其危险因素，或与上述疾病有共同的遗传或环境发病基础。有关的环境因素包括不良的饮食习惯、体力活动不足、肥胖、年龄增加及吸烟、酗酒等。

2.继发性血脂异常

（1）全身系统性疾病：如糖尿病、甲状腺功能减退症、皮质醇增多症、肝肾疾病、系统性红斑狼疮、骨髓瘤等可引起血脂异常。

（2）药物作用：长期服用某种药物，如噻嗪类利尿剂、β 受体阻滞剂等，可引起血脂异常。另外，长期大量使用糖皮质激素也可促进脂肪分解及 TC 和 TG 水平升高。

二、临床表现

血脂异常可见于不同年龄、性别的人群，某些家族性血脂异常可发生于婴幼儿。多数血脂异常患者无任何症状和异常体征，而于常规血液生化检查时被发现。血脂异常的临床表现主要如下。

1.黄色瘤、早发性角膜环和脂血症眼底改变　黄色瘤是一种异常的局限性皮肤隆起，颜色可为黄色、橘黄色或棕红色，多呈结节、斑块或丘疹形状，质地一般柔软，最常见的是眼睑周围扁平黄色瘤。早发性角膜环出现于 40 岁以下，多伴有血脂异常。严重的高三酰甘油血症可产生脂血症眼底改变。

2.动脉粥样硬化　脂质在血管内皮沉积引起动脉粥样硬化，引起早发性和进展迅速的心脑血管和周围血管病变。某些家族性血脂异常患者可于青春期前发生冠心病甚至心肌梗死。血脂异常可作为代谢综合征的一部分，常与肥胖症、高血压、冠心病、糖耐量异常或糖尿病等疾病同时存在或先后发生。严重的高胆固醇血症患者有时可出现游走性多关节炎。严重的高三酰甘油血症可引起急性胰腺炎，应予以重视。

三、常见并发症

血脂异常常见并发症包括黄色瘤病、高血压、冠心病、脑卒中，本节重点阐述黄色瘤病。

【原因】

黄色瘤病为含脂质的组织细胞在皮肤、肌腱和内脏器官内形成的丘疹、结节及斑块样损害。

【临床表现】

1.腱黄色瘤　为大小不等的坚硬结节，光滑，位置较深，可移动，最常累及手和足背伸肌腱及跟腱部位。

2.结节性黄色瘤　为黄色至红色的群集丘疹和结节，好发于伸侧（如肘、膝、前臂、指节和臀部）和掌部。

3.疹性黄色瘤　特征是 1～4mm 的黄色、棕黄色或红色小丘疹，常突然大量出现于受压部位和下肢的伸侧及臀部；可有瘙痒，皮疹可自行消退而不留痕迹；特发于三酰甘油脂蛋白（乳糜微粒，CM；极低密度脂蛋白，VLDL；中密度脂蛋白，IDL）增多时。

4.扁平黄色瘤

（1）黄斑瘤或睑黄色瘤（xanthelasma）：发生于眼睑，为柔软的淡黄色扁平疣状隆起斑块，对称发生于双侧内眦，不能自行消退。40～50 岁以前发生者表明有潜在的低密度脂蛋白（LDL）增加，但仅有 50% 的患者血浆脂蛋白升高；年轻患者的高 β 脂蛋白血症发生率较高。

（2）掌纹黄色瘤：掌、指皱纹中出现的黄色至橙黄色扁平线状损害，常见于 VLDL 或 IDL 增多时。

（3）泛发性扁平黄色瘤：广泛累及面部、颈部、躯干和臀部。

5. **疣状黄色瘤**　罕见，为橙红色乳头瘤状、卵石状或疣状斑块，见于口腔或手部。

6. **播散性黄色瘤**　罕见，为米粒至豌豆大小的红黄色丘疹，呈结节对称性成群分布。其可自行消退，无脂质或脂蛋白异常，可能是由于反应性组织细胞增生伴继发性组织细胞内脂质沉积。

【预警】

1. 血脂和脂蛋白化验结果出现异常，提示可能会出现黄色瘤病。

2. 眼睑、肢体伸侧、掌部、臀部及受压部位出现淡黄色、黄色或棕红色柔软性隆起斑块，呈结节或丘疹状，不能消退，应警惕出现了黄色瘤病。

3. 指导患者低脂饮食，合理运动，养成健康的生活习惯，预防血脂异常造成的黄色瘤病。

【护理要点】

1. **保持合理的膳食结构，控制总热量**　其一般原则是"四低一高"，即低热量、低脂肪、低胆固醇、低糖、高膳食纤维。

2. **养成良好的生活习惯**　如戒烟、限盐、限制饮酒，禁饮烈性酒，因为长期吸烟、酗酒可干扰血脂代谢，使胆固醇、三酰甘油上升，高密度脂蛋白下降。

3. **规律运动**　规律的体力活动可以控制体重，保持合适的体重指数。指导患者每天坚持运动 1 小时，活动量达到最大耗氧量 60% 为宜，活动时心率以不超过 170 减年龄即可，或以身体微汗、不感到疲劳、运动后自感身体轻松为准，每周坚持活动不少于 5 天，持之以恒。

4. **用药护理**　遵医嘱正确服用降血脂药物，复查血液（血脂、肝肾功能等）各项指标以观察疗效及为调整治疗方案提供依据。观察药物不良反应，及时报告医师进行干预。避免使用干扰脂代谢的药物，即 β 受体阻滞剂、利尿剂、利舍平、避孕药、类固醇激素等，它们均可使胆固醇、三酰甘油上升及高密度脂蛋白降低。

5. **心理护理**　主动关心患者，耐心解答患者的各种问题，使患者明白本病经过合理的药物和非药物治疗病情可控制，解除患者的思想顾虑，使其保持乐观情绪，树立战胜疾病的信心，并长期坚持治疗，以利于控制病情。

（徐　蓉　刘清华）

第八节　肥　胖　症

　　肥胖症（obesity）是指体内脂肪堆积过多和（或）分布异常，体重增加，是一种多因素的慢性代谢性疾病。遗传因素、高热量和高脂饮食、体力活动少是肥胖的主要原因，且其常与 2 型糖尿病、高血压、高脂血症、缺血性心脏病等集结出现，WHO 已将肥胖定为一种疾病。肥胖症分单纯性肥胖症和继发性肥胖症两大类。临床上无明显内分泌及代谢性病因所致的肥胖症，称单纯性肥胖症。继发于某些疾病（如下丘脑垂体的炎症、肿瘤、创伤、皮质醇增多症、甲状腺功能减退症等）的肥胖症，称为继发性肥胖症。

一、病因

　　肥胖症的病因未完全明了，主要是遗传因素和环境因素共同作用的结果。总体来说，当人体摄入的能量超过人体的消耗时，多余的能量以脂肪的形式逐渐积存于体内，导致脂肪增多而引起肥胖。

二、临床表现

引起肥胖症的病因不同，其临床表现也不相同。继发性肥胖症的患者除肥胖外，尚具有原发病的临床表现。肥胖症的临床表现包括肥胖本身的症状和并发症的症状，临床上常有以下表现。

1. 体型变化　脂肪堆积是肥胖的基本表现，脂肪组织的分布存在性别差异，通常男性型脂肪分布主要在腰部以上，以颈项部、躯干部为主，称为苹果型。女性型脂肪分布主要在腰部以下，以下腹部、臀部、大腿部为主，称为梨型。

2. 循环系统疾病　肥胖患者血容量、心排血量均较非肥胖者增加而加重心脏负担，引起左心室肥厚、扩大；心肌脂肪沉积导致心肌劳损，易发生心力衰竭。由于静脉回流障碍，患者易发生下肢静脉曲张、栓塞性静脉炎和静脉血栓形成。

3. 内分泌与代谢紊乱　患者常有高胰岛素血症，脂肪、肌肉、肝细胞的胰岛素受体数目和亲和力降低对胰岛素不敏感导致胰岛素抵抗，糖尿病发生率明显高于非肥胖者。血清总胆固醇、甘油三酯、低密度脂蛋白升高，高密度脂蛋白降低，成为动脉粥样硬化、冠心病的基础。

4. 消化系统疾病　胆石症、胆囊炎发病率高；慢性消化不良、脂肪肝、轻至中度肝功能异常较常见。

5. 呼吸系统疾病　由于胸壁肥厚，腹部脂肪堆积，腹内压增高、横膈升高而降低肺活量，引起呼吸困难。严重者导致缺氧、发绀、高碳酸血症，可发生肺动脉高压和心力衰竭，还可引起睡眠呼吸暂停综合征（sleep apnea syndrome，SAS）及睡眠窒息。

6. 其他　恶性肿瘤发生率升高，如女性子宫内膜癌、乳腺癌及男性结肠癌、直肠癌、前列腺癌发生率均升高。因长期负重患者易发生腰背及关节疼痛。皮肤皱褶易发生皮炎、擦烂并发化脓性细菌感染或真菌感染。

三、常见并发病

肥胖症的常见并发症包括脂肪肝、睡眠呼吸暂停综合征、糖尿病、高血压、冠心病、血脂异常。本节重点阐述脂肪肝和睡眠呼吸暂停综合征。

（一）脂肪肝

【原因】

脂肪（主要是甘油三酯）在肝过度沉积，造成肝脂质代谢的合成、降解和分泌失衡，导致弥漫性肝细胞大疱性脂肪变。

【临床表现】

肥胖症患者引起的脂肪肝常起病隐匿，发病缓慢，多无症状。少数患者可有乏力、右上腹轻度不适、肝区隐痛或上腹胀痛等非特异性症状。严重脂肪性肝炎可出现黄疸、食欲缺乏、恶心、呕吐等症状。常规体检部分患者可发现肝大，发展至肝硬化失代偿期则其临床表现与其他原因所致肝硬化相似。

【预警】

1. B 型超声检查诊断为脂肪性肝病。

2. 血清学检查显示转肽酶升高，应警惕脂肪肝诱发了肝损伤。

3. 患者出现肝区隐痛或上腹胀痛，提示可能出现了肝损伤。

4. 出现面部黄疸、食欲缺乏、恶心、呕吐等症状，应怀疑出现了脂肪肝造成的肝功能不良。

5. 指导患者保持健康的生活的方式，逐步实现减肥，降低脂肪肝的发生。

【护理要点】

1. 饮食指导　为患者制订合理的能量摄入及饮食结构调整方案，指导患者合理饮食，以低糖、低脂饮食为主，以减肥为首要目标，逐渐减少每天进食量。

2. 运动指导　适当增加运动可以有效促进脂肪消耗，纠正不良生活方式，合理安排工作。采用中、低强度的有氧运动（中等强度心率控制在 100 ～ 120 次 / 分，低强度活动时则为 80 ～ 100 次 / 分），每天运动 1 ～ 2 小时为宜。

3. 控制体重　合理设置减肥目标，逐步接近理想体重。使用体重指数（BMI）和腹围等作为监测指标。

4. 改变生活习惯　禁酒、戒烟，避免滥用药物和其他可能诱发肝病恶化的因素，定期复查肝功能。

5. 心理护理　肥胖症患者常因身体改变和体力减弱及内分泌紊乱而出现自卑、抑郁、自闭等心理，不愿与人交流、交往。护士应鼓励患者表达自己的感受，与患者讨论疾病的治疗及预后，增加患者战胜疾病的信心，鼓励患者进行自身修饰，加强自身修养，提高自身的内在气质，鼓励家属主动参与患者的护理，以减轻患者内心的抑郁感，一旦发现患者有严重情绪问题，建议将其转至心理专科治疗。

（二）睡眠呼吸暂停综合征

【原因】

体重超过标准体重的 20% 或体重指数（body mass index，BMI）$\geqslant 25kg/m^2$ 的患者，多数有上呼吸道特别是鼻咽部狭窄，造成睡眠状态下反复出现呼吸暂停和（或）低通气。

【临床表现】

阻塞性睡眠呼吸暂停的诊断并不困难，症状典型，而且主要的危险因素相对明显，白天临床表现嗜睡，工作时困倦，严重时与人交谈可睡、习惯性打鼾、呼吸暂停；易激怒、记忆力差、性格改变。夜间睡眠期间窒息发作；不能恢复精力的睡眠、晨起头痛。

【预警】

1. 患者出现响亮而不均匀的打鼾声，提示可能出现了睡眠呼吸暂停综合征。

2. 睡眠过程中出现呼吸停止现象、睡眠时异常动作，应警惕发生睡眠呼吸暂停综合征。

3. 出现咽喉部或气管异常声音如喘鸣，应警惕发生了睡眠呼吸暂停综合征。

4. 夜间遗尿；晨起口干、头痛、头晕；白天嗜睡、疲乏无力，头脑昏沉，提示夜间可能发生了睡眠呼吸暂停综合征。

5. 告知患者注意减肥，睡觉时抬高头部，避免颈部屈曲，减少睡眠呼吸暂停综合征的发生。

【护理要点】

1. 避免服用镇静催眠药物和肌肉松弛药，勿饮酒、吸烟，尽量不要从事一些需要长时间集中精力的工作，如长途驾驶。

2. 指导患者进行减肥。患者体重减轻 10%，呼吸暂停次数可减少 50%。食物宜清淡，制订相应的减肥计划，指导患者有效减肥，进行合理的饮食搭配，提倡低脂肪、适量蛋白质饮食。糖类不可过多限制，因为糖类提供锻炼时肌肉所需的能量，而且还是纤维素的一个极好来源。纤维素能够加速食物通过消化道，减少热量和脂肪的吸收，使胰岛素水平稳定，抑制脂肪的储存，以及降低血脂的水平。

3. 睡觉时应尽量取右侧卧位，将床头摇高，头部抬高 10cm，也可试着在晚上戴颈兜，这样可使颈部前伸，避免使用使颈部屈曲的厚枕头。夜间警惕脑血管及心脏病的发生，密切监测患者的血压、心率、呼吸等生命体征，观察患者睡眠中有无异常行为。

4. 建立比较规律的活动和休息时间表，鼓励患者做轻柔持久的有氧运动，如慢跑、散步、骑自行车、游泳、打太极拳等，有效消耗多余的脂肪。指导患者进行呼吸肌训练，增加呼吸肌肌力和耐力，从而增加通气能力，改善低通气。

5. 患者因为睡眠紊乱导致日间反应迟钝、个性改变及情绪紧张、焦虑，护士应经常与患者沟通，共同探讨控制情绪和减轻压力的方法，指导患者学会进行自我心理调节，增强应对能力，鼓励家属给予患者心理支持，增强其治疗疾病的信心。

（徐　蓉　刘清华）

第九节　高尿酸血症疾病

高尿酸血症（hyperuricemia）是嘌呤代谢障碍引起的代谢性疾病。临床上高尿酸血症分为原发性和继发性两大类，前者多由先天性嘌呤代谢异常所致，常与肥胖、糖脂代谢紊乱、高血压、动脉硬化和冠心病等聚集发生，后者则由某些系统性疾病或药物引起。少数患者可以发展为痛风，出现急性关节炎、痛风肾和痛风石等临床症状和阳性体征。

一、发病机制

发病机制不清。对于高尿酸血症的发生，内源性嘌呤代谢紊乱较外源性更重要。导致高尿酸血症的因素主要有：①尿酸生成过多，在嘌呤代谢过程中，各环节都有酶参与调控，当嘌呤核苷酸代谢酶缺陷和（或）功能异常时，则嘌呤合成增加而导致尿酸水平升高。限制嘌呤饮食5天后，如每天尿酸排出超过 3.57mmol（600mg）可认为尿酸生成过多。②肾对尿酸排泄减少，尿酸排泄障碍是引起高尿酸血症的重要因素，包括肾小球尿酸滤过减少、肾小管对尿酸的分泌下降和（或）重吸收增加，以及尿酸盐结晶在泌尿系统沉积。

二、临床表现

高尿酸血症多见于 40 岁以上的男性，女性多在更年期后发病，常有家族遗传史。

1. 无症状期　仅有波动性或持续性高尿酸血症，从血尿酸增高至症状出现的时间可长达数年至数十年，有些可终身不出现症状，但随年龄增长痛风的患病率增加，并与高尿酸血症的水平和持续时间有关。

2. 急性痛风性关节炎期　表现为突然发作的单个，偶尔双侧或多关节红肿热痛、功能障碍，可有关节腔积液，伴发热、白细胞计数增多等全身反应。

3. 慢性痛风性关节炎期　常出现多关节受累，且多见于关节远端，受累关节可表现为以骨质缺损为中心的关节肿胀、僵硬及畸形，无一定形状且不对称。

4. 肾脏病变

（1）痛风肾病：起病隐匿，早期仅有间歇性蛋白尿，随着病情的发展而呈持续性，伴有肾浓缩功能受损时夜尿增多，晚期可发生肾功能不全，表现为水肿、高血压、血尿素氮和肌酐升高。少数表现为急性肾衰竭，出现少尿或无尿，最初 24 小时尿酸排出增加。

（2）尿酸性肾石病：10%～25% 痛风患者的肾有尿酸结石，呈泥沙样，常无症状，结石较大者可发生肾绞痛、血尿。结石引起梗阻时导致肾积水、肾盂肾炎、肾积脓或肾周围炎，严重者可发生急性肾衰竭。感染可加速结石的增长和肾实质的损害。

5. 眼部病变 肥胖痛风患者常反复发生眼睑炎，在眼睑皮下组织中发生痛风石。有的逐渐长大，破溃形成溃疡而使白色尿酸盐向外排出。部分患者可出现反复发作性结膜炎、角膜炎与巩膜炎。在急性关节炎发作时，其常伴发虹膜睫状体炎。眼底视神经盘往往轻度充血，视网膜可发生渗出、水肿或渗出性视网膜脱离。

三、常见并发症

高尿酸血症常见并发症包括急性关节炎和痛风石。

（一）急性关节炎

【原因】

急性关节炎是尿酸盐结晶沉积引起的炎症反应，多于春秋发病，酗酒、过度疲劳、关节受伤、关节疲劳、手术、感染、寒冷、摄入高蛋白和高嘌呤食物等为常见的发病诱因。

【临床表现】

此并发症表现为突然发作的单个，偶尔双侧或多关节红肿热痛、功能障碍，可有关节腔积液，伴发热、白细胞计数增多等全身反应。其常在夜间发作，因疼痛而惊醒，最易受累部位是跖趾关节，依次为踝、膝、腕、指、肘等关节。初次发作常呈自限性，一般经 1～2 天或数周自行缓解，缓解时局部偶可出现特有的脱屑和瘙痒表现。缓解期可数月、数年甚至终身。

【预警】

1. 典型发作起病急骤，患者多于午夜因剧痛而惊醒。

2. 最易受累部位是第一跖趾关节，依次为踝、膝、腕、指、肘等关节。3.9% 为单一关节，偶尔双侧或多关节同时或先后受累。

3. 发作常呈自限性，数小时、数天、数周自然缓解。

【护理要点】

1. 病情观察 ①观察疼痛部位、性质、间隔时间，患者有无午夜因剧痛而惊醒等；②观察患者受累的关节有无红、肿、热和功能障碍表现；③观察患者有无过度疲劳、寒冷、潮湿、紧张、饮酒、饱餐、脚扭伤等诱发因素；④观察患者的体温变化，有无发热等；⑤监测血、尿尿酸变化。

2. 休息与活动 急性关节炎期，除关节红、肿、热、痛和功能障碍外，患者常有发热，应绝对卧床休息，抬高患肢。避免受累关节负重。也可在床上安放支架支托盖被，减少患部受压，待关节痛缓解 72 小时，方可恢复活动。

3. 局部护理 手、腕或肘关节受累时，为减轻疼痛，可用夹板固定制动，也可给予受累关节冰敷或 25% 硫酸镁湿敷，消除关节的肿胀和疼痛。

4. 饮食护理 热量不宜过高，应限制在 5020～6076kJ（1200～1500kcal/d）。蛋白质控制在 1g/（kg•d），糖类占总热量的 50%～60%。避免进食高嘌呤食物，如动物内脏、鱼虾类、蛤蟹、肉类、菠菜、蘑菇、黄豆、扁豆、豌豆等。饮食宜清淡，易消化，忌辛辣和刺激性食物。严禁饮酒，并指导患者进食碱性食物如牛奶、鸡蛋、马铃薯、各类蔬菜、柑橘类水果，使尿液的 pH 在 7.0 或以上，减少尿酸盐结晶的沉积。

5. 用药护理 指导患者正确用药，观察药物疗效及不良反应，及时处理不良反应。

6. 心理护理 患者由于疼痛影响进食和睡眠，疾病反复发作可导致关节畸形和肾功能损害，思想负担重，常表现为情绪低落、忧虑、孤独，护士应向其宣教痛风的有关知识，讲解饮食与疾病的关系，并给予精神上的安慰和鼓励。

（二）痛风石

【原因】

痛风石是尿酸单钠细针状结晶沉淀所引起的一种慢性异物样反应，周围被单核细胞、上皮细胞、巨核细胞所围绕，形成异物结节，引起轻度慢性炎症反应。

【临床表现】

痛风石可存在于任何关节、肌腱和关节周围软组织，导致骨、软骨破坏及周围组织纤维化和变性。患者常多关节受累，且多见于关节远端，受累关节可表现为以骨质缺损为中心的关节肿胀、僵硬及畸形，无一定形状且不对称。痛风石以关节内及关节附近与耳郭常见，呈黄白色大小不一的隆起，小如芝麻，大如鸡蛋，初起质软，随着纤维增多逐渐变硬如石。严重时痛风石处皮肤发亮、菲薄，容易经皮破溃排出白色尿酸盐结晶，瘘管不易愈合。

【预警】

1. 高尿酸血症的患者在任何关节、肌腱和关节周围软组织、耳郭等部位出现黄白色大小不一的隆起，小如芝麻，大如鸡蛋，初起质软，逐渐变硬如石，提示发生了痛风石。

2. 痛风石部位有白色糊状物排出时，提示痛风石破溃，可能会出现瘘管周围组织呈慢性肉芽肿不易愈合，应预防感染。

3. 指导患者采取低嘌呤饮食，遵医嘱服药，预防痛风石的发生。

【护理要点】

1. 注意休息，避免过度劳累。

2. 痛风石严重时，可能导致局部皮肤溃疡，故要注意维持患部清洁，避免发生感染。

3. 注意观察痛风石的体征，了解结石的部位及有无症状。

4. 避免患者情绪紧张，生活要有规律，肥胖者应减轻体重。

5. 严格控制饮食，避免进食高嘌呤的食物，勿饮酒，每天至少饮 2000ml 水，有助于尿酸由尿液排出。

6. 教导患者自我检查，如平时用手触摸耳郭及手足关节处是否产生痛风石。

7. 嘱患者定期复查血尿酸。

（徐　蓉　夏雯琳）

第十节　骨质疏松症

骨质疏松症（osteoporosis，OP）是一种以低骨量和骨组织微细结构破坏为特征，骨骼脆性增加，易发生骨折的代谢性疾病。本病各年龄期均可发病，但常见于老年人，尤其是绝经后的女性。骨质疏松症是一种临床综合征，其发病率为所有代谢性骨病之最。骨质疏松症可分为两大类：①原发性，又分为两种亚型，即Ⅰ型（绝经后骨质疏松症，postmenopausal osteoporosis，PMOP）和Ⅱ型（老年性骨质疏松症）。Ⅰ型是雌激素缺乏所致，女性的发病率是男性的 6 倍以上，此型主要由破骨细胞介导，多数患者的骨转换率增高，又称高转换骨质疏松症。Ⅱ型多见于 60 岁以上的老年人，女性的发病率是男性的 2 倍以上，主要累及的部位是脊柱和髋骨。②继发性，继发于其他疾病，如性腺功能减退症、甲亢、1 型糖尿病、皮质醇增多症、尿毒症、血液病、胃肠道疾病等，长期大剂量使用糖皮质激素也是重要原因之一。

一、发病机制

正常成熟女性骨的代谢主要以骨重建（bone remodeling）形式进行。在激素、细胞因子和其他调节因子的调节作用下，骨组织不断吸收旧骨，形成新骨。这种骨吸收和骨形成的协调活动形成了体内骨转换的稳定状态，骨质净量无改变。骨吸收过多或形成不足引起平衡失调，最终会导致骨量的减少和骨微细结构的变化，从而形成骨质疏松。原发性骨质疏松症的病因和发病机制仍未阐明。凡可引起骨的净吸收增加，促进骨微结构紊乱的因素都会促进骨质疏松症的发生。

二、临床表现

1. 骨痛和肌无力　早期无症状，此期骨质疏松症被称为"寂静之病"，多数患者在严重的骨痛或骨折后才知道自己患了骨质疏松症。较严重者常诉腰背疼痛或全身骨痛。骨痛通常为弥漫性，无固定部位，劳累或活动后可加重，不能负重或负重能力下降。

2. 身高变矮　椎体骨折可引起驼背和身高变矮。腰椎压缩性骨折常导致胸廓畸形，可出现胸闷、气短、呼吸困难等，严重畸形还可引起心排血量下降，心血管功能障碍。

3. 骨折　骨量丢失超过 20% 时患者即可出现骨折。患者常因轻微活动或创伤而诱发，弯腰、负重、挤压或跌倒后发生骨折，多见脊柱、髋部和前臂骨折。其中髋部骨折（股骨颈骨折）最常见，危害也最大，据报道，其病死率可达 10% ～ 20%，致残率为 50%。

三、常见并发症

骨质疏松症常见并发症包括骨折、疼痛。

（一）骨折

【原因】

由于骨量的减少，骨微结构的破坏，骨的物理性能（机械强度）下降，轻微外力即可导致骨折发生。这种骨折被称为脆性骨折，是一种完全性骨折。

【临床表现】

骨折多发部位为脊柱、髋部和前臂，其他部位也可发生，如肋骨、盆骨、肱骨，甚至锁骨和胸骨等。脊柱压缩性骨折多见于 PMOP 患者，可单发或多发，有或无诱因，其突出表现为身材缩短；有时出现突发性腰痛，患者卧床而取被动体位。髋部骨折多在股骨颈部（股骨颈骨折），以老年性骨质疏松症患者多见，通常于跌倒或挤压后发生。第一次骨折后，患者发生再次或反复骨折的概率明显增加。

【预警】

1. 绝经后或双侧卵巢切除后的女性，应警惕骨质疏松继发性骨折的发生，遵医嘱进行补充激素药物治疗。

2. 患者出现不明原因的慢性腰背疼痛，提示可能存在骨折的风险，生活中应注意安全防范。

3. 身材变矮或脊椎畸形，高度怀疑骨质疏松时，应积极查找病因。

4. 患者如存在脆性骨折史或脆性骨折家族史，要注意预防跌倒，避免骨折。

5. 存在多种骨质疏松症危险因素时，如高龄、吸烟、制动、低体重、长期卧床、服用糖皮质激素等，应定期检查，以便早期发现骨质疏松症，积极诊治，预防骨折。

【护理要点】

1. 预防跌倒：保证住院环境安全，如楼梯有扶手、梯级有防滑边缘、病房和浴室地面干燥、灯光明暗适宜、家具不经常变换位置、过道避免有障碍物等。加强日常生活护理，将日常所需物如茶杯、热水、呼叫器等尽量放置床边，以利于患者取用。指导患者维持良好姿势，且在改变姿势时动作缓慢。必要时可建议患者使用手杖或助行器，以增加其活动时的稳定性。衣服和鞋穿着要合适，大小适中，且有利于活动；加强巡视，对住院患者在洗漱及用餐时间，护士应加强意外的预防。当患者使用利尿剂或镇静药时，要严密注意其因频繁如厕及精神恍惚所产生的意外。

2. 四肢骨折及手术后，用支架或枕头抬高患肢，有利于静脉血及淋巴液回流，以减轻肢体肿胀。

3. 保持肢体功能位，预防垂足、膝关节屈曲畸形、髋关节屈曲畸形、肩内收畸形等。

4. 长期卧床的患者，鼓励多饮水，预防骨质脱钙引起泌尿系统结石和泌尿系统感染。

5. 注意预防坠积性肺炎及压疮，定时翻身、叩背，鼓励咳嗽、咳痰，做好皮肤护理。

6. 增加富含钙质和维生素 D 的食物，补充足量维生素 A、维生素 C 及含铁的食物，以利于钙的吸收。适度摄取蛋白质及脂肪。戒烟、酒，避免咖啡因摄入过多。

7. 对患者及其家属给予心理上的支持。骨质疏松症患者由于疼痛及害怕骨折，常不敢运动而影响日常生活，当发生骨折时，需限制活动，不仅患者本身需要角色适应，其家属也要面对此情境。因此，护士要协助患者及其家属适应其角色与责任，尽量减少对患者康复治疗的不利因素。

（二）疼痛

【原因】

病情较严重的患者常诉腰背疼痛、乏力或全身骨痛。骨痛通常为弥漫性，无固定部位，检查不能发现压痛区（点）。四肢骨折或髋部骨折时肢体活动明显受限，局部疼痛加重，有畸形或骨折阳性体征。

【临床表现】

典型的疼痛常为突发性的，可经胁肋部向腹部放射，向一侧下肢放射者并不常见，脊髓受压症状和体征更少见；疼痛常发生于极轻微的动作之后，如突然弯腰、日常负重或跳跃时；卧床休息可暂时缓解。有时疼痛是轻微的，但表现为深而钝的疼痛，难以言传。而长期持久的全身骨痛甚为少见。

【预警】

1. 绝经后女性、老年骨质疏松症患者、有脆性骨折史或脆性骨折家族史的患者都属于骨折高风险患者，需预防骨折引起的疼痛。

2. 病情较严重者常诉腰背疼痛或全身骨痛。骨痛通常为弥漫性，无固定部位，劳累或活动后可加重，不能负重或负重能力下降，应注意避免劳累。

【护理要点】

1. 休息　为减轻疼痛，可使用硬板床，取仰卧位或侧卧位，卧床休息数天到 1 周，可缓解疼痛。

2. 对症护理

（1）使用骨科辅助物：必要时使用背架、紧身衣等，以限制脊柱活动和给予脊柱支持，从而减轻疼痛。

（2）物理疗法：对疼痛部位给予湿热敷，其可促进血液循环，减轻肌肉痉挛，缓解疼痛。给予局部肌肉按摩，以减少因肌肉僵直所引发的疼痛。也可用超短波、微波或分米波疗法、低频及中频电疗法、磁疗法和激光等达到消炎和镇痛效果。

3. 用药护理 药物的使用包括镇痛药、肌肉松弛剂或抗炎药物，要正确评估疼痛的程度，遵医嘱用药。

（夏雯琳 徐 蓉）

参 考 文 献

陆再英,钟南山,2008.内科学.7版.北京:人民卫生出版社.

宁光,周智广,2014.内分泌内科学.2版.北京:人民卫生出版社.

尤黎明,吴瑛,2006.内科护理学.4版.北京:人民卫生出版社.

余学锋,2013.内分泌代谢疾病诊疗指南.3版.北京:科学出版社.

袁丽,武仁华,2015.内分泌科护理手册.2版.北京:科学出版社.

第7章 风湿免疫系统疾病并发症预警及护理

第一节 系统性红斑狼疮

系统性红斑狼疮（systemic lupus erythematosus，SLE）是一种有多系统损害表现的慢性自身免疫性疾病，其血清具有以抗核抗体为代表的多种自身抗体。SLE 的患病率因人群而异，全球平均患病率为（12～39）/10 万，我国患病率为（30.13～70.41）/10 万，SLE 以女性多见，尤其是 20～40 岁的育龄女性。通过早期诊断及综合性治疗，本病的预后已经有明显改善。

一、发病机制

发病机制为外来抗原（如病原体、药物等）引起人体 B 细胞活化。易感者因免疫耐受性减弱，B 细胞通过交叉反应与模拟外来抗原的自身抗原相结合，并将抗原呈递给 T 细胞，使之活化，在 T 细胞活化刺激下，B 细胞得以产生大量不同类型的自身抗体，造成大量组织损伤。免疫异常主要体现在以下 3 个方面：①致病性自身抗体的形成，以 IgG 型为主，与自身抗原有很高的亲和力；②致病性免疫复合物的形成；③ T 细胞和自然杀伤（NK）细胞功能失调，T 细胞功能异常导致新抗原不断产生，并刺激 B 细胞持续活化而产生自身抗体，使自身免疫反应持续存在。

二、临床表现

临床表现多种多样。其起病可为暴发性、急性或隐匿性。早期可仅侵犯 1～2 个器官，表现不典型，容易误诊，以后可侵犯多个器官，而使临床表现复杂多样。多数患者呈缓解与发作交替病程。

1. 全身表现　各种热型的发热，尤以低中度热为常见，偶有高热，此外，还可有疲倦、乏力、体重下降等。

2. 皮肤与黏膜表现　80% 的患者出现皮疹，包括颊部呈蝶形分布的红斑、盘状红斑、指掌部和甲周红斑、指端缺血、面部及躯干皮疹，其中以鼻梁和双颧颊部呈蝶形分布的红斑最具特征性。SLE 皮疹多无明显瘙痒，若出现明显瘙痒提示局部过敏；免疫抑制剂治疗后出现的瘙痒性皮疹要注意并发皮肤真菌感染。口腔和鼻黏膜的痛性溃疡较常见，常提示疾病活动期。

3. 浆膜炎　50% 以上的患者在急性发作期出现多发性浆膜炎，包括双侧中小量胸腔积液、中小量心包积液。

4. 肌肉关节表现　关节痛出现在指关节、腕关节、膝关节，伴红肿者少见，常出现对称性多关节疼痛、肿胀，可以出现肌痛和肌无力，5%～10%的患者出现肌炎。

5. 肾脏表现 狼疮性肾炎（lupus nephritis，LN）是 SLE 的肾脏损害，约 50% 以上的 SLE 患者有肾脏损害表现，肾活检显示肾脏受累几乎为 100%。LN 可表现为急性肾炎、急进性肾炎、隐匿性肾炎、慢性肾炎和肾病综合征，以慢性肾炎和肾病综合征较常见。早期多无症状，随着病程进展，患者可出现大量蛋白尿、血尿（肉眼或显微镜下）、各种管型尿、氮质血症、水肿和高血压等，病情未有效控制时，则可进入慢性肾衰竭。

6. 心血管表现 常出现心包炎。疣状心内膜炎是 SLE 的特殊表现之一，患者多无相应的临床症状或体征，但疣状赘生物可因脱落而引起栓塞，或并发感染性心内膜炎。约 10% 的患者有心肌损害，可出现气促、心前区不适、心律失常，严重者可发生心力衰竭。

7. 肺部表现 约 35% 的患者有胸腔积液，多为中小量、双侧性积液。SLE 所引起的肺间质性病变主要是急性、亚急性期的磨玻璃样改变和慢性期的纤维化，主要表现为活动后气促、干咳、低氧血症，肺功能检查常显示弥散功能下降。肺动脉高压在 SLE 患者中并不少见，是 SLE 预后不良的因素之一。

8. 神经系统表现 神经精神狼疮（neuropsychiatric lupus，NP-SLE）又称狼疮脑病。主要表现：①中枢神经系统表现，无菌性脑膜炎、脑血管病变、运动障碍、脊髓病、癫痫、急性意识错乱、焦虑状态、认知功能减退、情感障碍及精神病；②外周神经系统表现，吉兰 - 巴雷综合征、自主神经病、单神经病、重症肌无力、脑神经病变及神经丛病等。

9. 消化系统表现 包括食欲缺乏、腹痛、呕吐、腹泻，少数患者可发生急腹症，如胰腺炎、肠穿孔、肠梗阻等，往往提示 SLE 活动。

10. 血液系统表现 活动性 SLE 患者中血红蛋白下降、白细胞和（或）血小板减少常见。部分患者可以有无痛性轻度或中度淋巴结肿大，以颈部或腋窝多见，常为淋巴结组织反应性增生所致。少数患者有脾大。

11. 抗磷脂抗体综合征（anti-phospholipid antibody syndrome，APS） 出现在 SLE 的活动期，表现为动脉和（或）静脉血栓形成、习惯性自发性流产、血小板减少等。

12. 干燥综合征（Sjogren syndrome，SS） 约 30% 的 SLE 患者继发 SS，有唾液腺和泪腺功能不全，可表现为口干、眼干等，常有血清抗 SSA 抗体、抗 SSB 抗体阳性。

13. 眼部表现 主要包括结膜炎、葡萄膜炎、眼底病变和视神经损害等。约 15% 的患者有眼底病变，如出血、视神经盘水肿、出现视网膜渗出物等，可影响视力，主要与视网膜血管炎有关。若累及视神经，重者可数天内致盲。

三、常见并发症

SLE 的常见并发症包括感染、肺动脉高压、血栓与出血、肠梗阻、大疱性表皮松解症、多器官功能衰竭、神经精神狼疮。

（一）感染

【原因】

感染与免疫功能紊乱及应用糖皮质激素、免疫抑制剂治疗有关。

【临床表现】

临床表现为发热、咳嗽咳痰、盗汗消瘦、尿频尿急尿痛、腹痛腹泻、头痛、肝肾功能损害。

【预警】

1. 定时测量体温，注意发热的程度及经过，患者出现头痛、乏力、寒战、持续高热提示全身感染的可能。

2. 关注患者主诉,患者出现剧烈咳嗽、咳脓痰警惕肺部感染的可能;出现尿急、尿频、尿痛和排尿困难,提示尿路感染的可能;出现腹痛、腹泻等提示消化道感染可能。

3. 实验室检查白细胞尤其是中性粒细胞增高、红细胞沉降率加快、D-二聚体及降钙素原升高警惕感染的可能。

4. 既往有乙型肝炎、结核病史的患者警惕疾病复发,定期监测患者肝肾功能。

5. 指导患者季节交替、气温变化较大时,注意保暖,避免受凉,预防感冒。

6. 指导患者外出公共场所时佩戴口罩,注意手卫生,避免交叉感染。

【护理要点】

1. 加强病情观察　观察生命体征,定时测量体温,注意发热的程度及经过,及时注意呼吸、脉搏和血压的变化;观察是否出现寒战、疱疹、意识障碍等伴随症状;观察治疗效果;监测液体出入量及体重变化。

2. 降低体温　可选用物理降温或药物降温方法,采用药物降温时注意药物的剂量,以防出现虚脱或休克现象;实施降温后应测量体温,并做好记录及交接班。

3. 补充营养和水分　给予高热量、高蛋白、高纤维素、易消化的流质或半流质食物,鼓励患者少食多餐,以补充高热的消耗,提高机体的抵抗力。无肾功能受损者鼓励多饮水,以每天3000ml为宜,以促进毒素和代谢产物的排出。

4. 促进患者舒适　卧床休息,为患者提供室温适宜、环境安静、空气流通等合适的休息环境。

5. 口腔护理　注意口腔清洁,有口腔黏膜破损时,每天晨起、睡前和进餐前后用漱口液漱口;有口腔溃疡者在漱口后用中药冰硼散或锡类散涂敷溃疡处,可促进愈合;有口腔感染病灶者,遵医嘱局部使用抗生素;关注患者有无口腔黏膜白斑,警惕真菌感染,必要时应用制霉菌素规律涂抹口腔。

6. 皮肤护理　大量出汗患者,应保持皮肤清洁干燥,更换衣服和床单时防止受凉;肛周感染患者,保持肛周皮肤清洁干燥,便后及时擦洗干净;疱疹患者及时更换衣服及被单,穿着舒适宽大的衣物,取健侧卧位,避免皮疹受到摩擦,防止水疱破损,遵医嘱用药。

(二)肺动脉高压

【原因】

疾病本身导致的血管炎,外周血管的雷诺现象引起的血管痉挛,免疫复合物的沉积,肺间质纤维化,肺小血管收缩、舒张因子失衡等多种因素共同作用导致肺动脉高压的发生。

【临床表现】

1. 呼吸困难　是最常见的症状,多为首发症状,主要表现为活动后呼吸困难,进行性加重,以至在静息状态下即感呼吸困难。

2. 胸痛　常在活动或情绪激动时发生。

3. 头晕或晕厥　常在活动时出现,休息时偶尔也可以发生。

4. 咯血　通常为小量咯血,有时也可出现大咯血而致死亡。

【预警】

1. 密切关注患者主诉,静息状态下出现呼吸困难、胸痛,活动后气促明显,夜间无法平卧,血氧饱和度持续低于90%时,立即通知医师,警惕肺动脉高压及心功能不全的可能。

2. 观察患者有无进行性加重的干咳和活动后气短,警惕肺动脉高压的可能。

3. 胸部X线检查发现:①右下肺动脉干扩张,其横径≥15mm或右下肺动脉横径与气管横径比值≥ 1.07，或动态观察右下肺动脉干增宽≥ 2mm；②肺动脉段明显突出或其高度≥ 3mm；③中心肺动脉扩张和外周分支纤细，形成"残根"征；④圆锥部显著凸出（右前斜位 45°）或其高度≥ 7mm；⑤右心室增大。以上提示患者有肺动脉高压的存在。

4. 多普勒超声心动图估测三尖瓣峰值流速＞ 3.4m/s 或肺动脉收缩压＞ 50mmHg，警惕患者有肺动脉高压的存在。

5. 控制输液速度和量，防止输液速度过快诱发或加重肺动脉高压。24 小时饮水量不超过600 ～ 800ml，尽量安排在白天间歇饮用。

6. 指导患者注意保暖，避免受凉，防止上呼吸道感染，以免诱发或加重肺动脉高压。

7. 指导患者进食质软、无刺激的粗纤维食物，防止便秘，以免诱发或加重肺动脉高压。

8. 指导患者注意休息，避免劳累，以免诱发或加重肺动脉高压。

【护理要点】

1. 病情观察　严密观察患者生命体征和心律变化，胸闷、气促和发绀有无改善；给予氧气吸入，纠正缺氧，效果不佳时，指导患者正确使用双相气道正压无创机械通气治疗。

2. 肺动脉高压的护理

（1）准确记录液体出入量。

（2）肺动脉高压功能分级Ⅲ级、Ⅳ级者，应绝对卧床休息，严格限制体力活动。心功能改善后，鼓励患者尽早活动，并且随时评估患者的耐受情况，活动后出现呼吸困难、胸闷、疲倦、脉搏增快时应静卧休息，抬高床头，予以吸氧，并通知医师。

（3）预防便秘：密切观察患者排便情况，指导患者养成每天按时排便的习惯，保持大便通畅，不能用力屏气，排便不畅时，遵医嘱予以缓泻药。

（4）饮食护理：给予高热量、高维生素、优质蛋白及低盐饮食；避免生冷、辛辣刺激的食物；少食多餐，忌暴饮暴食。重症心力衰竭患者钠盐应限制在 0.4g/d 以下，但使用强心利尿剂时钠盐不必严格限制，以免发生低钠综合征。

（5）皮肤护理：绝对卧床休息者每 1 ～ 2 小时翻身 1 次，防止皮肤受压发生压力性损伤，保持床单元平整、清洁，患者多汗时，协助家属及时为患者更换衣服、被单。

3. 用药护理　遵医嘱准确给药，严密观察药物的不良反应。皮下注射抗凝药物时应严密观察注射部位有无皮下出血。使用降低肺动脉压的药物时指导患者在医师指导下按时按剂量服药，不能自行增减剂量或停药。服药后卧床休息 30 ～ 60 分钟，防止发生直立性低血压。

4. 心理护理　患者时常会感觉到恐慌与焦虑。护士应主动关心患者，给予安慰，耐心解答患者提出的各种疑问。向患者家属了解患者的兴趣爱好，与患者探讨喜欢的书籍。鼓励患者保持积极乐观的心态，鼓励患者积极配合治疗。解除患者及其家属的疑虑及恐惧，给予力所能及的帮助。

（三）血栓与出血

【原因】

SLE 引起的血栓及出血与血管炎的病理特点、自身致病性抗体的生成、血小板的破坏增加、狼疮肾炎引起血液的高凝状态、血管活性药物及抗凝药物的使用密切相关。

【临床表现】

1. 血栓

（1）静脉血栓：常见于深静脉如腘静脉、股静脉，表现为局部肿胀、疼痛，以及血栓远端血液回流受阻引起的肢体水肿、胀痛、皮肤颜色改变。

（2）动脉血栓：多见于冠状动脉、脑动脉、肠系膜动脉及肢体动脉等，表现为突然发作的局部剧烈疼痛，如心绞痛、腹痛、肢体剧烈疼痛等；以及相关供血部位的组织缺血缺氧所致的器官功能障碍。

2. 出血　表现为皮肤、黏膜出血，如瘀点、紫癜、瘀斑及外伤后止血不易等，鼻出血、牙龈出血也较常见，严重者可出现内脏及颅内出血。

【预警】

1. 重视患者主诉，突发局部剧烈疼痛如心绞痛、腹痛、胸背部疼痛、肢体疼痛，远端动脉搏动减弱或消失时，警惕局部组织动脉栓塞。

2. 观察患者四肢尤其是下肢皮肤颜色、皮温，出现局部皮肤颜色呈青紫色，皮温高于正常肢体，警惕下肢静脉血栓形成。

3. 定期测量患者臂围和腿围，在排除其他因素引起的单侧肢体肿胀情况下，双侧臂围和腿围存在差异应警惕局部血栓的形成。

4. 如果患者出现肢端、鼻尖、耳垂等部位发绀、疼痛甚至坏死应警惕局部微血栓形成。末梢循环差，静脉穿刺困难者，经积极补液末梢循环仍差，应警惕存在微循环障碍。静脉采血迅速凝固时警惕高凝状态，应及时通知医师。

5. 出现不明原因的顽固性低血压状态或休克警惕存在出血的可能。

6. 患者血小板计数低于 $100 \times 10^9/L$ 或进行性降低，血浆纤维蛋白原低于 1.5g/L 或进行性下降，凝血酶原时间延长 3 秒以上，警惕存在出血的风险。

7. 观察患者是否出现头痛、呕吐、烦躁不安、肢体感觉和运动异常、瞳孔大小异常或两侧不对称等，警惕颅内出血的可能。

8. 新出现的头晕头痛、呼吸困难、血氧饱和度下降、肢体活动不灵活、腹痛、胸痛，应警惕相应组织器官血栓形成。对于合并心房颤动等高危患者，应进行相应的风险评估。

9. 根据患者血小板降低的程度指导患者休息，若血小板计数 $< 50 \times 10^9/L$，应减少活动，增加卧床休息时间；严重出血或血小板计数 $< 20 \times 10^9/L$，必须绝对卧床休息。

10. 鼓励患者进食高蛋白、高维生素、适量纤维素、易消化的软食或半流质食物，禁食质硬、粗糙的食物，以免增加消化道出血的风险。

11. 便秘患者可酌情使用开塞露或缓泻药，以免排便时过于用力、腹压骤增而诱发出血，尤其颅内出血的风险。

12. 指导患者避免在膝下垫硬枕和过度曲髋，不要用过紧的腰带或穿紧身衣影响静脉回流，以避免增加血栓形成的风险。

【护理要点】

1. 出血的护理要点

（1）迅速建立 2 条及以上静脉通道，选择浅表大静脉如肘正中静脉、头静脉、贵要静脉，确保各项治疗及时落实。

（2）保持呼吸道通畅，意识障碍或昏迷患者及时清除口鼻分泌物，有咯血、呕血的患者取侧卧位，防止误吸、窒息和吸入性肺炎的发生。

（3）观察患者血压、心率、呼吸、血氧饱和度、尿量等情况，注意低血压或休克征象如皮肤湿冷、苍白、出现花斑及少尿等。

（4）出血明显者，遵医嘱滴注浓缩血小板悬液、新鲜血浆等，滴注过程要注意观察患者有无输血反应，如溶血反应、超敏反应等。

（5）基础护理

1）保持床单平整，衣着轻软、宽松；避免肢体的碰撞或外伤，尽可能减少注射次数；静脉穿刺时，应避免用力拍打及揉擦局部，结扎止血带不宜过紧或时间过长；注射或穿刺部位拔针后需适当延长按压时间，必要时局部加压包扎；注射或穿刺部位应交替使用，以防局部血肿形成。

2）防止撞击鼻部，指导患者避免用手抠鼻，如果鼻腔有出血情况，可用棉球或明胶海绵填塞，无效者可用 0.1% 肾上腺素棉球或凝血酶棉球填塞，并局部冷敷。出血严重时，联系耳鼻喉科医师进行止血处理。

3）指导患者用软毛牙刷刷牙，忌用牙签剔牙；尽量避免食用煎炸、带刺或含尖硬骨头的食物，带硬壳的坚果类食品及硬的水果（如甘蔗）等；进食时要细嚼慢咽，避免口腔黏膜损伤。

2. 血栓形成护理要点

（1）绝对卧床休息，仰卧位时患肢抬高 20°，膝关节微屈曲，使肌肉充分放松。

（2）鼓励患者进食低脂、粗纤维、维生素含量高的食物，保持大便通畅。

（3）密切观察患者生命体征，观察有无呼吸困难、胸痛、胸闷、咳嗽、咯血等肺栓塞表现。

（4）观察患肢血液循环情况，每天自髌骨上 10cm 及胫骨下 10cm 处测量肢体周径并记录。

（5）血栓患肢严禁静脉穿刺，避免股静脉置管。

（6）规范止血带的应用，提高穿刺技术，尽量避免长时间扎止血带。

（7）患肢禁止按摩和热敷，勿用力咳嗽、排便，勿突然改变体位，以防栓子脱落。

（四）肠梗阻

【原因】

肠梗阻与肠壁和肠系膜的血管炎有关。

【临床表现】

此并发症的临床表现为腹胀、腹痛、排便习惯改变，伴有或不伴呕吐、肠鸣音减弱或消失，腹部 X 线片可见多个液平面。

【预警】

1. 重视患者主诉，患者如诉明显腹胀、腹痛、肛门不排气，应警惕肠梗阻的发生。

2. 听诊肠鸣音亢进，有气过水声或金属声，触诊腹部有压痛，提示肠梗阻的可能。

3. 腹部 X 线片显示胀气肠袢及多数阶梯状液平面，或可见"鱼肋骨刺"状的环形皱襞，提示肠梗阻。

4. 指导患者清淡饮食，避免暴饮暴食，减轻胃肠道负担。病情允许情况下下床活动，促进肠道蠕动，防止肠梗阻的发生。

【护理要点】

1. 饮食 肠梗阻患者应禁食水，肠梗阻缓解，患者排气、排便，腹痛、腹胀消失 1～2 天后才能进流食，进食后如无不适，逐渐过渡至半流食和软食，给予无刺激、易消化、营养丰富食物。

2. 胃肠减压 通过胃肠减压引出胃内积气、积液，减轻腹胀，降低肠腔内压力，改善肠壁血液循环，注意观察和记录引流液的颜色、性状和量，若出现血性引流液，应考虑绞窄性肠梗阻。

3. 有效缓解疼痛 应在确定无肠绞窄和肠麻痹后应用阿托品类药物，谨慎使用吗啡类镇痛药。

4. 体位 生命体征平稳时，采取半卧位，以改善呼吸循环系统功能。

5. 病情观察

（1）监测患者生命体征，严密观察患者腹部症状、体征及全身情况并进行详细记录。

（2）准确记录 24 小时液体出入量。

（3）合理安排输液治疗，保证液体量，关注营养支持治疗。

（4）遵医嘱合理应用抗生素，防止感染和中毒。

（5）若患者症状未好转或加重，应考虑有肠绞窄的可能，及时通知医师并积极做好术前准备。

（五）大疱性表皮松解症

【原因】

原因为紫外线诱导皮肤细胞 DNA 断裂，改变基因表达或导致凋亡或死亡。即使皮肤细胞没有死亡，DNA 断裂或长时间维护 DNA- 蛋白交叉连接也可能会作为一种抗原刺激物激活免疫系统。

【临床表现】

全身皮肤黏膜呈弥漫性潮红，浸润肿胀，表面附有大量麸皮样鳞屑，手足可呈套式剥脱。口腔黏膜受累时可起疱糜烂，导致进食困难。眼部受累时可出现眼结膜充血、水肿及畏光，严重者可出现角膜溃疡，可并发肝功能、肾功能损害或继发感染。

【预警】

1. 观察患者全身皮肤情况，当出现大面积皮肤黏膜弥漫性潮红，浸润肿胀，警惕大疱性表皮松解症的发生。

2. 严密观察使用药物后的反应，当患者出现全身皮肤大面积瘙痒、潮红，警惕大疱性表皮松解症的发生。

3. 指导患者避免食用无花果、芹菜、香菜、香菇等富含补骨脂的食物，以减轻皮肤对紫外线的敏感度。

4. 注意防晒，指导患者外出使用遮阳伞，或穿长袖衣服，避免紫外线对皮肤的损伤。

【护理要点】

1. 严密观察患者生命体征变化，尤其是血压和体温变化。准确记录 24 小时液体出入量，维持水电解质平衡。密切观察全身皮肤脱屑、水疱、破溃及转归情况，记录皮肤疼痛、颜色、感觉、温度的变化。

2. 将患者进行单间隔离治疗。注意保持室内空气新鲜，定时开窗通风换气，室温保持在 21 ～ 25℃，湿度保持在 50% ～ 70%；床单位、地面等物体表面使用 0.1% 含氯消毒液擦拭，2 次 / 天；血压计、听诊器、体温表及支被架等基本医疗器械消毒处理后固定使用，使用 0.1% 含氯消毒液擦拭，2 次 / 天；工作人员严格按消毒隔离要求执行；严格限制探视。

3. 指导患者进食高蛋白、高热量、高维生素饮食。对有口腔皮损的患者应选择温凉、蛋白质丰富的流食、半流食或软食。嘱患者按医嘱规定的入量饮水，若饮食不能自理，协助喂水、喂饭。

4. 创面皮肤护理

（1）使用消毒的无菌床单、被套和患服，并每天更换，必要时给予支被架，以防擦破疱皮。皮损广泛、严重渗液者可采用烧伤病房暴露疗法，可用 1 : 10 000 高锰酸钾溶液清洗创面，糜烂面予以无菌凡士林油纱保护。在抽取疱液和进行创面护理时要严格执行无菌技术操作。

（2）选择无创面的皮肤处进行静脉输液，血管不明显的或糜烂面较大的患者，可行静脉切开。

（3）口腔护理：选择适宜的漱口液，于饭前饭后使用；疼痛明显者可在漱口液中加入利多卡因；口唇和口周破溃明显者，外用生理盐水棉球清洗后，贴大小相当的油纱，防止干燥，保护创面。

（4）会阴部护理：保持会阴及肛周皮肤清洁和干燥。每次大小便后协助患者使用 1 : 10 000

高锰酸钾溶液清洗,清洗会阴时应尽量暴露,以预防感染。

(5) 眼部护理:妥布霉素滴眼液和 0.1% 氢化可的松滴眼液交替使用,每 2 小时 1 次,睡前涂红霉素眼膏,可防止上下眼睑粘连;使用两种以上滴眼液时,两种药物之间需间隔 10 分钟以利于药物的吸收;避免滴眼液及眼药膏被污染,点药时注意其瓶口勿接触结膜;角膜溃疡严重的患者避免光线直射眼,可用无菌生理盐水纱布覆盖眼。

(六) 多器官功能衰竭

【原因】

严重感染、低氧血症、急性出血性坏死性胰腺炎、绞窄性肠梗阻、大量快速输血输液、免疫力低下等多种因素引起 SLE 并发多器官功能衰竭。

【临床表现】

2 个或 2 个以上重要器官或系统同时或序贯发生功能衰竭,可出现呼吸窘迫综合征、肾衰竭、心力衰竭、肝性脑病和肝衰竭、胃肠道感染或溃疡、脑水肿和颅内压升高等。

【预警】

1. 持续低氧血症,不吸氧状态下 $SpO_2 < 90\%$、$PaO_2 < 60mmHg$ 或吸入纯氧时 $PaO_2 < 90mmHg$,同时伴肝肾功能异常,即尿肌酐 (Cr) $> 2mg/100ml$,伴少尿或多尿,血胆红素 $> 2mg/100ml$,并伴有谷丙转氨酶、谷草转氨酶升高,大于正常值 3 倍以上,提示存在多器官功能衰竭的风险。

2. 感染的患者,伴面色和皮肤苍白、肢端湿冷、血压下降,收缩压 $< 90mmHg$,并持续 1 小时以上,或需要血管活性药物支持才能保持循环稳定,警惕多器官功能衰竭。

3. 出现多发性微血管栓塞的症状,如肺、脑、肝、皮肤、皮下及肢体微血管栓塞,尤其是出现与原发病不相符的急性肾功能或肺功能不全应警惕反复、严重或多部位出血。

【护理要点】

1. 病情观察

(1) 持续心电、血压监护,观察患者心率、心律、血压等。对心功能不全者要注意输液速度,特别是使用脱水剂时,速度既要在药物的有效范围内,又要避免使心脏负荷过重引起心力衰竭加重。

(2) 密切观察体温变化,每 4 小时测量 1 次体温。休克患者体表温度多有降低,应予以保暖。

(3) 密切观察患者的呼吸频率、节律和幅度。观察有无深大 Kussmaul 呼吸、深浅快慢变化的潮式呼吸、周期性呼吸暂停的间停呼吸、胸或腹壁出现矛盾活动的反常呼吸及点头呼吸,这些常是危急或临终的呼吸表现。建立人工气道行机械通气患者加强呼吸参数的监测,包括潮气量、每分通气量、肺泡通气量、气道压力等,及时监测血气变化,及时清除气道分泌物,进行合理的气道湿化。

(4) 密切观察意识、瞳孔大小、对光反射、肢体活动的变化。对躁动的患者应遵医嘱给予镇静药。

(5) 观察患者尿量、尿比重、尿渗透压、酸碱度和血尿素氮、肌酐的变化,警惕非少尿性肾衰竭;记录液体出入量,加强液体管理,及早建立静脉通路,掌握出入平衡;注意监测电解质变化,防止电解质紊乱。

2. 患者胃黏膜内 pH < 7.3 时,发生多器官功能衰竭的概率明显升高,应尽早给予抑制胃酸分泌的药物预防。留置胃管的患者,定时抽吸胃液,观察胃液引流量和颜色,监测胃液 pH。

3. 多器官功能衰竭患者出现弥散性血管内凝血是预后不佳的指标之一,应关注凝血功能变化,同时密切观察出血征象,注意皮肤、黏膜、消化道、泌尿道有无出血。

4. 观察和防止感染。患者免疫力下降、抵抗力减弱，容易继发感染，应注意预防。严重感染患者应及时控制感染。

5. 预防皮肤受损和意外受伤。病情许可时，每 2 小时翻身、叩背 1 次，皮肤予以保护措施以预防压力性损伤的发生；对于烦躁或意识不清的患者，应拉起床栏以防止坠床，输液肢体宜用夹板固定；必要时遵医嘱给予约束。

（七）神经精神狼疮

【原因】

来自脑局部血管炎的微血栓，来自心瓣膜赘生物脱落的小栓子，或有针对神经细胞的自身抗体可引起中枢及周围神经功能紊乱，导致精神神经症状。

【临床表现】

轻者仅有偏头痛、性格改变、记忆力减退或轻度认知障碍；重者可表现为脑血管意外、昏迷、癫痫持续状态等。

【预警】

1. 患者出现认知功能障碍，如反应迟钝、记忆力减退、判断力下降，表现为抑郁、脾气暴躁、易怒或兴奋、欣快或嗜睡、淡漠、重复语言及被害妄想等，均应警惕神经精神狼疮的发生。

2. 患者出现身体某一局部不自主抽动或一侧肢体麻木感和针刺感伴记忆力障碍（如似曾相识、强迫性思维等）、情感障碍（无名恐惧、抑郁、愤怒等）、错觉（视物变形、声音变强或变弱）、复杂幻觉等，应警惕癫痫的发生。

3. 脑电图检查提示局部中到高波幅慢波等异常波幅，磁共振提示有脱髓鞘病变，脑脊液蛋白增高、糖和氯改变提示狼疮脑病的发生。

4. 指导患者坚持服药，定期复诊，在医师的指导下调整用药，不可随意停药或减量，以免加重病情。

【护理要点】

1. 保持环境安静、舒适、光线柔和。指导患者缓慢深呼吸、听轻音乐及按摩等减轻头痛。

2. 观察患者肢体无力或麻木等症状有无减轻或加重，有无头痛、头晕等表现。

3. 患者癫痫发作时，协助患者去枕平卧，头偏向一侧，迅速清除口鼻分泌物，保持呼吸道通畅，将压舌板或毛巾放入白齿之间，防止舌咬伤。立即通知医师，迅速建立静脉通路，必要时给予相应的镇静药。

4. 对于躁动、抽搐患者注意安全防护，专人看护，拉起床栏，必要时给予保护性约束，约束带松紧度以能放进 2 横指为宜，以免影响血液循环，勤观察，保证约束处皮肤的完整及血供正常。

5. 患者癫痫发作缓解后，有可能伴随脑水肿而导致昏迷的发生，严密监测并记录生命体征及意识、瞳孔变化；观察有无恶心、呕吐及呕吐物的性状及量；持续进行心电监护，持续低流量氧气吸入，遵医嘱正确使用脱水药物。

（张子云　吴莉萍）

第二节　强直性脊柱炎

强直性脊柱炎（ankylosing spondylitis，AS），是一种慢性自身炎症性疾病，以中轴关节受累为主，可伴发关节外表现，严重者可发生脊柱畸形和关节强直。该病病因未明，以累及骶髂关节，引起脊柱强直和纤维化，并可造成不同程度眼、肺、肌肉、骨骼病变为特征，以骶髂关节和脊柱附着点炎症为主要表现。多数起病缓慢而隐匿，男性较多见，且一般病情较重。发病年龄多在 20 ～ 30 岁。

一、发病机制

最早认为本病是一组多基因遗传病，后来也有研究提示本病为寡基因病。一般认为 AS 可能和泌尿生殖道沙眼衣原体、志贺菌、沙门菌和结肠耶尔森菌等某些肠道病原菌感染有关，以上病原体激发机体的炎症应答和免疫应答，造成组织损伤而引起发病。

二、临床表现

16 岁以前发病者称幼年型 AS，临床表现较典型；45 岁以后发病者为晚发型 AS，临床表现常不典型。

1. 症状

（1）关节症状：最典型和常见的症状为炎性腰背痛。早期首发常为下腰背痛伴晨僵，骶髂关节压痛，也可表现为单侧、双侧或交替性臀部、腹股沟向下肢放射的酸痛等。关节症状以晨起为甚，活动后可缓解，休息或静止状态可加重。夜间痛是患者最突出的症状之一，严重者可于睡眠中痛醒，迫使患者下床活动后方能重新入睡。随病情进展，腰椎生理弯曲消失，进而胸椎出现后凸畸形，枕墙距 > 0，直至晚期出现脊柱各方面活动受限、脊柱强直。脊肋和横突关节受累可引起胸廓活动度降低。

（2）关节外症状：30% 左右的患者可出现反复的葡萄膜炎或虹膜睫状体炎；1% ～ 33% 的患者可出现升主动脉和主动脉瓣病变及心传导系统异常；晚期病例常伴有骨密度下降甚至严重骨质疏松。

2. 体征　骶髂关节压痛，脊柱前屈、后伸、侧弯和转动受限，胸廓活动度降低，枕墙距 > 0。

三、常见并发症

AS 的常见并发症包括骨质疏松、虹膜睫状体炎及前葡萄膜炎等。

（一）骨质疏松

【原因】

AS 患者因疼痛、晨僵而发生活动受限甚至制动，使户外活动和日照时间不足；参与炎症反应的炎性因子如肿瘤坏死因子（tumor necrosis factor，TNF）、白介素 -1（interleukin，IL-1）、IL-2、IL-6 及 IL-17 等抑制成骨细胞分化凋亡，诱导破骨细胞募集，干扰软骨形成，以上因素可导致 AS 患者骨质疏松的发生。

【临床表现】

1. 骨痛和肌无力　轻者无症状，仅在 X 线摄片或骨密度测量时被发现，较重患者常诉腰背疼痛、乏力或骨痛。

2. 骨折　患者常于轻微活动、创伤、弯腰、负重、挤压或跌倒后发生骨折。多发部位为脊柱、髋部和前臂，其他部位也可发生，如肋骨、盆骨、肱骨，甚至锁骨和胸骨等。

【预警】

1. 患者主诉不明原因腰背痛，通常为弥漫性，无固定部位，检查时不能发现压痛区（点），应警惕骨质疏松。

2. 轻微活动、创伤、弯腰、负重、挤压或跌倒后发生骨折，提示存在骨质疏松。

3. 骨密度定量检查显示骨量减少，提示骨质疏松。

4. 指导患者改变姿势时动作宜缓慢，选择合适的衣服和鞋袜以利于活动，预防跌倒，避免骨折。

【护理要点】

1. **休息和活动**　病情严重的患者应卧床休息，睡硬板床，为缓解疼痛可采取仰卧位或侧卧位。病情较轻者可进行适当的活动，可选择打太极、慢走、慢跑、游泳、骑自行车等运动方式，避免弯腰和负重。坐立时尽量保持挺胸、收腹和双眼平视前方的姿势。病情允许者每天进行户外活动，接受紫外线照射，促进皮肤合成维生素 D，从而有利于肠道对钙的吸收。

2. **疼痛护理**　使用合适骨骼辅助工具，必要时使用背架、紧身衣等限制脊柱活动和支撑脊柱。给予按摩或湿热敷疼痛部位，减轻肌肉痉挛和促进血液循环，必要时给予镇痛药。

3. **预防跌倒**　保持病区光线充足，减少障碍物，卫生间内使用防滑垫，指导患者改变姿势时动作宜慢，下床活动时使用拐杖和助行器，选择合适的衣服和鞋袜以利于活动。

4. **药物护理**　服用钙剂期间应多饮水，空腹效果最好，不与绿色蔬菜一起服用。服用双膦酸盐者应空腹，同时饮水 200 ～ 300ml，服药后 30 分钟内不能平卧、进食或喝饮料。静脉输入咪唑膦酸者应观察有无发热、肌肉关节疼痛、流感样症状。

5. **健康宣教**　坚持体育锻炼，多接受日光浴。按时按量正确服药，学会自我监测，学会自我保护，采取防滑、防绊、防撞等措施。定期测量身高。

（二）虹膜睫状体炎及前葡萄膜炎

【原因】

确切原因尚不清楚，有理论指出 HLA-B27 表达在细胞表面有形成重链二聚体的倾向，触发 NK 细胞的活化，引起眼部病变。

【临床表现】

1. 患者多为双眼受累，但一般先后发病，易复发，双眼往往呈交替性发作。

2. 急性炎症者可出现眼痛、畏光、流泪、视物模糊，前房出现大量纤维蛋白渗出或反应性黄斑水肿或视神经盘水肿时，可出现视力轻微或明显下降；慢性炎症者症状不明显，但易发生并发性白内障或继发性青光眼，可导致视力严重下降。

【预警】

1. 患者出现红眼、眼痛、畏光、流泪、视物模糊或视力改变等症状，提示虹膜睫状体炎及前葡萄膜炎的发生。

2. 实验室检查 HLA-B27 抗原阳性的患者应警惕虹膜睫状体炎及前葡萄膜炎的发生。

【护理要点】

1. **眼部护理**　眼部湿热敷，改善血液循环，有助于炎症消退，减轻疼痛。

2. **用药护理**　指导患者正确使用滴眼液，每天 2 ～ 6 次；或同时进行全身用药。

3. **健康指导**　指导患者加强营养，增加机体抵抗力。虹膜炎易复发，应告诉患者原发病治疗的重要性，积极治疗原发病；教会患者湿热敷的方法；视物模糊、视力下降的患者注意预防跌倒。

（张子云　王　霞）

第三节 类风湿关节炎

类风湿关节炎（rheumatoid arthritis，RA）是以侵蚀性、对称性多关节炎为主要临床表现的慢性、全身性自身免疫性疾病。

一、发病机制

确切的发病机制尚不明确，本病可能与遗传易感因素、环境因素及免疫紊乱等各种因素综合作用导致滑膜炎、血管翳形成，患者出现关节软骨和骨破坏有关。

1. **环境因素** 目前认为细菌、支原体和病毒等可能通过感染激活 T、B 等淋巴细胞，分泌致炎因子，产生自身抗体，影响 RA 的发病和病情进展，炎症因子某些成分也可通过分子模拟导致自身免疫性反应。

2. **遗传易感因素** 流行病学调查显示，RA 的发病与遗传因素密切相关，家系调查 RA 现症者的一级亲属患 RA 的概率为 11%。对于孪生子的调查结果显示单卵双生子同时患 RA 的概率为 12%～30%，而双卵孪生子同患 RA 的概率只有 4%。

3. **免疫紊乱** 是 RA 主要的发病机制。活化的 $CD4^+$ T 细胞和 MHC Ⅱ 型阳性的抗原递呈细胞（antigen presenting cell，APC）浸润关节滑膜，启动特异性免疫应答。

二、临床表现

RA 的临床表现个体差异大，从短暂、轻微的少关节炎到急剧、进行性多关节炎及全身性血管炎表现均可出现，常伴有晨僵。

1. **关节** 可分为滑膜炎症状和关节结构破坏的表现。

（1）晨僵：早晨起床后关节及其周围呈僵硬感，称晨僵。持续时间超过 1 小时者意义较大。晨僵出现在 95% 以上的 RA 患者，它常被作为观察本病活动的指标之一。

（2）关节痛与压痛：关节痛往往是最早的症状，最常出现的部位为腕、掌指、近端指间关节，其次是足趾、膝、踝、肘、肩等关节。其多呈对称性、持续性，但时轻时重，疼痛的关节往往伴有压痛，受累关节的皮肤可出现褐色色素沉着。

（3）关节肿：多由关节腔内积液或关节周围软组织炎症引起，病程较长者可由于滑膜慢性炎症后肥厚而发生肿胀。凡受累的关节均可肿胀，常见的部位与关节痛部位相同，也多呈对称性。

（4）关节畸形：见于较晚期患者，关节周围肌肉萎缩、痉挛可使畸形更为严重。最常见的关节畸形是腕关节和肘关节强直、掌指关节的半脱位、手指向尺侧偏斜和呈"天鹅颈（swan neck）"样及"纽扣花样（boutonniere）"表现。

（5）特殊关节表现：颈椎的可动小关节及周围腱鞘受累出现颈痛、活动受限，有时甚至因颈椎半脱位而出现脊髓受压；肩关节、髋关节最常见的症状是局部痛和活动受限，髋关节往往表现为臀部及下腰部疼痛；颞颌关节出现于 1/4 的 RA 患者，早期表现为讲话或咀嚼时疼痛加重，严重者有张口受限。

（6）关节功能障碍：关节肿痛和结构破坏均引起关节活动障碍。美国风湿病学会将因本病而影响生活的程度分为四级：一级，能照常进行日常生活和各项工作；二级，可进行一般的日常生活和某种职业工作，但参与其他项目活动受限；三级，可进行一般的日常生活，但参与某种职业工作或其他项目活动受限；四级，日常生活的自理和参与工作的能力均受限。

2. 关节外表现

（1）类风湿结节：20%～30%的 RA 患者有类风湿结节，常提示本病处于活动期，结节常位于关节隆突部及受压部位，如前臂伸面、肘鹰嘴突附近、跟腱等处，其大小不一，结节直径由数毫米至数厘米，质硬，无压痛，对称性分布。

（2）类风湿血管炎：是关节外损害的病理基础，系统性血管炎少见，体格检查可见指甲下或指端出现的小血管炎，少数引起局部组织缺血性坏死。眼受累多为巩膜炎，严重者因巩膜软化而影响视力。

（3）器官系统受累

1）呼吸系统：肺受累常见，男性多于女性，有时可为首发症状。侵犯肺部可出现胸膜炎、肺间质性病变及肺动脉高压等。

2）循环系统：心包炎最常见，伴类风湿因子（rheumatoid factor，RF）阳性，多数患者无相关临床表现。超声心动图检查显示约 30% 的患者出现小量心包积液。

3）神经系统：神经受压是 RA 患者出现神经系统病变的常见原因。受压的周围神经病变程度与相应关节的滑膜炎的严重程度相关。最常受累的神经有正中神经、尺神经及桡神经，随着炎症减轻，患者的神经病变逐渐减轻，但有时需要行手术减压治疗。脊髓受压表现为渐起的双手感觉异常和力量减弱，腱反射多亢进，病理反射阳性。多发性单神经炎则由小血管炎的缺血性病变所造成。

4）血液系统：患者的贫血程度通常和病情活动度相关，尤其是和关节的炎症程度相关。RA 患者的贫血一般是正细胞正色素性贫血，小细胞低色素性贫血，可能是病变本身或服用非甾体抗炎药造成胃肠道长期少量出血所致；病情活动的 RA 患者常见血小板增多，其增多的程度和滑膜炎活动的关节数呈正相关，并受关节外表现的影响，机制尚不是很明确。

三、常见并发症

RA 常见并发症为肺间质病变。

【原因】

肺间质病变（interstitial lung disease，ILD）是 RA 常见的关节外表现，是以肺泡炎症和间质纤维化为基本病变的弥漫性肺疾病。肺泡上皮反复发生微小损伤后的异常修复。反复的微小损伤导致肺泡上皮凋亡，上皮异常激活产生多种生长因子和趋化因子诱导固有成纤维细胞增生，趋化循环纤维细胞到肺损伤部位，刺激上皮基质转化和成纤维细胞分化成肌成纤维细胞，促进成纤维细胞和肌成纤维细胞灶形成，肌成纤维细胞增生分泌过量细胞外基质，导致纤维瘢痕形成、蜂窝囊形成、肺结构破坏和功能丧失。

【临床表现】

肺间质病变表现为活动性呼吸困难，渐进性加重，常伴有咳嗽。

【预警】

1. 出现无诱因的慢性进行性呼吸困难，尤其是静息或活动后呼吸困难，警惕患者合并肺间质病变。

2. 体格检查可闻及吸气早期细小的爆破音，即爆裂音，发现杵状指提示肺间质病变。

3. 胸部 X 线片显示肺中部、下部磨玻璃样阴影，双侧肺低斑片肺泡浸润，甚至可出现网状、条索状、网状结节状阴影；晚期结节状阴影增粗，并出现多个透亮区提示肺间质病变。

4. 肺功能检查表现为限制性通气功能障碍、弥散量降低伴有低氧血症或 I 型呼吸衰竭，提示肺间质病变。

5. 胸部 CT 呈网格改变、蜂窝改变伴或不伴牵拉支气管扩张，病变以胸膜下、基底部分布为主，提示肺间质病变。

6. 指导患者严格按照医嘱服药，定期复诊，切忌随意停药、减药及擅自改变治疗方案，防止疾病恶化。

7. 注意保暖，避免受凉，尽量避免去人群密集的公共场所。

【护理要点】

1. 观察患者有无胸闷、气促等情况，指导患者取半坐卧位或坐位休息，保持室内空气新鲜，湿度适宜。

2. 观察患者的精神状态、生命体征及口唇、颜面、甲床的颜色和末梢循环变化等情况，末梢循环较差的患者指脉氧结果会有所影响，必要时根据医嘱采集动脉血监测动脉血氧分压的变化。

3. 根据患者的血氧饱和度给予适当的氧气吸入，对急性期患者给予高浓度的吸氧，但如果吸氧浓度大于 40%，2 ～ 3 天后氧中毒的可能性会大大增加，因此，病情稳定后应间断给氧(3 ～ 6 次 / 天)，每次时间控制在 20 分钟左右。

4. 患者在吸氧的状态下，呼吸困难症状仍不能改善，血氧饱和度呈下降趋势，遵医嘱给予双相气道正压无创机械辅助通气，吸气压力应首先从低压开始，在 20 ～ 30 分钟逐渐增加压力，并根据患者的感受调节到能够耐受的最高压力，常用的通气参数如下：①潮气量，6 ～ 12ml/kg；②呼吸频率，16 ～ 30 次 / 分；③吸气时间，0.8 ～ 1.2 秒；④吸气压力，10 ～ 25cmH$_2$O；⑤呼气末正压 (positive end-expiratory pressure PEEP)，依据患者情况而定 (常用 4 ～ 5cmH$_2$O)。

5. 药物护理：严格遵医嘱坚持服药，切忌随意停药或减量。长期使用激素可造成骨质疏松，应避免参加剧烈运动，预防病理性骨折。长期大量应用抗生素容易加重和诱发各种感染，每天刷牙及漱口，注意观察药物不良反应。

6. 健康指导：避免自身疾病有关的诱发因素，不吸烟、不接触刺激性气体。讲解定期氧疗的重要性。鼓励患者进行呼吸锻炼，做呼吸操、慢跑等，运动以不感到疲劳、喘憋为宜。学会自我监测，出现不适及时就医。

（张子云　王　霞）

第四节　特发性炎症性肌病

特发性炎症性肌病 (idiopathic inflammatory myositis，IIM) 是一组原因未明的以四肢近端肌无力为主的骨骼肌非化脓性炎症性疾病，包括多发性肌炎 (polymyositis，PM)、皮肌炎 (dermatomyositis，DM)、包涵体肌炎 (inclusion body myositis，IBM)、非特异性肌炎和免疫介导的坏死性肌病等。

一、发病机制

发病机制未明，目前认为其是在某些遗传易感个体中，感染与非感染环境因素所诱发，由免疫介导的一组疾病。动物模型中发现了病毒在 IIM 中的作用，IIM 患者体内可检测到高水平的自身抗体。

二、临床表现

患者出现对称性四肢近端肌无力，常隐匿起病，病情于数周、数月甚至数年发展至高峰。全身症状可有发热、关节肿胀、乏力、厌食和体重减轻。

1. 骨骼肌受累　近端肢体肌无力为其主要临床表现，有些患者伴有自发性肌痛与肌肉压痛，骨盆带肌受累时出现髋周及大腿无力，难以下蹲或起立，肩胛带肌受累时双臂难以上举，多半发生颈部肌肉无力，1/4 的患者可见吞咽困难，四肢远端肌群受累者少见，眼肌及面部肌肉几乎不受影响。

2. 皮肤受累　典型皮疹包括眶周水肿性紫色红斑；肘关节、膝关节伸侧面和内踝附近、掌指关节、指间关节伸面出现紫红色丘疹，逐渐融合成斑片，有毛细血管扩张、色素减退，上覆细小鳞屑，称 Gottorn 征；颈前及上胸部 "V" 形红色皮疹；肩颈后皮疹（披肩征）；部分患者双手外侧掌面皮肤出现角化、裂纹，皮肤粗糙脱屑称 "技工手"。

3. 其他　可出现肺受累，如间质性肺炎、肺纤维化、吸入性肺炎等；累及心脏可出现无症状性心电图改变、心律失常甚至继发于心肌炎的心力衰竭；少数可累及肾，出现蛋白尿、血尿、肾衰竭等。

三、常见并发症

IIM 常见并发症包括吞咽困难、呼吸衰竭、多器官功能衰竭。

（一）吞咽困难

【原因】

IIM 的患者因为舌肌、咽肌和食管下端肌肉肌纤维肿胀，横纹消失，肌浆透明化，肌纤维膜细胞核增多，肌组织内炎性细胞浸润，细胞发生体液免疫，肌束周围萎缩，导致吞咽困难。

【临床表现】

咽、食管上部和腭部肌肉无力。吞咽反射减退，进食困难，声音嘶哑。

【预警】

1. 患者明显感觉颈部肌肉疼痛或无力，进食或饮水时易出现吞咽困难或饮水呛咳。

2. 血清肌酸激酶水平持续升高，提示肌肉受损，存在吞咽障碍风险。

3. 指导患者药物的作用及不良反应，规律用药，不要因症状减轻自行增减剂量或停药。

【护理要点】

1. 评估患者吞咽障碍等级　采用洼田饮水试验评估，方法为患者端坐，喝下 30ml 温开水，观察所需时间和呛咳情况。试验过程中无须告诉患者正在做测试，以防紧张，饮水量要准确。根据其饮水次数及呛咳情况，将评估结果分为以下级别。1 级：优，能顺利地 1 次将水咽下；2 级：良，能分 2 次以上不呛咳地咽下；3 级：中，能 1 次咽下，但有呛咳；4 级：可，分 2 次以上咽下，但有呛咳；5 级：差，频繁呛咳，不能全部咽下。评估结果为 1 级，时间在 5 秒之内，提示患者吞咽功能正常；评估结果为 1 级，时间为 5 秒以上或评估结果为 2 级，提示可疑吞咽障碍；评估结果为 3 ～ 5 级，提示吞咽功能障碍。

2. 根据洼田饮水试验评估结果指导患者进行吞咽训练　3 级：给予指导自行吞咽训练；4 级：给予吞咽训练及指导自行吞咽训练；5 级：留置胃管。吞咽训练方法如下。

（1）咽冷刺激：常规护理口腔后，用冰冻棉签蘸少许冰轻轻刺激软腭、舌根及咽后壁，然后嘱患者做吞咽动作，以刺激吞咽反射，并嘱患者做空吞咽功能训练，每天上午、下午各刺激

15 分钟。

（2）触觉刺激及吸吮训练：用手指、棉签或压舌板等刺激面颊部内外、唇周、整个舌部等，以增加这些感官的敏感度，并嘱患者将戴手套的手指放入口中模仿吸吮动作，反复练习，直到产生中度吸吮力量，每次 5 ～ 10 分钟，2 次 / 分。

（3）声门上训练：嘱患者充分吸气、憋气，进行吞咽动作，然后呼气，最后用力咳嗽，即利用憋气时声门闭锁后咳嗽排出喉头周围残存食物。

（4）面部肌肉训练：包括唇、舌、颌渐进式肌肉训练及屏气、发声训练。

3. 进食训练方法

（1）进食体位可为坐位与半坐卧位。坐位时患者身体坐直，稍向前倾约 20°，颈部稍向前弯曲；半坐卧位时患者为 30°～ 60° 卧位，头部前屈，偏瘫侧肩部以枕垫起。

（2）每次进食前先用冰棉棒刺激诱发吞咽动作，确定有吞咽功能后才开始进食。

（3）食物可选择密度均匀又不易出现误咽的胶冻样食物，如稠酸奶、蛋羹、米糊等。

（4）开始选择的食具为小而浅的勺子，掌握一口量 3 ～ 4ml 开始，逐渐增加至 1 汤勺为宜。

（5）在训练过程中防止食物残留造成误咽，每次证实完全咽下后再喂第 2 口，速度不宜过快，进食时间持续 30 分钟为宜。同时注意吞咽和空吞咽交互进行。

4. 注意事项

（1）意识不清、疲倦或不合作时切勿进食。

（2）有义齿的患者，进食时应先佩戴义齿再进食。

（3）口腔感觉差者，食物送入口时，可适当增加汤匙下压舌部的力量，有助于刺激感觉。

（4）耐力差的患者，宜少量多餐。

（5）进餐后保持口腔清洁，清除口腔残留物，漱口。

（6）餐后保持舒适的半坐卧位姿势或坐位 30 ～ 40 分钟。

（二）呼吸衰竭

【原因】

IIM 患者在环境因素（如感染、化学刺激）刺激下诱导炎症产生，继而免疫细胞激活，大量细胞因子、铁蛋白、肺泡表面活性物质及黏蛋白聚集形成纤维微环境，此环境持续损坏肺泡上皮细胞，导致肺间质纤维化，使肺组织有效弥散面积减少、肺顺应性降低、通气血流比例失调，出现缺氧和二氧化碳潴留；同时呼吸肌无力使呼吸道分泌物潴留，并且糖质皮激素和免疫抑制剂的应用促使感染发生。以上因素导致患者出现呼吸衰竭。

【临床表现】

1. 呼吸困难　多数患者有明显的呼吸困难，可出现三凹征，慢性呼吸衰竭表现为呼吸费力伴呼气延长，严重时呼吸浅快，可出现浅慢呼吸或潮式呼吸。

2. 发绀　为缺氧的典型症状，当 SpO_2 < 90% 时，出现口唇、指甲和舌发绀。

3. 循环系统表现　多数患者出现心动过速，严重缺氧和酸中毒时，患者可出现周围循环衰竭、血压下降、心肌损害、心律失常甚至心搏骤停。

4. 精神 - 神经症状　急性呼吸衰竭时患者可迅速出现精神紊乱、躁狂、昏迷、抽搐等症状。

5. 消化和泌尿系统症状　急性严重呼吸衰竭可损害肝肾功能。

【预警】

1. 观察患者血氧饱和度情况，SpO_2 持续 < 90%，口唇、指甲等处出现发绀提示呼吸功能受损，应及时通知医师。

2. 患者诉明显呼吸困难，并有呼吸频率、节律和幅度的改变，轻时表现为呼吸费力伴呼气延长，严重时发展为浅快呼吸时应警惕呼吸衰竭。

3. 肺功能监测显示肺顺应性降低和无效腔气量与潮气量比值(VD/VT)增加，应警惕呼吸衰竭。

4. 二氧化碳潴留加重，患者表现为表情淡漠、肌肉震颤、间歇抽搐、嗜睡甚至昏迷，提示病情严重。

5. 保持呼吸道通畅，指导患者有效咳嗽、咳痰。

【护理要点】

1. 休息与卧位　卧床休息以降低氧耗，取半坐卧位或坐位，可趴伏在床桌上，减少活动和不必要的谈话。

2. 饮食护理　给予高蛋白、高热量、高纤维素、易消化的半流食或软食，少食多餐，不能自行进食者给予鼻饲饮食。

3. 氧疗护理　根据动脉血气分析结果给予适当的吸氧方式，Ⅱ型呼吸衰竭应给予低流量持续吸氧。对于合并阻塞性肺气肿的患者禁止高流量吸氧，避免二氧化碳潴留诱发肺性脑病。密切观察氧疗效果的同时注意气道湿化。

4. 预防感染　保持室内空气流通，避免烟雾、灰尘等刺激；定时翻身叩背，给予雾化吸入促进排痰，预防肺部感染；适量饮水，必要时吸痰，落实口腔护理。

5. 药物护理　观察药物的疗效和不良反应。使用呼吸兴奋剂时要保持气道通畅，输液速度不宜过快，用药后注意呼吸及意识变化。禁用对呼吸有抑制的药物。纠正低钾血症时要严格按照医嘱给药，注意药物浓度和滴注速度，监测血钾和心电图结果。

6. 无创辅助通气护理　选择合适的面罩或鼻罩，指导患者学会用鼻呼吸，避免张口呼吸。加强湿化，观察有无人机对抗、鼻面罩下有无机械性压疮的发生。

7. 每天评估患者呼吸困难的程度　观察呼吸的次数、深度、节律；体位的改变；皮肤黏膜的情况；心肺功能情况；心率、心律的改变；有无精神神经系统改变，如精神状态改变、兴奋、烦躁不安或嗜睡甚至昏迷等。

（三）多器官功能衰竭

【原因】

肺通气不足、弥散障碍、通气血流比例失调、肺内动静脉解剖分流增加、耗氧量增加等 5 个主要机制使通气和（或）换气障碍，从而导致呼吸衰竭。肌炎诱发心肌损害，心脏长期容量和（或）压力负荷过重导致心肌功能由代偿最终发展为失代偿，从而出现心力衰竭。肾脏血容量减少、有效动脉血容量减少和肾内血流动力学改变等导致肾损伤。

【临床表现】

1. 呼吸系统　呼吸困难（端坐呼吸、夜间阵发性呼吸困难）、发绀、咳嗽、咳痰、憋气等症状。

2. 循环系统　劳力性呼吸困难、咳嗽、咯血等症状。

3. 消化系统　食欲缺乏、恶心、呕吐、腹胀、腹泻等，严重者可出现消化道出血。

4. 泌尿系统　水肿、少尿或无尿，水、电解质和酸碱平衡紊乱。

5. 神经系统　意识障碍，出现躁动、谵妄、抽搐、昏迷等神经精神症状。

6. 血液系统　出血倾向及轻度贫血表现。

【预警】

预警见 SLE 并发多器官功能衰竭的预警。

【护理要点】

1. 预防感染 严格无菌操作，防止交叉感染；加强气道护理，保持湿化，给予翻身、叩背，避免肺部感染；改变患者体位应在进食前或进食 2 小时后，防止坠积性肺炎发生。

2. 呼吸功能障碍护理 卧床休息，尽量减少氧耗，慎用镇静药，禁用吗啡类药物。保持气道通畅，保证氧疗和湿化，促进排痰，必要时给予机械通气。

3. 循环功能障碍护理 绝对卧床休息，被动活动肢体，防止血栓形成。观察药物的作用及不良反应。给予心电监护，必要时监测中心静脉压。记录液体出入量，保持大便通畅。

4. 肾功能障碍护理 准确记录液体出入量，观察尿液颜色及性状，必要时给予血液透析。

5. 肝功能障碍护理 限制蛋白质摄入，保持大便通畅，观察患者意识及黄疸情况，预防肝性脑病。

6. 脑功能障碍护理 竖起床档防止坠床，取下义齿，防止窒息和吸入性肺炎。观察意识和瞳孔变化，及时采用脱水治疗。应用高渗性脱水剂时保证用药速度和时间，监测用药后颅内压变化，适当给予物理降温。

7. 胃肠道功能障碍护理 进食流食或无渣、无刺激性食物，观察有无头晕、心悸、出冷汗、血压下降、呕吐、呕血等情况。注意有无腹痛、腹泻情况。

8. 凝血功能障碍护理 鼻腔出血者给予鼻腔填塞，使用软毛牙刷以避免牙龈出血。严格按照输血安全制度进行输血。抗凝或溶栓治疗时行凝血指标检测，避免出血。

9. 免疫功能障碍护理 绝对卧床休息，使用层流床进行保护性隔离，严格落实消毒隔离制度，禁止探视，预防感染。

10. 健康宣教 进行疾病相关知识宣教，指导不自行停药或增加药物剂量，进行适当的肢体锻炼，预防关节僵硬和肌肉萎缩。

（张子云　吴莉萍）

第五节　系统性血管炎

血管炎是一组以血管的炎症与破坏为主要病理改变的异质性疾病，其临床表现因受累血管的类型、大小、部位及病理特点不同而不同。血管炎可以是一个单发的疾病，也可以是某一疾病的临床表现之一，如 SLE、RA、SS、肿瘤、感染等，此为继发性血管炎。鉴于血管炎的复杂性和多样性，将其称为血管炎综合征。常见的血管炎多引起系统损害，故又称为系统性血管炎。

一、大动脉炎

大动脉炎（takayasu arteritis，TA）是指累及主动脉及其主要分支的慢性进行性非特异性炎症引起的不同部位动脉狭窄或闭塞，少数引起动脉扩张或动脉瘤，出现相应部位缺血表现。

（一）发病机制

本病发病机制未明，多认为与遗传因素、内分泌异常、感染（链球菌、结核分枝杆菌、病毒等）后机体发生免疫功能紊乱及产生细胞因子的炎症反应有关。

（二）临床表现

临床表现包括系统症状及动脉狭窄或闭塞所致的缺血症状。

1. 系统症状 部分患者在出现组织或器官缺血症状前数周至数月有较为明显的炎症症状，

如乏力、发热、食欲缺乏、体重下降、盗汗等，在出现缺血症状后有明显的系统炎症表现提示病情急剧加重。

2.局部动脉闭塞所致缺血症状　大动脉炎的具体表现因受累部位不同而差异较大，临床按病变部位不同分 3 种类型。

（1）头臂干型（主动脉弓综合征）：颈动脉或椎动脉狭窄和闭塞可引起脑部不同程度的缺血症状，表现为头晕、眩晕、头痛、记忆力减退、单侧或双侧视力减退、视野缺失甚至失明，严重脑缺血者可反复出现晕厥、抽搐、失语、偏瘫或昏迷。上肢缺血可出现单侧或双侧上肢无力、发凉、酸痛、麻木甚至肌肉萎缩，脉搏减弱或出现无脉症，双臂血压（收缩压）相差大于 10mmHg，单侧或双侧上肢血压下降甚至测不出血压。

（2）胸腹主动脉型：可出现下肢发凉、麻木、无力、疼痛和间歇性跛行等症状，若累及肠系膜血管，可出现腹痛、腹泻、肠功能紊乱甚至肠梗阻。

（3）肺动脉型：约 50% 的患者有肺动脉病变，本型常与主动脉合并受累。临床可有心悸、气短，肺动脉瓣区可闻及杂音和第二心音亢进，晚期可出现肺动脉高压。

（三）常见并发症

大动脉炎的常见并发症包括高血压、主动脉瓣反流、血管瘤和心肌梗死，本节重点介绍严重并发症心肌梗死。

【原因】

大动脉炎是一种针对大弹力动脉的自身免疫性疾病，抗内皮细胞抗体诱导内皮细胞产生炎性因子等破坏血管，慢性血管壁炎症导致血管狭窄或血栓形成。

【临床表现】

临床表现参见急性心肌梗死临床表现。

【预警】

1.双臂血压（收缩压）相差大于 10mmHg，单侧或双侧上肢血压下降，桡动脉搏动消失时，存在心肌梗死的风险。

2.患者感心前区压榨性疼痛明显，口服硝酸甘油不缓解，静息性胸痛 > 20 分钟，警惕心肌梗死的可能。

3.疼痛缓解而患者收缩压低于 80mmHg 伴面色苍白、皮肤湿冷甚至晕厥，应警惕大面积心肌梗死。

4.如缺血引起肺水肿，新出现的二尖瓣关闭不全杂音或原杂音加重，静息性心绞痛伴一过性 ST 段改变（> 0.05mV），血清心肌坏死标志物明显增高（即 cTnT > 0.1μg/L），应警惕心肌梗死。

5.指导患者坚持服药，定期复诊，在医师的指导下调整用药，不可随意停药或减量，以免加重病情。

【护理要点】

若患者出现心肌梗死等并发症，应立即通知医师，协助快速转至心内科重症病房。

二、贝赫切特综合征

贝赫切特综合征（Behcet syndrome），也称白塞综合征，是一种原因不明的，以细小血管炎为病理基础的，以反复发作为特征的，累及多系统的一种慢性进行性疾病。口腔、眼、生殖器、皮肤病变最常见，但关节、心血管、胃肠道、神经系统、肺、肾及附睾等均可受累。临床表现多样，预后与受累器官有关。

（一）发病机制

发病机制尚不明确，本病可能与遗传因素及病原体感染有关。

（二）临床表现

1. 基本症状

（1）口腔溃疡：是发生最早、发生率最高和反复时间最长的一种损害，在本病患者中的发生率为99%～100%。口腔溃疡为痛性溃疡，呈圆形或卵圆形或不规则形，米粒至绿豆大小，多为多发，3～5个，少数可单发，边缘清楚，但不整齐，是诊断本病最基本和必需的症状。

（2）外阴溃疡：与口腔溃疡症状基本相似，只是出现的次数少，数目也少，常出现在女性患者的大阴唇、小阴唇，其次为阴道，男性患者外阴溃疡则多见于阴囊和阴茎，也可以出现于会阴或肛门周围，见于约80%的患者。

（3）皮肤病变：呈结节性红斑、假性毛囊炎、浅表栓塞性静脉炎等不同表现。其中结节性红斑是最常见的皮损，主要见于下肢，一般为蚕豆大小，中等硬度，红色，几个至10余个不等，轻压痛或压痛，约1个月消退，可留色素沉着，一般无溃疡。其中1/3的患者新出现的皮下结节损害周围可围绕1～1.5cm的鲜红色晕，称"红晕现象"，是本病特征性表现，有较高的辅助诊断价值。

（4）眼炎：最常见的眼部病变是葡萄膜炎，视网膜血管炎可造成视网膜炎，眼炎的反复发作可致视力障碍甚至失明。

2. 系统性症状

（1）消化道：可有上腹饱胀、嗳气或阵发性绞痛、便血，便秘多于腹泻，可出现较严重的消化道并发症，如溃疡出血、肠麻痹、肠穿孔及狭窄、腹膜炎等。

（2）神经系统：5%～10%的患者有神经系统病变，又称"神经白塞综合征"，男性多于女性。不同血管炎症可致神经系统不同部位的病变，大脑、中脑、小脑、脑干、脊髓、脑膜、脑神经、脊神经均可受累。其中，最常见的继发病变是脱髓鞘病变，其次是脑软化、血管周围炎性细胞浸润。

（3）关节损害：发生率约为60%。四肢大关节、小关节均可受累，单发或多发，以膝关节受累最多见。其表现为疼痛、活动受限，关节红肿者极少见；多为非侵袭性关节炎，少有骨质破坏。

（三）常见并发症

贝赫切特综合征常见并发症包括中枢神经系统疾病、血管炎、肠穿孔，肠穿孔为严重并发症，本节重点介绍肠穿孔。

【原因】

免疫机制在肠穿孔的发病中起主要作用，热休克蛋白、细胞因子、粒细胞和巨噬细胞活性的改变及自身免疫因素均参与其中。中性粒细胞过度活化导致胃肠血管炎性反应，出现局部组织溃疡病变。

【临床表现】

损伤发生于腹膜前时消化液可由受损部位流入腹腔内，腹膜炎症状明显，发生于腹膜后的早期无明显症状，常以腹膜后感染引起持续进行性右上腹和腰背痛为主要症状。

【预警】

1. 腹痛程度突然加重，或范围扩大，或腹痛为持续性，警惕肠穿孔。

2. 腹式呼吸因腹肌紧张而消失，腹部立位X线片发现腹部膈下半月形的游离气体影，提示肠穿孔。

3. 腹腔穿刺抽出液含胆汁或食物残渣提示肠穿孔。

4. 指导患者饮食宜清淡，多食新鲜蔬菜、水果，禁食辛辣刺激性食物，以免损伤肠道黏膜。

5. 指导患者坚持服药，定期复诊，在医师的指导下调整用药，不可随意停药或减量，以免加重病情。

【护理要点】

1. 胃肠减压：指导患者禁食水，遵医嘱给予胃肠减压，以减少胃肠内容物继续流入腹腔。

2. 体位：伴有休克者取平卧位，无休克者取半卧位，以减轻腹壁张力和疼痛。

3. 病情观察：严密观察患者意识、精神、面色、生命体征、尿量的变化，警惕低血容量性休克。观察腹痛、腹胀、腹肌紧张的程度和变化。

4. 建立静脉通路：迅速建立 2 条以上静脉通道补液，以维持水电解质平衡，遵医嘱给予抗生素治疗。

5. 吸氧：保持呼吸道通畅，给予氧气吸入。

6. 心理护理：安慰、关心、鼓励患者，加强基础护理，使患者生理和心理都感到舒适。

7. 配合医师做好术前准备。

（张子云　吴莉萍）

参 考 文 献

陈红，梁燕，王英，2015. 风湿免疫科护理手册. 2 版. 北京：科学出版社.

陈秋霞，曾夏杏，赖春晓，2015. 危重和常见皮肤性病诊疗及护理. 北京：科学出版社.

陈孝平，汪建平，2013. 外科学. 8 版. 北京：人民卫生出版社.

戈德曼，谢弗，2012. 西氏内科学：免疫与风湿疾病分册. 24 版. 北京：北京大学医学出版社.

葛均波，徐永健，2013. 内科学. 8 版. 北京：人民卫生出版社.

李小寒，尚少梅，2012. 基础护理学. 5 版. 北京：人民卫生出版社.

李秀华，黄人健，2014. 内科护理学高级教程. 北京：人民军医出版社.

栗占国，2015. 漫话风湿. 上海：复旦大学出版社.

罗健，徐玉兰，2014. 风湿免疫科临床护理思维与实践. 北京：人民卫生出版社.

孙欣，徐莉莉，邓艳红，等，2015. 系统性红斑狼疮并发感染危险因素的 meta 分析. 中华护理杂志，50(7): 828-835.

王晓军，许翠萍，2011. 临床急危重症护理. 北京：中国医药科技出版社.

吴欣娟，张春燕，2016. 风湿免疫科护理工作指南. 北京：人民卫生出版社.

杨丽娟，李振香，2009. 现代危重症临床护理. 济南：山东科学技术出版社.

尤黎明，吴瑛，2017. 内科护理学. 6 版. 北京：人民卫生出版社.

于孟学，2010. 风湿科主治医生 1053 问. 3 版. 北京：中国协和医科大学出版社.

俞宝田，甄莉，张承训，2003. 皮肌炎并发间质性肺病 32 例分析. 中华皮肤科杂志，36(1): 35-37.

张青，2014. 普外科常见急危重症诊疗. 西安：西安交通大学出版社.

赵堪兴，杨培增，2013. 眼科学. 8 版. 北京：人民卫生出版社.

Firestein G S, Budd R C, Gabriel S E, et al, 2015. 凯利风湿病学. 9 版. 栗占国，译. 北京：北京大学医学出版社：589, 1236.

Fujisaw T, Suda T, Nakamura Y, et al, 2005. Differences in clinical features and prognosis of interstitial lung disease between poly myositis and dermatomyositis. J Rheumatol, 32(1): 58-64.

Kasper D L, 2016. 哈里森内科学—免疫与风湿性疾病分册. 19 版. 栗占国，译. 北京：北京大学医学出版社.

Marie I, Hatron P Y, Hachulla E, et al, 1998. Pulmonary involvement in polymyositis and in dermatomyositis. J Rheumatol, 25(7): 1336-1343.

第 8 章　感染性疾病并发症预警及护理

第一节　病毒性传染病

一、病毒性肝炎

病毒性肝炎（viral hepatitis）是由多种肝炎病毒引起的以肝损害为主要表现的全身性疾病。按病原学分类，目前已确定的有甲型肝炎(hepatitis A)、乙型肝炎(hepatitis B)、丙型肝炎(hepatitis C)、丁型肝炎（hepatitis D）及戊型肝炎（hepatitis E）。各型肝炎临床上均以乏力、食欲缺乏、厌油、肝大、肝功能异常为主要表现，部分病例可出现黄疸。甲型肝炎和戊型肝炎经粪 - 口途径传播，主要表现为急性肝炎；乙型肝炎、丙型肝炎、丁型肝炎主要经血液、体液等胃肠外途径传播，大多呈慢性感染，少数可发展为肝硬化，甚至发生肝细胞癌。近年来又发现了庚型肝炎病毒和输血传播病毒，尚待进一步研究。

（一）发病机制

甲型肝炎病毒（HAV）经口进入体内后，由肠道进入血流，引起短暂的病毒血症，约 1 周后进入肝细胞内复制，2 周后由胆汁排出体外。HAV 引起细胞损伤的机制尚未完全明了，目前认为在感染早期，由于 HAV 大量增殖，肝细胞轻微破坏。随后细胞免疫起了重要作用，感染后期体液免疫也参与其中。

乙型肝炎病毒（HBV）侵入人体后，迅速通过血流到达肝和其他器官，如胰腺、肾、脾、淋巴结等，并在部分组织细胞内复制。HBV 虽能在肝细胞内复制，但乙型肝炎的组织损伤并非 HBV 复制的直接结果，而是机体一系列免疫反应所致；其慢性化机制至今尚未完全阐明，可能与免疫耐受有关。

丙型肝炎病毒（HCV）引起肝损伤的发病机制也与 HBV 感染相似，主要是病毒诱发人体免疫反应导致对肝细胞的免疫损伤。

丁型肝炎病毒（HDV）的复制效率高，感染肝细胞内含大量的 HDV。目前观点认为 HDV 本身及其表达产物对肝细胞有直接作用，但尚缺乏确切证据。

戊型肝炎病毒（HEV）引起肝炎的发病机制尚不清楚，可能与甲型肝炎相似。

（二）临床表现

按临床经过肝炎分为以下 4 型。

1. **急性肝炎**　各型肝炎病毒均可引起急性肝炎。

（1）急性黄疸型肝炎：黄疸前期常见症状为显著乏力、食欲缺乏、厌油腻、恶心、呕吐、腹胀、右季肋区疼痛等，有时有腹泻或便秘，尿色逐渐加深，至本期末呈浓茶色；黄疸期：发热减退，但尿色更黄，巩膜、皮肤也出现黄染，于 1 ～ 2 周达高峰。有些患者可有大便颜色变浅、皮肤瘙痒等梗阻性黄疸表现。肝多增大，脾也可有轻度增大。ALT 和胆红素升高，尿胆红素阳性；黄疸逐渐消退，症状减轻以至消失，肝、脾缩小，肝功能逐渐恢复正常。

（2）急性无黄疸型肝炎：远较急性黄疸型肝炎常见，整个病程不出现黄疸，症状较轻，常不易被发现。恢复较快，大多在 3 个月内恢复。

2. 慢性肝炎　乙型肝炎、丙型肝炎、丁型肝炎可迁延不愈变成慢性肝炎。慢性肝炎是指急性肝炎病程超过 6 个月未愈者、发病日期不明、虽无肝炎病史但影像学或肝活检病理学检查符合慢性肝炎表现者。其可按病情分为轻、中、重度。

3. 重型肝炎　发病诱因多为起病后未适当休息、精神刺激、营养不良、嗜酒、服用损害肝脏药物、妊娠、感染等。本型病死率较高。

（1）急性重症肝炎：又称暴发型肝炎，发病初类似急性黄疸型肝炎，但病情发展迅猛，起病 2 周内出现极度乏力、严重消化道症状，以及精神、神经症状，如嗜睡、性格改变、行为异常、意识障碍等肝性脑病表现，还有黄疸迅速加深、肝进行性缩小、有出血倾向、中毒性鼓肠或少量腹水。

（2）亚急性重症肝炎：又称亚急性肝坏死，以急性黄疸型肝炎起病，15 天至 24 周出现极度乏力、明显食欲缺乏、恶心、频繁呕吐、明显腹胀、黄疸迅速加深、血清胆红素 ≥ 17 μmol/L、明显出血倾向、腹水、凝血酶原活动度 < 40%，肝性脑病症状多出现于疾病的后期。

（3）慢性重型肝炎：临床表现同亚急性重症肝炎，但有慢性活动性肝炎、肝硬化或慢性 HBV 携带史等基础。

4. 淤胆型肝炎　又称毛细胆管炎型肝炎，起病类似急性黄疸型肝炎，但症状较轻，主要表现为较长期（3 周以上）肝内梗阻性黄疸，如可出现皮肤瘙痒、粪便颜色变浅、肝大。

（三）常见并发症

病毒性肝炎的常见并发症包括肝性脑病、上消化道出血、肝肾综合征、感染。

Ⅰ．肝性脑病

【原因】

大量肝细胞坏死时，肝解毒功能降低，肝硬化时门 - 腔静脉短路，均可引起血氨及其他有毒物质的潴积；重型肝炎时芳香氨基酸（苯丙氨酸、酪氨酸等）显著升高，而支链氨基酸（缬氨酸、亮氨酸、异亮氨酸等）正常或轻度减少；肝硬化时则芳香氨基酸升高和支链氨基酸减少；肝衰竭时，某些胺类物质（如羟苯乙醇胺）不能被清除，通过血脑屏障取代正常的神经递质，导致肝性脑病。其诱因有大量利尿引起低钾血症和低钠血症、消化道出血、高蛋白饮食、合并感染、使用镇静药、大量放腹水等。

【临床表现】

肝性脑病的临床表现由轻到重共分为四期。

1. 一期（前驱期）　以精神症状为主，有性格行为改变，定时、定向、计算力等异常，有时症状不明显，易被忽视。

2. 二期（昏迷前期）　以神经症状为主，性格行为异常，扑翼样震颤仍可引出，肌张力增强，腱反射亢进，嗜睡。

3. 三期（昏睡期）　以昏睡和精神错乱为主，大部分时间患者呈昏睡状态，但可以唤醒，醒时尚可应答，但常有神志不清和幻觉。

4. 四期（昏迷期）　神志完全丧失，不能唤醒。浅昏迷时，对疼痛等强刺激尚有反应。深昏迷时，各种腱反射消失，肌张力降低，瞳孔散大，可出现阵发性惊厥、踝阵挛和换气过度。

【预警】

1. 脑电图检查显示普遍性每秒 4～7 次 δ 波或三相波，提示患者进入肝性脑病二至三期；表现为高波幅的 δ 波，每秒少于 4 次，提示患者进入肝性脑病三期。

2. 行 CT 或 MRI 检查，若发现患者出现脑水肿，提示发生急性肝性脑病；若发现不同程度的脑萎缩，则提示发生慢性肝性脑病。

3. 患者出现意识障碍和行为改变，应密切评估患者意识障碍的程度，专人守护，复查血氨、肝功能、肾功能、电解质，若有异常，应及时通知医师并协助处理。

4. 患者空腹静脉血氨 > 70μg/d，动脉血氨含量为静脉血的 0.5～2 倍，即患者血氨增高，另需注意急性肝衰竭所致脑病的血氨多正常。给予低蛋白饮食，保持大便通畅，可口服乳果糖、诺氟沙星及进行乳果糖保留灌肠等，抑制肠道细菌，减少氨的产生和吸收。

【护理要点】

1. 绝对卧床休息，以减轻肝脏负担，增加肝脏供血、供氧，有利于肝细胞的再生；专人守护，躁动患者应防坠床等意外。

2. 肝性脑病时给予禁蛋白饮食，病情好转后可予以低蛋白饮食，如不能进食则可鼻饲流食；同时应注意口腔、皮肤护理；保持大便通畅，忌用肥皂水灌肠。

3. 严重食欲缺乏、恶心、呕吐、不能进食或进食较少者可由静脉补充葡萄糖及维生素 C，并及时通知医师，做相应处理。

4. 对于卧床患者要协助做好一般护理，如口腔护理、皮肤护理、预防各种感染。

5. 严密监测患者生命体征及瞳孔的变化，密切观察有无肝性脑病的早期征象，如患者的性格、行为异常，扑翼样震颤，观察患者思维及认知的改变，评估患者意识障碍的程度，定期复查血氨、肝功能、肾功能、电解质，若有异常，应及时通知医师并协助处理。

6. 做好心理护理，给予患者安慰，耐心细致做好解答工作，并讲解疾病知识，使患者及其家属了解肝炎的传播途径及消毒隔离等，以消除顾虑，增强治疗的信心。

Ⅱ. 上消化道出血

【原因】

重型病毒性肝炎肝细胞坏死时凝血因子合成减少，肝硬化引起脾功能亢进时血小板减少，DIC 导致凝血因子和血小板消耗，少数并发血小板减少性紫癜或再生障碍性贫血等都可引起上消化道出血。

【临床表现】

主要临床表现为呕血和黑便。上消化道大量出血时，患者可出现头晕、心悸、乏力、出汗、口渴、晕厥等一系列组织缺血的表现；多数患者在 24 小时内可出现发热。

【预警】

1. 患者呕吐咖啡渣样物，粪便隐血试验阳性或柏油样便。

2. 凝血酶原活动度（PTA）低于 40%。

3. 患者感上腹部不适、恶心欲吐、面色苍白、收缩压降至 80mmHg 以下，脉压小于 25～30mmHg，心率加快至 120 次/分以上，提示有上消化道出血可能。

4. 若患者血尿素氮持续增高超过 3～4 天，血容量已基本纠正且出血前肾功能正常，则提示上消化道继续出血或再次出血。

【护理要点】

1. 病情监测：监测生命体征，必要时进行心电监护；严密观察患者出血的部位、表现和程度，及时发现出血先兆；当患者出现头晕、心悸等不适，或呕血、黑便时，应指导患者立即卧床休息，保持安静，减少活动；呕吐时应头偏向一侧以免误吸，床旁备吸引器。监测凝血酶原时间、血小板计数、血红蛋白，必要时备血。

2. 一般护理：出血活动期暂禁食水。恢复期指导患者进食易消化的软食或半流食，禁食过硬、过于粗糙的食物，保持排便通畅，排便时不可过于用力，以防腹压骤增而诱发颅内出血。便秘者遵医嘱使用开塞露或缓泻药促进排便。

3. 用药护理：遵医嘱使用维生素 K_1 等止血药物，给予新鲜血浆或凝血因子复合物补充凝血因子，使用 H_2 受体拮抗剂防止消化道出血，必要时使用生长抑素，慎用肝素。

4. 观察患者有无恶心、呕吐等消化道症状，密切观察呕吐物及粪便的颜色、性状和量，并准确记录。

5. 对凝血酶原时间延长、有出血倾向者应注意观察皮肤有无瘀点、瘀斑及牙龈、鼻腔出血。如发生鼻出血可用 1% 麻黄碱棉球填塞。大出血时配合医师抢救，消除患者紧张情绪，并给予氧气吸入。

Ⅲ. 肝肾综合征

【原因】

重型肝炎或肝硬化时，由于内毒素血症、肾血管收缩、肾缺血、前列腺素 E_2 减少、有效血容量下降等因素导致肾小球滤过率和肾血流量降低，患者出现急性肾功能不全。

【临床表现】

主要表现为少尿或无尿、氮质血症和电解质失衡。

1. 氮质血症前期　肝脏失代偿期，血尿素氮（BUN）、肌酐（Cr）正常或稍高，血清钠下降，进行性少尿，对利尿剂不敏感。

2. 氮质血症期　血尿素氮显著升高，血肌酐中度升高，血清钠进一步下降。

3. 终末期　无尿，血压下降甚至处于深昏迷状态。

【预警】

1. 少尿或无尿，24 小时尿量 < 500ml，电解质酸碱平衡紊乱，持续 2 天以上伴有血尿素氮升高。

2. 若患者发生休克则尿量减少，补足血容量后仍少尿或无尿。

3. 上消化道大量出血后，患者出现血中尿素氮浓度增高，提示发生肠源性氮质血症。

4. 监测患者生命体征的变化，关注电解质的检测结果，如血尿素氮 > 10.7mmol/L 或血肌酐 > 177μmol/L，尿量少于 800ml/24h，尿色浅，尿比重 < 1.025 时，应报告医师及时处理。

【护理要点】

1. 应注意避免诱发因素，如消化道出血、过量利尿、严重感染、血容量不足等均可诱发肾功能不全。已发现肾功能不全者应给予相应处理。

2. 有腹水的患者，应严格记录 24 小时液体出入量，同时要注意观察尿的颜色、比重及有无血尿。

3. 鼓励患者卧床休息，取高枕半卧位或侧卧位，避免压迫肾脏。给予补充优质蛋白，量以维持氮平衡并能促进肝细胞再生而不引起肝性脑病为宜。饮食上还要避免粗糙及带刺食物，防止出现消化道大出血。

4. 长期卧床患者，保持床单位干燥整洁。注意皮肤护理，给予翻身叩背，预防压疮发生。

Ⅳ. 感染

【原因】

重型肝炎时，肝受到肝炎病毒损伤而导致免疫性肝细胞损伤后，肝的防御和免疫功能下降，特别是肝库普弗细胞吞噬功能的减弱，极易引起各种感染和肠源性内毒素血症。细菌主要来源于肠道，且肠道中微生态失衡与内源性感染的出现密切相关。

【临床表现】

在急性、慢性重症肝炎临床表现的基础上，发病初期患者可有低热或中度发热，脉搏增快；并发细菌性腹膜炎可先有腹部隐痛或弥漫性腹痛及鼓肠，继而出现腹水及腹压痛；胆系感染患者胆囊部位可有压痛，此时患者不一定有自觉症状，肺部感染患者可出现肺部湿啰音等。

【预警】

1. 患者出现不明原因的腹泻、全身畏寒、间歇性发热、右上腹胆囊区肌紧张、渗出性腹水、不典型的腹膜炎体征等。

2. 不明原因的脉搏加快（＞ 100 次 / 分），提示患者有感染的可能。

3. 无明显腹水，有不能解释的腹胀、腹痛症状存在，应警惕有自发性细菌性腹膜炎的可能。

【护理要点】

1. 应针对患者的心理状况做好解释工作，并说明抗菌药物的用药方法、药理作用及可能出现的不良反应，以取得患者的理解与配合。

2. 加强全身营养，鼓励患者进食易消化、高热量、高维生素的少渣流食或半流食，少量多餐，增强身体抵抗力，促进康复。

3. 密切观察药物的不良反应。当出现胃肠道反应时，给予必要的生活护理，保持环境舒适，以减轻对患者的不良刺激。

4. 加强患者的基础护理，特别是口腔、肠道和呼吸道的护理。注意检查患者的口腔黏膜，嘱患者刷牙或漱口。对于长期使用抗生素的患者，每餐前后给予 1% ～ 4% 碳酸氢钠漱口水清洁口腔。

5. 注意观察患者大便是否通畅，大便次数、性状和颜色，针对便秘患者，遵医嘱及时给予通便处理。

6. 针对呼吸道感染的患者，应维持呼吸道通畅，鼓励并协助患者翻身，避免痰液堵塞，并注意观察患者痰液的颜色、性状和量，及时发现并处理病情变化。

二、人感染高致病性禽流感

人感染高致病性禽流感（human pathogenic avian influenza，HPAI）是由甲型流感病毒某些感染禽类亚型中的一些毒株引起的急性呼吸道传染病。目前报道的有 H7、H5、H9 及 H10 亚型病毒中的一些毒株（主要有 H5N1、H9N2、H7N7、H7N2、H7N3 等）。病情随感染亚型不同而异，其中 H5N1 亚型引起的高致病性禽流感病情重，病死率高。其他亚型轻者似普通感冒，严重者可引起败血症、休克、多器官功能衰竭、瑞氏综合征及肺出血等并发症而致人死亡。

（一）发病机制

流感病毒依靠血凝素与呼吸道表面纤毛柱状上皮细胞的特殊受体结合而进入细胞，在细胞内进行复制。在神经氨酸酶的协助下新的病毒颗粒被不断释放并播散继续感染其他细胞，被感染的宿主细胞则发生变形、坏死、溶解或脱落，产生炎症反应。支气管黏膜严重坏死；肺泡内大量淋巴细胞浸润，可见散在的出血灶和肺不张；肺透明膜形成。

（二）临床表现

潜伏期一般在 7 天以内，通常为 2～4 天。

1. 感染 H9N2 亚型的患者通常仅有轻微的上呼吸道感染症状。

2. 感染 H2N7 亚型的患者常表现为结膜炎。

3. 重症患者一般均为 H5N1 亚型病毒感染。患者呈急性起病。

（1）普通流感样症状：最先出现，主要为发热，体温大多持续在 39℃以上，热程 1～7 天，多为 3～4 天，可伴有流涕、鼻塞、咳嗽、咽痛、头痛、肌肉酸痛和全身不适。

（2）患者常在发病 1～5 天后出现呼吸急促及明显的肺炎表现。病情进展迅速，发病 1 周内出现呼吸窘迫、肺部实变体征，随即发展为呼吸衰竭。

（3）患者还可出现肺炎、肺出血、胸腔积液、全血细胞减少、肾衰竭、败血症、感染性休克及瑞氏综合征等并发症。

4. 体征：受累肺叶段有实变体征，包括叩诊浊音、语音震颤和语音传导增强，可出现吸气末细湿啰音及支气管呼吸音。X 线检查显示肺部实质炎症。

（三）常见并发症

人感染高致病性禽流感的常见并发症包括重症肺炎、多器官功能衰竭、感染性休克。

Ⅰ. 重症肺炎

【原因】

病毒选择性侵犯Ⅱ型肺细胞、肺泡巨噬细胞和非纤毛柱状上皮细胞，引起严重肺疾病。Ⅱ型肺细胞损伤后将影响细胞再生、转运和表面活性产物形成。巨噬细胞感染可损害天然免疫反应并加重病毒感染后炎症反应。

【临床表现】

患者可出现咳嗽、咳痰、咽痛、流涕、鼻塞、呼吸困难、心率快、血压下降、精神失常、口唇指甲发绀等症状，还可出现头痛。肺部有实质性病变，可闻及干湿啰音。

【预警】

1. 呼吸频率 > 30 次 / 分；血压 < 90/60mmHg，应警惕患者出现休克，积极给予循环支持，维持全身器官的有效灌注。

2. PaO_2 < 60mmHg，PaO_2/FiO_2 < 300mmHg，需行机械通气治疗。

3. 胸部 X 线片显示双侧或多肺叶受累，或 48 小时内病变扩大 ≥ 50%，提示肺部有实质性病变。应加强血氧饱和度和血氧分压的监测，重症患者转至重症监护病房（intensive care unit，ICU）进行治疗。

【护理要点】

1. 急性期绝对卧床休息，呼吸困难时取半坐卧位，保持环境安静，协助患者生活护理。

2. 加强血氧饱和度和血氧分压的监测，重症患者转至重症监护病房（intensive care unit，ICU）进行治疗。

3. 呼吸困难者给予氧疗，给予氧疗后血氧饱和度仍低于 92% 者应考虑使用呼吸机辅助通气。

4. 对于使用呼吸机辅助通气患者应加强呼吸道管理，防止机械通气并发症。通气过程中应注意室内通风、空气流向和医护人员防护，防止交叉感染。

Ⅱ. 多器官功能衰竭

【原因】

病毒以血液中的免疫细胞为载体，扩散至肺外多个器官，通过直接感染及细胞凋亡，引起多器官功能损害。

【临床表现】

患者出现心、肺、脑、血液系统、胃肠道损害的相关表现，可有意识障碍、呼吸困难、心力衰竭、尿量减少或无尿、肝性脑病、肠鸣音减弱、凝血功能障碍等表现。

【预警】

1.患者出现体温＞38℃或＜36℃；心率＞90次/分；呼吸＞20次/分或$PaCO_2$＜4.3kPa；血常规白细胞计数＞$12×10^9$/L或＜$4×10^9$/L，或不成熟白细胞＞10%等全身炎症反应综合征表现。

2.心音低钝、心律失常、奔马律、心电图出现心率增快、传导阻滞和ST段降低，补液后收缩压≤90mmHg，警惕心功能不全。

3.患者出现少尿、无尿、血尿素氮≥30mg/dl和肌酐≥2.4mg/dl，血钾升高，大量蛋白尿，警惕肾功能不全的发生。

4.患者出现呼吸急促、发绀、血氧分压在60mmHg以下，吸纯氧不能纠正血氧分压，警惕急性呼吸窘迫综合征。

5.肝功能异常，血清胆红素≥51.3μmol/L，警惕肝衰竭的发生。

【护理要点】

1.休息与体位：半卧位或端坐卧位；对夜间阵发性呼吸困难者，可采取高枕卧位或半卧位。

2.给予患者高流量氧气吸入，纠正缺氧。效果不佳时，可使用呼吸机辅助通气。

3.开放静脉通道，留置导尿管，进行心电监护及血氧饱和度监测，记录每天液体出入量，注意水电解质和酸碱平衡。

4.控制输液速度和量：补液量遵循"量出为入"原则，滴速以每分钟20～30滴为宜，避免滴注大量氯化钠注射液。

5.遵医嘱用药，观察治疗效果和不良反应，关注患者尿量、血钾值，避免洋地黄中毒。

6.保护患者皮肤，水肿及端坐体位易发生压疮，应通过经常改变体位、使用减压用具等措施预防；保持口腔清洁，做好口腔护理。

Ⅲ.感染性休克

【原因】

病毒感染人体后，可以诱发细胞因子风暴，导致全身炎症反应，作用于机体各种器官、系统，影响其灌注，导致组织细胞缺血缺氧、代谢紊乱。

【临床表现】

早期意识清楚，表情淡漠或烦躁不安，重症时则出现嗜睡、昏迷等现象。患者面色苍白、皮肤湿冷、脉细而快、尿量减少。

【预警】

1.初期　患者表情淡漠、面色苍白、皮肤湿冷，心率增快，尿量减少，血压可能偏低，脉压≤20mmHg，提示患者可能出现休克。

2.发展期　唇及指（趾）末端明显发绀，呼吸深快，血压下降，收缩压≤80mmHg，应警惕发生呼吸窘迫综合征。

3.晚期　收缩压在80mmHg以下，尿量极度减少，患者出现嗜睡、浅昏迷或昏迷，血压明显下降，患者有出血倾向，常可出现DIC。

【护理要点】

1.建立至少2条静脉通路，尽可能迅速给予心电监护和建立血流动力学监测，留置导尿管以观察尿量，积极对症治疗和加强支持治疗。

2. 患者取休克卧位，积极配合抢救。

3. 遵医嘱扩充血容量，如有低血容量状态，先扩充血容量。若合并代谢性酸中毒，应及时给予 5% 碳酸氢钠注射液纠正水电解质紊乱。根据心功能状态和血流动力学监测结果，调节输液量和速度。

4. 遵医嘱使用血管活性药物，补足血容量后，若休克仍未解除，应考虑使用血管活性药物。常用药物包括多巴胺、多巴酚丁胺、间羟胺、去甲肾上腺素、硝酸甘油和硝普钠等。

5. 休克伴体温低者，必须保暖，高热者以物理降温为主，遵医嘱酌情使用药物降温。

6. 给予高流量氧气吸入，必要时配合医师采用机械性辅助通气。

7. 遵医嘱使用抗感染药物，密切观察药物作用及不良反应。

三、麻疹

麻疹（measles）是由麻疹病毒（measles virus）引起的病毒感染性传染病，主要的临床表现有发热、咳嗽、流涕等卡他症状及眼结膜炎，特征性表现为口腔麻疹黏膜斑（koplik spots）及皮肤斑丘疹。

（一）发病机制

麻疹病毒外有脂蛋白包膜，包膜有 3 种结构蛋白，是主要致病物质。麻疹病毒经空气飞沫到达上呼吸道或眼结膜，在局部上皮细胞内复制，并从原发病灶处侵入局部淋巴组织，病毒迅速大量复制后入血，于感染后第 2～3 天引起第一次病毒血症。随后病毒进入全身单核-巨噬细胞系统并进行大量增殖。感染后第 5～7 天，大量复制后的病毒再次侵入血流，形成第二次病毒血症。病毒随血流播散至全身各组织器官，主要部位有呼吸道、眼结膜、口咽部、皮肤、胃肠道等。

（二）临床表现

1. 典型麻疹

（1）前驱期：包括发热到出疹，主要表现为上呼吸道及眼结膜炎症所致的卡他症状。在病程 2～3 天时，约 90% 以上的患者口腔可出现麻疹黏膜斑（科氏斑：位于双侧第二磨牙对面的颊黏膜上，为 0.5～1mm 针尖大小的小白点，周围有红晕）。

（2）出疹期：患者体温持续升高，同时呼吸道感染中毒症状明显加重，特征性表现为皮疹，首先见于耳后、发际，渐及前额、面部、颈部，自上而下至胸、腹、背及四肢，最后达手掌与足底。全身毒血症状加重，患者可有嗜睡或烦躁不安甚至谵妄，抽搐，咳嗽加重，咽红、舌干、结膜红肿、畏光。患者表浅淋巴结及肝脾大，肺部可闻及干湿啰音，可出现心力衰竭。

（3）恢复期：体温开始下降，全身症状明显减轻，皮疹随之按出疹顺序依次消退。疹退时有糠麸样细小脱屑。

2. 非典型麻疹

（1）症状

1）轻型麻疹：全身症状轻，卡他症状轻，麻疹黏膜斑不典型。

2）重型麻疹：高热、谵妄、抽搐，可伴出血性皮疹及循环衰竭。

3）成人麻疹：全身症状较重，麻疹黏膜斑与皮疹同时或较迟出现，消失晚。

4）新生儿麻疹：常无发热及卡他症状，而皮疹较多。

5）异性麻疹：急起高热、头痛、肌痛，无麻疹黏膜斑，2～3 天后从四肢远端开始出疹，渐及躯干及面部，皮疹呈多形性。

（2）体征：发热，自上而下地出现皮疹，口腔内出现麻疹黏膜斑。重症者可有结膜红肿、眼睑水肿、全身淋巴结和肝脾轻度增大，肺部可闻及湿啰音，胸部 X 线片可有轻重不等弥漫肺部浸润或肺纹理增多改变。

（三）常见并发症

麻疹的常见并发症包括喉炎、肺炎、心肌炎、脑炎、亚急性硬化性全脑炎。

Ⅰ.喉炎

【原因】

严重者常由金黄色葡萄球菌或其他细菌继发感染引起。

【临床表现】

患者常有轻度喉炎，随麻疹恢复而症状消失。严重者表现为声音嘶哑、哮吼样咳嗽、吸气性喘鸣、呼吸困难、吸气时"三凹征"等重度缺氧症状。

【预警】

1. 患者出现哮吼样咳嗽、吸气性喘鸣等症状，提示喉部组织水肿，其极易引起喉梗阻。

2. 吸气时出现明显胸骨上窝、锁骨上窝及肋间隙凹陷，警惕呼吸困难。

3. 床旁备好气管切开等急救物品，密切观察有无喉梗阻症状。

【护理要点】

1. 适当增高室内湿度，做好基础护理和口腔护理。

2. 遵医嘱使用雾化吸入或蒸气吸入，可选用适当抗生素，静脉滴注激素。

3. 烦躁者做好镇静。

4. 喉梗阻Ⅲ度或以上时，配合医师行气管切开，气管切开后做好气管切开护理。

Ⅱ.肺炎

【原因】

病毒感染波及肺部，引起肺部病变。继发性肺炎常为细菌或其他病毒继发感染，或为细菌与病毒混合感染。

【临床表现】

肺炎多发生于婴幼儿，在出疹期或疹后高热出现气促、鼻翼扇动、发绀，较一般肺炎重，易并发脓胸、脓气胸、肺脓肿、心包炎，或迁延不愈引起支气管扩张。

【预警】

肺炎多见于婴幼儿，多发生于出疹期或疹后，皮疹出齐后高热持续不降，气急缺氧症状加重，肺部啰音增多，警惕继发严重的肺部感染。

【护理要点】

1. 给予氧气吸入，痰液黏稠者给予氧气雾化吸入，监测体温、脉搏、呼吸、血压，发现异常及时通知医师处理。

2. 遵医嘱使用抗生素，做好口腔护理。

3. 对症处理，高热者注意体温，做好降温护理及皮肤护理，降温时慎用退热剂，禁用乙醇浴或冷浴。

4. 严重烦躁不安者遵医嘱给予镇静。

5. 不能进食者应予以输液，注意缓慢滴注，每天总量及含钠量不宜过多，以维持生理需要量为准。

Ⅲ.心肌炎

【原因】

病毒对心肌的直接损害，加之麻疹出疹期中毒症状严重，高热、气促、缺氧、脱水等均可引起心肌损害。

【临床表现】

患者常表现为呼吸急促、面色苍白、口唇发绀、烦躁不安、四肢湿冷、脉搏细速。

【预警】

1.出现气急、烦躁、面色苍白、发绀，心电图显示 T 波和 ST 段改变，警惕继发心肌病变。

2.心肌炎患者的心电图检查可有低电压、T 波低平或倒置，P-R 间期延长。

3.严密观察呼吸、心率、节律变化，若出现心力衰竭、心律失常等，及时处理。

【护理要点】

1.症状明显者，应卧床休息，症状轻者可适当活动，但避免患者独自外出或劳累。

2.持续吸氧 2 ～ 4L/min。

3.控制输液速度和总量，补液量遵循"量出为入"原则，滴速以每分钟 20 ～ 30 滴为宜，避免输注大量氯化钠注射液。

4.遵医嘱用药，观察治疗效果和不良反应。

Ⅳ.脑炎

【原因】

大多学者认为脑炎由麻疹病毒直接侵犯脑组织引起，但病毒引起的免疫反应在发病机制中的作用尚不能除外。

【临床表现】

监床主要表现为高热、头痛、恶心、呕吐、嗜睡、惊厥、昏迷、肢体瘫痪。

【预警】

1.出诊初期，患者神志改变，警惕病毒性脑炎。

2.严密监测，加强巡视，积极采取降温、止惊处理，防止意外伤害。

【护理要点】

1.高热者注意降温，降温时慎用退热剂，禁用乙醇浴。

2.加强皮肤护理和口腔护理。

3.惊厥者加强止惊，防止意外伤害的发生。

4.瘫痪患者及长期卧床者注意防止压疮的发生。

Ⅴ.亚急性硬化性全脑炎

【原因】

亚急性硬化性全脑炎是由缺陷的麻疹病毒持续感染中枢神经系统所引起的慢性致死性脑部退行性疾病。病变常累及大脑皮质及皮质下脑组织。

【临床表现】

本病常在原发麻疹后 2 ～ 17 年（平均 7 年）发病，逐渐出现行为、情绪、智力障碍，症状多样而复杂，有神经性格异常、运动动作不协调、各种癫痫发作，最后出现全身肌肉痉挛、抽搐、去大脑僵直直至死亡。

【预警】

患麻疹后 2 年或更长时间又出现性格异常，明显智力障碍，言语不清，嗜睡，共济失调，脑电图呈现慢波节律,2～3次/秒,提示出现硬化性全脑炎。对照护者预见性做好疾病追踪指导,发现异常及时就诊。

【护理要点】

1. 密切观察患者神志及行为变化。

2. 对照护者行健康教育,保证患者安全,防止意外事件的发生。

3. 落实生活护理和基础护理,保证患者舒适。

4. 遵医嘱使用相应药物,注意观察药物疗效和不良反应。

5. 本病预后较差,做好患者及其家属的心理护理。

四、水痘和带状疱疹

水痘(chickenpox)和带状疱疹(herpes zoster)是由同一种病毒即水痘-带状疱疹病毒所引起的两种不同表现的疾病。水痘是原发性感染,多见于儿童,初次感染表现为水痘,临床上以全身分批出现的皮疹为特点,以斑疹—丘疹—疱疹—结痂为其演变过程,一般预后良好。水痘愈合后,病毒能在宿主的脊髓感觉神经节潜伏,经再次激活后则表现为带状疱疹,其特点为沿身体单侧感觉神经相应皮肤节段出现成簇的疱疹,常伴有局部神经痛,多见于成人。

(一)发病机制

1. 水痘　病毒由呼吸道侵入人体,在呼吸黏膜细胞上生长繁殖后入血,形成病毒血症,并在单核巨噬细胞系统内繁殖后再次入血引起第二次病毒血症,并向全身扩散,引起各器官病变,主要损害部位为皮肤。皮损为皮肤棘细胞层细胞水肿变性,细胞液化后形成单房性水疱,内含大量病毒颗粒。

2. 带状疱疹　机体初次感染水痘-带状疱疹病毒后,多表现为水痘,部分患者病毒经感觉神经纤维传入,潜伏于脊髓感觉神经节,呈潜伏性感染。当免疫力低下时,如恶性肿瘤、使用免疫抑制剂、病毒感染或艾滋病等,潜伏的病毒被激活而复制,使受侵犯的神经节发生炎症,引起相应节段的皮肤出现疱疹,同时受累神经分布区域产生疼痛。

(二)临床表现

1. 水痘　潜伏期为12～21天,部分患者无症状或症状轻微,随后出现低热、全身乏力、头痛等前驱症状,持续1～2天后出现皮疹。皮疹分批出现,呈向心性分布,躯干部位多,四肢相对较少,手掌、足底更少,口、鼻、咽、外阴等处黏膜也可出现皮疹,皮疹破溃后形成溃疡。初为红色斑疹,数小时后变为丘疹,最后发展为疱疹,疱疹壁薄易破,疱液透明,后变浑浊,疱疹处常伴瘙痒。

2. 带状疱疹　起病初期,患者可出现低热和全身不适,随后出现沿神经节段的局部皮肤瘙痒、针刺感,1～3天后沿着周围神经分布区域出现成簇红色斑丘疹,很快发展为水疱,疱疹大小不等、分批出现,沿神经支配的皮肤呈带状排列,伴有显著的神经痛是该病突出特征。带状疱疹可发生于任何感觉神经分布区,但以脊神经胸段最常见,因此皮疹部位多数为胸部,其次为腰部、面部等,带状疱疹皮疹多为一侧性,很少超过躯体中线,罕有多神经或双侧受累。

(三)常见并发症

水痘和带状疱疹的常见并发症包括皮疹继发细菌感染、肺炎、脑炎、肝炎。

Ⅰ.皮疹继发细菌感染

【原因】

若不注意保持皮肤清洁,反复搔抓破溃后局部皮疹形成化脓性继发感染、蜂窝织炎、急性淋巴结炎、丹毒、败血症等。近年来国外报道水痘患儿并发甲组链球菌感染，多发生于出水痘的第 3～6 天，可表现为局部红肿的蜂窝织炎。

【临床表现】

患处皮肤局部剧痛，呈弥漫性红肿，境界不清，可有显著的凹陷性水肿，初为硬块，后中央变软、破溃而形成溃疡，约 2 周形成瘢痕而愈。患者可有恶寒、发热等全身症状，部分患者可发生淋巴结炎、淋巴管炎、坏疽、败血症等。

【预警】

1. 大于 6 个月的婴幼儿出现低热、烦躁易激惹或拒乳，同时出现皮疹，提示患有水痘可能，应及时就诊。

2. 知识缺乏、依从性差的患者或家属，应强化疾病知识教育，预防疱疹处继发感染。

【护理要点】

1. 发热时多休息，给予营养丰富易消化的饮食，多饮水。

2. 修剪指甲，保持手的清洁，不要用手搔抓，不能配合者可缝制一副毛边向外的手套。

3. 勤换衣被，保持皮肤清洁，衣着宽松，防止穿过紧的衣服和盖过厚的被子造成过热引起疹子发痒。

4. 皮肤瘙痒者，可口服抗组胺药物，疱疹未破裂者可用炉甘石擦剂，若疱疹破裂，可涂甲紫，如有继发感染者可局部应用抗生素软膏。

5. 发生蜂窝织炎时，局部可热敷，患肢应减少活动，也可用紫外线或超短波物理疗法，当脓肿形成后，需切开引流及每天换药。

Ⅱ. 肺炎

【原因】

水痘肺炎是水痘最常见的并发症，也是最危重的并发症，尤其在成年人中，由于病毒血症，水痘肺炎的病理表现和其他病毒性肺炎相仿，主要引起广泛性间质性肺炎，病变可累及咽喉部、气管、支气管黏膜和肺实质。细支气管周围和肺间质有以单核细胞为主的炎性浸润。肺泡内常有灶性坏死实变区和血管损伤性出血，胸膜受累产生结节状物，类似水痘皮疹，并产生胸腔积液，以双侧为多见。肺和胸膜结节坏死灶随病变吸收愈合而逐渐钙化。

【临床表现】

水痘肺炎多见于成人水痘患者和免疫受损者。轻者可无症状，或只有干咳，重者常有高热，体温可达 40℃，存在咳嗽、咳痰、咯血和胸痛，进行性呼吸困难和发绀等症状。严重者于 24～48 小时死于急性呼吸衰竭。继发细菌感染时大多数患者有头痛、发热、肌痛和常带黏液脓性痰的咳嗽。

【预警】

1. 成人水痘患者和免疫受损者出疹后 2～6 天出现肺炎症状，应密切观察，早期干预。隔离患者至疱疹结痂。

2. 原有严重基础疾病，或器官移植后，以及大量使用糖皮质激素、广谱抗生素治疗等导致免疫功能低下的水痘患者，发生肺炎的概率更大，老年患者由于严重肺炎常可发生呼吸衰竭甚至死亡，严重感染的妊娠妇女病死率可高达 45%。应严密进行心电监护及血氧饱和度监测，开放静脉通道。给予高流量鼻导管氧气吸入，纠正缺氧。效果不佳时，特别是低氧血症并发呼吸衰竭时，可行气管内插管或气管切开，并加用机械通气治疗。

【护理要点】

1. 休息与隔离：采取严格的呼吸道和接触隔离措施，隔离患者至疱疹结痂，绝对卧床休息，平卧位或半卧位。

2. 观察患者咳嗽、咳痰情况及呼吸困难情况，给予高流量鼻导管氧气吸入，纠正缺氧。效果不佳时，肺部严重感染特别是低氧血症并发呼吸衰竭时，可进行气管内插管或气管切开，并加用机械通气治疗。

3. 开放静脉通道，给予心电监护及血氧饱和度监测。

4. 控制输液速度和总量：补液遵循"量出为入"原则，滴速以每分钟 20 ~ 30 滴为宜，避免输注大量氯化钠注射液。

5. 遵医嘱用药，观察治疗效果和不良反应。

6. 耐心给予患者疾病知识的指导与心理支持。

Ⅲ．脑炎

【原因】

病毒血症向全身扩散，并发脑炎，常见于免疫功能缺损或恶性肿瘤患者。发生率低于 1%，病死率为 5%，重者可遗留神经系统后遗症。

【临床表现】

水痘脑炎表现为头痛、呕吐、眩晕、嗜睡、昏迷、高热、抽搐，并可出现步态不稳、言语不清等。

【预警】

1. 患儿存在步态不稳时，注意保护，警惕因运动失调而致意外伤害。

2. 患者出现呕吐、头痛、烦躁不安或嗜睡等病情变化时，要专人守护，密切观察，备齐各种抢救药品及物品。

【护理要点】

1. 消毒隔离，入院后立即遵医嘱执行呼吸道隔离，直至全部水痘结痂，治愈出院。病室保持温度为 18 ~ 20℃，相对湿度为 50% ~ 60%，每天定时通风，空气消毒，地面喷洒消毒，每天 2 次。

2. 给予高热量、高维生素半流食，观察进食情况，避免发生呛咳及误吸，昏迷者给予鼻饲。

3. 神志不清时采取平卧位，头偏向一侧，保持呼吸道通畅，及时清理呼吸道分泌物，低流量持续吸氧，治疗、护理操作尽量集中，减少对患者的刺激，备齐各种抢救药品及物品，防止抽搐发生。

4. 观察病情，严密观察神志、生命体征和瞳孔的变化，准确记录 24 小时液体出入量，及时做好护理记录。

5. 一般治疗，护理、降温、止惊及呼吸衰竭等处理可参照脑炎的治疗。

Ⅳ．肝炎

【原因】

免疫功能缺陷者可出现播散性水痘，病变累及肝，使肝细胞炎症侵入，肝功能受损。

【临床表现】

此并发症多表现为转氨酶轻度升高，少数可出现肝脏脂肪变性，放射至背部的疼痛是有症状的患者常见体征。

【预警】

患者如存在肝功能检测异常，则及时采取护肝治疗，避免使用有损肝功能的药物，采取低脂易消化饮食。

【护理要点】

1. 注意劳逸结合，不能过度疲劳，保持开朗的心情。

2. 食物要营养丰富、新鲜、易于消化，如鸭肉、瘦肉、鱼、豆制品等，少吃油腻食物。

3. 严禁饮酒，以防止肝炎加重。

五、肾综合征出血热

肾综合征出血热（hemorrhagic fever with renal syndrome，HFRS），又称流行性出血热（epidemic hemorrhagic fever），是由汉坦病毒属（hantavirus）的各型病毒引起的，以鼠类为主要传染源的一种自然疫源性疾病。基本病理变化是全身小血管和毛细血管内皮细胞广泛性损伤。

（一）发病机制

发病机制至今未完全阐明，汉坦病毒进入血液后随血流到达全身，通过位于血小板、内皮细胞和巨噬细胞表面的 β_3 整合素介导进入血管内皮细胞内，以及骨髓、肝、脾、肺、肾和淋巴结等组织，进一步增殖后再释放入血引起病毒血症。一方面病毒能直接破坏感染细胞功能和结构，另一方面病毒感染诱发人体免疫应答和各种细胞因子的释放共同作用导致机体组织损伤。由于汉坦病毒对人体呈泛嗜性感染，因而其能引起多器官损害。

（二）临床表现

潜伏期为 4～46 天，一般为 7～14 天。典型病例病程中有发热期、低血压休克期、少尿期、多尿期和恢复期的 5 期经过。轻型病例可出现越期现象，重症病例可出现发热期、低血压休克期和少尿期之间的重叠。

1. 发热期 主要表现为发热、全身中毒症状、毛细血管损伤和肾损害。患者发热体温在 39～40℃，以稽留热或弛张热多见。体温越高，持续时间越长，病情越重。轻型患者热退后症状缓解，重症患者热退后病情反而加重，全身中毒症状表现为全身酸痛及头痛、腰痛、眼眶痛（三痛）。

2. 低血压休克期 一般发生于病程的 4～6 天，发热期末或热退同时出现血压下降，患者出现面色苍白、四肢厥冷、脉搏细速或不能触及、尿量减少等休克表现。少数热退后发生，轻型患者可不出现低血压休克。

3. 少尿期 常继低血压休克期出现，也可与发热期、低血压休克期重叠或由发热期直接进入此期。一般认为 24 小时尿量少于 400ml 为少尿，少于 50ml 为无尿。其主要表现为尿毒症、酸中毒和水电解质紊乱。严重者可出现高血容量综合征和肺水肿，临床表现为厌食、恶心、呕吐、腹胀明显，可出现顽固性呃逆。一些患者出血加重，可出现皮肤瘀斑增加、鼻出血、便血、咯血、血尿或阴道出血。

4. 多尿期 此期根据尿量和氮质血症情况分为 3 期，即移行期、多尿早期、多尿后期。移行期虽然尿量增加，但血尿素氮、肌酐仍继续上升，临床症状加重，一部分患者可因并发症而危及生命。多尿后期因水和电解质补充不足或继发感染，可发生继发性休克，也可发生低血钠、低血钾等症状。

5. 恢复期 多尿后期，尿量逐渐恢复正常，精神、食欲基本恢复，少数患者留有高血压、肾功能障碍、心肌劳损和垂体功能减退症状。

（三）常见并发症

肾综合征出血热的常见并发症包括腔道出血、中枢神经系统并发症、肺水肿、多器官功能障碍综合征。

Ⅰ.腔道出血（呕血、便血最常见）

【原因】

腔道出血与全身广泛性小血管损害、病毒侵犯骨髓巨核细胞导致血小板产生减少、肝素类物质增加及 DIC 导致凝血机制异常有关。

【临床表现】

患者腔道出血以呕血、便血最为常见。咯血、腹腔出血、鼻出血和阴道出血等也较常见。

【预警】

患者粪便隐血试验阳性表示日出血量＞5ml，黑便表示日出血量＞50ml，呕血表示胃内积血＞250ml，出现头晕、口干、乏力及心悸等症状提示出血量＞500ml，收缩压降至80mmHg，失血量约为1500ml，降至60mmHg，失血量约为2500ml，出现晕厥、四肢冰凉、尿少、烦躁不安等休克症状，提示急性、大量出血。患者应取侧卧位，防止呕血误吸引起窒息，同时建立2条以上静脉通路，积极止血和补充血容量，给予心电监护，严密观察生命体征。

【护理要点】

1.保持安静，必要时根据医嘱可使用镇静药，大出血期间禁食水，尽量减少活动。

2.建立2条以上静脉通路，做好备血及输血准备。

3.准确记录24小时液体出入量，观察呕血、便血、咯血的量及性状。

4.做好口腔护理，对呕血频繁者，应协助取侧卧位，防止误吸入气管内引起窒息。

5.给予心电监护，严密观察生命体征，根据医嘱及时、正确地使用止血药物。

Ⅱ.中枢神经系统并发症

【原因】

中枢神经系统并发症包括由汉坦病毒侵犯中枢神经而引起的脑炎和脑膜炎，以及由休克、凝血机制异常、电解质紊乱和高血容量综合征等引起的脑水肿、高血压脑病和颅内出血等。

【临床表现】

中枢神经系统并发症临床表现为头痛、呕吐呈喷射性、意识障碍、瞳孔忽大忽小或两侧不等大、对光反射迟钝等。

【预警】

1.前额持续性疼痛突然加剧，出现呕吐呈喷射性，无恶心，与饮食无关，血压升高、心率减慢，提示脑水肿、颅内高压。应密切观察瞳孔、意识障碍的程度及监测生命体征的变化，立即降低颅内压。

2.瞳孔出现忽大忽小变化，或两侧不等大，提示脑水肿、脑疝、脑出血可能。

【护理要点】

1.保持病室安静、避免搬动及非急需的检查。有烦躁、谵妄等意识障碍表现时，给予安全保护措施，昏迷者应给予气垫床，保持肢体功能位，定时翻身。

2.为减少脑血流量、降低颅内压，患者头部可置以软枕，抬高15°～30°，并偏向一侧，以利于呼吸道分泌物引流，对呕吐者要防止呕吐物误吸引起窒息及肺部并发症。

3.对伴有抽搐的患者要注意防止坠床，以免跌伤，用缠以纱布的压舌板放入上下臼齿之间，以免舌咬伤。

4. 观察头痛、呕吐及意识障碍的程度，每 4 ～ 6 小时观察 1 次瞳孔的变化，如有异常增加观察次数，观察抽搐是局限性还是全身性发作，有无两眼凝视，观察呼吸次数、节律、深度的变化。

Ⅲ. 肺水肿

【原因】

肺毛细血管损伤，通透性增高使肺间质大量渗液，此外，肺内微小血管的血栓形成和肺泡表面活性物质生成减少均能促成急性呼吸窘迫综合征及心源性肺水肿。心源性肺水肿常见于少尿期，少尿期组织间液回吸收，产生高血容量，肾素分泌增加，血管紧张素 Ⅱ 形成增多，心脏负荷加重。

【临床表现】

此并发症主要表现为呼吸急促、咳嗽、发绀、烦躁等，咳嗽较前频繁，可咳出或自鼻腔涌出大量白色或粉红色泡沫痰。

【预警】

1. 少尿期患者血压进行性升高，脉压大，脉搏洪大有力，提示心脏负荷加重，严密观察病情，进行心电监护，报告医师早期干预。

2. 患者突然出现胸闷、被迫坐起、呼吸困难，咳嗽较前频繁，血气分析动脉血氧分压降至 60mmHg 以下，提示发生急性肺水肿。立即协助患者取半卧位或端坐卧位，减慢输液速度至 20 ～ 30 滴 / 分，给予 5 ～ 6L/min 氧气吸入，并用 20% ～ 30% 乙醇湿化。

【护理要点】

1. 休息与体位：半卧位或端坐卧位，双腿下垂；对于夜间阵发性呼吸困难者，可采取高枕卧位或半卧位。

2. 吸氧：一般采取鼻导管给氧法，开始流量为 2 ～ 3L/min，待患者适应后可增加至 5 ～ 6L/min，吸氧时可给予 20% ～ 30% 乙醇湿化以减少肺泡表面张力。

3. 开放静脉通道，予以心电监护及血氧饱和度监测。

4. 控制输液速度和总量：补液遵循"量出为入"原则，滴速以每分钟 20 ～ 30 滴为宜，避免滴注大量氯化钠注射液。

5. 遵医嘱用药，观察治疗效果和不良反应，关注患者尿量、血钾值，采取利尿、强心对症治疗，并准备血液透析。

6. 宜进食低热量易消化食物，少食多餐，尤其注意不宜过饱，严格限制钠的摄入，适当限制水分，减轻心脏负担。

7. 保护患者皮肤，有水肿的部位及端坐体位易发生压疮，应通过经常改变体位、使用减压用具等措施预防。

Ⅳ. 多器官功能障碍综合征

【原因】

肾综合征出血热引起的器官损害主要以肾病最明显，其次为心脏、肝、大脑、肺、胃肠道及内分泌器官等。汉坦病毒具有泛嗜性，侵入人体后首先形成病毒血症，直接感染器官细胞，导致组织结构和功能的改变，机体免疫反应和细胞因子的共同作用致机体内多器官功能损害，最后引起多器官功能障碍综合征。

【临床表现】

多器官功能障碍综合征患者主要表现为少尿、呼吸困难，后期出现持续发绀、黄疸，随病情进展，出现凝血酶原下降，白蛋白进行性下降，消化道出血表现为呕血或黑便、便血。中枢神经系统症状可有嗜睡、意识障碍及昏迷等。

【预警】

1. 心脏　警惕心源性休克或一过性心搏骤停和心律失常。

2. 肺　$PaO_2 < 60mmHg$，或出现低氧血症。

3. 肾　尿素氮 > 28.6mmol/L，血肌酐 > 256.2μmol/L。

4. 肝　总胆红素 ≥ 51.3μmol/L 和谷丙转氨酶≥正常值的 2 倍、胆酶分离、嗜睡、昏迷等。

5. 消化道　黑便、便血或呕血。

6. 液体量观察　勤观察、早发现、早治疗，特别在少尿期严格控制液体量，加强利尿，注意维持水、电解质及酸碱平衡，防止心力衰竭、肺水肿、脑水肿及出血等并发症的发生。

【护理要点】

1. 及时防治休克、DIC、大出血、肾衰竭、电解质紊乱和继发感染。

2. 遵循"三早"治疗原则：早发现、早诊断、早治疗，同时进行早期抗病毒治疗以抑制病毒扩散，及时使用免疫调节剂改善机体免疫应答。

3. 在发热早期注意保护各器官的功能，进行预防性治疗，发热期应保证足够的液体量，防止低血压引起休克，进入低血压休克期后及时扩充血容量，适时应用血管活性药物，进入少尿期后应严格控制液体量，加强利尿，注意维持电解质平衡，防止心力衰竭、肺水肿、脑水肿及出血等。

4. 改善全身状况：尽可能维持水、电解质和酸碱平衡，提高营养状态等。

六、流行性乙型脑炎

流行性乙型脑炎（epidemic encephalitis type B），简称乙脑，又称日本脑炎（japanese encephalitis），是由乙型脑炎病毒（japanese encephalitis virus，JEV）引起的以脑实质炎症为主要病变的中枢神经系统急性传染病。本病经蚊虫传播，常流行于夏、秋季节，主要分布于亚洲。临床上根据发热、意识障碍、抽搐程度、病程长短、有无后遗症等病情轻重不同，将乙脑分为轻型、普通型、重型及极重型。流行期间以轻型和普通型患者多见。临床上以高热、意识障碍、抽搐、病理反射及脑膜刺激征为特征，病死率高，部分病例可留有严重的后遗症。

（一）发病机制

感染乙型脑炎病毒的蚊叮咬人后，病毒侵入人体，先在单核巨噬细胞系统内繁殖，随后进入血液循环，形成病毒血症。发病与否取决于感染病毒的数量、毒力和人体的免疫力。当感染者机体免疫力强时，只形成短暂的病毒血症，病毒很快被清除，临床上表现为隐性感染或轻型病例，并获得终身免疫力。当感染者免疫力弱，且感染的病毒数量大、毒力强时，则病毒可侵入中枢神经系统，引起脑实质性病变。

（二）临床表现

1. 初期　为病初的 1～3 天。起病急，体温在 1～2 天上升至 39～40℃，伴有头痛、精神倦怠、嗜睡、食欲缺乏、恶心、呕吐等症状，少数患者可出现神志淡漠和颈项强直。

2. 极期　为病程的第 4～10 天，初期症状加重，主要表现为脑实质受损的症状，为本病病情变化最快、病情最严重的阶段。

（1）高热：体温常高达 40℃，持续发热 7～10 天。体温越高，热程越长，病情越重。

（2）意识障碍：表现为嗜睡、谵妄、昏迷、定向力障碍等。其通常持续 1 周左右，重型者可达 4 周。昏迷的深浅、持续时间的长短与病情的严重程度和预后呈正相关。

（3）惊厥或抽搐：表现为面部、眼肌、口唇的小抽搐，随后肢体抽搐、强制性痉挛，可发生于单肢、双肢或四肢，重型者可发生全身强直性抽搐，历时数分钟至数十分钟不等，均伴有意识障碍。长时间或频繁抽搐，可导致发绀、脑缺氧和脑水肿甚至呼吸暂停。

（4）呼吸衰竭：主要为中枢性呼吸衰竭，表现为呼吸节律不规则、双吸气、叹息样呼吸、呼吸暂停、潮式呼吸和下颌呼吸等，最后呼吸停止，呼吸衰竭为本病死亡的主要原因。

（5）其他系统表现：中枢神经系统炎症水肿表现为颅内高压症状；延髓呼吸中枢受到炎症渗出影响失去功能；吞咽、咳嗽反射消失，肺部炎症改变，呼吸道分泌物增多；脑部炎症广泛涉及脑干的血管舒缩运动中枢，动脉压下降发生循环衰竭；肺炎并发胸膜炎；电解质紊乱。

3. **恢复期**　患者体温逐渐下降，神经系统症状和体征日趋好转，一般患者于 2 周左右可完全恢复，但重型患者需 1～6 个月才能逐渐恢复。

4. **后遗症期**　5%～20% 的重型乙脑患者留有后遗症，主要有失语、肢体瘫痪、意识障碍、精神失常及痴呆等。

（三）常见并发症

乙脑的常见并发症包括支气管肺炎和上消化道出血。

I.支气管肺炎

【原因】

乙脑并发支气管肺炎多见于重型患者，多由咳嗽、吞咽反射减弱或消失及昏迷患者呼吸道分泌物不易咳出或应用人工呼吸机后引起。

【临床表现】

轻症仅表现为畏寒、发热、咳嗽、气促；重症除全身中毒症状及呼吸系统的症状加重外，尚出现循环、神经、消化等系统的功能障碍。

【预警】

1. 发热和咳嗽之后出现气促，伴有呼吸加速，提示可能发生支气管肺炎。应给予氧气吸入，加强抗感染治疗与雾化吸入。

2. 患者出现面色苍白、心动过速、心音低钝、心律失常及心电图 ST 段下移、T 波平坦或倒置，提示可能发生心肌炎。持续进行心电监护，密切观察病情，及时做出相应处理。

3. 患者出现呼吸困难加重、呼吸加快（> 60 次／分）、烦躁不安、面色苍白或发绀、心率增快（> 180 次／分）、心音低钝、奔马律、肝迅速增大等，提示可能发生心力衰竭。应及时报告医师，并减慢输液速度，配合做好抢救准备。

【护理要点】

1. 病室定时通风换气，保持室内空气新鲜。

2. 密切观察体温变化，采取相应的护理措施。

3. 呼吸道分泌物堵塞者，取仰卧位，头偏向一侧，松解衣服和领口，如有义齿应取下，清除口咽分泌物，定时翻身、叩背，以保持呼吸道通畅。

4. 如舌后坠阻塞呼吸道，可用缠有纱布的舌钳拉出后坠舌体并使用简易口咽通气管，必要时行气管切开。

5. 吸氧，氧流量为 4～5L/min，以改善脑缺氧。

6. 当出现心力衰竭表现时，及时报告医师，并减慢输液速度，配合做好抢救准备。

7. 密切观察患者病情，严格记录生命体征的变化。

Ⅱ．上消化道出血

【原因】

重型乙脑患者可因应激性溃疡而发生上消化道出血。原因：①乙脑的病变常以间脑和脑干最为明显，该部位受到刺激时，胃酸分泌可明显增加；②乙脑并发脑水肿，可使下丘脑及脑干受压、移位，损伤了自主神经中枢，可引起胃蠕动亢进，胃壁肌张力增高，导致胃肠黏膜缺血、缺氧，发生糜烂、溃疡及出血；③乙脑患者的高热、抽搐均可通过各个环节刺激神经、体液的调节系统，使垂体-肾上腺皮质分泌增加，交感神经兴奋，儿茶酚胺分泌增加，胃肠黏膜血管强烈收缩，胃黏膜屏障破坏，而引起应激性溃疡；④乙脑患者使用阿司匹林、清热解毒药等作为退热药，可直接损伤胃肠黏膜，增加黏膜对 H^+ 的通透性，用大剂量肾上腺皮质激素治疗脑水肿等，可抑制胃黏液的分泌而使胃酸分泌增多，从而加重或引起应激性溃疡。

【临床表现】

乙脑并发上消化道出血的临床表现主要为黑便、呕吐咖啡色液体，重者可引起出血性休克。

【预警】

1. 患者粪便隐血试验阳性或柏油样便，呕吐咖啡渣样物，提示发生上消化道出血。应密切观察，禁食禁水，及时进行止血治疗。

2. 患者出现呼吸衰竭、脑水肿症状时，应严密监测，警惕上消化道出血的发生。

【护理要点】

1. 及时识别出血征象及采取应急措施。当患者出现头晕、心悸等不适，或呕血、黑便时，应指导患者立即卧床休息，保持安静，减少身体活动；呕吐时应头偏向一侧避免误吸。

2. 注意患者生命体征的监测，必要时行心电监护。

3. 密切观察呕吐物及粪便的颜色、性状和量，并准确记录。

七、传染性单核细胞增多症

传染性单核细胞增多症（infectious mononucleosis，IM）是主要由 EB 病毒（Epstein-Barr virus，EBV）原发感染所致的急性疾病。典型临床三联征为发热、咽峡炎和淋巴结肿大，可合并肝脾大，外周淋巴细胞及异型淋巴细胞增高。

（一）发病机制

本病发病机制尚未完全阐明。EB 病毒是一种嗜淋巴细胞的人疱疹病毒，病毒进入易感者口腔，先在咽部的淋巴组织内进行复制，侵犯扁桃体的 B 淋巴细胞，进入血液循环而致病毒血症，并进一步累及淋巴系统的各组织和器官。

（二）临床表现

潜伏期，儿童为 9 ～ 11 天，成人通常为 4 ～ 7 周。起病急缓不一，症状呈多样性，约40% 的患者有全身不适、头痛、畏寒、鼻塞、食欲缺乏、恶心、呕吐、轻度腹泻等前驱症状。发病期典型表现如下。

1. 发热　除极轻型病例外，患者均有发热，体温在 38.5 ～ 40.0℃，无固定热型。

2. 淋巴结肿大　70% 的患者有明显淋巴结肿大，以颈部淋巴结最为常见。肠系膜淋巴结受累可引起腹痛等症状，常在热退后数周消退。

3. 咽峡炎　50% 以上患者有咽痛及咽峡炎症状，患者咽部、扁桃体、腭垂充血肿胀，少数在扁桃体上有溃疡或假膜形成。严重的咽部水肿可引起吞咽困难及气道阻塞。

4. 肝脾大　约 10% 的病例有肝大，肝多在肋下 2cm 以内，谷丙转氨酶升高者可达 2/3，部分患者有黄疸，50% 的患者有轻度脾大，有疼痛及压痛，偶可发生脾破裂。

5. 皮疹　约 10% 的病例出现皮疹，呈多行性，有斑丘疹、猩红热样皮疹、结节性红斑、荨麻疹等，偶呈出血性。皮疹多见于躯干部，常在起病后 1～2 周出现，3～7 天消退，无色素沉着及脱屑。

（三）常见并发症

传染性单核细胞增多症的常见并发症包括咽峡部溶血性链球菌感染和急性肾炎。

Ⅰ. 咽峡部溶血性链球菌感染

【原因】

传染性单核细胞增多症患者机体或呼吸道局部防御能力降低，EB 病毒进入易感者口腔，先在咽部的淋巴组织内进行复制增殖，侵犯扁桃体的 B 淋巴细胞而引起感染。

【临床表现】

此并发症主要表现为咽痛、发热、淋巴结肿大，发热时体温超过 39℃。

【预警】

患者出现咽部不适，颌下淋巴结肿大伴压痛，扁桃体肿大且表面有黄色点状渗出物，提示咽峡部溶血性链球菌感染。注意多饮水，勤漱口，保持口腔清洁，积极抗感染治疗。

【护理要点】

1. 保持室内适宜温度、湿度和空气流通，患者以卧床休息为主。

2. 鼓励患者每天保证足够的饮水量，饮食宜清淡、富含高热量和丰富维生素。

3. 进食后漱口或给予口腔护理，防止口腔感染。

4. 注意隔离患者，限制探视，避免交叉感染。

5. 严密监测患者的生命体征，注意观察药物的不良反应。

Ⅱ. 急性肾炎

【原因】

机体对链球菌的某些抗原成分产生抗体，抗原抗体结合形成循环免疫复合物，其随血流抵达肾脏，沉积于肾小球基底膜上并激活补体系统，引起免疫和炎症反应，使基底膜损伤，血液成分漏出毛细血管，尿中出现蛋白、红细胞、白细胞和各种管型。与此同时，细胞因子等又能刺激肾小球内皮和系膜细胞肿胀、增生，严重时可有新月体形成，使肾小球滤过率降低，出现少尿、无尿，严重者发生急性肾衰竭。

【临床表现】

传染性单核细胞增多症并发急性肾炎的临床表现似一般肾炎，主要表现为迅速出现的水肿、血尿、蛋白尿、高血压。起病时可有低热、食欲缺乏、疲倦、乏力、头晕、腰部钝痛等非特异性症状。

【预警】

1. 患者出现眼睑及颜面部水肿，逐渐波及躯干、四肢，重者遍及全身，呈非凹陷性水肿，血压 > 130/90mmHg，血肌酐每天升高超过 44.2μmol/L，提示出现急性肾炎。应注意限制患者活动，绝对卧床休息，限制钠盐及蛋白质摄入；严密观察病情变化，及时给予利尿、降压治疗，预防急性肾衰竭的发生。

2. 一般学龄前小儿血压 > 120/80mmHg、学龄儿血压 > 130/90mmHg，几乎不伴剧烈头痛、恶心、呕吐，提示发生轻度或中度高血压。加强对患者及其家属的健康教育，限制患者活动，密切监测血压变化。

【护理要点】

1. 急性期患者应绝对卧床休息，待水肿消退、血压正常、肉眼血尿消失后，方可逐步增加活动量。

2. 给予患者正确的饮食管理指导。少尿、水肿期，应限制钠盐摄入；有氮质血症时应控制蛋白质的摄入量；除非严重少尿或循环充血，一般不必严格限水。

3. 遵医嘱给予利尿剂、降压药，注意观察体重、尿量、水肿变化并做好记录。

4. 快速降压时必须严密监测血压、心率和药物不良反应。

5. 严密观察病情变化，观察尿量、尿色，准确记录 24 小时液体出入量。

6. 密切观察生命体征的变化，并做好相关记录。

7. 做好患者及其家属的健康教育，强调限制患者活动是控制病情进展的重要措施。

八、狂犬病

狂犬病（rabies）是由狂犬病毒（rabies virus）引起的一种侵犯中枢神经系统为主的急性人兽共患传染病，临床表现有狂躁型和麻痹型，狂躁型症状为特有的恐水、怕风、恐惧不安、咽肌痉挛、进行性瘫痪等，狂躁型因有典型的恐水症状又称恐水症（hydrophobia），至今该病尚无特效药物治疗，一旦发病，病死率几乎 100%。

（一）发病机制

狂犬病毒入侵人体后的致病过程可分为 3 个阶段：①组织内病毒小量增殖期，病毒先在伤口附近的肌细胞小量增殖，于数天后侵入附近的末梢神经；②侵入中枢神经期，病毒沿神经的轴突向中枢神经做向心性扩展，至脊髓的背根神经节大量繁殖，入侵脊髓并很快到达脑部，主要侵犯脑干、小脑等处的神经细胞；③向各器官扩散期，病毒从中枢神经向周围神经扩展，侵入各组织器官，尤以唾液腺、舌部味蕾、嗅神经上皮等处病毒量较多。由于迷走神经、舌咽神经及舌下神经核受损，吞咽肌及呼吸肌痉挛，患者出现恐水、吞咽和呼吸困难等症状。交感神经受累时出现唾液分泌和出汗增多。迷走神经节、交感神经节和心脏神经节受损时，患者可出现心血管功能紊乱或猝死。

（二）临床表现

潜伏期长短不一，一般在 3 个月内发病，长者可达 10 年以上。潜伏期长短与年龄、伤口部位、伤口情况、病毒数、毒力等因素有关。本病全程一般不超过 6 天。典型临床经过分为以下 3 期。

1. 前驱期　本期持续 2 ～ 4 天，常有低热、倦怠、头痛、恶心、全身不适，继而恐惧不安、烦躁失眠，对声、光、风等刺激敏感而有喉头紧缩感。在愈合的伤口及其神经支配区有痒、痛、麻及蚁走等异样感觉是具有诊断意义的早期症状。

2. 兴奋期　本期为 1 ～ 3 天，表现为高度兴奋、恐惧不安、恐水、恐风。典型症状为恐水表现。体温常升高（38 ～ 40℃，甚至超过 40℃）。交感神经亢进，患者出现大量流涎、多汗、心率加快、血压升高。患者因同时有吞咽困难和过度流涎而出现"泡沫嘴"。患者神志多清楚，也可出现精神失常、幻视、幻听等。

3. 麻痹期　本期一般仅持续 6 ～ 18 小时。患者肌肉痉挛停止，全身出现松弛性瘫痪，由安静进入昏迷状态，最后因呼吸衰竭、循环衰竭死亡。

（三）常见并发症

狂犬病的常见并发症包括肺炎、气胸、纵隔气肿、心律失常、心力衰竭、上消化道出血、急性肾衰竭。

【预警】

因该病是所有传染病中最凶险的病毒性疾病，至今尚无特效药物，一旦发病，病死率几乎为 100%。患者发病后及以上出现的并发症均是以对症支持等综合治疗为主，但疗效差。因此，人被病犬咬伤后，尽可能地阻止或减少感染者发病，可通过管理好传染源、及时正确的伤口处理、暴露后的预防接种等三个关键环节进行处理。

【护理要点】

1. **管理传染源** 以犬的管理为主。捕杀野犬，管理和免疫家犬，并实行进出口动物检疫等措施。病死动物应予以焚毁或深埋处理。

2. **伤口处理** 应用 20% 肥皂水或 0.1% 苯扎溴铵（新洁尔灭）彻底冲洗伤口至少半小时，力求去除犬涎，挤出污血。彻底冲洗后用 2% 碘酒或 75% 乙醇涂擦伤口，伤口一般不予以缝合或包扎，以便排血引流。如有抗狂犬病免疫球蛋白或免疫血清，则应在伤口底部和周围行局部浸润注射。此外，尚需注意预防破伤风及细菌感染。

3. **预防接种** 进行疫苗接种，可用于暴露后预防，也可用于暴露前预防。我国为狂犬病流行地区，凡被犬咬伤者，或被其他可疑动物咬伤、抓伤者，或医务人员的皮肤破损处被狂犬病患者唾液沾污时均需做暴露后预防接种。WHO 推荐使用的疫苗如下：人二倍体细胞疫苗，价格高；原代细胞培养疫苗；传代细胞系疫苗。我国批准的有地鼠肾细胞疫苗、鸡胚细胞疫苗和 Vero 细胞（非洲绿猴肾传代细胞）疫苗。具体接种方法如下。

（1）暴露后预防：接种 3 次，每次 1ml，肌内注射，于 0、7、28 天进行；1～3 年加强注射 1 次。

（2）暴露前预防：接种 5 次，每次 2ml，肌内注射，于 0、3、7、14 和 28 天完成，如严重咬伤，可全程注射 10 针，于当天至第 6 天每天 1 针，随后于 10、14、30、90 天各注射 1 针。

（3）对下列情形之一的建议为首剂狂犬病疫苗剂量加倍给予：①注射疫苗前 1 个月内注射过免疫球蛋白或抗血清者；②先天性或获得性免疫缺陷患者；③接受免疫抑制剂（包括抗疟疾药物）治疗的患者；④老年人及患慢性病者；⑤暴露后 48 小时或更长时间后才注射狂犬病疫苗的人员。

（4）免疫球蛋白注射：常用的制品有人抗狂犬病毒免疫球蛋白（human anti-rabies immunoglobulin，HRIG）和抗狂犬病马血清两种，以人抗狂犬病毒免疫球蛋白为佳。抗狂犬病马血清使用前应做皮肤过敏试验。

九、艾滋病

艾滋病是获得性免疫缺陷综合征（acquired immunodeficiency syndrome，AIDS）的简称，是由人免疫缺陷病毒（human immunodeficiency virus，HIV）引起的慢性传染病。本病主要经性接触、血液及母婴传播。HIV 主要侵犯、破坏 $CD4^+T$ 淋巴细胞，导致机体免疫细胞和（或）功能受损甚至缺陷，最终并发各种严重机会性感染（opportunistic infection）和肿瘤。其具有传播迅速、发病缓慢、病死率高的特点。

（一）发病机制

HIV 主要侵犯人体免疫系统，包括 $CD4^+T$ 淋巴细胞、巨噬细胞和树突状细胞，主要表现为 $CD4^+T$ 淋巴细胞数量不断减少，导致免疫功能缺陷、各种机会性感染和肿瘤的发生。

（二）临床表现

HIV 感染后，最开始的数年至 10 余年可无任何临床表现。一旦发展为艾滋病，患者就可以出现各种临床表现。

1. 一般症状　持续发热、虚弱、盗汗，持续广泛性全身淋巴结肿大，特别是颈部、腋窝和腹股沟淋巴结肿大更明显。淋巴结直径在 1cm 以上，质地坚实，可活动，无疼痛。患者可出现原因不明的持续性发热，可长达 3～4 个月；体重下降在 3 个月之内可达 10% 以上，最多可降低 40%，患者消瘦特别明显。

2. 呼吸道症状　长期咳嗽、胸痛、呼吸困难，严重时痰中带血。

3. 消化道症状　食欲缺乏、厌食、恶心、呕吐、腹泻，严重时可便血。通常用于治疗消化道感染的药物对这种腹泻无效。

4. 神经系统症状　头晕、头痛、反应迟钝、智力减退、精神异常、抽搐、偏瘫、痴呆等。

5. 皮肤和黏膜损害　单纯疱疹、带状疱疹、口腔和咽部黏膜炎症及溃烂。

6. 肿瘤　可出现多种恶性肿瘤，位于体表的卡波西肉瘤可见红色或紫红色的斑疹、丘疹和浸润性肿块。

（三）常见并发症

艾滋病的常见并发症包括机会性感染、恶性肿瘤。

Ⅰ．机会性感染

【原因】

艾滋病病毒感染人体后，破坏人体的细胞免疫功能，使患者的抵抗力降低，由于多种病原体的侵袭而造成机会性感染。外周血 $CD4^+$ T 淋巴细胞的水平可反映患者的细胞免疫状况，其计数越低，表明机体免疫水平越低，发生机会性感染的可能性越大。机会性感染包含了细菌、真菌、病毒、原虫等多种病原体，临床表现复杂多样，涉及呼吸、消化、神经、血液、皮肤等系统，治疗比较困难。

【临床表现】

神经系统感染可出现头痛、低热、嗜睡、躁动、昏睡和癫痫。消化道感染可出现难治性腹泻。呼吸系统感染可出现发热、咳嗽、咳痰，脓性痰或血痰，伴或不伴胸痛，严重者有呼吸困难、呼吸频率加快、鼻翼扇动等。

【预警】

$CD4^+$ T 淋巴细胞计数小于 200/μl，反复发作的口腔白念珠菌感染，出现原因不明的持续不规则发热达 1 个月以上，体温高于 38℃，体重 6 个月之内下降达 10% 以上，慢性腹泻 1 个月以上，次数为 3 次 / 天以上，均应及时就诊，如有流行病学史，实验室 HIV 抗体阳性，提示患有艾滋病，接诊医护人员需立即隔离治疗患者，并向当地疾病预防控制中心报告。

【护理要点】

1. 消毒隔离　安排单人单间，确诊的同类患者可住同一间病房。在彻底清洁的基础上适当消毒床单元、仪器设备及床栏杆、轮椅、水池、门把手等处。

2. 心理护理　及时识别患者的心理状况，针对患者不同负性心理开展个性化心理干预，认真听取患者倾诉，帮助其进行心理调节，如听音乐、培养兴趣爱好等。

3. 发热护理　监测体温，体温 ≥ 38.5℃ 可进行物理降温，必要时可进行药物降温，并适量补充液体。降温后大量出汗时及时协助温水擦洗，更换衣被，保持床单清洁、干燥，防止受凉。

4. 呼吸道护理　注意观察患者的呼吸频率、节律、深度及咳嗽、咳痰情况。定时监测血气分析，调节氧流量。指导患者有效咳嗽、咳痰，痰液黏稠者给予超声雾化吸入，应用镇咳祛痰药。有使用呼吸机辅助呼吸指征时要及时使用呼吸机，并详细做好记录。

5. 颅内高压护理　严密观察患者意识、瞳孔、血压、血氧饱和度、心率等变化，出现异常及时报告医师处理。保持大便通畅，避免由便秘用力排便引起颅内压骤升而发生脑疝。

6. 口腔护理　先用蘸有生理盐水的棉签尽量擦去溃疡面假膜，再用 1% ～ 4% 碳酸氢钠溶液漱口，溃疡面用制霉菌素 50 万 U 碾碎加入甘油后涂口腔黏膜，每天 3 次。

7. 腹泻护理　注意饮食卫生，避免进食辛辣、油腻食物，多进食稀饭、清淡的菜汤、新鲜果汁。注意观察大便的性状、次数、量，及时送检，进行大便培养，以确定原因。做好肛周皮肤护理，每次便后用 1% 温盐水清洗并擦干，肛周皮肤涂呋辛油保护，保持局部皮肤清洁、干燥。

Ⅱ . 恶性肿瘤

【原因】

HIV 主要攻击 $CD4^+$ T 淋巴细胞，导致感染者体内 $CD4^+$ T 细胞耗竭，机体出现严重的免疫缺陷，从而可能诱发某些恶性肿瘤，尤其是卡波西肉瘤和 Burkitt 淋巴瘤（BL）。

【临床表现】

最常见下肢、面部（特别是鼻）、口腔黏膜和生殖器出现皮损。皮损多为椭圆形，沿着皮肤张力线呈线状排列；可对称分布。皮损无痛痒，通常不会造成表面皮肤或下方结构坏死，可呈粉色、红色、紫色和棕色，偶尔可见到病灶周围的黄晕。

【预警】

下肢皮肤和口腔黏膜出现紫红色或深蓝色浸润斑或结节，融合成片，表面溃疡并向四周扩散提示卡波西肉瘤。在急性感染期和无症状感染期就进行医疗干预，在专业医师的指导下坚持抗病毒治疗。

【护理要点】

1. 肿瘤创面护理　观察患者的生命体征，密切观察活检术后创面出血、感染情况，积极配合医师加强换药，保持创面及颜面其他瘤体部位干燥，促进伤口渗液吸收及肉芽组织生长。换药时动作要轻柔，严格遵循无菌操作技术和消毒隔离原则。

2. 口腔护理　选择小头、细毛的牙刷刷牙，防止瘤体破溃，同时用 1% ～ 4% 的碳酸氢钠溶液漱口，保持口腔清洁和酸碱平衡。

3. 饮食护理　选择软食或温凉的半流食，忌食过咸、过甜、过硬、冰冷及辛辣刺激的食物，避免刺激及损伤口腔黏膜。

4. 化疗护理　给予患者化疗时，严格遵医嘱给药，观察药物不良反应，定期检查肝肾功能及血常规；对于联合应用抗肿瘤化疗药物的患者，要密切观察注射部位是否有药液外渗及组织坏死等。

5. 基础护理　特别要加强对皮肤、肛门及会阴的清洁护理，对于皮肤有溃烂分泌物者，严格按无菌操作原则进行清创换药，严格按传染病消毒隔离原则处理污物。

6. 疼痛和瘙痒护理　对于疼痛轻微者，建议患者多听音乐，保持心情愉悦，分散注意力；对疼痛较为严重者，给予口服或肌内注射镇静、镇痛的药物治疗；当皮损处出现瘙痒时，禁止抓挠和摩擦，避免皮肤破溃感染，用薄荷锌洗剂擦拭皮肤瘙痒处。勤洗澡，保持皮肤清洁，尽量穿纯棉衣物。

7. 心理护理与健康教育　强调服药依从性的好坏与治疗成败的关系，强调遵医嘱和定时服药的重要性，以及漏服或不定时、不按剂量服药的严重后果，通过实例增强患者战胜疾病的信心。

十、传染性非典型病原体肺炎

传染性非典型病原体肺炎（infectious atypical pneumonia）又称严重急性呼吸综合征（severe acute respiratory syndrome，SARS）。该病是由 SARS 冠状病毒（SARS coronavirus，SARS-CoV）引起的一种具有明显传染性、可累及多个器官系统的特殊肺炎。临床上以发热、乏力、头痛、肌肉关节酸痛等全身症状和干咳、胸闷、呼吸困难等呼吸道症状为主要表现，部分病例可有腹泻等消化道症状；胸部 X 线检查可见肺部炎性浸润阴影、实验室检查外周血白细胞计数正常或降低、抗菌药物治疗无效是其重要特征。严重者出现气促或呼吸窘迫。

（一）发病机制

发病机制尚不清楚。起病早期可出现病毒血症，从体外病毒培养分离过程中可观察到对细胞的致病性，推测在人体的 SARS 冠状病毒可能对肺组织细胞有直接的损害作用。目前倾向于认为 SARS 冠状病毒感染诱导的免疫损伤是本病发病的主要原因。

（二）临床表现

1. 症状

（1）发热：是多数 SARS 患者的首发而最为常见的症状，少数患者体温正常，多数为持续性高热，体温常在 38℃ 以上，最高可达 40℃。患者体质虚弱可不发热，伴白细胞计数少。

（2）全身症状：通常为流感样症状，常见的为全身肌肉疼痛、关节酸痛、疲乏、多汗、头痛、眩晕，不常见的有咳痰、咽痛、鼻炎、恶心、呕吐、腹泻。部分患者病情严重，可出现神志模糊、烦躁。

（3）呼吸道症状：多数患者无上呼吸道卡他症状，可有咳嗽，多为干咳、少痰，偶有血丝痰，可有胸闷、胸痛，严重时出现呼吸加速、气促、呼吸窘迫，部分患者出现低氧血症，少数患者迅速进展为急性呼吸衰竭。

2. 体征　主要为肺部体征，常与胸部 X 线检查病变表现不平行。大部分患者存在体温升高、气促、呼吸音粗、呼吸频率快，双肺底可闻及吸气期湿啰音。肺实变时叩诊浊音，触觉语音震颤增强。

（三）常见并发症

SARS 的常见并发症包括肺部感染、肺间质改变、皮下气肿和气胸、心肌病变、骨质缺血性改变。

Ⅰ. 肺部感染

【原因】

由于机体抵抗力下降，在终末气道、肺泡腔及肺间质内发生的细菌及其他病原体的感染导致肺实质炎症。

【临床表现】

临床表现为发热、咳嗽、痰量增多与痰液性状改变；胸闷或呼吸困难。

【预警】

1. 咳嗽、咳痰及痰量增多，或出现血丝痰，提示肺部出现感染；胸部 X 线片显示肺部有不同程度的片状、斑片状浸润性阴影，提示肺部感染加重。多数患者在发病后 14 天内都可能属于进展期，必须密切观察病情变化，监测症状、体温、呼吸频率、SpO_2 或动脉血气分析、血常规、心功能、肝功能、肾功能，胸部 X 线片复查 2～3 天 1 次，及时发现予以干预。

2. 出现气促、$PaO_2 < 70mmHg$ 或 $SpO_2 < 93\%$ 给予持续鼻导管或面罩给氧。

【护理要点】

1. 卧床休息。

2. 加强对患者生命体征、液体出入量、心电图及血糖的监测。血糖高于正常水平时，可应用胰岛素将其控制在正常范围，有助于减少并发症。

3. 避免剧烈咳嗽，咳嗽剧烈者给予镇咳，咳痰者给予祛痰药。

4. 对重症 SARS 患者应该监测脉搏血氧饱和度（SpO_2）的变化。活动后 SpO_2 下降是呼吸衰竭的早期表现，应给予及时的处理。

5. 氧疗　有低氧血症者，通常需要吸入较高的氧流量，使 SpO_2 维持在 93% 以上，必要时可选用面罩吸氧。应尽量避免脱离氧疗的活动（如上洗手间、医疗检查等）。若吸氧流量 ≥ 5L/min（或吸入氧浓度 ≥ 40%）条件下，SpO_2 < 93%，但呼吸频率仍在 30 次 / 分或以上，呼吸负荷仍保持在较高的水平，均应及时考虑无创呼吸机辅助通气。部分患者出现严重低氧血症，需要气管内插管与有创呼吸机辅助通气。

6. 临床营养支持：鼓励患者进食易消化的食物。当病情恶化不能正常进食时，应及时给予临床营养支持，采用肠内营养与肠外营养相结合的途径，适当增加脂肪的比例，以减轻肺的负荷。

Ⅱ. 肺间质改变

【原因】

复杂的致病因素激发各种细胞因子、组胺、蛋白酶、氧化剂等形成免疫复合物与肺泡巨噬细胞、中性粒细胞、淋巴细胞和成纤维细胞共同聚集于肺间质，形成肺间质炎症，致使肺间质成纤维细胞和过量的胶原蛋白沉积，产生瘢痕和肺组织破坏，形成肺间质纤维化。

【临床表现】

1. 呼吸困难表现为进行性加重，早期即有活动后气促。

2. 常在深吸气时或吸气末期引发干咳，偶见血痰。

3. 全身表现：乏力、消瘦、厌食，合并感染时可有发热，少数患者有关节痛，胸痛少见。

4. 查体时可见胸廓呼吸运动减弱，双肺可闻及细湿啰音或捻发音。患者有不同程度发绀和杵状指。晚期可以出现右心衰竭体征。

【预警】

1. 有活动后气促，进行性气急、干咳，X 线检查发现肺部呈磨玻璃状、网状阴影，提示肺间质炎症。

2. 及时给予氧疗，合理使用抗生素及糖皮质激素，减轻肺的渗出、损伤，防止和减轻后期的肺纤维化。

【护理要点】

1. 尽量减少活动，注意休息，保证足够的睡眠时间。

2. 定时翻身、叩背、按摩，促进痰液排出，预防压疮、坠积性肺炎的形成。

3. 保持室内空气新鲜，温度保持在 20 ～ 24℃，湿度在 50% ～ 65% 为宜。病室内每天通风 2 次，每次 15 ～ 30 分钟。

4. 遵医嘱给予氧气吸入，可根据不同的活动状态及血氧饱和度增减氧流量，以保证患者的需求。原则是保证患者在吸氧状态下血氧饱和度达 94% 以上。

5. 密切观察病情变化，包括生命体征、发绀程度、血氧饱和度、呼吸困难，气喘、咳嗽咳痰的变化。血压下降可能是由于压力过高或通气量大，指（趾）甲、口唇、耳垂颜色变化可提示缺氧的改善状况。输液时滴速不宜过快，以免引起肺水肿加重呼吸困难，并密切观察患者用药后的反应。

Ⅲ. 皮下气肿和气胸

【原因】

此并发症多因肺部疾病或外力影响使肺组织和脏胸膜破裂，或靠近肺表面的细微气肿泡破裂，肺和支气管内空气逸入胸腔或皮下。常为慢性炎症后纤维病灶的基础上，细支气管炎症狭窄、扭曲，产生活瓣机制而形成肺大疱。肿大的气肿泡因营养、循环障碍而发生退行性变性。

【临床表现】

典型症状为突发性胸痛，继之有胸闷和呼吸困难，并可有刺激性咳嗽。部分患者在气胸发生前有剧烈咳嗽、用力屏气大便或提重物等诱因。皮下气肿患者通常无自觉症状，唯一对患者的影响是睁眼困难。纵隔气肿患者常诉胸闷或胸骨后疼痛，闻及粗糙的嘎吱声伴随心搏同时出现，也可出现声音嘶哑，严重者出现颈静脉怒张、心动过速、呼吸困难甚至心力衰竭。皮下组织肿胀者，触之有海绵样感觉或捻发音及踏雪感。

【预警】

1. 患者胸壁皮肤肿胀，用手指轻压若触到海绵样感觉或捻发音，闻及粗糙的嘎吱声伴随心搏同时出现，提示出现了皮下气肿和气胸。

2. 患者出现剧烈咳嗽、胸闷或胸骨后疼痛、声音嘶哑或睁眼困难，提示出现纵隔气肿。

3. 如果 48 小时内肺部阴影进展超过 50%，存在急性肺损伤应早期使用糖皮质激素，控制病情发展。

【护理要点】

1. 气胸患者应绝对卧床休息，充分吸氧，尽量少讲话，减少肺活动，有利于气体吸收和肺复张。其适用于首次发作，肺萎陷在 20% 以下，不伴有呼吸困难者。

2. 观察患者胸痛、咳嗽、呼吸困难的程度，及时与医师联系采取相应措施。

3. 根据病情准备胸腔穿刺术、胸腔闭式引流术的物品及药物，并及时配合医师进行相关处理。

4. 观察患者呼吸、脉搏、血压及面色变化。

5. 胸腔闭式引流术后应观察创口有无出血、漏气及皮下气肿和胸痛情况。

6. 尽量避免咳嗽，必要时给予镇咳药。

7. 减少活动，保持大便通畅，避免用力屏气，必要时采取相应的通便措施。

8. 胸痛剧烈的患者，可给予相应的镇痛药。

9. 半卧位，给予吸氧，氧流量一般在 3L/min 以上。

Ⅳ. 心肌病变

【原因】

免疫机制产生的心肌损伤和毒素对心肌的损害等。

【临床表现】

此并发症表现为心悸、胸痛、呼吸困难、水肿甚至阿 - 斯（Adams-Stokes）综合征。体检可见与发热程度不平行的心动过速及其他各种心律失常，可听到第三心音或杂音，或有颈静脉怒张、肺部啰音、肝大等心力衰竭体征。重症可出现心源性休克。心电图可见 ST-T 改变、R 波降低、病理性 Q 波和各种心律失常，特别是房室传导阻滞、室性期前收缩等。如合并心包炎心电图常有 ST 段上升，需与心肌梗死相鉴别。胸部 X 线检查可见心影扩大或正常。

【预警】

1. 若患者出现与发热程度不平行的心动过速，心电图出现 ST-T 改变、R 波降低、病理性 Q 波和各种心律失常，警惕心肌病变的发生。

2. 如果有严重中毒症状，高热 3 天不退，应早期使用糖皮质激素，抑制异常的免疫病理反应，减轻全身炎症反应状态，控制心肌并发症的发生。

【护理要点】

1. 减轻心脏负荷：卧床休息，保证充足的睡眠，减少心肌耗氧量，促进心肌功能恢复，在急性期至少应休息到热退后 3 ～ 4 周。有心功能不全及心脏扩大者应绝对卧床休息，总休息时间 3 ～ 6 个月。直至心脏大小恢复至正常和心功能恢复后，根据具体情况逐渐增加活动量。

2. 严密观察病情：密切观察并记录心率、脉搏的强弱和节律，注意血压、体温、呼吸及精神状态的变化，以便对病情的发展做出正确判断。对严重心律失常者应持续进行心电监护。发现多源性期前收缩、心动过速、心动过缓、完全性房室传导阻滞或心室扑动、心室颤动，需立即通知医师并采取紧急措施。

3. 有胸闷、气促、心律失常者应给予氧气吸入。

4. 烦躁不安者应给予必要的解释及安慰，保持病室环境安静，必要时适当使用镇静药。

5. 静脉输液治疗时，应注意控制输液速度，防止发生心力衰竭。

6. 应用洋地黄类药物治疗心力衰竭时，密切观察心率、心律。心动过缓或其他不良反应出现时，应及时报告医师妥善处理。

7. 对心源性休克应积极做好输液准备，及时有效的扩充血容量，改善微循环。

Ⅴ. 骨质缺血性改变

【原因】

在治疗过程中，使用大剂量激素后，体内脂肪代谢紊乱，股骨头内脂肪细胞膨胀，易发生血管栓塞或受挤压，造成股骨头内骨细胞缺血而坏死。并且，激素可使骨质合成减少，钙吸收障碍，产生骨质疏松，因而容易发生股骨头骨小梁骨折和软骨下骨的压缩，这些微细骨折的累积导致最后的股骨头坏死甚至塌陷。

【临床表现】

内旋髋关节疼痛是最常见的症状。股骨头塌陷后，患者可出现髋关节活动范围受限；局部深压痛，内收肌止点压痛；还可出现患肢缩短、肌肉萎缩甚至有半脱位体征。

【预警】

1. 髋关节活动范围受限，局部不适疼痛，X 线片显示股骨头塌陷，不伴关节间隙变窄，警惕髋关节、股骨头缺血性改变。

2. 注意观察激素治疗的不良反应，早发现，早治疗。

【护理要点】

1. 避免过多负重，使用扶拐，拄拐时双足间距与肩同宽，双拐距足前半步，呈三角形支撑，双目平视，背部肌肉放松，使身体重心保持在双拐与双下肢的合力线以内，应注意保护患者，防止跌倒。扶拐可避免重力集中而加重股骨头坏死区域压迫、畸形，防止股骨头继续塌陷。

2. 重症患者须完全卧床。

3. 鼓励患者经常做扩胸运动和深呼吸，以增大肺活量，促进血液循环，防止骨钙丢失。

4. 以疼痛为主诉的患者往往由于用药后疼痛减轻或消失，自以为疾病好转能正常行走而放弃扶拐，实则会加重压迫影响疗效。每 3 个月行 X 线检查，如患处已骨性愈合，无异常变化，即可弃拐负重行走。

5. 在医务人员的指导下行肌力和髋关节活动锻炼。在医师指导下在床上做患肢股四头肌及臀中肌功能锻炼，活动后肌肉收缩，增加肌肉压力，利用肌肉泵的原理，促进血液循环，增加局部血液供应，使髋关节得以修养，防止肌肉萎缩、骨质疏松。

6. 如患者自觉症状无缓解，步态无改善，髋关节活动范围无改变或加重，X 线检查显示坏死区无修复或继续扩散，则须行手术治疗，必要时行人工关节置换术。

（李正莲）

第二节　细菌性传染病

一、伤寒

伤寒（typhoid fever）是由伤寒杆菌引起的一种急性肠道传染病。典型临床表现为持续发热、相对缓脉、全身中毒症状和消化道症状、玫瑰疹、肝脾大和白细胞减少等。病理改变主要为全身单核巨噬细胞系统的增生性反应，尤以回肠下段淋巴组织病变最明显。

（一）发病机制

伤寒杆菌进入消化道后，一部分侵入回肠集合淋巴结的单核巨噬细胞内繁殖形成初发病灶；然后侵犯肠系膜淋巴结经胸导管进入血液循环，形成第一次菌血症。伤寒杆菌被单核巨噬细胞系统吞噬、繁殖后再次进入血液循环，形成第二次菌血症。伤寒杆菌向肝、脾、胆、骨髓、肾和皮肤等组织器官播散，肠壁淋巴结出现髓样肿胀、增生、坏死，可引起溃疡形成。少数患者由于免疫功能低下，潜伏在体内的细菌可再度繁殖侵入血流而造成复发。症状消失后，若胆囊内长期残留病菌则患者成为慢性带菌者。

伤寒杆菌内毒素是重要的致病因素，但是伤寒的持续发热除与内毒素血症有关外，主要是由病灶中的单核巨噬细胞和中性粒细胞释放内源性变应原所致。

（二）临床表现

1. *初期*　为病程的第 1 周。起病缓慢，最早出现发热，发热前可伴有畏寒，寒战少见，热度呈阶梯形上升，在 3～7 天后逐步到达高峰，可达 39～40℃。患者还可伴有全身疲倦、乏力、头痛、干咳、食欲缺乏、恶心、呕吐胃内容物、腹痛、轻度腹泻或便秘等表现。右下腹可有轻压痛。部分患者此时已能扪及增大的肝和脾。

2. *极期*　为病程的第 2～3 周，出现伤寒特征性的临床表现。

（1）持续发热：体温上升到高热以后，多呈稽留热型。如果没有进行有效的抗菌治疗，热程可持续 2 周以上。

（2）神经系统中毒症状：由于内毒素的致热和毒性作用，患者表现为表情淡漠、呆滞、反应迟钝、耳鸣、重听或听力下降，严重者可出现谵妄、颈项强直甚至昏迷，儿童可出现抽搐。

（3）相对缓脉：成人常见，并发心肌炎时，相对缓脉不明显。

（4）玫瑰疹：约 50% 以上的患者在病程 7～14 天可出现淡红色的小斑丘疹，成为玫瑰疹。直径 2～4mm，压之褪色，多在 10 个以下，主要分布在胸部、腹部及肩背部，四肢罕见，一般在 2～4 天变暗淡、消失，可分批出现。

（5）消化系统症状：约 50% 的患者可出现腹部隐痛，位于右下腹或呈弥漫性，便秘多见。仅有 10% 左右的患者出现腹泻，多为水样便，右下腹可有深压痛。

（6）肝脾大：大多数患者有轻度的肝脾大。

3.**缓解期**　为病程的第 4 周，体温逐步下降，神经系统、消化系统症状减轻，应注意的是，由于本期小肠病理改变仍处于溃疡期，还有可能出现肠出血、肠穿孔等并发症。

4.**恢复期**　为病程的第 5 周，体温正常，神经系统、消化系统症状消失，肝脾恢复正常。

（三）常见并发症

伤寒的常见并发症包括肠出血、肠穿孔。

Ⅰ.肠出血

【原因】

在伤寒极期和缓解期，坏死或溃疡的病变累及肠壁血管，可引起肠出血。

【临床表现】

肠出血为最常见的并发症，多出现在病程的第 2 ~ 3 周，发生率为 2% ~ 15%。成人比小儿多见，常有饮食不当、活动过多、腹泻及排便用力过度等诱发因素。大量出血时，患者常表现为体温突然下降、头晕、口渴、恶心和烦躁不安等症状；体检可发现患者有面色苍白、手足冰冷、呼吸急促、脉搏细速、血压下降等休克体征。

【预警】

1.饮食不当、便秘、腹泻、腹胀、未合理休息及用药均可诱发肠出血。早期指导患者进食低纤维清淡易消化流食或软食，少食多餐，便秘时禁用缓泻药，腹胀时禁用新斯的明。

2.患者出现脉搏细速、血压下降、面色苍白、手足冰冷等应警惕肠出血及休克的发生。

【护理要点】

1.密切监测患者的生命体征。

2.通知患者禁食，协助卧床休息。

3.遵医嘱使用止血药物及镇静药，大量出血者可酌情多次输新鲜血，保持水、电解质平衡。

4.大量出血者协助做好手术准备。

Ⅱ.肠穿孔

【原因】

在伤寒极期和缓解期，坏死或溃疡的病变侵犯小肠的肌层和浆膜层，可引起肠穿孔。

【临床表现】

肠穿孔为最严重的并发症，常发生于病程第 2 ~ 3 周，穿孔部位多发生在回肠末段，成人比小儿多见。临床表现为右下腹突然疼痛，伴恶心、呕吐及四肢冰冷、呼吸急促、脉搏细速、体温和血压下降等休克表现。经过 1 ~ 2 小时后，腹痛和休克症状可暂时缓解。不久体温迅速上升，腹痛持续存在并加剧；出现腹胀，腹壁紧张，全腹压痛和反跳痛，肠鸣音减弱或消失，移动性浊音阳性等腹膜炎体征；白细胞较原先升高，腹部 X 线检查可发现有游离气体。

【预警】

患者出现右下腹突然疼痛、腹部压痛、肌紧张，腹部 X 线检查发现有游离气体，提示肠穿孔。立即通知患者禁食，予以胃肠减压，遵医嘱加用肠道细菌敏感抗生素；积极做好手术的相关准备。

【护理要点】

1.密切监测患者的生命体征，协助医师进行腹部 X 线检查等。

2.通知患者禁食，予以胃肠减压，遵医嘱加用肠道细菌敏感抗生素。

3.视患者情况，积极准备手术治疗。

二、霍乱

霍乱（cholera）是由霍乱弧菌所致的烈性肠道传染病，经污染的水和食物传播，传播速度快。临床表现轻重不一，典型病例发病急骤，有剧烈的腹泻、呕吐、脱水及肌肉痉挛、循环衰竭伴严重电解质紊乱与酸碱平衡失调、急性肾衰竭等，治疗不及时病死率极高。霍乱属于国际检疫的传染病，在《中华人民共和国传染病防治法》中列为甲类传染病。

（一）发病机制

霍乱弧菌侵入人体后是否发病取决于机体胃酸分泌程度和霍乱弧菌致病力。当胃酸分泌减少、胃液稀释或感染的弧菌数量很多时，未被杀死的霍乱弧菌进入小肠后黏附于小肠上端黏膜上皮细胞的刷状缘，在小肠碱性环境中大量繁殖，并产生外毒素及霍乱肠毒素。霍乱肠毒素刺激肠腔隐窝细胞分泌氯化物、水及碳酸氢盐，同时抑制肠绒毛细胞对氯及钠的正常吸收，以致出现大量水分与电解质聚积在肠腔，导致剧烈呕吐腹泻，剧烈呕吐、腹泻导致胆汁分泌减少，故典型的泻吐物呈白色"米泔水"样。由于水和电解质大量丢失，患者出现严重脱水、肌肉痉挛、电解质紊乱甚至循环衰竭，进一步发展为急性肾衰竭和代谢性酸中毒。

（二）临床表现

霍乱病情轻重不一。受感染者可无任何症状，仅呈排菌状态，其排菌期为 5 ～ 10 天。有症状者，临床上通常分为轻、中、重三型。除此三型，尚有暴发型霍乱，以休克为首发症状，病情急骤发展，未见腹泻就已死于循环衰竭，故称"干性霍乱"。另外，小儿霍乱的腹泻、呕吐较少见，常表现为高热、昏迷、面色青灰、极度不安等，病情重，病死率高。

1. **泻吐期** 病例多以突起剧烈腹泻开始，继而呕吐，无腹痛和里急后重。多数患者伴腓肠肌痛性痉挛，而腹直肌痉挛者可引起腹痛。患者大便次数多，量多，每次可超过 1000ml；性状初为泥浆样或黄色稀水样，有粪质，迅速成为米泔水样，无粪臭，含大量片状黏液。少数重症患者偶有出血，大便呈洗肉水样；出血多者可为柏油样便。呕吐常为喷射性和连续性，呕吐物初为胃内容物，继而呈米泔水样。部分病例伴有恶心，一般无发热。此期持续数小时至 1 ～ 2 天。

2. **脱水期** 本期病程的长短主要取决于治疗是否及时、正确，一般为数小时至 2 ～ 3 天，表现如下。

（1）脱水：患者可有烦躁不安、表情恐慌或神志淡漠，口渴，皮肤干燥、无弹性，眼窝凹陷，指纹皱瘪，舟状腹。极度脱水时血压下降、尿量减少，患者出现循环衰竭。

（2）循环衰竭：患者表现为四肢厥冷、脉搏细速、血压下降甚至测不出；进而可出现少尿或无尿、尿比重增高，血中尿素氮、肌酐增高，二氧化碳结合力下降，出现肾前性氮质血症。由于脑供血不足，脑缺氧而出现意识障碍，由烦躁不安继而转为呆滞、嗜睡甚至昏迷。

（3）肌肉痉挛：严重低血钠导致腓肠肌和腹直肌痉挛，呈痉挛性疼痛，且肌肉呈强直状态。

（4）低钾综合征：频繁腹泻使钾盐大量丢失，临床表现为肌张力减弱、腱反射消失、鼓肠、心动过速、心律失常，心电图显示 Q-T 间质延长，T 波平坦或倒置，出现 U 波。

（5）代谢性酸中毒：由于碳酸氢根离子大量丢失，患者可出现代谢性酸中毒。循环衰竭导致肾缺血及毒素的直接作用，可使酸中毒加重，表现为呼吸增快，严重者可出现意识障碍甚至昏迷。

3. **恢复期或反应期** 随着腹泻停止，脱水纠正，患者逐步恢复。残存的肠内毒素继续吸收，约 1/3 的患者出现反应性发热，体温一般波动在 38 ～ 39℃，持续 1 ～ 3 天后自行消退，尤以儿童多见。

（三）常见并发症

霍乱的常见并发症包括急性肾衰竭、急性肺水肿。

Ⅰ.急性肾衰竭

【原因】

由于水和电解质大量丢失，患者出现严重脱水、血容量骤减、血液浓缩而出现周围循环衰竭，由于循环衰竭造成肾缺血、低钾及毒素对肾脏的直接作用，患者可发生急性肾衰竭。

【临床表现】

肾衰竭是最常见的严重并发症，也是常见死因。病初的剧烈呕吐、腹泻导致脱水，出现少尿，为肾前性少尿，及时补液后尿量能迅速增加而不发生肾衰竭。若补液不及时，脱水加重引起休克，肾供血不足，可引起肾小管缺血性坏死，出现少尿、无尿和氮质血症。

【预警】

1.患者出现少尿甚至无尿，提示肾脏灌注不足或肾损伤。严格记录24小时液体出入量，密切观察患者神志、生命体征、尿常规和肾功能，在保证有效循环血量的基础上积极采取利尿治疗。

2.患者出现皮肤黏膜弹性差、神志淡漠、呼吸增快，提示周围循环衰竭。根据医嘱计划落实补液治疗，保证有效循环血量。

【护理要点】

1.病情观察　一旦发生肾衰竭，应予以心电监护，监测患者的生命体征。密切观察患者神志、尿量、尿常规和肾功能，注意血电解质的变化。观察患者有无头晕、乏力、心悸、胸闷等高血压和急性左心衰竭的征象。

2.遵医嘱进行补液治疗　根据病情轻重、脱水程度，确定输液量和速度；大量快速输入溶液应加温至 37～38℃；补液过程中应仔细观察患者的症状和体征，如血压是否恢复、皮肤弹性是否好转、尿量是否正常等；快速补液时应注意患者有无急性肺水肿等输液反应。

3.饮食与休息　剧烈腹泻、呕吐时应暂禁食，临床症状逐渐好转，可给予少量多次饮水，逐步过渡到低脂流食，尽量避免饮用牛奶、豆浆等高蛋白食品，以免加重肾脏负担。患者应绝对卧床休息以减轻肾脏负担。

Ⅱ.急性肺水肿

【原因】

由于霍乱引起严重脱水，患者往往需要快速补液，若不注意水、电解质和酸碱平衡，则容易发生肺水肿。

【临床表现】

患者突然出现呼吸困难、胸闷、咳嗽、咳粉红色泡沫样痰，严重时痰液可从口、鼻涌出，听诊肺部布满湿啰音，心率快且节律不齐。

【预警】

如患者快速补液中出现呼吸急促、胸闷咳嗽，听诊肺部有湿啰音，则合理调节输液速度，严格控制输液总量，准确记录24小时液体出入量，严密观察患者生命体征的变化。

【护理要点】

1.合理调节输液速度，控制输液量。

2.如出现急性肺水肿，则立即停止输液，通知医师，进行紧急处理。如病情允许可使患者端坐，双腿下垂，减少下肢静脉回流，减轻心脏负担，必要时进行四肢轮扎。

3.给予高流量（6～8L/min）氧气吸入，以提高肺泡内氧分压，增加氧弥散，改善低氧血症。

4. 遵医嘱给予镇静、平喘、强心、利尿和扩血管药物，以舒张周围血管，加速液体排出，减少回心血量，减轻心脏负荷。

5. 安慰患者，缓解患者紧张情绪。

三、布鲁菌病

布鲁菌病（brucellosis），又称波状热，是布鲁菌所引起的动物源性传染病，临床上以长期发热、多汗、乏力、关节疼痛、肝脾大及淋巴结肿大为特点。

（一）发病机制

病菌自皮肤或黏膜侵入人体，随淋巴液到达淋巴结，在胞内生长繁殖，形成局部原发病灶。细菌大量繁殖导致巨噬细胞破裂，并随血流带至全身，在肝、脾、淋巴结、骨髓等处的单核巨噬细胞系统内繁殖，形成多发病灶。病原菌释放出内毒素及菌体其他成分，可造成临床上的菌血症、毒血症和败血症。如果免疫功能不健全，或感染的菌量大、毒力强，则部分细菌被巨噬细胞带入组织器官形成新感染灶，感染灶的细菌生长繁殖再次入血，导致疾病复发，如此反复称为慢性感染。此外，超敏反应可引起病理损伤。

（二）临床表现

潜伏期一般为 1～3 周，平均 2 周，也可长达数月甚至 1 年以上。临床上布鲁功病可分为亚临床感染、急性感染（患病 3 个月以内）、亚急性感染（3 个月至 1 年）、慢性感染（1 年以上）、局限性感染和复发。

1. 亚临床感染　常发生于高危人群，血清学检测 30% 以上有高水平的抗布鲁菌抗体，不能追溯明确的临床感染史。

2. 急性和亚急性感染　起病多缓，主要症状为发热、多汗、乏力、关节痛、睾丸肿痛等。发热多为不规则热，5%～20% 出现典型的波状热，其特点为发热 2～3 周后，间歇数天至 2 周发热再起，反复多次，故又称波状热。多汗也为本病突出的症状之一，常于夜间或凌晨热退时大汗淋漓。关节痛常较剧烈，呈游走性，主要累及大关节。其他尚可有头痛、神经痛、皮疹等。

3. 慢性感染　可由急性期发展而来，也可无急性期病史而直接表现为慢性。基本可分为两类：一类是全身性非特异性症状，类似神经官能症和慢性疲劳综合征；另一类是器质性损害，大关节损害、肌腱挛缩、周围神经炎、脑膜炎、睾丸炎、附睾炎、卵巢炎等。

4. 局灶性感染　布鲁菌病可以局限于几乎所有的组织器官，最常局限于骨、关节、中枢神经系统。

5. 复发　经抗菌治疗后，约 10% 的患者出现复发。复发往往发生在初次治疗结束后 3～6 个月。

（三）常见并发症

布鲁菌病的常见并发症包括贫血、白细胞和血小板减少等血液系统病变，眼损害，神经系统损害，心血管系统并发症。

Ⅰ.贫血、白细胞和血小板减少等血液系统病变

【原因】

布鲁菌内毒素引起的感染灶及超敏反应引起的病理损伤侵及血液系统引起病变。

【临床表现】

此病变患者可见贫血及白细胞和血小板减少。患者出现自发出血或轻度受伤后出血不止，

可见皮肤出血点、鼻腔出血、牙龈出血、眼底出血等，严重者出现消化道出血甚至颅内出血，提示可能出现血小板减少。血小板减少性紫癜的发生率为 1% ～ 4%。

【预警】

1. 患者出现疲乏困倦、活动后心悸、气短常提示可能有贫血。应适当休息，减少活动量，体位改变时预防跌倒，进食含铁丰富的食物。

2. 患者机体免疫力下降，容易出现口腔黏膜、咽部及扁桃体、肺部、泌尿道等部位感染，常提示患者可能出现白细胞减少。日常注意养成健康的生活方式，加强营养，提高机体免疫力，保持清洁，预防感染等。

【护理要点】

1. *病情观察*　观察患者的生命体征，有无发热，有无皮肤黏膜苍白、乏力等贫血表现，有无皮肤、口腔、鼻腔、牙龈等部位出血。

2. *饮食护理*　患者可进食高热量、高蛋白、高维生素、易消化的食物。如有贫血，则进食含铁丰富的食物如动物内脏、瘦肉、鸡蛋、紫菜、海带、木耳等。如有血小板减少，则应进食软食、半流食，避免消化道出血。鼓励患者多饮水，预防便秘。

3. *休息与活动*　患者轻度贫血应适当休息，可做轻体力劳动，中度、重度贫血者应减少不必要的活动，必要时卧床休息。血小板减少的患者则活动宜缓慢，预防外伤，血小板 < $20×10^9$/L 时要卧床休息。

4. *发热护理*　发热的患者应密切观察体温的变化及发热伴随症状，体温 < 38.5℃时给予冰敷、温水擦浴等，体温 ≥ 38.5℃时遵医嘱使用药物降温，降温时观察血压、心率的变化，预防发生虚脱和休克。如有出血倾向则禁忌酒精擦浴。

Ⅱ. **眼损害**

【原因】

布鲁菌内毒素引起的感染灶及超敏反应引起的病理损伤侵及眼引起病变。

【临床表现】

葡萄膜炎、视神经炎、视神经盘水肿及角膜损害可见，眼损害多见于慢性布鲁菌病。

【预警】

眼损害预警为眼部疼痛、畏光、流泪甚至视力减退。日常注意眼的保护，外出时戴有色眼镜避免光线刺激，定期就诊，酌情局部抗感染。

【护理要点】

1. *药物护理*　遵医嘱局部或全身应用糖皮质激素抑制炎症反应；局部应用散瞳剂防止虹膜后粘连，解除睫状肌、瞳孔括约肌痉挛，减轻充血、水肿及疼痛，促进炎症恢复，同时观察其不良反应，注意心脏病患者慎用；酌情局部抗感染，根据药物敏感试验结果选择合适的抗生素。

2. *环境*　病房光线宜暗，或戴有色眼镜、应用眼垫遮盖，避免光线刺激。

3. *饮食护理*　服用多种维生素和食用易消化的食物，保持大便通畅，避免便秘，以防增加眼压，减少角膜穿孔的可能。

4. *心理护理*　讲解眼疾病及防治知识，消除其紧张、焦虑、自卑心理，树立积极治疗疾病的信心。

Ⅲ. **神经系统损害**

【原因】

布鲁菌内毒素引起的感染灶及超敏反应引起的病理损伤侵及神经系统引起病变。

【临床表现】

发生率为3%～5%，脑膜炎、脑膜脑炎、脊髓炎、多发性神经根神经病等可见。脑膜炎的变化类似结核性脑膜炎，脑脊液中淋巴细胞增多，蛋白质增多，葡萄糖轻度减少。细菌培养及抗体检测均可出现阳性。患者出现头痛、意识障碍、视物模糊、剧烈呕吐、局部运动或感觉异常等表现。

【预警】

1. 患者出现视物模糊、头痛、意识障碍等表现，提示出现脑膜炎。应专人看护，严密观察意识状态和瞳孔变化，及时通知医师积极处理。

2. 患者出现头痛、剧烈呕吐、视神经盘水肿，提示发生了颅内高压。密切观察，积极采取脱水等降低颅内压治疗。

【护理要点】

1. 病情观察　严密观察患者的意识、瞳孔、生命体征、感觉、活动等方面的变化。

2. 饮食护理　给予高热量、高维生素、清淡易消化的饮食，维持水、电解质平衡，保证足够的营养。

3. 休息与活动　保持环境安静舒适，指导患者采用深呼吸、听音乐、按摩等方法缓解头痛。急性期指导患者卧床休息，恢复期对患侧肢体进行主动和被动运动，并辅以针灸、理疗、按摩，防止肌肉萎缩和关节挛缩，促进知觉恢复。鼓励患者在能承受的活动范围内坚持日常生活和锻炼。

4. 心理护理　理解患者的痛苦，耐心解释，适当诱导，解除其思想顾虑，保持身心放松，鼓励患者树立信心，积极配合治疗。

Ⅳ. 心血管系统并发症

【原因】

布鲁菌内毒素引起的感染灶和超敏反应引起的病理损伤侵犯心血管系统引起病变。

【临床表现】

心血管系统并发症主要为心内膜炎。病死率较高。此外，偶可见心肌炎、心包炎、主动脉炎等。

【预警】

1. 患者既往有心脏病，出现胸痛或胸前区不适，听诊心脏有病理性杂音，提示心内膜炎。

2. 嘱患者卧床休息，严密监测，避免心力衰竭的诱发因素，减少心肌耗氧，减轻心脏负荷，促进心功能恢复。

【护理要点】

1. 病情观察　观察患者的生命体征，包括体温、心率、血压、呼吸，及时发现患者有无发热、心率、血压的变化及呼吸困难等缺氧的表现。

2. 饮食护理　给予高热量、高蛋白、高维生素、易消化的半流食和软食。避免便秘，以免加重心脏负荷。

3. 休息与活动　患者宜多休息，如有心肌炎、心包炎则应卧床休息，减少心肌耗氧，减轻心脏负荷，促进心功能恢复。

4. 避免心力衰竭的诱发因素　指导患者尽量避免剧烈运动、情绪激动、饱餐、寒冷、用力排便等心力衰竭的诱发因素。

5. 胸痛护理　采用药物镇痛或非药物镇痛的方法，避免用力咳嗽、深呼吸或突然改变体位等诱发因素。

四、结核病

结核病（tuberculosis）是由结核分枝杆菌引起的一种慢性感染性疾病，以肺结核最常见，主要病变为结核结节、浸润、干酪样变和空洞形成。临床多呈慢性过程，表现为长期低热、咳痰、咯血等。除肺部外尚可侵袭浆膜腔、淋巴结、泌尿生殖系统、胃肠道、肝、骨关节和皮肤等多种器官和组织。

（一）发病机制

吸入肺泡的结核杆菌可被吞噬细胞吞噬和杀灭。当结核杆菌数量多或毒力强时，其大量繁殖导致肺泡吞噬细胞溶解、破裂，释放出的结核杆菌可再感染其他吞噬细胞和局部组织。经吞噬细胞处理的结核杆菌特异性抗原传递给 T 淋巴细胞使之致敏，机体可产生细胞介导的免疫反应和迟发型超敏反应，细胞介导免疫反应是机体获得抗结核免疫力最主要的免疫反应。而迟发型超敏反应是机体再次感染结核杆菌后对细菌及其产物产生的一种超常免疫反应。两种免疫反应解释了原发性结核和继发性结核的不同发病机制。病理方面有渗出、增生和变质 3 种基本病变，结核结节和干酪性坏死是特征性病变。

（二）临床表现

1. 全身症状　发热是结核最常见的全身性症状，常提示结核病的活动和进展。临床多数起病缓慢，长期低热，多见于午后或傍晚，可伴有疲倦、盗汗、食欲缺乏、体重减轻等。病变扩展时可出现高热、咳嗽、胸痛或全身衰竭等。

2. 呼吸系统症状　主要表现为咳嗽、咳痰、咯血和胸痛等。一般咳嗽轻微，干咳或咳少量黏液痰，继发细菌感染时痰呈脓性。肺结核患者可有不同程度的咯血。当炎症波及壁胸膜时，相应胸壁有刺痛，一般并不剧烈，可随呼吸和咳嗽加重。

3. 其他系统表现　淋巴结结核常出现无痛性淋巴结肿大，可坏死、液化、破溃、瘘管形成等。结核性心包炎表现为心前区疼痛、呼吸困难、心界扩大、颈静脉怒张等表现。结核性脑膜炎多有头痛、呕吐、意识障碍等表现。结核性腹膜炎常有腹腔积液或腹膜粘连，表现为发热、腹痛、腹胀、腹部揉面感等。肠结核以回盲部多见，表现为消瘦、腹泻与便秘交替、腹部肿块等表现。肾、输尿管及膀胱结核有膀胱刺激征、血尿及脓尿等。肝结核、脾结核表现为发热、消瘦、贫血、肝脾大等。

（三）常见并发症

结核病有肺部、脑部、心血管系统、胃肠道及生殖系统并发症。

Ⅰ.肺部病变

肺部病变并发症主要有气胸、脓气胸、支气管扩张、肺不张和肺源性心脏病。

【原因】

肺结核病理方面有渗出、增生和变质 3 种基本病变，部分肺结核未及时发现或治疗不当，空洞长期不愈，洞壁增厚，病灶出现广泛纤维化，可引发肺不张；病灶侵入胸膜，可引起气胸或脓气胸；病灶常有反复支气管播散，病程迁延，引起支气管壁损伤而发生支气管扩张；肺部病变导致肺动脉压增高，右心负荷加重，最终导致肺源性心脏病。

【临床表现】

患者可出现胸痛、气急、咳嗽、呼吸困难等表现。

【预警】

1. 患者出现气促、呼吸困难，提示出现了肺部并发症。合理休息，鼓励多饮水；密切观察，积极治疗，制订全面的饮食营养计划，增强体质。

2. 患者出现活动后心悸、呼吸困难，或进行性出现下肢水肿甚至全身水肿，提示可能发生了肺源性心脏病。减少体力活动，卧床休息，饮食上限制钠盐的摄入，根据病情控制输液量和输液速度。

【护理要点】

1. 环境　提供安静舒适、空气新鲜洁净的环境，维持合适的室温（18～20℃）和湿度（50%～60%），以发挥呼吸道的自然防御功能。

2. 饮食护理　给予高蛋白、高维生素、足够热量的饮食，避免油腻、辛辣等刺激性食物，一般每天饮水1500ml，足够的水分可保证呼吸黏膜湿润和病变黏膜修复，利于痰液的稀释和排出。

3. 病情观察　密切观察患者呼吸、血氧饱和度、咳嗽、咳痰情况，如有胸痛、气急、呼吸困难发生立即通知医师，协助检查判断病情。

4. 胸腔闭式引流的护理　妥善固定引流管；引流瓶液面应低于引流管胸腔出口平面60cm，以防瓶内液体反流进入胸腔；定期根据病情由胸腔端向引流瓶方向捏挤引流管，保持引流通畅和密闭；观察引流液的量、色、性状和水柱波动范围，并准确记录。

Ⅱ. 脑部并发症

【原因】

结核杆菌随血流到达脑部，形成感染灶，压迫局部大脑，造成颅内高压、脑疝、癫痫等并发症。

【临床表现】

患者出现头痛、意识障碍、瞳孔不等大、视物模糊、剧烈呕吐、局部运动或感觉异常等表现。

【预警】

1. 患者出现头痛、意识障碍等表现，提示出现脑部并发症。严密观察生命体征和瞳孔变化，出现异常时通知医师积极处理。

2. 患者出现头痛、剧烈呕吐、视神经盘水肿，提示发生了颅内高压。应密切观察，积极行脱水等降低颅内压治疗。

【护理要点】

1. 病情观察　严密观察患者的意识、瞳孔、生命体征、感觉、活动等方面的变化，观察患者有无呕吐及呕吐物的性状和量，观察患者有无脑疝的表现。

2. 饮食护理　给予高热量、高维生素饮食，维持水、电解质平衡，保证足够的营养。

3. 卧床休息　保持环境安静舒适，指导患者采用深呼吸、听音乐、按摩等方法缓解头痛，昏迷患者休息时采用头侧位或侧卧位，以免发生舌后坠、窒息。

4. 心理护理　要理解患者的痛苦，耐心解释，适当诱导，解除其思想顾虑，保持身心放松，鼓励患者树立信心，积极配合治疗。

5. 癫痫发作时的护理

（1）当患者处于意识丧失和全身抽搐时，原则是预防外伤及窒息等并发症，而不是立即用药，因为任何药物可能来不及发挥控制本次发作的作用，为防止再次发作，选用地西泮、苯妥英钠和苯巴比妥等药物。

（2）癫痫发作时，保持呼吸道通畅和吸氧，应取头低侧卧位或平卧头偏向一侧，解开领口、领带和腰带，取下活动性义齿，清除口鼻分泌物等，以利于保持呼吸道通畅，必要时床旁备吸引器和气管切开包。

（3）预防外伤，惊厥时切勿用力按压患者的肢体，防止骨折、脱臼；将压舌板或筷子、纱布、小布卷等置于患者口腔一侧上下臼齿之间，防止舌、口唇和颊部咬伤；癫痫持续状态的患者应专人守护，床加护栏，极度躁动的患者应在家属知情同意的情况下予以约束带适当约束；对于发作时易擦伤的关节部位，应用棉垫或软垫加以保护。

（4）心理支持。

Ⅲ.心血管系统并发症

【原因】

结核杆菌随血液到达心脏，引起结核性心包炎，部分急性心包炎愈合后，其脏层与壁层可残留不同程度粘连，并可出现纤维组织增生、钙化，最终形成坚厚的瘢痕，使心包失去伸缩性，致使心脏舒张期充盈受限而产生血液循环障碍。长期心包缩窄可导致心肌萎缩。

【临床表现】

缩窄性心包炎多在急性心包炎后1年甚至更长时间形成，早期为劳累后呼吸困难，随着循环障碍的发生，逐渐出现休息时呼吸困难，甚至出现端坐呼吸。由于静脉淤血，患者可有上腹胀满感或疼痛、食欲缺乏等。

【预警】

1.患者出现劳累后心悸、气促、胸闷、心前区不适甚至呼吸困难，提示发生了心肌炎、心内膜炎等心血管系统的并发症。立即卧床休息，给予氧气吸入，监测心率、心律、血压的变化，避免情绪激动、饱餐、排便用力等诱发因素。

2.患者出现休息时呼吸困难甚至端坐呼吸，提示可能发生了缩窄性心包炎。指导患者避免用力咳嗽、深呼吸或突然改变体位等诱发因素，卧床休息，监测呼吸状况，防寒保暖，防止呼吸道感染。

【护理要点】

1.促进患者舒适：根据病情帮助患者采取半卧位或前倾坐位，提供床上小桌倚靠，并保持舒适。

2.观察患者生命体征、呼吸困难程度，根据缺氧程度给予合适的氧疗并观察用氧效果。

3.控制输液速度，防止加重心脏负荷。

4.对于心包炎症引起的疼痛，采用药物镇痛或非药物镇痛的方法，避免用力咳嗽、深呼吸或突然改变体位等诱发因素。

Ⅳ.肠道并发症（如肠粘连、肠梗阻及肠出血等）

【原因】

结核杆菌侵犯肠道引起慢性特异性炎症，炎症造成肠管粘连，引起肠梗阻，侵犯肠壁血管引起肠出血。

【临床表现】

患者出现便秘、腹胀、血便或无排便情况。

【预警】

1.患者出现便秘、粪便形态改变、无排便排气，提示患者可能发生肠粘连、肠梗阻。及时报告医师，联系特殊检查确诊，合理安排膳食，如蔬菜、水果、粗粮等，多饮水，必要时禁食或使用简易通便剂。

2.患者存在粪便隐血阳性或为柏油样便、血便，提示患者发生了肠出血。密切观察，积极行止血治疗，必要时禁食水，备血及输血。

【护理要点】

1.密切观察患者排便次数、大便性状和量，有无腹胀、腹痛等症状，如有异常及时通知医师。

2.指导患者进食高热量、高维生素、高纤维素食物，纤维素促进肠道蠕动，促进排便。如有完全性肠梗阻和肠出血则应禁食。

3.完全性肠梗阻患者应遵医嘱给予胃肠减压和灌肠，减轻肠道黏膜压力和水肿，促进恢复。

4.肠出血患者应严格禁食，密切观察患者生命体征、出血的颜色和量，遵医嘱使用凝血酶、酚磺乙胺、氨甲苯酸及奥曲肽等药物止血，并补液，必要时备血及输血。

Ⅴ.不孕、不育

【原因】

结核杆菌侵犯女性盆腔引起盆腔感染，累及输卵管及子宫，输卵管炎症可使伞端闭锁或输卵管阻塞，通畅欠佳，输卵管内纤毛破坏，管壁僵硬而蠕动不良，可导致不孕。男性感染结核杆菌，可引起精液异常，附睾和输精管结核也可使输精管堵塞阻碍精子通过，导致男性不育。

【临床表现】

临床表现为不孕、不育。

【预警】

已婚感染者婚后有正常性生活、未避孕、同居2年未曾妊娠者，提示可能发生了不孕（育）症。治疗前向患者告知服用结核药可能出现不孕不育的相关知识，使患者正确认识，指导定期进行不孕不育的相关检查。

【护理要点】

1.协助医师实施检查：协助进行男方精液方面检查，进行女方卵巢、输卵管、子宫、宫颈等方面的检查。

2.配合医师进行辅助生育技术的准备及护理工作。

3.心理护理：不孕症患者承受着社会的压力、家庭的压力和不理解，常会出现不同程度的心理障碍。护士应理解患者的心理问题，和他们交朋友，取得他们的信任，给予心理疏导和支持。宣教辅助生育技术的知识，使患者配合治疗。

五、败血症

败血症（septicemia）是指病原微生物侵入血液循环并生长繁殖，产生大量毒素和代谢产物引起严重毒血症症状的全身感染综合征。败血症也是全身炎性反应综合征（systemic inflammatory response syndrome，SIRS）的重要组成部分。败血症导致组织灌注不足或器官功能障碍，引起感染性休克或一个以上器官衰竭者称为严重败血症。引起败血症的病原微生物通常是细菌、真菌等，支原体、衣原体、病毒感染也可有败血症过程。

（一）发病机制

病原菌从不同途径进入血液循环后是否引起败血症，取决于人体的免疫功能和细菌种类、数量及毒力等多种因素。

1.**人体因素** 机体免疫功能缺陷或下降是败血症的重要诱因。局部或全身屏障功能丧失均易诱发败血症。皮肤外伤、黏膜屏障结构破坏是革兰氏阳性菌败血症的主要诱因。急性白血病、骨髓移植、肿瘤接受化疗等引起中性粒细胞缺乏时败血症发生率明显增高。

2.**病原菌因素** 革兰氏阳性菌可分泌外毒素，如金黄色葡萄球菌可产生释放多种酶和外毒素，其中起主要致病作用的有血浆凝固酶、α-溶血素、杀白细胞素、肠毒素、剥脱性毒素等，可导致严重毒血症状。革兰氏阴性菌产生的内毒素能损伤心肌和血管内皮细胞，激活补体和激肽系统、凝血与纤溶系统、交感 - 肾上腺皮质系统、ACTH/ 内啡肽系统等，并可激活各种血细胞和内皮细胞，产生 TNF-α、IL-1 等多种细胞因子，以及炎症介质、心血管调节肽等，导致微循环障碍、感染性休克、DIC 或多器官功能障碍综合征。

（二）临床表现

1. 毒血症状　常有寒战，高热，多为弛张热或间歇热，少数为稽留热、不规则热或双峰热，伴全身不适、头痛、肌肉及关节疼痛、软弱无力，脉搏、呼吸加快，可有恶心、呕吐、腹胀、腹痛、腹泻等胃肠道症状。严重败血症可出现中毒性脑病、中毒性心肌炎、肠麻痹、感染性休克及 DIC 等。

2. 皮疹　以瘀点最常见，多分布于躯干、四肢、口腔黏膜及眼结膜等处，数量少。皮疹也可为荨麻疹、脓疱疹、烫伤样皮疹、瘀斑等，瘀斑可融合成片，以球菌所致多见。坏死性皮疹可见于铜绿假单胞菌败血症。

3. 关节损害　多见于革兰氏阳性球菌和产碱杆菌败血症，主要表现为膝关节等大关节红肿、疼痛、活动受限，少数有关节腔积液或积脓。

4. 肝脾大　常仅为轻度增大，并发中毒性肝炎或肝脓肿时肝脏可显著增大，伴压痛，也可有黄疸。

5. 原发病灶　常见的原发病灶为毛囊炎、痈或脓肿等，皮肤烧伤，压疮，呼吸道、泌尿道、胆道、消化道、生殖系统感染，开放性创伤感染等。

6. 迁延性病灶　多见于病程较长的革兰氏阳性球菌和厌氧菌败血症。自第 2 周起，可不断出现转移性脓肿。常见转移性病灶有皮下（腰背、四肢的皮下及深部软组织）脓肿、肺脓肿、骨髓炎、关节炎及心包炎等。少数可发生急性或亚急性感染性心内膜炎。

（三）常见并发症

败血症的常见并发症包括肾衰竭、心肌炎、中毒性脑病、肝损害、ARDS。

Ⅰ. 肾衰竭

【原因】

病原菌释放的内毒素损伤血管内皮细胞，外毒素可导致组织坏死，被激活的内皮细胞和免疫细胞产生多种炎性介质和炎性反应，导致微循环障碍、感染性休克。直接损伤和循环障碍对肾功能产生影响导致肾衰竭。

【临床表现】

尿量骤减、逐渐减少或无尿，出现进行性氮质血症，发生高钾血症、代谢性酸中毒等水电解质和酸碱平衡失调的表现。患者常伴有恶心、呕吐、食欲缺乏等，还可伴发高血压、心律失常和心力衰竭。

【预警】

1. 患者出现尿量骤减、少尿甚至无尿，提示患者发生急性肾衰竭。积极采取利尿治疗，准确记录 24 小时尿量，监测肾功能和血清电解质的变化，有异常及时联系医师对症处理。

2. 患者少尿、无尿时出现恶心、呕吐、食欲缺乏，提示患者有氮质血症的表现。监测肾功能和血清电解质，限制蛋白质、钠盐摄入，保持机体的正氮平衡。

【护理要点】

1. 病情观察　一旦发生肾衰竭，应予以心电监护，监测患者的生命体征。密切观察患者神志、尿量、尿常规和肾功能，注意血电解质的变化。观察有无头晕、乏力、心悸、胸闷等高血压和急性左心衰竭的征象。

2. 维持患者的水平衡　患者少尿期应严格计算 24 小时液体出入量，按照"量出为入"的原则补充液量。若出现心率快、血压增高、呼吸加速而无感染征象，应怀疑液体过多。

3. 饮食与休息　予以高生物效价的优质蛋白及低钾、低钠的食物，如接受透析的患者应予以高蛋白饮食，因透析中会丢失部分氨基酸及小分子蛋白质。同时予以高糖类、高脂肪食物，以供给足够热量，保持机体的正氮平衡。

Ⅱ. 心肌炎

【原因】

病原菌内毒素可直接损伤心肌和血管内皮细胞，并可激活补体及各种血细胞和内皮细胞，产生炎症介质、心血管调节肽等，导致心肌损伤。心脏可出现心肌纤维变性、坏死、断裂、间质水肿，心肌收缩力减弱甚至心力衰竭。

【临床表现】

患者常出现心悸、胸闷、呼吸困难、心前区隐痛、乏力等表现。严重者甚至出现阿 - 斯综合征、心源性休克；体征方面可见心动过速、各种心律失常。

【预警】

患者出现劳累后心悸、气促、胸闷、心前区不适甚至呼吸困难，提示发生了心肌炎、心内膜炎、心律失常等心血管系统的并发症。指导患者绝对卧床休息，及时报告医师，给予氧气吸入及药物治疗；持续心电监护，备好抢救仪器及药物，指导患者清淡饮食。

【护理要点】

1. 休息与活动　嘱患者卧床休息，减轻心脏负荷，减少心肌耗氧。患者常需卧床休息 2 ～ 3 个月，直至症状消失，血清心肌酶、红细胞沉降率等恢复正常方可逐渐增加活动量。若活动后出现胸闷、心悸、呼吸困难、心律失常等，应停止活动，以此作为限制最大活动量的指征。

2. 避免心力衰竭的诱发因素　指导患者尽量避免剧烈运动、情绪激动、饱餐、寒冷、用力排便等诱发因素。密切观察生命体征、尿量、意识、皮肤黏膜颜色，注意有无呼吸困难、咳嗽、易疲劳、颈静脉怒张、水肿、奔马律、肺部湿啰音等表现。

3. 密切观察心律失常表现　有心肌炎表现的患者应予以心电监护，注意心电图的变化，同时准备好抢救仪器及药物，一旦发生严重心律失常，立即遵医嘱给予抗心律失常药物或配合临时起搏、电复律等。

Ⅲ. 中毒性脑病

【原因】

病原菌及其产生的毒素随着血流播散可使患者并发脑膜炎，炎症介质也可介导脑部损伤，出现脑细胞死亡、脑水肿、颅内压增高甚至脑疝等。

【临床表现】

患者出现头痛、意识障碍、视物模糊、剧烈呕吐、局部运动或感觉异常等表现。

【预警】

局部肢体运动或感觉异常，提示发生了脑疝或脑血管病变。及时了解患者四肢的营养、肌力和活动情况，注意观察意识状态和生命体征及瞳孔变化，备好抢救设备与药物，出现异常立即报告医师处理。

【护理要点】

1. 病情观察　严密观察患者的意识、瞳孔、生命体征、活动等方面的变化，观察患者有无呕吐及呕吐物的性状和量，观察患者有无脑疝的表现。

2.**饮食护理**　给予高热量、高维生素饮食，维持水、电解质平衡，保证足够的营养。

3.**卧床休息**　保持环境安静舒适，指导患者采用深呼吸、听音乐、按摩等方法缓解头痛，昏迷患者休息时采用头侧位或侧卧位，以免发生舌后坠、窒息。

4.**心理护理**　要理解患者的痛苦，耐心解释，适当诱导，解除其思想顾虑，保持身心放松，鼓励患者树立信心，积极配合治疗。

Ⅳ.肝损害

【原因】

病原菌释放的内毒素损伤血管内皮细胞，外毒素可导致组织坏死，被激活的内皮细胞和免疫细胞产生多种炎性介质和炎性反应，导致微循环障碍、感染性休克。直接损伤和循环障碍对肝产生影响导致肝功能不良等肝损害。

【临床表现】

患者常出现乏力、食欲缺乏、厌油、恶心、呕吐等消化道症状及肝区不适，逐渐出现尿色变黄和皮肤巩膜黄染等胆红素上升的表现。

【预警】

1.患者出现乏力、厌油、恶心、呕吐，谷丙转氨酶升高时，可能发生肝损害。

2.患者出现黄疸进行性加深、极度乏力、恶心呕吐频繁，胆红素 $> 171 \mu mol/L$，凝血酶原活动度（PTA）$\leq 40\%$，提示发生肝衰竭。

3.定期检查肝功能，及时发现异常，注意保肝护肝，禁用损伤肝脏药物。

4.嘱患者绝对卧床休息，减少体力消耗，进食低脂易消化食物，少食多餐。

【护理要点】

1.**一般护理**　指导患者多休息，肝功能损害严重时应严格卧床休息，以减轻肝脏负担，待症状好转、黄疸消退、肝功能改善后，逐渐增加活动量，以不感到疲劳为宜。

2.**饮食方面**　肝功能损害患者宜进食清淡、易消化、含多种维生素的食物，忌油腻的饮食，以优质蛋白为主，如牛奶、鸡蛋、猪瘦肉和鱼等。指导患者禁烟、戒酒。

3.**病情观察**　严密观察患者有无出血倾向、黄疸上升等重型肝炎的表现，及时发现患者意识改变、尿量减少、呕血、便血等病情变化，避免肝性脑病、肝肾综合征、消化道出血等严重并发症。

Ⅴ.ARDS

【原因】

患者原心肺功能正常，由于严重感染，出现广泛性肺毛细血管炎症性损伤，通透性增加，继而发生急性高通透性肺水肿和进行性缺氧型呼吸衰竭。

【临床表现】

患者在治疗过程中，于数小时或数天的相对稳定期后，突然出现进行性呼吸窘迫、气促、发绀，且通常的吸氧疗法不能改善，常伴有烦躁、焦虑、出汗。早期两肺多无阳性体征；中期可闻及细湿啰音；后期可闻及明显湿啰音及支气管呼吸音。

【预警】

1.患者在感染过程中，采用吸氧疗法不能改善进行性呼吸窘迫、气促、发绀，并伴有烦躁、焦虑、出汗，提示可能发生 ARDS。

2.遵医嘱按时、足量使用抗生素，尽快控制感染。

3.根据患者动脉血气分析的结果和患者的临床表现，及时调节氧流量和浓度。

4.备好气管内插管和气管切开行机械辅助呼吸设备，配合抢救，提高抢救成功率。

【护理要点】

1.病情观察　评估患者的呼吸频率、节律和深度，以及使用呼吸机辅助呼吸的情况，监测生命体征，尤其是血压、心率和心律的情况。观察有无发绀、球结膜水肿、肺部呼吸音，观察患者的意识及精神症状。

2.氧疗　给予高流量的鼻导管吸氧或面罩吸氧，仍不能改善症状时遵医嘱使用呼吸机辅助呼吸。根据患者动脉血气分析的结果和患者的临床表现，及时调节氧流量和浓度，以免发生氧疗的不良反应。

3.促进和指导患者有效呼吸　协助和指导患者取半卧位或坐位，指导患者进行缩唇呼吸，减少肺内残气量，增加肺的有效通气量，改善通气功能。

4.保持呼吸道通畅　指导患者有效咳嗽、咳痰，可协助翻身、叩背、雾化吸入，必要时给予吸痰，观察痰液的颜色、性状、量、气味及痰液的实验室检查结果，并做好记录。

5.配合抢救　发现患者病情变化及时抢救，预测患者是否需要面罩、气管内插管和气管切开行机械辅助呼吸，迅速准备好有关抢救用品，及时准确做好抢救配合，提高抢救成功率。

（魏艳芳　李正莲）

第三节　新型隐球菌病

新型隐球菌病（cryptococcosis neoformans）是由新型隐球菌（*cryptococcus neoformans*）引起的一种深部真菌病，可累及脑膜、肺、皮肤、骨骼系统和血液等。其临床特点为急性起病，容易播散至多个器官，病情进行性恶化。隐球菌性脑膜炎为最常见的临床类型，其临床特点为慢性或亚急性起病，剧烈头痛，脑膜刺激征阳性，脑脊液压力明显升高，呈浆液性改变；肺新型隐球菌病是另一个常见临床类型，其临床特点为慢性咳嗽、黏液痰、胸痛等。

一、病因

呼吸道是新型隐球菌最常见的侵入门户，在肺、皮肤等入侵处形成病灶，经血液循环播散至肺外其他器官。发病诱因：①慢性疾病，如结核病、糖尿病、肝硬化、慢性肾病及系统性红斑狼疮；②恶性肿瘤，如淋巴肉瘤、白血病等；③免疫缺陷性疾病，如艾滋病等；④长期应用广谱抗生素、类固醇类激素、免疫抑制剂及抗癌药；⑤器官移植，如肾移植、肝移植等。

二、临床表现

潜伏期为数周至数年，根据临床表现可分为以下几种。

1.中枢神经系统新型隐球菌病　以新型隐球菌性脑膜炎最常见。有逐渐加重的剧烈头痛、呕吐及脑膜刺激征阳性；严重时，可有意识障碍、抽搐、病理性神经反射阳性等表现。

2.肺新型隐球菌病　所占比例少于15%，临床表现轻重差别很大。典型的肺新型隐球菌病有咳嗽、黏液痰和胸痛等表现。

3.皮肤新型隐球菌病　约占5%。患者可表现为痤疮样皮疹，皮疹出现破溃时可形成溃疡或瘘管。

4.骨骼、关节新型隐球菌病　约占10%，有骨骼、关节肿胀和疼痛，冷脓肿形成等表现。

5.播散性或全身性新型隐球菌病　由肺原发性病灶血行播散引起,几乎可波及全身所有部位,如肾、肾上腺、甲状腺、心脏、肝、脾、肌肉、淋巴结、唾液腺和眼球等。一般症状类似结核病,出现肉芽肿病变时,个别患者在组织学上和癌性病变类似。

三、常见并发症

中枢神经系统新型隐球菌病可并发脑积水,听力和视力降低或丧失,性格改变和痴呆。胸椎和腰椎的新型隐球菌病可并发截瘫。

(一)脑积水

【原因】

中枢神经系统新型隐球菌病,常表现为脑膜炎,脑膜增厚,蛛网膜下腔充满含大量新型隐球菌的胶冻样物质和少量的巨噬细胞,出现血管内膜炎,形成肉芽肿,脑膜和脑组织可出现粘连,阻塞脑脊液的循环孔道,因而患者发生脑积水。

【临床表现】

1.成人脑积水患者,临床以慢性颅内压增高为主要特征,典型症状为双侧颞部间断性头痛、恶心、呕吐、视神经盘水肿、视神经萎缩、智力发育障碍、运动功能障碍等。

2.婴幼儿脑积水患者多见头颅增大、前囟紧张饱满、颅缝开裂、头皮静脉怒张、落日目、眼球震颤、斜视,可伴有语言、运动功能障碍,抽搐,智力低下。

【预警】

1.患者脑脊液压力升高至 $600mmH_2O$ 以上,CT 征象为脑室扩大,提示发生脑积水的可能。

2.嘱患者卧床休息,抬高床头 15°～30°,取头正卧位;脱水利尿,降低颅内压;监测血压变化,给予血管活性药物控制血压水平。

【护理要点】

1.隔离　采取呼吸道隔离和接触隔离。

2.休息　绝对卧床休息。

3.降低颅内压　患者存在脑积水,颅内压增高,可导致脑疝而危及生命。患者应绝对卧床休息;抬高床头 15°～30°;取头正卧位,以利于颈内静脉血液回流减轻脑水肿;遵医嘱予以 20% 甘露醇注射液快速静脉滴注以脱水利尿;给予氧气吸入使脑血管收缩,降低颅内压。

4.病情观察　观察患者有无头痛、恶心呕吐、视力下降、血压升高、脉搏有力且慢等颅内压增高的征象;有无视物模糊、复视、视力减退或失明等;观察呕吐状态,若出现呕吐呈喷射性、瞳孔忽大忽小、烦躁不安、意识障碍等提示脑疝先兆,立即报告医师,做好抢救准备。

5.保证营养供给　给予高蛋白、高热量、高维生素的流食。

(二)听力和视力降低或丧失

【原因】

中枢神经系统新型隐球菌病如没有得到有效治疗,病情恶化,病变累及视神经和听神经时,患者可出现视物模糊、畏光、复视、眼球后疼痛、听力下降或丧失等表现。

【临床表现】

患者表现为视物模糊、畏光、复视、眼球后疼痛、听力下降或丧失。

【预警】

1.患者出现视物模糊、视觉易疲劳、畏光、复视、眼球后疼痛,警惕该并发症的发生。

2.患者说话不自觉提高音量,也要求对方提高说话音量,提示该并发症的可能性大。

3. 患者出现耳鸣等症状，要警惕该并发症的发生。

4. 时刻关注患者视力及听力情况；用药时注意两性霉素 B 的不良反应。监测患者的肝肾功能、电解质及心电图的变化。

【护理要点】

1. 加强陪护 视物模糊者，需加强家属对患者的陪护，对患者下床予以及时引导，防止意外摔伤，并将视力和听力减退的原因和预后告知患者，以缓解其焦虑情绪。

2. 用药护理 应用高渗脱水剂进行治疗时，密切关注患者血压、脉搏、呼吸、心率等生命体征，注意是否有呕吐、头痛的情况。时刻关注患者视力及听力情况；应用两性霉素 B 时，由于其毒性较大，患者可有寒战、高热、头痛等不良反应，严重时会损伤肝、肾等器官功能，故在使用时应加强对患者的巡视，定时监测患者肝功能、肾功能，以及血钠、血钾、血钙、心电图等。

3. 加强营养 以清淡、高维生素、高营养食物为主。

（三）性格改变和痴呆

【原因】

当中枢神经系统新型隐球菌病变累及脑实质时，患者可出现淡漠、意识障碍、抽搐或偏瘫等神经精神异常，老年人可仅表现为痴呆，其他神经系统表现不明显。

【临床表现】

患者出现神经精神系统的异常，表现为淡漠、意识障碍、抽搐或偏瘫等。

【预警】

1. 患者病情进行性发展，头痛的同时伴有烦躁不安、抑郁、淡漠等性格改变，警示患者神经精神系统的异常。

2. 老年人进行性痴呆，警惕该并发症的发生。

3. 密切关注患者，使用相关量表评估患者的情绪状态，积极关心并疏导患者的情绪。

【护理要点】

1. 应时刻关注患者的精神状态及情绪变化，积极关心并调整好患者情绪。

2. 严密观察药物不良反应的发生，一旦发生用药作用之外的异常表现，及时报告医师。

3. 对于反应迟钝或昏迷，同时伴有脑积水的患者，在脱水降低颅内压治疗效果不明显时，应实施脑室腹腔内引流术。

（四）截瘫

【原因】

新型隐球菌侵袭骨骼和关节时，表现为连续数月的骨骼、关节肿胀和疼痛，出现溶骨性病变，逐渐出现胸椎、腰椎的椎体变窄或消失，椎体相互嵌入，椎旁形成寒性脓肿，进行性活动受限而致截瘫。

【临床表现】

患者连续数月的骨骼、关节肿胀和疼痛，寒性脓肿形成。

【预警】

1. 患者连续数月的骨骼、关节肿胀和疼痛，要警惕新型隐球菌对腰椎、胸椎的损害。

2. 从骨骼关节的寒性脓肿处分离到新型隐球菌，提示新型隐球菌对胸椎、腰椎的损害可致截瘫的可能性大。

3. 从胸椎、腰椎的病理活检中找到新型隐球菌，也要警惕胸椎和腰椎可致截瘫的发生。

4. 关注两性霉素 B 的作用及反应，了解患者的骨关节胀痛的情况及活动范围，及时与医师沟通。

【护理要点】

1. **安全护理**　患者容易发生腰椎、胸椎损伤甚至截瘫，从而应时刻关注患者的骨骼关节胀痛的情况，注意患者安全。

2. **药物治疗**　注意观察患者两性霉素 B 的用药反应及副作用。

3. **外科清创**　对于骨骼关节处的寒性脓肿，予以外科清创处理。

（黄　华　李正莲）

第四节　血吸虫病

血吸虫病（schistosomiasis）是因裂体吸虫也称血吸虫寄生于人体静脉血管内而引起的疾病，其病理改变主要由虫卵所致。依虫种的不同，患者可表现为以肝、肠道或泌尿系统为主的损害。

一、发病机制

虫卵肉芽肿的形成是宿主对致病因子的一种免疫应答。一方面通过肉芽肿反应将虫卵破坏清除，并能隔离和清除虫卵释放的抗原，减少血液循环中抗原抗体复合物的形成和对机体的损害；另一方面，肉芽肿反应破坏了宿主正常组织，不断生成的虫卵肉芽肿形成相互连接的瘢痕，导致干线性肝硬化及肠壁纤维化等一系列病变。

二、临床表现

1. **发热**　急性血吸虫病均有发热，常在接触疫水后 1 ～ 2 个月出现。热度高低及期限与感染程度呈正比，轻者发热数天，一般 2 ～ 3 周，重者可迁延数月。热型多以间歇热和弛张热为主。

2. **超敏反应**　急性血吸虫病患者除了皮炎外，还可出现荨麻疹、神经血管性水肿、淋巴结肿大、出血性紫癜、支气管哮喘等。血中嗜酸性粒细胞显著增多。

3. **消化系统症状**　患者发热期间，多伴有食欲缺乏、腹部不适、轻微腹痛、腹泻、呕吐等。腹泻一般每天 3 ～ 5 次，个别可达 10 余次，初为水便，继而出现脓血、黏液。退热后腹泻次数减少。

4. **肝脾大**　90% 以上急性血吸虫病患者有肝大伴压痛，左叶肝大较显著。50% 的患者有轻度脾大。

5. **血吸虫性肉芽肿肝病和结肠炎**　为慢性血吸虫病患者的主要表现。最常见症状为慢性腹泻、脓血黏液便，症状时轻时重。

6. **巨脾、腹水、结肠肉芽肿型及侏儒**　为晚期血吸虫病主要临床表现。

三、常见并发症

血吸虫病的常见并发症包括上消化道出血、肝性脑病、感染和肠道并发症。

（一）上消化道出血

【原因】

血吸虫病引起的上消化道出血多由机械损伤、用力过度等诱发，出血部位多位于食管下段和胃底冠状静脉。

【临床表现】

患者突然发生呕血和黑便，继而血压下降甚至休克。

【预警】

1. 患者存在粪便隐血试验阳性或出现黑便，提示有上消化道出血的情况，出血量较少。需密切观察，暂禁食，出血停止24小时后可遵医嘱进温热流食。

2. 患者的血压进行性下降，提示上消化道大量活动性出血，需密切监测生命体征，积极进行补液，必要时行急诊内镜止血。

【护理要点】

1. 消化道出血患者应绝对卧床休息，必要时予以氧气吸入。

2. 消化道出血时暂禁食，出血停止24小时后可遵医嘱进温热流质饮食。

3. 对于消化道出血者，立即建立2条以上静脉通路，配合医师进行抢救，落实各种止血、补充血容量治疗，采集血标本备血，必要时输血。

4. 病情观察

（1）监测生命体征的变化，观察并记录患者呕血、黑便和便血的次数、性状、颜色和量，评估出血程度。

（2）呕吐患者予以口腔护理，注意口腔清洁卫生；便血患者注意肛周皮肤情况，保证肛周皮肤清洁和干燥。

5. 安慰患者，做好心理护理。

（二）肝性脑病

【原因】

血吸虫病引起的肝性脑病多由患者大量出血、大量放腹水、过度利尿等诱发，晚期患者并发肝性脑病多为腹水型。

【临床表现】

一般根据患者意识障碍程度、神经系统表现和脑电图改变，将肝性脑病由轻到重分为4期。

Ⅰ期（前驱期）：轻度性格改变和行为失常，表现为欣快、淡漠少言、衣冠不整或随地便溺等，应答尚准确，但吐词不清且较缓慢，可有扑翼样震颤。脑电图多数正常，有时症状不明显，易被忽视。

Ⅱ期（昏迷前期）：以意识错乱、睡眠障碍、行为失常为主，表现为嗜睡、行为异常、书写障碍、定向力障碍等。此期有明显神经体征，如腱反射亢进、肌张力增高、踝痉挛及阳性巴宾斯基征。此期扑翼样震颤存在，脑电图有特征性异常。患者可出现不随意运动及运动失调。

Ⅲ期（昏睡期）：以昏睡和精神错乱为主，各种神经体征持续或加重。大部分时间，患者呈昏睡状态，但可以唤醒。醒时尚可应答问话，但常有神志不清和幻觉。扑翼样震颤仍可引出。肌张力增加，四肢被动运动常有抗力。锥体束征常呈阳性，脑电图有异常波动。

Ⅳ期（昏迷期）：神志完全丧失，不能唤醒。浅昏迷时，患者对痛刺激和不适体位尚有反应，腱反射和肌张力亢进；深昏迷时，各种反射消失，肌张力降低，瞳孔常散大，可出现阵发性惊厥、踝阵挛和换气过度。脑电图明显异常。

【预警】

1. 患者脑电图显示节律变慢，主要出现普遍性每秒4～7次的Q波，或每秒1～3次的σ波，血氨增高，应警惕肝性脑病的发生。

2. 患者简易智力测试，包括书写、构词、搭积木等，表现迟钝或木讷，可能是肝性脑病的前驱期。

3. 避免应用催眠镇静药、麻醉药等;避免快速利尿和大量放腹水;防止感染;保持大便通畅,积极预防和控制上消化道出血。根据检验结果,血氨高的患者适当限制蛋白质的摄入量。

【护理要点】

1. **避免诱发和加重肝性脑病**　避免应用催眠镇静药、麻醉药等;避免快速利尿和大量放腹水;防止感染;避免大量输液;保持大便通畅,便秘时可采用灌肠和导泻的方法清除肠内毒物;积极预防和控制上消化道出血。

2. **安全护理**　患者出现神志改变、意识障碍时,应绝对卧床休息,加床栏;躁动不安时,应用约束带适当予以约束。

3. **保持呼吸道通畅**　昏迷患者应取仰卧位,头偏向一侧以防舌后坠阻塞呼吸道,保证氧气吸入,必要时吸痰。

4. **保证营养供给**　根据患者血氨检验结果,决定昏迷患者的蛋白质摄入量。适当控制热量供给,给予富含多种维生素的食物,少量多餐,腹水患者限制钠盐的摄入。

5. **保证合理用药**　监测尿量调节钾剂;明显腹胀和水肿时慎用钠剂;狂躁不安或有抽搐者,禁用吗啡及其衍生物、哌替啶,速效巴比妥类药物可减少给药次数,异丙嗪、氯苯那敏等抗组胺药,有时可做镇静剂代用,注意患者用药反应。

6. **保证有效灌肠**　避免使用碱性溶液,如肥皂液。

(三) 感染

【原因】

由于患者免疫功能减退、低蛋白血症、门静脉高压等原因,血吸虫病患者极易并发感染,如病毒性肝炎、伤寒、腹膜炎、沙门菌感染、阑尾炎等。

【临床表现】

1. 患者出现右下腹游走性疼痛,提示可能并发阑尾炎;如出现弥漫性腹膜炎症状如腹膜刺激征（腹痛、腹肌紧张和反跳痛）、板状腹等提示可能发生阑尾穿孔。

2. 患者出现不明原因低热,无寒战。

3. 患者血常规显示淋巴细胞 $\geqslant 50\%$,白细胞计数为 $(4 \sim 10) \times 10^9/L$ 或轻度减少。

【预警】

1. 患者不明原因发热,血常规显示淋巴细胞 $\geqslant 50\%$,白细胞计数 $\leqslant (4 \sim 10) \times 10^9/L$,提示感染的发生。

2. 患者有腹痛或腹膜刺激征等征象,提示自发性腹膜炎。

3. 重视消毒隔离,减少探视,加强对患者的保护性隔离,医务人员应加强手卫生,避免交叉感染。

【护理要点】

1. 消毒隔离:护理患者时戴帽子、口罩、手套,加强对患者的保护性隔离,避免交叉感染;医务人员应加强手卫生。

2. 保证营养的供应:给予高热量、高营养、富含维生素、易消化的饮食。

3. 对于腹痛患者,观察腹痛的部位、程度、时间,遵医嘱予以镇痛药,并观察用药疗效。观察有无腹膜炎症状,发现异常及时报告医师。

4. 对于发热的患者,观察患者体温变化及热型,遵医嘱给予降温措施,并观察降温效果,多饮水;保持口腔清洁,保持床单元整洁。

（四）肠道并发症

【原因】

血吸虫病引起严重结肠病变所致肠腔狭窄，可并发不完全性肠梗阻，以乙状结肠与直肠为多。血吸虫病患者结肠肉芽肿较易癌变。

【临床表现】

1. 患者存在排便困难，出现腹痛、腹胀、恶心、呕吐甚至停止排气排便。

2. 患者存在腹胀、消化不良，出现黏液便或黏液脓性血便。

【预警】

1. 患者近期出现排便习惯改变、持续腹部隐痛，或患者腹部可扪及包块，提示肠梗阻的可能。

2. 观察患者排便及排气情况；少食引起肠胀气的甜食和牛奶，关注腹部 X 线片结果，出现腹痛、呕吐、腹胀等及时报告医师处理。

【护理要点】

1. 营养供给　肠梗阻者应禁食，必要时予以胃肠减压，以减轻腹痛、腹胀，禁食期间给予肠外营养；待梗阻缓解 12 小时后方可进少量流食，但忌甜食和牛奶，以免引起肠胀气，48 小时后方可试进食半流食。

2. 解痉、镇痛　单纯性肠梗阻可应用阿托品类解痉药缓解疼痛，禁用吗啡类镇痛药，以免掩盖病情。

3. 液体疗法　保证输液通畅，记录 24 小时液体出入量，观察有无水、电解质失衡表现。

4. 防治感染和中毒　遵医嘱予以抗生素，以减少毒素吸收，减轻中毒症状。

5. 病情观察　严密观察患者病情变化，及时发现绞窄性肠梗阻或结肠癌的体征，出现腹痛、呕吐、腹胀等及时报告医师处理。

（黄　华　李正莲）

参 考 文 献

陈璇，2012. 传染病护理学. 北京：人民卫生出版社.

陈璇，2016. 传染病护理学. 2 版. 北京：人民卫生出版社.

陈月昙，2010. 肝肾综合征的护理要点浅析. 医学信息：中旬刊，5(1): 35-36.

崔晨蓉，王冯滨，欧强，2009. 30 例流行性乙型脑炎流行病学及临床特征分析. 微生物与感染，4(3): 162-164.

崔焱，2006. 儿科护理学. 4 版. 北京：人民卫生出版社.

崔燕萍，于丽莎，2011. 现代传染病护理学. 北京：人民军医出版社.

高美英，陈锐，戚俊英，1989. 重症病毒性肝炎的感染性并发症 (附 105 例报告). 实用内科杂志，9(11): 591-592.

高占成，冯子健，姜宁，2013. 人感染禽流感防治手册. 北京：人民卫生出版社.

葛爱学，2002. 左氧氟沙星治疗病毒性肝炎并发细菌性感染的观察及护理. 青海医药杂志，32(6): 38-39.

郭爱华，胡学强，2005. 新型隐球菌颅内感染 101 例临床特点及诊断. 中华神经科杂志，38(7): 445-447.

韩作玲，郑华，2015. 重型乙型脑炎并发支气管肺炎患儿的护理干预分析. 中国现代药物应用，9(9): 230-231.

李兰娟，2011. 传染病学. 2 版. 北京：高等教育出版社.

李兰娟，2011. 传染病学高级教程. 北京：人民军医出版社.

李兰娟，任红，2013. 传染病学. 8 版. 北京：人民卫生出版社.

李兰娟, 任红, 2018. 传染病学. 9 版. 北京: 人民卫生出版社.

李丽, 石景洋, 2007. 雾化吸入并叩背法在流脑合并肺炎中的观察. 中国现代医生, 45(14): 134, 140

李敏, 陈涛, 向龙萍, 等, 2013. 小儿重症肺炎合并纵隔气肿、气胸 1 例分析. 临床肺科杂志, 18(4): 771-773.

李永新, 2005. 流行性乙型脑炎合并上消化道出血 62 例临床分析及治疗. 医药产业资讯, 2(12): 66-67.

刘雄芳, 2011. 重型肝炎患者并发感染的原因分析与护理对策. 中国当代医药, 18(10): 101-102.

马亦林, 2005. 传染病学. 4 版. 上海: 上海科学技术出版社.

王娜, 刘尚才, 常世卿, 等, 2010. 我院脊髓损伤并截瘫患者医院感染的细菌培养及耐药性调查分析. 中华现代医院管理杂志, 8(1): 46-47.

王蓉, 2017. 探讨重型肝炎患者并发感染的护理对策. 医药卫生 (文摘版), (1): 184.

王玉霞, 田霞, 2004. 狂犬病并上消化道出血 1 例报告. 中国社区医师: 医学专业, 6(3): 43-44.

魏中银, 黄福祥, 1996. 流行性乙型脑炎并上消化道出血 242 例. 新消化病学杂志, 4(8): 480.

肖小强, 舒振林, 2011. 狂犬病并发心血管系统表现的临床分析. 医学信息, 24(6): 2656-2657.

熊号峰, 刘景院, 2017. 肝肾综合征研究进展. 中国肝脏病杂志 (电子版), 9(1): 1-6.

许家璋, 段钟平, 2005. 实用人工肝及血液净化操作手册. 北京: 中国医药科技出版社.

严国平, 2001. 首发表现为心律失常的狂犬病 1 例. 心电学杂志, 20(3): 172.

尤黎明, 吴瑛, 2006. 内科护理学. 4 版. 北京: 人民卫生出版社.

游安生, 王全楚, 2007. 狂犬病并发消化道大出血 2 例. 实用医药杂志, 24(1): 20.

余军妹, 裴的善, 2011. 急性肾衰竭生命维持的护理要点. 中国乡村医药, 18(7): 64.

岳爽, 吴桂芳, 周晓琼, 2012. 重型乙型脑炎并发支气管肺炎患儿的护理. 全科护理, 10(23): 2148-2149.

张迈仑, 杨大峥, 2012. 国家法定传染病防治纲要. 天津: 天津科技翻译出版有限公司.

周影, 梁春光, 2016. 传染病护理. 北京: 科学出版社.

第 9 章　神经系统疾病并发症预警及护理

第一周　周围神经系统疾病

一、三叉神经痛

三叉神经痛（trigeminal neuralgia）是临床最常见的脑神经疾病，以三叉神经分布区内反复发作性、阵发性、剧烈性疼痛为主要表现。多数为单侧面部发病，少数为双侧面部发病，严重影响患者生活质量、工作及社会交往能力。成年及老年人多见，40 岁以上患者占 70% ～ 80%；女性多于男性。根据病因和发病机制三叉神经痛可以分为原发性和继发性。

（一）发病机制

原发性三叉神经痛病因尚未完全明了。周围学说认为病变位于半月神经节到脑桥间的部分，是由多种原因引起的压迫所致，中枢学说认为三叉神经痛为一种感觉性癫痫样发作，异常放电部位可能在三叉神经脊束核或脑干。多数学者认为病变位于三叉神经半月节及其感觉神经根内，也可能与血管压迫、岩骨部位骨质畸形等对神经的机械性压迫、牵拉和营养代谢障碍等有关。继发性三叉神经痛的病因较为明确，主要由脑桥小脑角及其邻近部位肿瘤、炎性反应、外伤和三叉神经分支病变所致。

（二）临床表现

1. 症状

（1）三叉神经痛常局限于三叉神经 2 支或 3 支分布区，以上颌支、下颌支多见。

（2）发作时三叉神经痛表现为面颊上下颌及舌部明显点击样、针刺样、刀割样或撕裂样疼痛，持续数秒或 1 ～ 2 分钟，突发突止，间歇期完全正常。

（3）患者口角、鼻翼、颊部或舌部为敏感区，轻触可诱发，成为扳机点或触发点。

（4）严重病例可因疼痛出现面肌反射性抽搐，口角牵向患侧，即痛性抽搐。病程呈周期性，发作可为数天、数周或数月，缓解期如常人。

（5）随着病程迁延，发作次数逐渐增多，发作时间延长，间歇期缩短，甚至为持续性发作，很少自愈。

2. 体征　神经系统一般无阳性体征，患者主要表现为因恐惧疼痛而不敢洗脸、刷牙、进食，面部、口腔卫生差，面色憔悴、情绪低落。

（三）常见并发症

三叉神经痛的常见并发症为药源性眩晕。

【原因】

药物治疗为三叉神经痛首选的治疗方法，目前最广泛、最有效的药物有卡马西平、苯妥英钠等，但长期服用上述药会引起眩晕。

【临床表现】

患者出现眩晕或头晕，多数在停药后可自动缓解。

【预警】

1. 患者诉头晕、恶心、呕吐等不适，警惕与使用药物有关。

2. 避免因眩晕而发生跌倒 / 坠床。

【护理要点】

1. 观察患者眩晕发生的时间，了解患者有无其他导致眩晕的因素，观察眩晕是否与服用药物有关。

2. 告知患者药物的不良反应，做好心理准备。

3. 做好心理护理，避免疼痛和眩晕导致的情绪异常。

4. 患者发生眩晕时避免单独外出，尽量卧床休息，下床活动时由家属及医务人员陪同，防止发生跌倒及坠床。

5. 患者发生严重眩晕时应通知医师，在医师的指导下调整药物的用量。

二、特发性面神经麻痹

特发性面神经麻痹又称面神经炎或贝尔麻痹，是由茎乳孔内面神经非特异性炎症所致的周围性面瘫。任何年龄均可发病，多见于 20 ～ 40 岁，男性多于女性。

（一）发病机制

面神经炎病因未明，目前认为本病与嗜神经病毒感染有关。患者常在受凉或上呼吸道感染后发病。因为骨性面神经管只能容纳面神经通过，所以面神经一旦缺血、水肿则必然导致神经受压。病毒感染可导致局部神经的自身免疫及营养血管痉挛，神经缺血、水肿，出现面肌瘫痪。

（二）临床表现

1. 症状

（1）本病通常急性起病，面神经麻痹在数小时及数天达高峰，主要表现为患侧面部表情肌瘫痪，额纹消失，不能皱额蹙眉，眼裂不能闭合或闭合不全。

（2）部分患者起病前 1 ～ 2 天有患侧耳后持续性疼痛和乳突部压痛。

（3）鼻唇沟变浅，口角下垂，露齿时口角歪向健侧；由于口轮匝肌瘫痪，鼓气、吹口哨时漏气；颊肌瘫痪，食物易滞留患侧齿龈。

2. 体征

（1）体格检查时，可见患侧闭眼时眼球向外上方转动，露出白色巩膜，称为贝尔征。

（2）面神经炎还可因面神经受损部位不同而出现其他一些临床表现，如乳突部疼痛，耳郭、外耳道感觉减退和外耳道、鼓膜疱疹，称为 Hunt 综合征。

（三）常见并发症

特发性面神经麻痹的常见并发症包括焦虑抑郁、角膜炎、营养失调。

Ⅰ . 焦虑抑郁

【原因】

特发性面神经麻痹多为突然起病，患者多担心面容改变而羞于见人，或担心治疗效果不好而留下后遗症，给生活、工作和社交都带来极大困难，使其失去参加社会活动的信心和勇气，甚至痛不欲生。

【临床表现】

患者出现紧张、自卑、焦虑、恐惧。

【预警】

1. 汉密尔顿焦虑量表评分超过 7 分，提示可能有焦虑，汉密尔顿抑郁量表评分超过 8 分，提示可能有抑郁。

2. 避免面部风寒刺激加重病情从而引起情绪变化。

【护理要点】

1. 心理护理　护理人员应关心、同情患者，认真做好健康教育，以耐心细致、和蔼的态度向患者解释该病的有关知识，让患者初步了解该病的发病原因、主要治疗方案、预后及注意事项，鼓励患者正确面对疾病，增强信心，使患者情绪稳定，身心处于最佳状态以接受治疗和护理。

2. 面部护理　注意面部保暖，选用温水洗脸，忌用冷水洗脸。用温湿毛巾热敷面部，每天 2～3 次。尽量减少外出，必要时戴口罩、帽子。避免到人多、空气污浊的地方。面部避免直接吹风，注意天气变化，及时添加衣物，以免受风寒刺激加重病情。

Ⅱ. 角膜炎

【原因】

由于眼睑不能闭合，瞬目无力或动作缓慢，异物容易进入眼部，泪液分泌减少，使得角膜损伤或感染的风险增加，而角膜长期外露，易发生角膜炎。

【临床表现】

眼部有异物感，眼痛，分泌物增多，眼部红肿，怕光，视力下降等。

【预警】

有特发性面神经麻痹病史，且出现眼部症状如眼红肿疼痛、有异物感、分泌物增多、畏光、视力下降等，提示可能发生角膜炎。

【护理要点】

1. 平时要减少用眼，外出应戴墨镜，不用脏毛巾擦拭，眼可滴一些有润滑、消炎、营养作用的眼药水。

2. 睡觉时可戴眼罩或盖生理盐水湿纱布保护眼。

Ⅲ. 营养失调

【原因】

面神经炎导致患者面肌瘫痪而咀嚼不便，进食量减少，可造成患者潜在的营养失调。

【临床表现】

临床表现为消瘦、体重下降。

【预警】

1. 患者体重下降，提示可能存在营养失调。

2. 调整膳食结构，补充营养。

【护理要点】

1. 应加强饮食的调护，注意饮食清淡，但需营养丰富，多食瘦肉、豆类、骨肉汤和富含 B 族维生素食物。

2. 每天少食多餐，以满足机体需要。

3. 有味觉障碍的患者应注意食物的冷热度，以防烫伤口腔黏膜。

4. 忌吃生、冷、硬及辛辣刺激性的食物。

5. 进食后要及时漱口，清除患侧颊齿间的食物残渣，保持口腔清洁。

三、多发性神经病

多发性神经病是肢体远端受累为主的多发性神经损害。临床表现为四肢对称性运动感觉障碍和自主神经功能障碍。

（一）发病机制

病因众多，常见于药物、化学品、重金属、酒精中毒、代谢障碍性疾病、副肿瘤综合征等。

（二）临床表现

1. 症状

（1）受累肢体远端早期可出现感觉异常如针刺、蚁走、烧灼、触痛和感觉过度等刺激性症状。

（2）自主神经功能障碍表现为肢体末端皮肤菲薄、干燥、苍白、变冷、发绀，多汗或无汗，指甲粗糙、松脆，竖毛障碍，高血压及直立性低血压等。

2. 体征

（1）四肢腱反射减弱或消失，通常为疾病早期表现。

（2）多发性周围神经病变时，通常有肢体远端对称性感觉、运动和自主神经功能障碍。

（3）肢体远端对称性深浅感觉减退或缺失，呈手套 - 袜套样分布。

（4）肢体呈下运动神经元性瘫痪，远端对称性肌无力，可伴肌萎缩、肌束颤动等。

（5）对于肌萎缩，上肢以骨间肌、蚓状肌、大小鱼际肌明显，下肢以胫前肌、腓骨肌显著，可出现垂腕、垂足，晚期肌肉挛缩明显可出现畸形。

（6）上述症状通常同时出现，呈四肢对称性分布，由远端向近端扩展。

（三）常见并发症

生活自理能力缺陷导致的系列并发症。

【临床表现】

受累肢体远端感觉异常，可同时或稍后出现感觉减退或缺失，肢体远端对称性无力、肌张力低下，腱反射减弱或消失，患者生活质量低下。

【原因】

周围神经损害所致肢体远端下运动神经元瘫痪和感觉异常。

【临床表现】

临床表现为肢体无力、便秘等。

【预警】

1. 患者出现肢体无力、生活质量下降，提示可能发生生活自理能力缺陷系列并发症。

2. 肌无力易发生跌倒，需做好防范措施。

【护理要点】

1. 饮食护理　给予高热量、高维生素、清淡易消化的饮食，多吃新鲜水果、蔬菜，补充足够的 B 族维生素；对于营养缺乏者要保证各种营养物质的充分和均衡供给。

2. 生活护理　多发性神经病患者多有肢体乏力、便秘、排尿不畅等自主神经功能紊乱表现，护士每班评估患者的生活自理能力，对于肢体麻木、乏力、步态不稳及急性起病需卧床休息的患者，应给予进食、穿衣、洗漱、大小便及个人卫生等生活照顾，指导患者养成每天早餐后定时排便的习惯。

3. 安全防护　患者下床行走时需有陪护在侧，对于肢体乏力不能行走的患者，指导患者床上排便排尿，避免发生跌倒。

4.**康复护理** 指导患者早期行康复锻炼，告知患者康复锻炼的重要性，取得配合。可辅以针灸、理疗、按摩，防止肌肉萎缩和关节挛缩，促进知觉恢复。

四、吉兰－巴雷综合征

吉兰-巴雷综合征（Guillain-Barre syndrome，GBS），又称急性特发性多神经炎或对称性多神经根炎，是一种自身免疫介导的周围神经病，主要损害多数脊神经根和周围神经，也常累及脑神经。

（一）发病机制

GBS 确切病因未明。临床及流行病学资料显示，部分患者发病可能与空肠弯曲菌（campylobacter jejuni，CJ）感染有关。以腹泻为前驱症状的 GBS 患者 CJ 感染率高达 85%，此外，GBS 还可能与巨细胞病毒、EB 病毒、水痘 - 带状疱疹病毒、肺炎支原体、乙型肝炎病毒、HIV 感染相关。

（二）临床表现

1.症状

（1）首发症状多为肢体对称性迟缓性肌无力。

（2）发病时患者多有肢体感觉异常如烧灼感、麻木、刺痛和不适感等。

（3）部分患者有自主神经功能障碍，表现为皮肤潮红、出汗增多、心动过速、心律失常、直立性低血压、手足肿胀及营养障碍、二便障碍等。

2.体征

（1）感觉缺失相对轻，呈手套 - 袜套样分布。少数患者肌肉可有压痛，尤其以腓肠肌压痛较常见，偶有患者出现 Kernig 征和 Lasegue 征等神经根刺激症状。

（2）脑神经受累以双侧面神经麻痹最常见，其次为舌咽神经、迷走神经，动眼神经、展神经、舌下神经、三叉神经瘫痪较少见，部分患者以脑神经损害为首发症状就诊。

（三）常见并发症

GBS 的常见并发症包括呼吸障碍、压力性损伤。

Ⅰ.呼吸障碍

【原因】

GBS 导致患者运动障碍出现呼吸肌麻痹，进而出现呼吸衰竭。

【临床表现】

1/3 ～ 1/2 的患者可发生不同程度的呼吸肌麻痹而出现呼吸困难，表现为气短、言语断续、咳嗽无力，重症患者出现呼吸过快、呼吸困难、血氧饱和度进行性下降。

【预警】

1.密切关注患者心率、呼吸、咳嗽、血氧饱和度等变化，如有变化警惕呼吸肌麻痹的发生。

2.出现呼吸肌麻痹应积极配合抢救。

【护理要点】

1.密切观察患者生命体征变化，监测血气分析，患者出现呼吸困难时，协助医师及时处理，给予氧气吸入，必要时行气管内插管呼吸机辅助呼吸。

2.鼓励或帮助患者咳痰，以保持呼吸道通畅，必要时吸痰。

3.对于气管切开的患者应加强气道湿化、做好肺部分泌物的引流、气管套管及气囊的护理等措施。

Ⅱ.压力性损伤

【原因】

GBS 患者多存在肢体瘫痪、感觉缺失，且由自主神经功能障碍导致出汗增多、手足肿胀、营养障碍、二便障碍，这些都是压力性损伤发生的高危因素。

【临床表现】

1.一期　损伤仅限于表皮，表现为骨隆突部位呈现压之不褪色的红斑，与周围正常皮肤界线清楚，皮肤表面完整，局部可有疼痛、硬块，表面变软，皮温升高或降低等。解除压力 15 分钟后皮肤颜色不能恢复正常。

2.二期　部分真皮层缺损，形成表浅的开放性溃疡，基底层呈粉红色，无坏死组织，也可表现为完整的或破裂的血清性水疱。

3.三期　全层皮肤缺失，损伤深及皮下组织，但肌肉、肌腱和骨骼尚未暴露，可有脓性分泌物、坏死组织、结痂、皮下隧道。

4.四期　全层组织缺失伴骨、肌腱或肌肉的暴露，创面可布满坏死组织和焦痂，通常存在瘘管和隧道，甚至溃疡深及肌肉和支持系统而并发骨髓炎。

5.不可分期　缺损涉及组织全层，溃疡的创面床完全被坏死组织或焦痂所覆盖。只有彻底清除坏死组织和焦痂，暴露出创面基底部，才能确定压疮的深度和分期。

6.深部组织损伤　由压力和剪切力造成皮下软组织受损，在完整的皮肤上出现紫色和红褐色的局部变色区域，后形成充血性水疱。与邻近组织相比受损区域的软组织可能会先出现疼痛、硬块，有黏糊状渗出，潮湿，皮温较冷或较热等征象，厚壁水疱覆盖的黑色伤口床进展可能很快，即使给予积极处理，也仍会快速发展为深层组织的破溃。

【预警】

1.使用 Braden 评分表对患者进行压疮风险评估，低于 12 分为压力性损伤高风险患者，应做好防护。

2.感觉缺失患者注意预防烫伤及锐器伤，加强营养，提高机体抵抗力。

【护理要点】

1.保护皮肤，避免局部长期受压。定期翻身，鼓励和协助躯体移动障碍的患者至少每 2 小时翻身 1 次。

2.保护骨隆突处和支持身体空隙处，使用特殊的床和床垫，如气垫褥、水褥、羊皮褥等可使支撑体重的面积加大而减少局部受压，达到预防压疮的作用。

3.避免摩擦力和剪切力,在给患者翻身或搬运患者时应将患者的身体抬离床面,避免拖、拉、拽动作以防止损伤皮肤。

4.保持皮肤清洁，避免局部刺激。避免应用肥皂或含乙醇的用品清洁皮肤，以免引起皮肤干燥和使皮肤残留碱性残余物。可适当使用润肤品，保持皮肤湿润，但不能太湿。

5.保持床单、被服清洁干燥，平整无皱褶，无碎屑，定期更换污染、潮湿的床单和被服。

6.对易发生压疮的患者，改善机体营养状况。应在病情允许的情况下给予高蛋白质和富含维生素及锌的食物，改善患者的营养状况。

7.健康宣教，患者及其家属的有效参与是预防压疮的重要措施之一。护士应帮助患者及其家属了解预防压疮的重要性，教给他们关于预防压疮的基本知识，使其学会如何检查易发部位的皮肤状况并做出正确判断，能够利用简便可行的方法来减轻皮肤受压程度，并能够按计划进行身体的活动。

（廖宗峰　李　玲）

第二节　脊髓疾病

一、急性脊髓炎

急性脊髓炎（acute myelitis）是指各种感染引起自身免疫反应所致的急性横贯性脊髓炎性病变，又称急性横贯性脊髓炎，是临床上最常见的一种脊髓炎，以病损平面以下肢体瘫痪、传导束性感觉障碍和二便障碍为特征，可见于任何年龄，但以青壮年多见。男女发病率无明显差异。

（一）发病机制

病因不明，包括不同的临床综合征，如感染后脊髓炎和疫苗接种后脊髓炎、脱髓鞘性脊髓炎（急性多发性硬化）、坏死性脊髓炎和副肿瘤性脊髓炎等。多数患者在出现脊髓症状前 $1 \sim 4$ 周有发热、上呼吸道感染、腹泻等病毒感染症状，但其脑脊液未检出病毒抗体，脊髓和脑脊液中未分离出病毒，推测可能与病毒感染后自身免疫反应有关，并非直接感染所致，为非感染性炎症性脊髓炎（myelitis of noninfectious inflammatory type）。

（二）临床表现

1. 症状

（1）发病前 $1 \sim 2$ 周常有上呼吸道感染、消化道感染症状，或有预防接种史。外伤、劳累、受凉等为发病诱因。

（2）急性起病，起病时有低热、病变部位神经根痛、肢体麻木无力和病变节段束带感；也有患者无任何其他症状而突然发生瘫痪。

2. 体征　大多在数小时或数天内出现受累平面以下运动障碍、感觉缺失及膀胱、直肠括约肌功能障碍，以胸段脊髓炎最为常见，尤其是 $T_{3 \sim 5}$ 节段，颈髓、腰髓次之。

（三）常见并发症

急性脊髓炎的常见并发症包括呼吸困难、排便障碍。

Ⅰ.呼吸困难

【原因】

1. 疾病原因　高位颈段脊髓损伤常波及呼吸中枢，伴有呼吸肌麻痹、呼吸无力、呼吸道分泌物不易咳出。

2. 饮食指导缺乏　有些食物吞服时易出现误吸，造成窒息及呼吸困难。

【临床表现】

由于 C_4 以上颈髓损伤，膈肌和腹肌的呼吸肌全部瘫痪，患者表现为呼吸极度困难，出现发绀、面色苍白，若不及时行气管切开控制呼吸，将会危及患者生命。

【预警】

1. 颈椎骨折脱位不论是否合并瘫痪，术前、术后都必须给予心电监护、监测生命体征，尤其应密切监测呼吸和血氧饱和度，凡指脉氧饱和度低于90%均提示严重缺氧，应及时通知医师进行相应的处理。

2. 呼吸困难一般在术后3天内发生，需注意观察伤口及进行呼吸道护理。

【护理要点】

1. **呼吸功能锻炼**　指导患者进行缩唇呼吸、腹式呼吸等正确的呼吸锻炼方法。主要训练方法：患者一手放于前胸，另一手放于腹部，吸气时挺胸，呼气时腹壁向内收缩，使腹壁的活动度尽可能大，吸气与呼气的时间比为 1∶（2～3），做到深吸缓呼，吸气用鼻，呼气用口，呼气时缩唇，如吹口哨样，每天 2 次，每次 10～20 分钟，患者功能改善后，可给予吹气球或呼吸训练器来训练缩唇及肺活量。

2. **指导有效咳嗽**　有效咳嗽能促进患者排痰，改善呼吸功能，患者咳嗽时通过振动肺部解决深部痰液难以排出的问题，提高通气量，有效降低下呼吸道感染的发生率。方法：患者取坐位或卧位，先深吸气 5 或 6 次后屏住气，然后爆破性咳嗽、咳痰，将痰液排出体外。

3. **保持呼吸道通畅**　轻度呼吸困难者可用化痰药或雾化吸入，经常转换体位，促进痰液咳出，严重呼吸肌麻醉或合并肺部感染出现呼吸道阻塞时，应及时清除气道分泌物，保持呼吸道通畅，必要时行气管切开，呼吸机辅助呼吸。

Ⅱ. 排便困难

【原因】

脊髓病患者因神经系统通路的完整性受损，肠蠕动、肛门括约肌功能（肛门反射，直肠感觉等）发生改变，出现便秘、腹胀等问题。

【临床表现】

患者出现腹胀、腹痛、排便时头痛等，由于胃肠功能紊乱、排便功能障碍导致患者独立排便困难。

【预警】

1. 长期卧床的脊髓病患者，由于长时间不运动而出现肠蠕动减慢，排便反应也会随之减弱，应警惕排便障碍的发生。

2. 定期询问患者有无腹胀，有无排便等情况，及时发现患者有无排便障碍。

【护理要点】

1. 指导患者床上排便，帮助建立床上排便的习惯，并指导其日常生活中养成定时排便的习惯，在规定的时间内无便意也要做排便运动（时间不少于 10～15 分钟），尽量安排在晨起或早餐后 30～40 分钟，以促进正常排便反射，让患者养成定时排便的好习惯。

2. 指导患者正确利用腹压排便，指导患者正确屏气，练习腹壁肌肉收缩，练习腹部肌肉的紧张力，加强直肠运动从而增加便意。

3. 重视患者的心理护理，多与患者沟通，了解患者的心理状态及饮食，解除患者紧张焦虑的情绪，保护患者隐私，做好心理护理。

4. 指导患者进食易消化、清淡、低盐、富含纤维素及维生素的食物，如芹菜、韭菜等，其可以软化粪便。指导患者每天的饮水量应在 1500～2000ml，保证机体有足够的水分润肠。

5. 指导家属为患者做腹部热敷，但注意要防止烫伤。

6. 严重便秘者，遵医嘱指导患者合理利用缓泻药，并告知患者缓泻药的不良反应，如直肠内有硬结样便块则可遵医嘱灌肠。

二、脊髓压迫症

脊髓压迫症（compressive myelopathy）是一组椎管内或椎骨占位性病变所引起的脊髓受压综合征，随病变进展患者出现脊髓半切综合征、横贯性损害及椎管梗阻，脊神经根和血管可不同程度受累。

（一）病因

1.肿瘤　常见，约占本病的1/3以上，绝大多数起源于脊髓组织及邻近结构，位于髓外硬膜内最常见的是神经鞘膜瘤，脊髓内肿瘤以神经胶质细胞瘤常见，硬膜外以转移瘤多见，脊柱恶性肿瘤可沿椎管周围静脉丛侵犯脊髓，淋巴瘤和白血病少见。

2.炎症　脊髓非特异性炎症、结核性脑脊髓膜炎、严重椎管狭窄、椎管内反复注药及多个椎间盘病变、反复手术和脊髓麻醉等可导致蛛网膜粘连或压迫血管影响血液供应，引起脊髓、神经根受累症状；结核和寄生虫等可引起慢性肉芽肿、蛛网膜炎和蛛网膜囊肿等；化脓性炎症血行播散可引起急性硬膜外或硬膜下脓肿。

3.脊柱外伤　如骨折、脱位及椎管内血肿形成。

4.脊柱退行性病变　如椎间盘突出、后纵带钙化和黄切带肥厚等均可导致椎管狭窄。

5.先天性疾病　如颅底凹陷症、寰椎枕骨化、颈椎融合畸形、脊髓血管畸形等。

6.血液疾病　血小板减少症等存在凝血机制障碍的患者腰椎穿刺后可致硬膜外血肿致使脊髓受压。

（二）临床表现

1.症状

（1）神经根痛或局限性运动障碍：疼痛部位固定，疼痛剧烈难忍，被描述为电击样、烧灼样、刀割样或撕裂样，咳嗽、排便和用力等增加腹压的动作均可使疼痛加剧。

（2）运动障碍：慢性脊髓损伤，当单侧锥体束受压时，引起病变以下同侧肢体痉挛性瘫痪；双侧锥体束受压，则引起双侧肢体痉挛性瘫痪。初期为伸直性痉挛瘫，后期为屈曲性痉挛瘫。

（3）感觉障碍：脊髓丘脑束受累产生痛温觉减退或缺失，后索受累产生同侧深感觉减弱或缺失，晚期表现脊髓横贯性损害，病变水平以下各种感觉缺失。

2.体征

（1）反射异常：腱反射减弱或缺失，腹壁反射和提睾反射缺失。

（2）括约肌功能障碍：髓内病变早期出现括约肌功能障碍，圆锥以上病变双侧锥体束受累，早期会出现尿潴留和便秘，晚期为反射性膀胱，而马尾及圆锥病变则出现尿、便失禁。

（3）自主神经症状：自主神经低级中枢位于脊髓侧角，病变节段以出现泌汗障碍、皮肤划痕试验异常、皮肤营养障碍、直立性低血压等表现为特征。

（三）常见并发症

脊髓压迫症的常见并发症包括疼痛、泌尿系统感染、压力性损伤、下肢静脉血栓形成等，本节重点阐述疼痛和泌尿系统感染。

Ⅰ.疼痛

【原因】

疼痛是感觉纤维受刺激时的躯体感受，是机体的防御机制。慢性脊髓压迫症早期病变较小，压迫尚未累及脊髓，仅造成脊神经根的刺激现象。

【临床表现】

患者表现为神经根痛及脊膜的刺激症状，常被描述为电击样、烧灼样、刀割样或撕裂样，改变体位可使症状减轻或加重，有时出现相应节段束带感。随着病情进展，症状可由一侧、间歇性转变为双侧、持续性。

【预警】

1.疼痛评估：1～3分提示轻度疼痛，4～6分提示中度疼痛，7～10分提示重度疼痛。

2. 避免咳嗽、排便用力等增加腹压的动作，以免引起疼痛加剧。

【护理要点】

1. 指导患者采取合理方式缓解疼痛，如转移注意力、腹式呼吸、松弛精神法、正念冥想、音乐疗法、淋浴等。

2. 及时发现可能诱发疼痛的各种因素。

3. 指导患者改变体位，卧床休息或适当活动。

4. 必要时遵医嘱使用镇痛药并观察镇痛效果及镇痛药物的不良反应。

5. 保持环境安静、舒适。

Ⅱ. 泌尿系统感染

【原因】

急性脊髓压迫症发病急，进展迅速，常于数小时至数天内脊髓功能完全丧失，多表现为脊髓横贯性损害，出现脊髓休克，病变水平以下呈松弛性瘫痪，各种感觉及反射消失，尿液潴留。留置尿管可致尿路黏膜损伤，将细菌带入尿道，发生泌尿系统感染。

【临床表现】

泌尿系统感染患者多出现尿频、尿急、尿痛的膀胱刺激征，甚至肉眼血尿、腰痛等局部症状。有时也可能无临床症状，仅是微生物学诊断，尿常规可无明显异常或白细胞计数增加，但尿培养有细菌。

【预警】

1. 监测尿常规、做中段尿培养，中段尿培养细菌培养菌落数 ≥ 10^5 cfu/ml 为有意义菌尿，提示可能发生泌尿系统感染。

2. 留置导尿管时避免尿路损伤，保持会阴部清洁，避免逆行感染。

【护理要点】

1. 观察患者尿液的颜色、性状、量的变化，观察有无膀胱刺激征。

2. 保持尿道口清洁，每天用清水或生理盐水清洁 2 次，注意体位及尿袋位置，防止逆行感染。

3. 保持导尿管系统密闭性：减少分离导尿管和尿袋连接系统、减少膀胱灌注或冲洗等破坏导尿管系统密封性的操作。

4. 保持导尿管系统通畅性：保持充足的饮水量、防止导尿管打折或扭曲、维持尿液 pH 为 5 ～ 6 等。

5. 尽早拔管：每天评估患者膀胱功能及是否还需要留置导尿管，尽早拔除导尿管。

6. 遵医嘱使用抗生素，积极治疗泌尿系统感染。

（李　瑾　李　玲）

第三节　脑血管疾病

一、短暂性脑缺血发作

短暂性脑缺血发作（transient ischemic attack，TIA）是由局部脑或视网膜缺血引起的短暂性神经功能缺损，临床症状一般不超过 1 小时，最长不超过 24 小时，且无责任病灶的证据。

（一）发病机制

TIA 的发病与动脉粥样硬化、动脉狭窄、心脏病、血液成分改变及血流动力学变化等多种病因有关，其发病机制主要与血流动力学改变及微栓塞密切相关。

（二）临床表现

不同动脉系统 TIA 临床表现如下。

1. 颈内动脉系统 TIA

（1）常见症状：病灶对侧发作性肢体单瘫，偏瘫和面瘫，单肢或偏身麻木。

（2）特征性症状：病变侧单眼一过性黑矇或失明，对侧偏瘫及感觉障碍，优势半球受累可有失语。

2. 椎基底动脉系统 TIA

（1）常见症状：眩晕、恶心和呕吐、平衡失调。

（2）特征性症状：跌倒发作和短暂性全面遗忘症。

（三）常见并发症

TIA 的常见并发症为跌倒。

【原因】

患者脑干下部网状结构短暂性血液供应不足，导致突然发作的局限性神经功能缺失，下肢肌张力丧失。

【临床表现】

患者下肢突然失去张力而跌倒，无意识丧失，常可很快自行站起。

【预警】

1. 对所有患者运用跌倒风险评估表进行风险等级评定，存在跌倒中高风险时，需高度警惕跌倒的发生。

2. 在高风险患者床头悬挂"防跌倒""防坠床"安全警示牌，提醒各级工作人员、患者和家属落实各措施，以防跌倒。

3. 加强人文关怀，病室环境与设施要充分满足患者生活、治疗、康复、安全需求。

【护理要点】

1. 指导患者发作时卧床休息，枕头不宜太高（以 $15° \sim 20°$ 为宜），以免影响头部血液供应。仰头或头部转动时应缓慢且转动幅度不宜太大。

2. 频繁发作者避免重体力劳动，沐浴和外出应有家人陪伴，以防发生跌倒和外伤。

3. 指导患者遵医嘱正确服药，不可自行调整、更换或停用药物。告知患者所用药物的作用机制和不良反应。

4. 注意观察药物的不良反应，如患者有无出血倾向、胃肠道反应、皮疹等。

5. 对频繁发作的患者，应注意观察和记录每次发作的持续时间、间隔时间和伴随症状；观察患者肢体无力或麻木等症状有无减轻或加重，有无头痛、头晕或其他脑功能受损的表现。

6. 观察患者生命体征及意识、瞳孔变化；观察患者病情变化，嘱其症状发作时及时蹲下，防止跌倒。

7. 适度锻炼，改善心功能，增加脑部血流量，改善脑循环。

8. 指导患者选择低盐、低脂、足量蛋白质和丰富维生素饮食。

二、脑梗死

脑梗死（cerebral infarction），又称缺血性脑卒中，是指各种脑血管病变所致的脑部血液供应障碍导致局部脑组织缺血、缺氧性坏死，而迅速出现相应神经功能缺损的一类临床综合征。

（一）发病机制

本病是供应脑部血液的颅外动脉或颅内动脉发生闭塞性病变而未能获得及时、充分的侧支循环，使局部脑组织的代谢需要与可能得到的血液供应之间发生超过一定限度的供不应求现象所致。根据病因不同，脑梗死分为 5 型，其中以大动脉粥样硬化型最为常见。动脉粥样硬化是大动脉粥样硬化型脑梗死的根本原因。

（二）临床表现

1. 患者常在安静或睡眠中发病。临床表现与梗死部位、受损区侧支循环有关。起病缓慢，症状多在发病后 10 小时或 1 ～ 2 天达高峰。

2. 临床表现以偏瘫、失语、偏身感觉障碍和共济失调等局灶定位症状为主；部分患者可有头痛、呕吐、意识障碍等全脑症状。

（三）常见并发症

脑梗死的常见并发症包括下肢静脉血栓形成、运动障碍、神经源性膀胱等。

Ⅰ . 下肢静脉血栓形成

【原因】

脑梗死患者长期卧床导致下肢血流缓慢，血液呈高凝状态。

【临床表现】

本病最常见的临床表现是一侧肢体的突然肿胀，局部疼痛感。根据血栓发生部位的不同，本病可有以下三种表现。

1. 中央型　血栓多发生于髂 - 股静脉，左侧多于右侧。起病急，表现为患侧腘窝、股三角区压痛，浅静脉扩张，下肢肿胀，皮温和体温升高。

2. 周围型　包括股静脉及小腿深静脉血栓形成。前者临床表现特点为大腿肿痛，由于髂 - 股静脉通畅，故下肢肿胀并不严重；后者的特点为起病突然，出现小腿剧痛，患足不能着地踏平，行走时症状加重；小腿肿胀且有深压痛，做踝关节过度背屈试验可导致小腿剧痛（Homans 征阳性）。

3. 混合型　全下肢深静脉血栓形成，表现为全下肢肿胀明显、剧痛、苍白（股白肿）、压痛，体温升高，脉率加速，活动使疼痛加重。进一步发展压迫下肢动脉出现动脉痉挛，导致下肢血供障碍，足背和胫后动脉搏动消失，进而小腿和足背出现水疱，皮肤温度明显降低并呈青紫色（股青肿），如果处理不及时，可发生静脉性坏疽。

【预警】

1. 患者出现下肢剧烈胀痛、浅静脉曲张伴发热，双侧下肢的周径相差 0.5cm 以上时，警惕患者出现下肢静脉血栓形成。

2. 小腿和足背出现水疱，皮肤温度明显降低并呈青紫色（股青肿）时，应及时处理，避免静脉性坏疽。

3. D- 二聚体浓度 > 0.5mg/L 为阳性，警惕患者出现下肢静脉血栓。

4. 卧床大于 72 小时，警惕患者出现下肢静脉血栓。

【护理要点】

1. 卧床休息，急性期绝对卧床休息 2 周左右，避免活动幅度过大，禁忌按摩患肢，防止血栓脱落导致其他部位栓塞。

2. 抬高患肢，一般高于心脏平面 20° ～ 30°，促进静脉回流，降低静脉压，减轻疼痛和水肿。

3. 进食低脂肪和高纤维素饮食，保持大便通畅，避免排便困难引起腹内压增高而阻碍下肢静脉回流。

4. 预防静脉管壁受损，对于长期输液患者，尽量保护其静脉，避免同一部位反复穿刺。避免液体外渗。

5. 观察患肢疼痛部位、程度，动脉搏动情况，皮肤温度、色泽及感觉，做好记录，判断病情有无加重及好转。

6. 对吸烟患者告诫绝对禁烟，防止烟草中的尼古丁刺激引起血管收缩。

Ⅱ. 运动障碍

【原因】

脑梗死引起运动系统受损导致骨骼肌活动异常。间接通路的功能亢进引起动作缺失与僵直，间接通路的功能不足引起舞蹈症及投掷症；直接通路的功能亢进引起手足徐动症或抽动动作，直接通路的功能不足则引起动作缓慢。

【临床表现】

1. 患者出现不自主动作。

2. 动作缺失或缓慢而无瘫痪。

3. 姿势及肌张力异常。肢体无力或麻木，面部、上肢、下肢感觉障碍，有蚁行感，无痛觉，肌张力增高，手足抽动，手舞足蹈。

【预警】

1. 肌力分级为5级以下，生活自理能力评分（activities of daily living，ADL）小于95分者，警惕发生运动障碍。

2. 运动障碍导致患者偏瘫的致残率高达86.5%。发病早期有效的康复干预能促进肢体功能恢复，减轻功能残障。

3. 观察患者步态、肌力及肌张力，有无异常肢体活动，及时早期采取对症治疗。

【护理要点】

1. 生活护理　根据患者ADL评分给予相应的协助。保持床单位整洁、干燥，减少对皮肤的机械性刺激；瘫痪患者给予气垫床等，抬高下肢并协助被动运动，预防压疮和深静脉血栓形成等，增进患者舒适感和满足患者基本的生活需求。

2. 运动锻炼　根据患者的年龄、性别、体能、疾病性质及程度，选择合适的运动方式、持续时间、运动频率和运动速度，从助力活动开始，鼓励主动活动，逐步训练抗阻力活动。

3. 安全护理　主要是预防坠床和跌倒。开展早期康复干预，包括对偏瘫患者的良肢位摆放，进行肢体的主动与被动训练以保持关节活动度，训练床上翻身及卧位与坐位转换训练，床上做桥式运动及躯干旋转运动等来提高患者躯体控制能力，采用物理因子治疗、中医药等康复技术。

4. 心理护理　了解患者心理状态，进行焦虑、抑郁评估。

Ⅲ. 神经源性膀胱

【原因】

患者发生脑卒中后脑干及大脑排尿中枢受损，进而减弱其对膀胱的反射抑制作用，导致患者出现尿急、尿频、尿失禁等症状。

【临床表现】

1. 泌尿生殖系统症状　下尿路症状，包括尿急、尿频、夜尿、尿失禁、遗尿、排尿困难、膀胱排空不全、尿潴留及尿痛等。

2. 其他症状　除泌尿生殖系统症状外，可伴有肠道症状、神经系统症状等，如便秘、大便失禁、会阴部感觉减退或丧失、肢体瘫痪等。

【预警】

1. 患者有泌尿系统、消化系统、神经系统等疾病既往史及现病史，出现血尿、尿频、尿急、尿痛及发热等特异性诊断的症状，警惕发生神经源性膀胱。

2. 上尿路泌尿系 MR 成像或 CT 三维重建成像可见肾盂输尿管积水及肾皮质的损害，提示发生神经源性膀胱。

3. 定期复查肾功能、尿常规，及时引流尿液保护上尿路功能，注意预防泌尿系统感染及肾衰竭。

【护理要点】

1. 导尿时，保持导尿管引流通畅，避免受压，引流袋须低于耻骨联合或膀胱水平，防止逆行性感染，定期更换引流袋及导尿管。

2. 保持尿道口清洁，每天用清水或生理盐水清洁 2 次。

3. 注意观察尿量、尿液性状并做好记录。每天摄入水分 2500～3000ml，避免膀胱内感染和结石形成。

4. 当患者进入恢复期及时评估患者逼尿肌及括约肌功能，尽早拔除导尿管，进行膀胱再训练以恢复膀胱功能。

三、脑出血

脑出血（intracerebral hemorrhage，ICH）又称自发性脑出血，是指非外伤性脑实质内出血。

（一）发病机制

本病最常见病因是高血压合并细小动脉硬化，高血压脑出血的主要发病机制是脑内细小动脉在长期高血压作用下发生慢性病变破裂。

（二）临床表现

本病多在情绪激动或活动中突然发病，发病后病情常于数分钟至数小时内达到高峰。少数也可在安静状态下发病。脑出血患者发病后多有血压明显升高。由于颅内压升高，患者常有头痛、呕吐和不同程度的意识障碍。

（三）常见并发症

脑出血的常见并发症有颅内压增高和上消化道出血等。

Ⅰ. 颅内压增高

【原因】

脑出血后血液流至颅腔导致颅腔内容物的体积超过了颅腔可代偿的容积，从而导致颅内压增高。

【临床表现】

1. 头痛　以胀痛和撕裂痛为多见，以早晨或晚间较重，部位多在额部及颞部，可从颈枕部向前方放射至眼眶。头痛程度随颅内压的增高而进行性加重。用力、咳嗽、弯腰或低头活动常使头痛加重。

2. 呕吐　头痛剧烈时，可伴有恶心呕吐。呕吐呈喷射性，易发生于饭后，有时可导致水电解质紊乱和体重减轻。

3. 视神经盘水肿　此为颅内压增高的重要体征之一，表现为视神经盘充血，边缘模糊不清，中央凹陷消失，视神经盘隆起，静脉怒张。若视神经盘水肿长期存在，则视神经盘颜色苍白，视力减退，视野向心缩小，称为视神经继发性萎缩。此时如果颅内压增高得以解除，但视力恢复也并不理想，甚至继续恶化和失明。

4. 意识障碍及生命体征变化　疾病初期可出现嗜睡、反应迟钝等意识障碍。严重病例，可出现昏睡、昏迷，终因呼吸循环衰竭而死亡。

5. 其他症状及体征　头晕、猝倒，头皮静脉怒张。

【预警】

1. 腰椎穿刺测脑脊液压力＞ 200mmH$_2$O，警示颅内高压。

2. 患者出现颅内压增高三主征，提示颅内压增高。

3. 头颅 CT 显示脑水肿、脑积水严重者，提示患者颅内压增高。

【护理要点】

1. 床头抬高 15°～ 30°，有利于颅内静脉回流，减轻脑水肿。昏迷患者取侧卧位，便于呼吸道分泌物排出。

2. 密切观察患者意识、生命体征、瞳孔和肢体活动的变化。

3. 保持病室安静，协助患者卧床休息，避免情绪波动，以免血压骤升而加重颅内压增高。

4. 呼吸道梗阻可使颅内压增高加重，应预防呕吐物吸入气道，及时清除呼吸道分泌物；有舌根后坠影响呼吸者，应及时安置口咽通气管；昏迷患者或排痰困难者，应配合医师及早行气管切开术。

5. 患者在咳嗽和用力排便时胸腔内压力、腹腔内压力增高，有诱发脑疝的危险。因此避免用力排便及用力咳嗽。

6. 癫痫发作可加重脑缺氧和脑水肿，应遵医嘱按时给予抗癫痫药物。

7. 遵医嘱快速静脉滴注 20% 甘露醇，每天 2～ 4 次，可重复使用。

8. 按医嘱静脉滴注冬眠药物，通过调节滴速来控制冬眠深度，待患者进入冬眠状态，方可开始物理降温。

9. 加强生活护理，避免意外损伤。昏迷躁动不安者切忌强制约束，以免患者挣扎导致颅内压增高。

Ⅱ. 上消化道出血

【原因】

此并发症发病机制尚不十分明确，主要与胃泌素增多有关。

【临床表现】

临床上患者多出现恶心、上腹部疼痛、饱胀、呕血、黑便、尿量减少等症状和体征。

【预警】

1. 观察生命体征、意识状态，定时进行患者意识状态评估，格拉斯哥昏迷量表（Glasgow coma scale，GCS）评分小于 6 分，脑出血量大于 30ml，以及存在高血糖的患者容易并发上消化道出血。

2. 对于留置胃管的患者，应观察胃液颜色、性状，有无反流、恶心呕吐情况，如胃液颜色为咖啡渣样，及时留取标本进行胃液隐血试验。

3. 进行用药指导，告知药物不良反应，谨慎使用对胃肠道有刺激的药物，停用阿司匹林等抗血小板凝集药物。

【护理要点】

1. 严密观察患者有无恶心、上腹部疼痛、饱胀、呕血、黑便、尿量减少等症状和体征。

2. 鼻饲患者，每次鼻饲前先抽吸胃液，观察其颜色。

3. 告知患者及其家属发生上消化道出血的原因，消除紧张情绪，创造安静舒适的环境，保证患者休息。

4. 遵医嘱禁食，出血停止后给予清淡、易消化、无刺激、营养丰富的流食，少食多餐。

四、蛛网膜下腔出血

蛛网膜下腔出血（subarachnoid hemorrhage，SAH），又称原发性蛛网膜下腔出血，是指脑底部或脑表面病变血管破裂后，血液流入蛛网膜下腔引起相应临床症状的一种脑卒中。

（一）发病机制

本病主要与动脉瘤、脑动脉畸形或肿瘤和转移癌直接侵蚀血管有关。

（二）临床表现

中青年发病居多，起病突然。

1. 多数患者发病前有剧烈运动、极度情绪激动、用力咳嗽等明显诱因。

2. 突发异常剧烈的头部胀痛、呕吐，脑膜刺激征阳性。

3. 部分患者眼底可见玻璃体下片状出血、视神经盘水肿或视网膜出血。

4. 25% 的患者可出现精神症状。

（三）常见并发症

蛛网膜下腔出血的常见并发症包括再出血、脑血管痉挛、脑积水。

Ⅰ. 再出血

【原因】

发病后 24 小时内再出血的风险最大，以后 4 周内再出血的风险均较高。再出血病死率约为 50%。

【临床表现】

在病情稳定或好转的情况下，患者再次出现剧烈头痛、恶心呕吐、意识障碍加深、抽搐及原有症状和体征加重或重新出现等。

【预警】

1. 患者突发剧烈头痛等症状，高度警惕出现再出血。

2. CT 显示原有出血增加或腰椎穿刺脑脊液含血量增多等，提示患者可能为再出血。

3. 入院时昏迷、女性及收缩压超过 170mmHg 的患者再出血风险较大。

【护理要点】

1. 安静休息，减少探视，避免用力和情绪波动。

2. 保持血压稳定在正常水平或起病前水平，如果平均动脉压＞120mmHg 或收缩压＞180mmHg，应在密切监测下使用短效降压药物。

3. 早期、短疗程抗纤溶药物如氨基己酸或氨甲环酸治疗可减少再出血的发生，但应注意该类药物引起的缺血性改变。

4. 动脉瘤清除手术是防止动脉瘤蛛网膜下腔再出血的最好办法，必要时配合医师进行外科手术准备。

Ⅱ. 脑血管痉挛

【原因】

蛛网膜下腔出血后颅内动脉痉挛变细。

【临床表现】

约 50% 以上患者可出现偏瘫、感觉障碍、语言甚至意识障碍等类似脑梗死过程，此时血压可能升高，而昏迷患者没有明显症状。CT 或 MRI 灌注成像可以明确脑缺血的范围。

【预警】

1. 观察蛛网膜下腔出血患者的早期检查结果，如结果显示患者基底池内积血较多，大脑中动脉、大脑前动脉及颈内动脉血流速度异常，警惕患者有脑血管痉挛的危险。

2. 患者由于呕吐、头痛导致饮食欠佳，而出现低钠血症和低血容量，说明有脑血管痉挛可能。

3. 蛛网膜下腔出血发生 1 周以后，如意识障碍加深则有脑血管痉挛危险。

4. 如患者出现失语、视物不清和肢体活动障碍等脑局灶性缺血问题，提示患者已有脑血管痉挛。

【护理要点】

1. 心理护理　患有蛛网膜下腔出血的患者通常会表现出严重的头痛问题，甚至会出现感官障碍、失语和偏瘫等体征，因而会存在烦躁、焦虑和紧张情绪。因此，护理人员需要为患者提供精心的心理护理，帮助患者建立积极的心态。

2. 一般护理　前 4 周，患者需绝对卧床休息，头部抬高 30°，减少挪动患者次数，嘱患者不要用力排便和咳嗽，尤其是在发病后 3 周内，患者的各项活动都要在床上进行。

3. 手术护理　若需进行手术处置，术前 30 分钟内为患者进行甘露醇脱水处理，准备抢救用药，建立静脉通路。

Ⅲ. 脑积水

【原因】

蛛网膜下腔出血引起的脑积水多发于出血后 1 周内，由蛛网膜下腔和脑室内血凝块堵塞脑脊液循环通路所致。

【临床表现】

轻者表现为嗜睡、精神运动迟缓和近记忆损害。重者出现头痛、呕吐、意识障碍等。3% ~ 5%的患者会出现交通性脑积水，表现为精神障碍或痴呆、步态异常和尿失禁，脑脊液压力正常，故也称为正常颅脑压积水。头颅 CT 或 MRI 显示脑室扩大。

【预警】

急性脑积水（< 72 小时内脑室扩张）发生率为 15% ~ 87%，临床评分或 Fisher 量表评分较差的病例更易出现急性脑积水。

【护理要点】

1. 密切关注者意识状态、瞳孔、呼吸等生命体征变化，若出现颅内压增高表现，如头痛、呕吐等，则及时报告医师，遵医嘱使用甘露醇、高渗盐水、甘油果糖等渗透性脱水剂治疗。若颅内压高于 20mmHg，可采取镇痛镇静治疗。

2. 如脑积水导致病情恶化或有脑疝风险，需要尽快行脑室外引流或腰椎穿刺放液治疗，使颅内压维持在 10 ~ 20mmHg。在脑室引流后，40% ~ 80% 意识水平下降的患者有不同程度的改善。

3. 伴有症状的慢性脑积水患者可行临时或永久的脑脊液分流术，协助医师做好术前准备。

（陈黛琪　李　玲）

第四节　运动障碍性疾病

一、帕金森病

帕金森病 (Parkinson's disease, PD)，也称震颤麻痹，是中老年人常见的神经系统变性疾病，也是中老年人最常见的锥体外系疾病。其呈隐匿性发病，为慢性进展性病程，50 岁以上的患者占总患病人数的 90% 以上，5 ～ 8 年后约半数患者需要帮助。

（一）发病机制

帕金森病并非单一因素致病，可能有多种因素参与。遗传因素使患病易感性增加，在环境因素及年龄老化共同作用下，通过氧化应激、线粒体功能衰竭、钙超载、兴奋性氨基酸毒性及细胞凋亡等机制引起黑质多巴胺能神经元变性，导致发病。

（二）临床表现

震颤、强直、运动不能或运动减少及姿势和平衡障碍为其主要表现。

（三）主要并发症

帕金森病的常见并发症为运动障碍、吞咽障碍、便秘、情感障碍。

Ⅰ.运动障碍

运动障碍是指发生于意识清醒患者的随意运动调节功能障碍为特征的一组疾病。肌力、感觉、小脑功能不受影响。

【原因】

黑质多巴胺能使神经元变性和路易小体（Lewy body）形成，以静止性震颤、运动迟缓、肌张力增高、姿势步态异常为临床特征。

【临床表现】

1. 静止性震颤　为最常见的症状，表现为双手震颤，静止时明显，紧张时加重，睡眠时消失，有节律性。

2. 运动迟缓　为最典型的特征，帕金森病为神经递质功能紊乱引起多巴胺和胆碱能亢进的疾病，胆碱功能亢进会导致行动迟缓、反应迟钝、感觉障碍。

3. 肌张力增高　患者四肢僵硬，屈肌和伸肌张力均会增高，即铅管样增高，面部、颈部、躯干部等肌张力增高，患者表现为走路时身体前倾、面部呆板。

4. 姿势步态异常　患者走路时身体呈前屈前倾样，步幅较窄，呈小碎步步态。

【预警】

1. 患者出现静止性震颤、运动迟缓、肌张力增高、姿势步态异常等表现时警惕运动障碍的发生。

2. 定期为患者进行跌倒风险评估，制订预防跌倒计划，避免跌倒发生。

3. 根据患者自身情况，积极参加功能锻炼，以减少致残率。

【护理要点】

1. 预防跌倒　选择合适的跌倒风险评估量表对患者进行评估，评估患者的年龄、意识、生活自理能力、跌倒史、生活习惯、治疗和用药史等，给予患者及其家属预防跌倒宣教。

2. 生活功能训练　鼓励患者自行穿脱柔软、宽松的衣服，以加强上肢活动及上肢、下肢配合训练。对自行起床有困难者，可将床头抬高，在床尾结一个绳子，便于患者牵拉起床。避免患者坐过软的沙发及深凹下去的椅子，尽量坐两侧有扶手的坐具，也可将椅子后方提高，使之有一定倾斜度，便于起立。

3. 步态训练　每天有计划地进行原地站立及高抬腿踏步，左右交替转动踝关节向前、向后跨步移动重心等运动练习。在行走时，可通过在地板上加设标记如行走路线标记、转移路线标记或足印标记等，按标记指示行走以得到步态控制。

4. 关节功能训练　生活自理能力丧失或晚期帕金森病患者，关节主动或被动训练是每天不可缺少的，训练的重点是加强患者的伸展肌肉范围，牵引缩短僵直的肌肉。对于卧床患者，家属要帮助其做肢体被动运动，活动时，动作轻柔和缓，要对颈、腰、四肢各关节及肌肉进行全面按摩，每天 3～5 次，每次 15～30 分钟，尽量保持关节的活动幅度，并定时帮助翻身，防治压疮等并发症。

5. 言语训练　帕金森病患者多有声音嘶哑、发音困难、讲话不清等情况，因此进行适当发音练习能提高音调、音量及说话的清晰度，如放声朗读报刊。

6. 面部功能训练　帕金森病患者的特殊面容是"面具脸"，这是面部肌肉僵硬导致的面部表情呆板，面部动作的锻炼是必要的。

(1) 皱眉动作：尽量皱眉，然后用力展眉，反复数次。

(2) 睁闭眼锻炼。

(3) 鼓腮锻炼：首先用力将腮鼓起，随之尽量将两腮吸入。

(4) 露齿和吹哨动作：尽量将牙齿露出，继之做吹口哨的动作。

Ⅱ. 吞咽障碍

帕金森病伴吞咽障碍的机制尚不清楚，有可能与吞咽中枢和外周神经肌肉受累的多巴胺能及非多巴胺能机制受损有关。

【原因】

咽横纹肌存在异常的肌纤维蛋白转化及反复去神经损伤，支配咽的周围神经存在 α- 突触核蛋白沉积，调节吞咽过程的高级中枢存在功能异常，这些变化构成了吞咽障碍的结构基础。

【临床表现】

运动障碍性疾病各阶段均可出现吞咽障碍，主要表现为吞咽模式不稳定，吞咽困难，吞咽费力，胸骨后阻塞感，饮水呛咳，吞咽时间延长、残留，误咽、误吸等。轻者仅感吞咽不畅，重者滴水难进。

【预警】

1. 观察脑卒中患者进食情况，对于不能顺利进食，饮水呛咳，进食量不足的患者给予关注，评估患者吞咽功能，根据结果调整饮食方法。

2. 对于脑卒中后伴有声音嘶哑等语言功能障碍的患者给予关注，警惕出现吞咽困难情况，指导患者进行发声运动。

3. 对于营养状况差、存在吞咽困难的患者，留置胃管进行营养支持，给予吞咽功能障碍康复治疗。

【护理要点】

1. 如果患者发生饮水呛咳、误吸、误咽等，应立即让患者取头侧卧位，及时清理口鼻分泌物和呕吐物，轻轻叩背或进行体位引流，保持呼吸道通畅，防止发生坠积性肺炎。

2. 饮食护理：进行摄食训练时，食物选取遵循难易递进原则。选择糊状或胶冻样食物，如蛋羹、米糊等。避免干硬、难咀嚼及刺激性强的食物。进食后保持端坐或半卧位半小时，避免发生反流。

3. 心理护理：中度、重度吞咽障碍患者常产生紧张、悲观、厌食甚至拒食心理，易激怒或抑郁，需调整患者的心态，营造轻松、愉快、整洁的进食环境，鼓励患者进食，帮助患者树立信心。

4. 康复护理：评估吞咽障碍的程度，临床常用洼田饮水试验，具体试验方法见相关章节。中度、重度吞咽障碍患者采用间接训练为主，轻度吞咽障碍患者以摄食训练为主。另可辅助针刺或封闭治疗。

5. 留置胃管的患者应每天给予口腔护理，咳痰无力的患者应给予吸痰，预防肺部感染。

6. 定期为患者进行营养评估，制订营养计划，避免食物摄入不足导致营养不良。

Ⅲ . 便秘

【原因】

运动障碍性疾病导致的患者动作缺失或缓慢，姿势及肌张力异常导致患者胃肠功能障碍是引发便秘的主要因素，如帕金森病患者等。另外，患者因帕金森病产生的抑郁、焦虑等心理障碍也是引发便秘的原因之一。

【临床表现】

临床表现为排便次数减少和排便困难,许多患者的排便次数每周少于 2 次,严重者长达 2～4 周才排便 1 次。有的患者可突出地表现为排便困难，排便时间可长达 30 分钟以上，或每天排便多次，但排出困难，粪便硬结如羊粪状，且数量很少。此外，患者还有腹胀、食欲缺乏，以及服用缓泻药不当引起排便前腹痛等。体检左下腹有存粪的肠袢，直肠指检有粪块。

【预警】

1. 如患者排便时间延长，应采取措施改善，警惕患者出现便秘。

2. 注意询问患者每天排便情况，当患者诉腹胀、腹痛、大便带血时，应及时采取措施，警惕便秘的发生。

3. 排便次数明显减少，每 2～3 天或更长时间排便 1 次，无规律，粪便干硬，常伴有排便困难感，提示便秘。

【护理要点】

1. 鼓励并指导患者根据病情做适当腹肌锻炼，有利于促进肠蠕动。

2. 指导患者行通便的腹部按摩。

3. 指导或协助患者正确地使用简易通便方法，如使用开塞露、缓泻药。

4. 提供隐蔽的环境，患者处于多人间病房并无法进卫生间排便时，应拉上隔帘，让异性家属回避。

5. 做好病情观察和护理记录，关注患者排便情况。

6. 指导患者正确地选择食谱，改变继往不良饮食习惯，饮食应富含粗纤维，忌辛辣、油炸食物，多吃含粗纤维的粮食和蔬菜、瓜果，多饮水，每天至少饮水 1500ml，尤其是每天晨起或饭前饮一杯温开水，可有效预防便秘。此外，可指导患者食用一些具有润肠通便作用的食物，如黑芝麻、蜂蜜、香蕉等。

7. 给予心理疏导以消除焦虑，保持乐观情绪。

Ⅳ . 情感障碍

情感障碍（affective disorders）是一组以情感显著而持续地高涨或低落为主要临床特征的精神障碍，常伴有相应的思维和行为改变。情感障碍的表现具有很大的变异，较轻的可以是对某种负性生活事件的反应，重的则可成为一种严重的复发性甚至慢性致残性障碍。

【原因】

病因未明,生物、心理与社会环境诸多方面因素参与其发病过程。其可能与中脑 - 边缘系统、

中脑 - 皮质多巴胺能通路损坏有关。

【临床表现】

本病以情绪高涨或低落为主，伴有思维奔逸或迟缓，精神运动性兴奋或抑制。躁狂状态时患者心境高涨，与所处的境遇不相称，易激怒，严重者出现妄想；抑郁状态时患者心情不佳、苦恼、忧伤甚至悲观绝望，兴趣丧失，自我评价低，严重者出现自杀观念和行为，病情呈现昼重夜轻的节律变化。

【预警】

分析患者整体健康状况，应用治疗性人际交往、会谈的技巧等，从生理、精神状况及社会心理等多层面进行全面细致观察与预防，警惕情感障碍的发生。

1. 生理评估　评估患者的生活方式、特殊嗜好、睡眠情况，有无入睡困难、早醒、醒后难以入睡等情况等。

2. 心理社会方面　了解患者病前的个性特征，应对挫折与压力的调解方式及效果，患者对住院治疗的态度等。

3. 精神状况　对患者的精神症状进行全面的评估，评估患者有无抑郁、焦虑，尤其是有无自杀意念等表现。可借助量表作为辅助检查工具，如焦虑量表、抑郁量表等。

【护理要点】

1. 提供一个安静舒适的环境，保证安全、防止意外

（1）及时辨认出抑郁症患者自杀意图的强度和可能性及可能采取的自伤、自杀方式，从而有效地防止意外发生。

（2）妥善地安置患者，将玻璃、刀剪等物品妥善管理。在夜间、节假日、工作忙碌时，更要给予患者高度的重视，加强防范意识。

2. 满足基本的生理需求

（1）为患者提供充足的食物和水分，必要时安排单独就餐。

（2）给予衣着卫生及日常仪态护理，鼓励患者自行完成。

（3）合理安排患者的活动，使患者得到适当的休息和睡眠。

（4）鼓励患者多饮水，多食用水果和蔬菜，预防便秘。

3. 症状护理

（1）对于躁狂的患者，合理安排有意义的活动，引导患者把过剩的精力运用到正性的活动中，以减少或避免其可能造成的破坏性行为。

（2）对于抑郁患者，护理人员需要有高度的耐心和同情心，理解患者痛苦的心境。还要学会运用非语言沟通，通过眼神、手势等表达对患者的关心与支持。

4. 用药护理　保证用药安全及药物治疗顺利进行。护理人员需要帮助患者明确坚持服药对巩固疗效、减少复发的意义。讲解坚持服药的重要性和常见不良反应，嘱患者不可擅自加药、减药或停药。送服到手，看服到口，防止患者藏药或大量吞服药物带来不良后果。

5. 做好患者及其家属的卫生宣教工作

（1）讲解疾病相关知识，使患者及其家属对疾病有全面的了解与认识。

（2）讲解疾病复发可能出现的先兆表现，如睡眠不佳、情绪不稳，以尽早识别，及时就医。

（3）培养健康的身心和乐观生活的积极态度。

二、肝豆状核变性

肝豆状核变性（hepatolenticular degeneration，HLD），又称威尔逊病（WD），于 1912 年由 Samuel A.K.Wilson 首先描述，是一种遗传性铜代谢障碍所致的肝硬化和以基底节为主的脑部变性疾病。临床上以肝损害、锥体外系症状与角膜色素环等为主要表现。

（一）发病机制

肝豆状核变性的发病机制有胆道排泄减少、铜蓝蛋白合成障碍、溶酶体缺陷、金属巯蛋白基因异常及调节基因异常等学说，目前以前两种学说获得多数学者赞同。

（二）临床表现

1. **神经精神症状** 神经症状以锥体外系损害为突出表现，以舞蹈样动作、手足徐动和肌张力障碍为主，并有面部怪容、张口流涎、吞咽困难、构音障碍、运动迟缓、震颤、肌强直等。震颤可以表现为静止或姿势性的，但不像帕金森病的震颤那样缓慢而有节律。疾病进展还可有广泛的神经系统损害，出现小脑性共济失调、病理征、腱反射亢进、假性延髓性麻痹、癫痫发作，以及大脑皮质、下丘脑损害体征。精神症状表现为注意力和记忆力减退、智力障碍、反应迟钝、情绪不稳，常伴有强笑、傻笑，也可伴有冲动行为或人格改变。

2. **肝脏异常** 肝脏受累时一部分病例发生急性、亚急性或慢性肝炎，大部分病例肝脏损害症状隐匿、进展缓慢，就诊时才发现肝硬化、脾大甚至腹水。重症肝损害者可发生急性肝衰竭，死亡率高。脾大可引起溶血性贫血和血小板减少。

3. **角膜色素环** 是本病的重要体征，出现率达 95% 以上。角膜色素环位于巩膜与角膜交界处，呈绿褐色或暗棕色，宽约 1.3mm，是铜在后弹力膜沉积而成。

（三）主要并发症

肝豆状核变性的常见并发症包括运动障碍、上消化道出血、情感障碍、药物反应等。

Ⅰ.运动障碍

【原因】

肝豆状核变性使血清铜蓝蛋白（ceruloplasmin，CP）合成减少及胆道排铜障碍，蓄积在体内的铜离子在脑处沉积，引起进行性加重的锥体外系症状。

【临床表现】

早期症状常限于上肢，渐延及全身。患者多表现为快速、节律性似扑翼样震颤，可并有运动时加重的意向性震颤。多数患者肌张力呈齿轮样、铅管样增高，往往引起动作迟缓、面部表情减少、写字困难、步行障碍等。少数舞蹈型患者伴肌张力减退。

【预警】

1. 密切观察患者是否出现震颤、肌张力增高、面部表情减少、步行障碍等，警惕运动障碍的发生。

2. 定期为患者进行跌倒风险评估，制订预防跌倒计划，避免跌倒发生。

3. 根据患者自身情况，指导患者积极参加功能锻炼，以减少致残率。

【护理要点】

此病护理要点见帕金森病并发症运动障碍的护理要点。

Ⅱ.上消化道出血

【原因】

肝豆状核变性患者在肝硬化失代偿期有门静脉高压合并食管胃底静脉曲张者，易出现急性上消化道出血，甚至发生出血性休克；少数患者肝脏的解毒能力下降，易出现肝性脑病、肝肾综合征等。

【临床表现】

本病临床表现为呕血、黑便、失血性周围循环衰竭、贫血、氮质血症、发热、少量持续性出血。

【预警】

1. 观察患者有无黑便、呕血等症状，警惕上消化道出血的发生。若有应及时告知医师。

2. 给予患者及其家属病情宣教，避免患者产生焦虑、恐惧心理。

【护理要点】

1. 观察血压、体温、脉搏、呼吸的变化。

2. 在大出血时，每 15～30 分钟测 1 次脉搏、血压，有条件者使用心电监护仪进行监测。

3. 观察神志、末梢循环、尿量及呕血和便血的颜色、性状、量。

4. 患者出现头晕、心悸、出冷汗等休克表现时，及时报告医师以对症处理并做好记录。

5. 出血期护理

（1）绝对卧床休息至出血停止。

（2）烦躁者给予镇静药，门静脉高压出血者烦躁时慎用镇静药。

（3）耐心细致地做好解释工作，安慰体贴患者的疾苦，消除患者紧张、恐惧心理。

Ⅲ. 情感障碍

【原因】

病因未明，生物、心理与社会环境诸多方面因素参与其发病过程。生物学因素主要涉及遗传、神经生化、神经内分泌、神经再生等方面；与情感障碍关系密切的心理学易患素质是环性气质。应激性生活事件是重要的社会心理因素。然而，以上这些因素并不是单独起作用的，目前强调遗传因素与环境因素或应激因素之间的交互作用，以及这种交互作用的出现时点在情感障碍发生过程中具有重要的影响。

【临床表现】

情感障碍的临床表现按照发作特点可以分为抑郁发作、躁狂发作或混合发作。

【预警】

本并发症的预警见帕金森病情感障碍并发症的预警。

【护理要点】

本并发症的护理要点见帕金森病情感障碍并发症的护理要点。

Ⅳ. 药物反应

【原因】

驱铜治疗使用的螯合剂类药物是强效的金属络合剂，故大剂量使用易导致低钾、低钙等电解质失衡症状。

【临床表现】

低钙引起抽搐症状；轻度低钾引起疲倦、神情淡漠、恶心、呕吐、心律失常等症状，严重者出现对称性肌无力、呼吸困难、心搏骤停等症状。

【预警】

1. 严密观察患者生命体征、神志、肌力变化，警惕低钾、低钙的发生。

2. 严格控制饮食，降低铜的摄入量。

【护理要点】

1. 严密观察病情，积极配合医师给予补钾补钙治疗，如有病情变化及时通知医师，并做好急救准备。定期复查肝肾功能、电解质，以防不足或过量。

2. 饮食护理：针对不同患者的不同症状做好对应的饮食护理，患者每天饮食中铜的含量不超过 1 ~ 1.5mg。

（1）禁止使用铜制的炊具、器皿烧煮食物，尽量避免食用含铜高的食物，如肥猪肉、动物内脏和血、小牛肉等，各种豆类、坚果类和菌类、贝类和虾蟹类；龙骨、乌贼、全蝎、僵蚕等动物性中药；以及巧克力、可可、咖啡等。

（2）适宜日常摄食的低铜食物有精白米、面、瘦猪肉、瘦鸡鸭肉、马铃薯、小白菜、萝卜、藕、荠蓝、橘子、苹果、桃子及砂糖等。

（3）适量选用锌、镁含量高的食物，其可抑制铜在肠道的吸收。食用高糖类饮食，有利于保护肝，同时促进铜的排出。

（黄海珊　李　玲）

第五节　多发性硬化

多发性硬化（multiple sclerosis，MS）是一种以中枢神经系统（central nervous system，CNS）炎性脱髓鞘病变为主要特点的免疫介导性疾病，病变主要累及白质。病理上表现为 CNS 多发髓鞘脱失，可伴有神经细胞及其轴索损伤，MRI 上病灶分布、形态及信号表现具有一定特征性。多发性硬化病变具有时间多发和空间多发的特点。

一、发病机制

本病发病机制目前尚不明确，发病可能与遗传、环境、病毒感染等多种因素相关。

二、临床表现

多发性硬化好发于青壮年，女性更为多见，男女患病比例为 1 ：（1.5 ~ 2）。CNS 各个部位均可受累，临床表现多样。

1. 肢体无力　最多见，约 50% 的患者首发症状为一个或多个肢体无力，其中以不对称性痉挛性轻截瘫最常见。

2. 感觉障碍　浅感觉障碍表现为肢体、躯干或面部针刺感减退，可出现感觉异常，如发冷、蚁走感、瘙痒感，以及尖锐、烧灼样疼痛，患者也可有深感觉障碍。

3. 眼部症状　常表现为急性视神经炎或球后视神经炎，多为急性起病的单眼视力下降，有时双眼同时受累。

4. 共济失调　30% ~ 40% 的患者有不同程度的共济障碍，部分患者可出现 Charcot 三主征（眼球震颤、意向性震颤和吟诗性语言）。

5. 发作性症状　指持续时间短暂、可被特殊因素诱发的感觉或运动异常。其中强直痉挛、感觉异常、癫痫等症状较为常见。

6. 精神症状　多表现为抑郁、易怒，部分患者出现欣快、兴奋，也可表现为淡漠、嗜睡、强哭强笑、猜疑和被害妄想等。患者也可有认知功能障碍。

7. 其他症状　膀胱功能障碍，包括尿频、尿急、尿潴留、尿失禁，常与脊髓功能障碍合并出现。此外，男性患者还可出现性功能障碍。

三、常见并发症

多发性硬化的常见并发症包括膀胱直肠功能障碍和肌肉痛性痉挛。

（一）膀胱直肠功能障碍

【原因】

原因为双侧椎体束受损，控制排尿的中枢神经或周围神经受损。早期以尿潴留为主，长期易引发泌尿系统感染。

【临床表现】

早期出现神经功能突然受损，二便不能顺利排出，造成大小便潴留；后期形成神经源性膀胱，出现尿急、尿频、尿溢出，膀胱内残余尿量增加。

【预警】

1. 严密监测患者排尿、排便情况，减少残余尿量，改善排尿症状。

2. 须注意的是有少数患者虽然残余尿量很少甚至没有，但仍发生肾盂肾炎等并发症，应及早治疗，解除下尿路梗阻。

【护理要点】

1. 药物治疗尿潴留或尿失禁时，观察药物不良反应。最常见不良反应为恶心、呕吐、腹泻、心动过缓、低血压。

2. 药物治疗无效或严重尿潴留患者可采用间歇导尿法。指导患者制订饮水计划，掌握无菌操作技术。

3. 严重便秘者宜间断灌肠。

（二）肌肉痛性痉挛

【原因】

中枢神经系统受损导致上神经元失去控制，下神经元功能亢进，肌肉张力增高，造成肌肉痛性痉挛。

【临床表现】

咽喉部肌肉痉挛，形成假性延髓性麻痹，出现吞咽困难、饮水呛咳、说话不流利；双上肢痉挛使得双手活动不灵活；如双下肢痉挛，患者多有平衡障碍、步态不稳，容易跌倒。

【预警】

1. 对于有吞咽障碍的患者，进食时尽量取坐位，选取糊状食物，避免进食粗纤维和热、烫、坚硬的食物。

2. 对运动障碍的患者，应加强巡视，主动了解患者的需求，鼓励患者进行力所能及的运动。

3. 定期帮助患者按摩躯体、被动运动，以促进瘫痪肢体的功能恢复，减轻肌张力增高的情况。

4. 在进行功能锻炼时注意安全防护，必要时给患者配置拐杖、助行器等辅助设备。

【护理要点】

1. 视觉障碍、感觉障碍时，外出要有陪伴，经常检查感觉障碍部位有无损伤，保证患者安全。

2. 避免诱发因素，如情绪激动、劳累、感染、创伤、应激等。女性患者 2 年内避免妊娠分娩。

3. 疼痛性强直性痉挛发作时，应保持室内安静，尽量减少不必要的声响和皮肤激惹，遵医嘱服药。

4. 呼吸肌麻痹者需床头抬高 15°～30°，头偏向一侧，定时翻身、叩背，保持呼吸道通畅，定时吸痰，必要时做气管切开，使用呼吸机辅助呼吸。

5. 预防感冒，防止受凉，根据季节增减衣物，避免接触流感人群。

6. 皮肤护理：保持床单整洁、干燥、无渣屑；尽量不用热水袋或冰袋，防止由于感觉障碍而引起皮肤受损。长期卧床的患者，应每 2 ～ 3 小时为其翻身，避免压力性损伤出现或加重。

7. 饮食护理：给予高蛋白、高维生素易于消化的饮食，以增强抵抗力，减少病毒感染，进食要慢，防止呛咳，可留置胃管。教会患者和家属按顺时针即肠蠕动方向按摩腹部，养成定时排便习惯，防止便秘。

8. 心理护理：护理人员应积极主动接触患者、关心体贴患者，建立良好的护患关系，尽可能为其创造一个温馨舒适的住院环境和乐观轻松的生活氛围，帮助其树立坚强的意志和战胜疾病的信心。

9. 二便护理：尿失禁患者应保持会阴部清洁干燥；尿潴留或排尿困难的患者必要时给予留置导尿管，嘱多饮水，积极进行膀胱功能的康复训练。便秘时可给予开塞露纳肛。

10. 用药指导：应用免疫抑制剂期间注意定期复查血压、电解质和血糖，常规补钙、补钾。遵医嘱正确服药，避免漏服、自行停药或更改剂量，鼓励患者坚持彻底治疗。

11. 康复锻炼：长期卧床患者，尽可能保持肢体功能位，生命体征平稳时尽早进行肢体的功能锻炼，鼓励和指导患者进行生活自理能力的训练，如穿脱衣帽及进餐等，注意劳逸结合，避免劳累。

（李　玲　黄　姝）

第六节　发作性疾病

一、癫痫

癫痫（epilepsy）是由不同病因导致脑部神经元高度同步化异常放电所引起的，以短暂性中枢神经系统功能失常为特征的慢性脑部疾病，是发作性意识丧失的常见原因。由于异常放电神经元的位置和异常放电波及的范围不同，患者可表现为感觉、运动、意识、精神、行为、自主神经功能障碍。每次发作或每种发作的过程称为癫痫发作（seizure）。

（一）发病机制

本病发病机制迄今为止未完全阐明。神经系统具有复杂的调节兴奋和抑制的机制，通过反馈活动，使任何一组神经元的放电频率不会过高，也不会无限制地影响其他部位，以维持神经细胞膜电位的稳定。不论是何种原因引起的癫痫，其电生理改变是一致的，即发作时大脑神经元出现异常的、过度的同步性放电。其原因为兴奋过程的过盛、抑制过程的衰减和（或）神经膜本身的变化。脑内最重要的兴奋性递质为谷氨酸和天冬氨酸，其作用是使钠离子和钙离子进入神经元，发作前，病灶中这两种递质显著增加。不同类型癫痫的发作机制可能与异常放电的传播有关：异常放电被局限于某一脑区，表现为局灶性发作；异常放电波及双侧脑部，则患者出现全面性癫痫；异常放电在边缘系统扩散，则患者出现复杂部分性发作；异常放电传至丘脑神经元被抑制，则患者出现失神发作。

（二）临床表现

1. **共同特征**　癫痫的临床表现形式多样，但均具有以下共同特征。

（1）发作性症状突然发生，持续一段时间后迅速恢复，间歇期正常。

（2）短暂性，每次发作持续时间为数秒或数分钟，很少超过 30 分钟（癫痫持续状态除外）。

（3）每次发作的临床表现几乎一样。

（4）重复性：第一次发作后，经过不同间隔会有第二次或更多次的发作。

2. 部分性发作（partial seizures） 是指源于大脑半球局部神经元的异常放电，包括单纯部分性、复杂部分性、部分性继发全面性发作三类，前者为局限性放电，无意识障碍，后两者放电从局部扩展到双侧脑部，出现意识障碍。

3. 全面性发作（generalized seizures） 最初的症状学和脑电图提示发作起源于双侧脑部，多在发作初期就有意识丧失。

（三）常见并发症

癫痫的常见并发症包括窒息、舌咬伤、情感障碍、认知功能减退。

Ⅰ. 窒息

【原因】

癫痫发作时意识丧失、喉痉挛、口腔和气道的分泌物增多易引起呼吸道阻塞窒息。

【临床表现】

窒息的前驱症状为患者烦躁不安、出汗、口唇发绀、鼻翼扇动和呼吸困难，严重者在呼吸时出现"三凹"（锁骨上窝、胸骨上窝及肋间隙明显凹陷）体征。

【预警】

1. 癫痫发作时患者突然出现烦躁不安、出汗，面部、指甲及口唇发绀，鼻翼扇动、呼吸困难，应警惕患者出现窒息。

2. 不可单独把癫痫患者留在家中；患者以适当休息、合理营养为主，选择性使用药物为辅。应忌酒、防止过劳。掌握用药方法，在饮食方面要忌辛辣。

【护理要点】

1. 保持呼吸道通畅 置患者于头低侧卧位或平卧位头偏向一侧；松开领带和衣扣，解开腰带；取下活动性义齿，及时清除口腔和鼻腔分泌物；癫痫持续状态者插胃管鼻饲防止误吸；必要时备好床旁吸引器和气管切开包。

2. 病情观察 密切观察生命体征及意识、瞳孔变化，注意发作过程中有无心率增快、血压升高、呼吸减慢或暂停、瞳孔散大、牙关紧闭、大小便失禁等；观察记录发作的类型、发作频率与发作持续时间；观察发作停止后患者意识完全恢复的时间，有无头痛、疲乏及行为异常。

3. 安全护理

（1）发作期安全护理：告知患者有前驱症状时立即平卧；如活动状态时发作，陪伴者应立即将患者缓慢置于平卧位，迅速移开周围硬物、锐器，减少发作时对身体的伤害。切忌用力按压患者抽搐肢体，以防骨折和脱臼；不向患者口中塞任何东西及灌药，防止窒息。用棉垫或软垫对跌倒时易擦伤的关节加以保护，对于癫痫持续状态、极度躁动或发作停止后意识恢复过程中有短时躁动的患者，应由专人守护，加保护性床档，必要时用约束带适当约束。遵医嘱立即缓慢静脉注射地西泮，快速静脉滴注甘露醇，注意观察用药效果和有无出现呼吸抑制、肾损害等不良反应。

（2）发作间歇期安全护理：给患者创造安全、安静的休养环境，保持室内光线柔和、无刺激；床两侧均安装带床档套的床档；床旁桌上不放置热水瓶、玻璃杯等危险物品。对于有癫痫发作史并有外伤史的患者，随时提醒患者家属及医护人员做好防止发生意外的准备。

Ⅱ.舌咬伤

【原因】

癫痫发作时患者易由肌肉神经支配障碍引起舌体松弛和堵塞,同时常伴意识丧失及不受控制的强直性痉挛、牙关紧闭,因此出现舌咬伤。

【临床表现】

本病主要表现为意识丧失、牙关紧闭、双眼上翻、喉部痉挛发出叫声,伴或不伴大小便失禁、口鼻喷出泡沫或血沫。

【预警】

1.保护舌应抢在患者出现先兆症状前。发现患者癫痫发作时,首先应迅速使患者就地平卧,松开领带和衣扣,解开腰带,头偏向一侧,及时清除口鼻咽腔分泌物,保持呼吸道通畅,取下活动性义齿,将开口器或裹有纱布的压舌板放在患者口腔一侧上下臼齿之间,以防咬伤舌和颊部,必要时用舌钳将舌拖出,防止舌后坠阻塞呼吸道。

2.阵挛期不要强行放入开口器或压舌板,若发作之前未放入,待患者强直期张口时再放入,以免损伤患者牙齿。

【护理要点】

1.安置患者于舒适安静的病房,避免声光刺激,保证充足的睡眠与休息。

2.密切观察病情变化。严密观察生命体征、神志及瞳孔变化,观察并记录呼吸频率、节律的改变,注意癫痫发作开始的部位、发作顺序、抽搐性质、抽搐形式、持续时间及频率。

3.应在癫痫发作停止后,清创缝合舌伤口。必要时予以气管切开及留置胃管。每天观察口腔黏膜和舌面有无出血、肿胀、溃疡、真菌感染,以及分泌物的性状。应用生理盐水+1%～3%过氧化氢溶液对患者进行口腔护理。因为过氧化氢溶液接触口腔血渍、痰液分泌物时会放出新生氧,产生泡沫,所以要适时地用干棉球除去泡沫,再用生理盐水棉球进行清洁。必要时可予以吸痰,以预防患者误吸引发吸入性肺炎。

Ⅲ.情感障碍

【原因】

1.*疾病方面*　研究显示,癫痫患者的中枢神经系统内具有抑制作用的神经递质 γ 氨基丁酸(GABA)受体表达功能存在障碍,它破坏了原有神经元兴奋和觉醒的平衡,从而产生情感障碍。

2.*心理方面*　患者因为对疾病缺乏正确的认知(尤其是新发癫痫患者),对发作具有恐惧感,害怕再次发作,所以长期紧张焦虑、情志不畅、郁郁不乐,逐渐产生心理障碍。

3.*社会方面*　人们的误解和歧视常给患者带来沉重的心理负担,使者受到很大程度的歧视和误解,从而对自我的认识与评价严重下降,使其逐渐产生焦虑或抑郁。

【临床表现】

癫痫患者常伴有焦虑、情绪低沉、郁郁寡欢等情感障碍。

【预警】

汉密尔顿焦虑量表总分超过 29 分可能为严重焦虑;超过 21 分,有明显焦虑;超过 14 分,有焦虑;超过 7 分,可能有焦虑,如小于 7 分,则没有焦虑症状。

【护理要点】

仔细观察患者的心理反应,关心、理解、尊重患者,鼓励患者表达自己的心理感受,指导患者面对现实,采取积极的应对方式,配合长期药物治疗,及早进行心理干预,提高患者的生活质量。

Ⅳ.认知功能减退

【原因】

1.癫痫本身长期反复发作可导致脑部组织结构改变,从而影响患者的认知功能。癫痫反复发作可以引起大脑神经元损伤、坏死和缺失,使神经元之间的联系中断,改变了大脑原有的组织功能,从而使患者的学习和记忆能力减退。

2.引起癫痫发作的原发病因对脑功能存在不良影响。

【临床表现】

此并发症的临床表现为记忆力受损、注意力降低、智力下降。

【预警】

1.简易智力状态检查(mini-mental state examination,MMSE)用于评估患者认知功能。痴呆程度评分参考:27～30为正常;21～26为轻度;10～20为中度;0～9为重度。

2.尽可能根除病因及诱因,减少癫痫发作对脑部神经元的损害。

【护理要点】

1.安置患者于舒适安静的病房,避免声光刺激,保证充足的睡眠与休息。

2.饮食护理:给予营养丰富和容易消化的食物,多食清淡、富含维生素的蔬菜和水果,勿暴饮暴食,禁烟酒,少饮易导致兴奋和刺激的饮料。

3.用药护理与病情观察:向患者及其家属强调遵医嘱长期、规律用药的重要性,告知患者及其家属自行停药、减药、漏服药及自行换药可能导致癫痫发作、成为难治性癫痫或发生癫痫持续状态的危险性。如药物减量后病情有反复或加重的迹象,应尽快就诊。告知患者坚持定期复查,首次服药后5～7天查抗癫痫药物的血药浓度,每3个月至半年复查1次,每月检查血常规,每季度检查肝功能、肾功能,以动态观察抗癫痫药物的血药浓度和药物不良反应。

4.安全防护:外出时随身携带有姓名、地址、联系电话及病史的个人资料卡,以备发作时及时联系与处理。避免从事高空、水下、驾驶、电焊等在发作时有可能危及自身和他人生命的职业。

5.活动与休息:保持愉快心情,适当参加社交活动,避免过度劳累、便秘、睡眠不足、情绪激动、精神紧张和不良刺激诱发抽搐。

二、偏头痛

偏头痛(migraine)是临床常见的原发性头痛,其特征为多呈单侧分布、中重度搏动样疼痛,可伴恶心、呕吐。声、光刺激或日常活动可使疼痛加重,安静环境和休息可使疼痛缓解。偏头痛是一种常见的慢性神经血管性疾病,近年的流行病学资料显示,全球患病率约为10%,终身患病率约为14%。

(一)发病机制

偏头痛的病因和发病机制目前尚不明确,目前多数学者认为偏头痛是一种多种环境因素和遗传因素相互作用的多基因、多因素疾病。

(二)临床表现

1.**无先兆偏头痛** 最常见的偏头痛类型,约占80%。女性多见,患者常有家族史。临床表现为反复发作的一侧或双侧额颞部搏动性疼痛,常伴恶心、呕吐、畏光、出汗等症状;无明确的视觉、感觉、运动先兆,疼痛持续时间较先兆偏头痛长(可达数天),程度较先兆偏头痛轻。

如头痛严重且持续 72 小时以上不缓解，称为偏头痛持续状态。

2. **先兆偏头痛**　约占偏头痛患者的 10%。患者多有家族史，最主要特点是头痛前有先兆症状，表现为视觉、感觉和运动的缺损或刺激症状，如视物模糊或变形、闪光、暗点、一侧肢体和面部麻木、偏侧肢体感觉和运动障碍等。先兆症状持续 10 ～ 20 分钟，在头痛出现之前达高峰，消失后即出现一侧或双侧眶上、眶后或额颞部搏动性钝痛，程度逐渐增强，达最高峰后持续数小时或 1 ～ 2 天。疼痛时常伴面色苍白、恶心、畏光、出汗，重者伴呕吐；疼痛消失后患者常有疲倦、烦躁、无力和食欲缺乏，1 ～ 2 天后好转。

3. **偏瘫性偏头痛**　有家族史，为常染色体显性遗传，多起病于儿童和青少年期。临床特点为头痛发作的同时或之后，出现同侧或对侧肢体不同程度的瘫痪，尤以上肢明显，并可在头痛消退后持续一段时间。

4. **基底动脉型偏头痛**　多见于有偏头痛家族史的女性，多在 35 岁以下起病，与月经期有显著联系。先兆症状包括眩晕、耳鸣、构音障碍、听力下降、复视、共济失调和双侧肢体感觉异常等。先兆症状持续 10 ～ 30 分钟后，出现头部搏动样疼痛，常伴恶心和呕吐。

（三）常见并发症

偏头痛的常见并发症为慢性偏头痛。

【原因】

偏头痛病因尚不明确，现有证据提示具有明显的遗传性，约 60% 的偏头痛患者有家族史。

【临床表现】

本并发症表现为每月头痛发作超过 15 天，连续 3 个月或以上，并排除药物过量所致头痛。临床常用疼痛评估量表评估，0 分为无痛，1 ～ 3 分为轻度疼痛，4 ～ 6 分为中度疼痛，7 ～ 10 分为重度疼痛。

【预警】

1. 评估患者头痛发作的时间、诱因、程度及伴随症状，使用疼痛评估量表评估疼痛程度，0 分为无疼痛，1 ～ 3 分为轻度疼痛，4 ～ 6 分为中度疼痛，7 ～ 10 分为重度疼痛。

2. 避免诱因：告知患者及其家属避免可能诱发或加重头痛的因素，如焦虑、精神紧张、进食奶酪和腌制品等含酪胺和亚硝酸盐的食物、饮酒、禁食、月经来潮、用力性动作、强光刺激、避孕药、血管扩张剂等。

【护理要点】

1. 评估患者头痛的发作频率、诱发因素、发作前有无先兆表现，以及疼痛的部位、性质、程度、规律。

2. 教会并协助患者及其家属采取缓解疼痛的非药物治疗方法，如缓慢深呼吸、听轻音乐、引导式想象、冷热敷、理疗、按摩和指压镇痛等。

3. 遵医嘱应用镇痛药，告知患者及其家属所用药物的常见不良反应及药物依赖性和成瘾性的特点，指导患者正确用药。

4. 心理护理：帮助患者积极调整心态，消除精神紧张，减轻心理压抑，保持情绪稳定和心情舒畅。

5. 保持环境舒适，调节室内温度和湿度，保持光线柔和。

6. 指导患者建立健康的生活方式，适度运动，劳逸结合，保持充足的睡眠。

（高申菊　黄燕珠）

第七节 肌肉疾病

一、重症肌无力

重症肌无力（myasthenia gravis，MG）是乙酰胆碱受体抗体（acetylcholine receptor antibody，AchR-Ab）介导的，细胞免疫依赖及补体参与的神经 - 肌肉传递障碍的自身免疫性疾病，由神经 - 肌肉接头突触后膜上乙酰胆碱受体（acetylcholine receptor，AchR）受损引起。主要临床表现为骨骼肌极易疲劳，活动后症状加重，休息和应用胆碱酯酶抑制剂治疗后明显减轻。重症肌无力的年发病率为（8 ～ 20）/10 万。

（一）发病机制

重症肌无力的发病机制与自身抗体介导的突触后膜 AchR 损害有关，是神经 - 肌肉接头的突触后膜上乙酰胆碱受体被自身抗体攻击而引起的自身免疫性疾病。

（二）临床表现

1. 症状 多数表现为肌肉持续收缩后出现肌无力甚至瘫痪，休息后症状减轻或缓解；晨起肌力正常或肌无力症状减轻，下午或傍晚肌无力明显加重，称为"晨轻暮重"现象，但晚期患者休息后不能完全恢复。面部和口咽肌肉受累时出现表情淡漠、连续咀嚼无力、饮水呛咳和发音障碍。四肢肌群受累以近端无力为主，表现为抬臂、上楼梯困难，腱反射不受影响，感觉功能正常。

2. 体征 起病初期多表现为一侧或双侧上眼睑下垂、复视或视物模糊，重者眼球运动明显受限，甚至眼球固定，但瞳孔括约肌一般不受累，双侧眼症状多不对称。

（三）常见并发症

重症肌无力常见并发症包括肌无力危象、胆碱能危象、反拗危象。

Ⅰ.肌无力危象

【原因】

肌无力危象为最常见的危象，疾病本身发展所致，多由抗胆碱酯酶药量不足引起。

【临床表现】

患者在某种作用下突然发生严重的呼吸困难甚至危及生命。

【预警】

重症肌无力患者突然出现呼吸困难加重、发绀、咳嗽无力、腹痛、瞳孔变化、出汗、唾液或喉头分泌物增多等现象，警惕肌无力危象。

【护理要点】

1. 病情观察 密切观察病情，注意呼吸频率、节律与深度的改变，观察有无缺氧情况；避免感染、外伤、疲劳和过度紧张等诱发肌无力危象的因素。

2. 症状护理 鼓励患者咳嗽和深呼吸，抬高床头，及时吸痰，清除口腔和鼻腔分泌物，遵医嘱给予氧气吸入。备好抢救药品和器材，尽快解除危象，必要时配合行气管内插管、气管切开和人工辅助呼吸。

3. 用药护理 告知患者常用药物的服用方法、不良反应与用药注意事项，避免因用药不当而诱发肌无力危象和胆碱能危象。

（1）抗胆碱酯酶药物：从小剂量开始，以保证最佳效果和维持进食能力。应严格掌握用药剂量和时间。如出现恶心、呕吐、腹痛、腹泻、出汗、流涎等不良反应，可应用阿托品拮抗。

患者发生感染等应激情况时，需遵医嘱增加药物用量。

（2）糖皮质激素：多从大剂量开始。患者在用药早期应严密观察呼吸变化。长期服药者，要注意有无消化道出血、骨质疏松、股骨头坏死等并发症，可采取抗溃疡治疗、补充钙剂等，定期监测血压、血糖和电解质。

（3）免疫抑制剂：定期检查血常规，并注意肝功能、肾功能的变化，若出现白细胞计数减少、血小板计数减少、胃肠道反应、出血性膀胱炎等，患者应停药。加强对患者的保护性隔离，减少医源性感染。

使用以上药物时，注意用药禁忌：避免应用可能使肌无力症状加重甚至诱发危象的药物，包括阻滞神经 - 肌肉传递的药物如氨基糖苷类抗生素、奎宁、普鲁卡因胺、普萘洛尔、氯丙嗪和各种肌肉松弛剂（如乙酰胆碱、琥珀胆碱）及镇静药。

4. 疾病相关健康指导

（1）心理指导：与患者建立良好的护患关系，注重个体差异，采用合理的方式对患者进行健康指导。帮助患者端正思想，建立必胜的信心、坚强的意志和乐观的情绪，以提高疗效，促进康复。

（2）用药指导与病情监测：向患者及其家属说明本病的临床过程和治疗要求，教会患者及其家属观察病情和护理的方法。介绍所用药物的名称、剂量、常见不良反应等，指导患者遵医嘱正确服用药物，防止用药不足或过量导致危象发生或加重病情。因其他疾病就诊时，应主动告知患有本病，以避免误用药物而加重病情。

（3）饮食指导：应给予高蛋白、高热量、高维生素、富含钾和钙的饮食。告知患者及其家属避免摄入干硬、粗糙的食物；进餐时尽量取坐位；进餐前充分休息或在服药后 15 ～ 30 分钟产生药效时进餐。为患者安排充足的进餐时间，告知患者进食时如感到咀嚼无力，应适当休息后再继续进食。指导患者掌握正确的进食方法，以免导致窒息或吸入性肺炎。教会患者及其家属自我观察营养状况的方式方法，出现食物摄入明显减少、体重减轻或消瘦、精神不振、皮肤弹性减退等营养不良表现时，及时就诊。

Ⅱ. 胆碱能危象

【原因】

各种生理、病理或药物因素，如新斯的明过量、有机磷农药中毒等，导致乙酰胆碱在神经 - 肌肉接头处蓄积过多，持续作用于乙酰胆碱受体，使突触后膜持续去极化，复极过程受阻，神经 - 肌肉接头发生阻滞，信号传递障碍，除有呼吸困难等呼吸肌麻痹症状外，尚有毒蕈碱样中毒症状和烟碱样中毒症状。

【预警】

1. 短期（几天、几小时内出现）　进行性构音障碍、构语不能或发音过弱，发作性语言；嗝噎，或经常轻咳、涎液积聚；呼吸困难、呼吸短促；端坐呼吸；膈式呼吸。

2. 中期（几周、几天内出现）　快速波动的肌无力症状；胆碱酯酶抑制剂（如溴吡斯的明）总剂量持续升高，或剂量经常变动；经过几天或几周后体能下降；由于吞咽减弱合并食物摄入减少，体重减轻；头部支撑无力（尤其颈项伸肌有意义）。

【临床表现】

胆碱能危象见于长期服用较大剂量的胆碱酯酶抑制剂的患者。发生危象之前患者常表现出明显的胆碱酯酶抑制剂的不良反应，如恶心、呕吐、腹痛、腹泻、多汗、流泪、皮肤湿冷、口腔分泌物增多、肌束震颤及情绪激动、焦虑等精神症状。

【护理要点】

1. 密切观察病情，注意呼吸频率、节律与深度的改变，观察有无呼吸困难加重、发绀、咳嗽无力、腹痛、瞳孔变化、出汗、唾液或喉头分泌物增多等现象；避免感染、外伤、疲劳和过度紧张等诱发胆碱能危象因素。

2. 鼓励患者咳嗽和深呼吸，抬高床头，及时吸痰，清除口腔和鼻腔分泌物，遵医嘱给予氧气吸入。备好新斯的明、人工呼吸机等抢救药品和器械，尽快解除危象，必要时配合行气管内插管、气管切开和人工辅助呼吸。

3. 向患者及其家属说明本病的临床过程和治疗要求，教会患者及其家属观察病情和护理的方法。介绍所用药物的名称、剂量、常见不良反应等，指导患者遵医嘱正确服用抗胆碱酯酶药物，避免漏服、自行停服和更改剂量，防止因用药不足或过量导致危象发生或加重病情。因其他疾病就诊时，应主动告知患有本病，以避免误用药物而加重病情。

4. 应给予高蛋白、高热量、高维生素、富含钾和钙的饮食。告知患者及其家属避免摄入干硬、粗糙的食物；进餐时尽量取坐位；进餐前充分休息或在服药后15～30分钟产生药效时进餐。为患者安排充足的进餐时间，告知患者进食时如感到咀嚼无力，应适当休息后再继续进食。指导患者掌握正确的进食方法，以免导致窒息或吸入性肺炎。

5. 建立良好的护患关系，了解患者的心理需求，合理掌握心理指导的时机，注重个体差异，采用合理的方式对患者进行健康指导。体贴关心患者，用大量的病例开导患者，帮助患者树立信心。帮助患者端正思想，消除悲观、恐惧、抑郁、急躁等不良精神伤害，建立必胜的信心、坚强的意志和乐观的情绪，以提高疗效，促进康复。

Ⅲ. 反拗危象

【原因】

反拗危象是在服用抗胆碱酯酶药物期间，因感染、手术、分娩等致患者对药物治疗无效而出现呼吸困难，注射新斯的明无效，也不加重症状。

【预警】

预警见胆碱能危象。

【临床表现】

反拗危象的临床表现为呼吸困难。

【护理要点】

1. 密切观察病情，注意呼吸频率、节律与深度的改变，观察有无呼吸困难加重、发绀、咳嗽无力、腹痛、瞳孔变化、出汗、唾液或喉头分泌物增多等现象。

2. 安置患者于安静的病房，以利于充分休息。鼓励患者适当运动，以不感到疲劳为原则。

3. 做好口腔护理、皮肤护理，定时协助患者翻身、叩背。避免发生肺部感染和压力性损伤。

4. 清除活动范围内的障碍物，指导患者使用床栏、扶手等设施，做好预防跌倒和坠床的护理措施。

5. 教会患者及其家属观察病情和护理的方法。介绍所用药物的名称、剂量、常见不良反应等，指导患者遵医嘱正确服用抗胆碱酯酶药物，避免漏服、自行停服和更改剂量。

6. 体贴关心患者，利用大量的病例开导患者，帮助患者树立信心。帮助患者端正思想，消除悲观、恐惧、抑郁、急躁等不良精神伤害，建立必胜的信心、坚强的意志和乐观的情绪，以提高疗效，促进康复。

二、周期性瘫痪

周期性瘫痪（period paralysis）是以反复发作的骨骼肌松弛性瘫痪为特征的一组遗传性疾病，发作间歇期完全正常。肌无力症状持续数小时至数周，发作时大都伴有血清钾离子浓度的改变。按发作时血清钾的水平周期性瘫痪可分为 3 种类型：低钾型、高钾型和正常钾型周期性瘫痪，其中低钾型周期性瘫痪最为常见。伴发甲状腺功能亢进、肾衰竭和其他代谢性疾病所致低钾而瘫痪者称为继发性周期性瘫痪。本部分重点阐述低钾型周期性瘫痪。

（一）发病机制

发病机制尚不清楚，普遍认为本病与钾离子浓度在骨骼肌细胞膜内、外波动有关。

（二）临床表现

一般 20 ～ 40 岁发病，男性多于女性。诱发因素有感染、创伤、情绪激动、酗酒、月经、过度疲劳、受凉、饱餐等。随年龄增长而发作次数减少。

1. 症状

（1）发病前患者可有肢体疼痛、感觉异常、口渴、多汗、少尿、嗜睡、恶心等。

（2）患者常于夜间睡眠或清晨起床时，出现对称性肢体无力或完全瘫痪，且下肢重于上肢，近端重于远端；少数可从下肢逐渐累及上肢，数小时至 1 ～ 2 天达高峰。少数可伴有肢体酸胀、针刺感。

（3）患者一般没有意识、呼吸、眼球活动、吞咽、咀嚼和发音障碍，无大小便障碍。

（4）因血钾过低，个别出现呼吸肌麻痹、心动过速或过缓、室性心律失常，甚至心室颤动致死。

（5）发作一般经数小时至数天逐渐恢复，最先受累的肌肉最先恢复。发作频率不等，频繁者每天均有发作，少者数年甚至终生仅发作一次，一般 1 年发作数次。发作间期一切正常。继发于甲状腺功能亢进、肾小管酸中毒、肾衰竭或代谢性疾病的周期性瘫痪，其发作频率较多，持续时间较短，且常在原发病治疗后，发作频率明显减少或消失。

2. 体征

（1）肢体瘫痪两侧对称，近端的肩部、臂部和髋部病情要比远端的手足处严重，瘫痪常从下肢开始向上伸展，影响上肢、躯干和颈项肌肉，在数小时内达高峰。不同的个体瘫痪轻重程度及范围相差很大，以双下肢或四肢瘫痪最为多见，偶或瘫痪只限于某一部位或身体一侧。

（2）腱反射减弱或消失，深浅感觉正常，但少数病例可有感觉异常。

（三）常见并发症

周期性瘫痪的常见并发症为高钾血症。

【原因】

周期性瘫痪患者由于过度补钾，容易发生高钾血症。

【预警】

1. 关注患者神志、肢体麻木、肌肉酸痛、腹胀、腹泻情况。

2. 监测血清钾浓度，血清钾 > 5.5mmol/L 时提示患者出现高钾血症。

3. 心电图为早期 T 波高尖，Q-T 间期延长，随后出现 QRS 波群增宽，P-R 间期延长，警惕患者出现高钾血症。

4. 指导患者避免进食含钾量高的食物。

【护理要点】

1. 补钾期间，密切关注患者神志、血清钾浓度、心电图情况等。

2. 关注患者用药，避免使用引起血钾升高的相关药物，如氯化钾、保钾利尿剂、转换酶抑制剂、非甾体抗炎药等。

3. 避免摄入含钾量高的食物，不吃或少吃土豆、山药、菜花、黑木耳、银耳、海带、香蕉、橙子等。

4. 给予心理护理，消除患者恐慌和焦虑情绪，帮助患者树立战胜疾病的信心。

（黄燕珠　陈黛琪）

参 考 文 献

陈显峰，汤展宏，2010. 无肝素连续性肾脏替代治疗重症患者的血凝因素研究. 内科, 5(2): 176-177.

陈香美，2010. 血液净化标准操作规程. 北京：人民军医出版社：72-106.

葛均波，徐永健，2013. 内科学. 8 版. 北京：人民卫生出版社.

吉红燕，2016. 动静脉内瘘感染的原因分析及护理对策. 实用临床医药杂志, 20(8): 139-140.

阚蓉英，张学军，郑建华，等，2009. 高危出血患者无肝素抗凝连续性肾替代治疗的护理. 护理学杂志, 24(9): 46-47.

刘晓辉，单岩，时秋英，2013. 血液透析患者动静脉内瘘穿刺疼痛的研究现状. 中华护理杂志, 48(11): 1045-1047.

梅长林，余学清，2015. 内科学（肾脏内科分册）. 北京：人民卫生出版社.

美国 NKF-K/DOQI 工作组，2003. 慢性肾脏病及透析的临床实践指南. 王海燕，王梅，译. 北京：人民卫生出版社：469.

孟秀云，姜立萍，杨敏，等，2005. 尿激酶不同给药方法对隧道导管纤维蛋白鞘的影响. 中华护理杂志, 40(10): 782-783.

倪小英，2012. 动静脉内瘘术后患者肿胀手综合征观察护理. 医学信息, 25(8): 291-292.

潘海卿，汤秋芳，2010. 连续性血液净化治疗中体外循环凝血原因分析及护理. 护士进修杂志, 25(12): 1122-1123.

唐万欣，付平，2009. 连续性肾脏替代治疗抗凝技术. 中国实用内科杂志, 29(3): 287-289.

汪晖，徐蓉，2013. 临床护理指南. 2 版. 北京：科学出版社.

王好，崔俊，2013. CRRT 患者血管通路血流量不足的原因分析及护理对策. 中国血液净化, 12(3): 170-173.

王会接，2014. 动静脉内瘘术围术期护理. 国际护理学杂志, 33(9): 2383-2385.

王瑛，乔艳红，常靖，等，2004. 高脂血症患者血液流变学指标检测. 中国血液流变学杂志, 14(3): 370-371.

王云燕，刘晓莉，刘均敏，2006. 血液透析器出现凝血的原因分析和护理对策. 解放军护理杂志, 23(5): 48-49.

奚易云，李军，2013. 血液透析患者肿胀手综合征研究进展. 中国中西医结合肾病杂志, 14(4): 369-371.

徐钢，2013. 肾脏病诊疗指南. 3 版. 北京：科学出版社.

薛志强，曾石养，2010. 尿激酶 24 小时停留封管溶栓治疗对颈内静脉留置双腔透析导管内血栓形成的疗效研究. 中国血液净化, 9(5): 265-268.

尤黎民，吴瑛，2017. 内科护理学. 6 版. 北京：人民卫生出版社.

赵红莲，2014. 动静脉内瘘常见并发症原因分析及护理对策. 现代医药卫生, (21): 3319-3320.

Daugirdas J T, Blake P G, Ing T S. 2008. Handbook of Dialysis. 4th ed. Philadelphia: Lippincott Williams & Wilkins: 215-217.

Ethier J, Mendelssohn D C, Elder S J, et al, 2008. Vascular access use and outcomes: an in ternational perspective from the dialysis outcomes and practice patterns study. Nephrol Dial Transplant, 23(10): 3219-

3226.

Hertig A, Rondeau E, 2004. Role of the coagulation/fibrinolysis system in fibrin-associated glomerular injury. J Am Soc Nephrol, 15(4): 844-853.

Lvey A S, Atkins R, Coresh J, et al, 2007. Chronic kidney disease as a global public health problem: approaches and initiatives - a position statement from Kidney Disease Improving Global Outcoms. Kidney Int, 72(3): 247-259

Reddy A S, Lang E V, Cutts J, et al, 2007. Fibrin sheath removal from central venous catheters: an internal snare manoeuvre. Nephrol Dial Transplant, 22(6): 1762-1765.

Ronco C, Cruz D, Bellomo R, 2007. Continuous renal replacement in critical illness. Contrib　Nephrol, 156(2): 309-319.

Savader S J, Ehrman K O, Porter D J, et al, 2001. Treatment of hemodialysis catheter- associated fibrin sheaths by rt-PA infusion: critical analysis of 124 procedures. J Vasc Interv Radiol, 12(6): 711-715.

Stasko J, Galajda P, Ivanková J, et al, 2007. Soluble P-selection during a single hemodialysis session in patients with chronic renal failure and erythropoietin treatment. Clin Appl Thromb Hemost, 13(4): 410-415.

Svoboda P, Barton R P, Barbarash O L, et al, 2004. Recombinant urokinase is safe and effective in restoring patency to occluded central venous access devices: a multiple-center, international trial. Crit Care Med, 32(10): 1990-1996.

第二篇

内科诊疗技术
常见并发症预警及护理

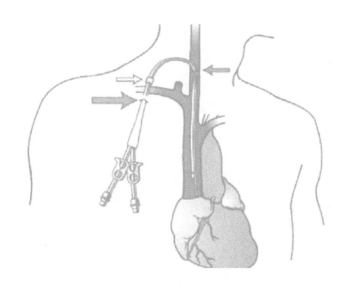

第10章　呼吸系统诊疗技术并发症预警及护理

第一节　胸腔穿刺术

胸腔穿刺术（thoracentesis），简称胸穿，是自胸腔内抽取积液或积气的一种技术，常用于检查胸腔积液的性质，判断有无特殊细胞及病原体，以协助诊断，排出胸腔内积气或积液，缓解压迫症状，避免胸膜粘连增厚，于胸腔内进行药物注射或行灌洗治疗，以达到治疗目的。

一、适应证

1. **诊断性**　原因未明的胸腔积液，可作为诊断性穿刺，进行胸腔积液涂片、培养、细胞学和生化学检查以明确病因，并可检查肺部情况。

2. **治疗性**　通过抽液、抽气或胸腔减压治疗单侧或双侧胸腔大量积液、积气产生的压迫、呼吸困难等症状；向胸腔内注射药物（抗肿瘤药物或促进胸膜粘连药物等）。

二、禁忌证

1. 体质衰弱、病情危重难以耐受穿刺术者。

2. 对麻醉药过敏者。

3. 患者存在凝血功能障碍，有严重出血倾向，在未纠正前不宜穿刺。

4. 有精神疾病或不合作者。

5. 疑为胸腔包虫病患者，穿刺可引起感染扩散，不宜穿刺。

6. 穿刺部位或附近有感染。

三、常见并发症

胸腔穿刺术常见并发症为血胸、气胸、胸膜反应、肺复张后低血压、复张后肺水肿。

（一）血胸

【原因】

胸腔穿刺针损伤肋间动脉引起较大量的出血后形成血胸。

【临床表现】

少量出血多见于胸壁皮下出血，患者可无明显症状。损伤肋间动脉可引起较大量出血，形成胸腔积血，患者可出现面色苍白、出冷汗、脉细速且弱、呼吸急促、血压下降等内出血征象和休克症状。查体可发现肋间隙饱满、气管向健侧移位、叩诊呈浊音、心界移向健侧、听诊呼吸音减弱或消失。肺损伤可引起咯血。

【预警】

1. 若患者出现面色苍白、出冷汗、脉细速且弱、呼吸急促等内出血征象和休克症状，提示患者可能出现血胸。

2. B 超下定位后行胸腔穿刺术，避免误穿健侧及穿刺过深，以防止血胸发生。

3. 操作前测量患者生命体征，指导患者与医师密切配合，消除恐惧、焦虑和紧张的心理。

4. 根据病情取坐位或卧位，穿刺过程中嘱患者放松，平静呼吸，切勿咳嗽、说话及体位转动，咳嗽易引起肺膨胀，穿刺针易损伤肺组织，必要时以手示意通知手术医师，必要时可先服镇咳药，如遇剧烈咳嗽则应拔针停止操作。

5. 操作后，嘱患者按压穿刺点 5 分钟左右，防止出血，卧位休息 2 小时。

【护理要点】

1. 密切观察病情变化，监测生命体征，必要时复查胸部 X 线片。

2. 一般出血量较小，患者出凝血机制正常则不需要特殊处理，予以局部压迫止血即可。

3. 评估出血量，如患者出现面色苍白、头晕、出冷汗、胸闷憋气、脉搏细速等不良反应，提示出血量较大。应立即通知医师，遵医嘱予以药物或其他措施止血，必要时输血输液补充血容量，行抗休克治疗，维持血压、脉搏稳定。配合医师行胸部 X 线和 CT 检查，必要时行胸腔闭式引流，观察有无进行性出血，可有效地排净胸腔内积血，促使肺复张。

4. 鼓励患者卧床休息 2 小时，避免情绪激动、紧张、快速改变体位等，保持环境安静，协助患者生活护理。密切观察患者的生命体征、胸部体征的变化，注意穿刺点有无渗血，若患者神态自如、呼吸平稳，再指导其离床活动。

（二）气胸

【原因】

胸腔穿刺术操作时气胸发生率为 3% ～ 20%。引起气胸的原因：一种为气体从外界进入，如接头漏气、更换穿刺针或三通活栓使用不当等，一般不需处理，预后良好。另一种为穿刺过程中穿刺针进针过深，刺破脏胸膜和肺所致，无症状者应严密观察，拍摄胸部 X 线片并进行随访。如有症状，则需行胸腔闭式引流。

【临床表现】

1. 气胸症状的轻重取决于起病快慢、肺压缩程度和肺部原发疾病的情况。典型症状为突发性胸痛，继之有胸闷和呼吸困难，并可有刺激性咳嗽。少量气胸可无明显体征。

2. 气胸量在 30% 以上者，患侧胸廓饱满，肋间隙膨隆，呼吸运动减弱，叩诊呈鼓音，心或肝浊音区消失。语音震颤及呼吸音均减弱或消失。

3. 大量气胸时，气管和纵隔向健侧移位。

【预警】

1. 若患者出现突发性胸痛，要警惕出现气胸。

2. 操作前测量患者生命体征，指导患者与医师密切配合，消除恐惧害怕、焦虑和紧张的心理。

3. 正确熟练地进行穿刺操作，进针深度不宜过深，保持穿刺针的紧密连接和三通活塞的正确使用。

4. 根据病情取坐位或卧位，嘱患者放松，平静呼吸，切勿在穿刺时咳嗽、说话及体位转动，咳嗽易引起肺膨胀，穿刺针易损伤肺组织，必要时以手示意通知手术医师，必要时可先服镇咳药，如遇剧烈咳嗽则应拔针停止操作。

5. 穿刺过程中密切观察患者生命体征，一旦出现气胸征象，应立即行胸部 X 线检查，观察气胸范围及严重程度。

6. 胸腔穿刺完毕，当穿刺针从胸腔内拔出时，操作者要立即用一手拇指堵住活检孔，并按压 15 分钟，有助于减少气胸的发生。

【护理要点】

1. 指导患者卧床休息，少量气胸无症状者应严密观察，无须特殊处理，多可自行吸收。必要时拍摄胸部 X 线片并随访。

2. 对于肺组织压缩在 20% 以上者，协助医师进行抽气治疗。

3. 如引起的气胸较为严重，影响患者通气功能或形成张力性气胸，则配合医师行胸腔闭式引流排气。

4. 遵医嘱给予氧气吸入，指导患者卧床休息，观察有无气促及呼吸困难等症状。避免用力屏气，保持大便通畅。避免剧烈运动、咳嗽、提重物或上臂高举等。必要时遵医嘱予以镇痛、镇静、镇咳、通便等以祛除诱因。

5. 体弱、营养状态欠佳者，遵医嘱给予支持治疗。

（三）胸膜反应

【原因】

此并发症多由患者受刺激导致反射性迷走神经功能亢进引起。部分患者由饥饿、精神紧张、恐惧、麻醉不充分、体质虚弱或其他并发症所致。

【临床表现】

患者在穿刺过程中出现连续咳嗽、头晕、出汗、面色苍白、心悸、脉细、四肢发凉、血压下降、胸部压迫感、剧痛、虚脱甚至意识障碍等症状。

【预警】

1. 在穿刺前要做好充分准备，严格掌握穿刺适应证，并向患者讲明穿刺的目的，介绍操作方法，交代注意事项，消除患者的思想顾虑，对于精神紧张的患者，通过说服、示范、诱导等方法，给予精神安慰，消除紧张、恐惧心理，必要时术前给阿托品 0.5mg 肌内注射，以预防胸膜反应。

2. 协助患者取舒适坐位或高枕侧卧位，避免患者看到手术器械或胸腔积液，转移其注意力。

3. 准确定位。对于穿刺部位进行充分的麻醉，穿刺针尖要锐利、不带钩，沿肋间下缘逐层浸润麻醉；穿刺时动作要轻柔，避免损伤血管、神经；抽液时不可过多过快，首次不超过 700ml，以后每次不超过 1000ml。

4. 在穿刺过程中应密切观察患者的脉搏、面色变化等，询问患者的感受，以判断患者对穿刺的耐受性。

5. 操作过程中患者出现连续咳嗽、头晕、出汗、面色苍白、心悸、脉细、四肢发凉、血压下降、胸部压迫感、剧痛、虚脱甚至意识障碍等症状，警惕出现胸膜反应。

6. 指导患者在穿刺中避免咳嗽、讲话和转动身体，胸膜反应较明显时应立即停止穿刺。

【护理要点】

1. 发生胸膜反应时，应立即停止穿刺，协助患者取平卧或仰卧头低位，给予氧气吸入，测量血压及心率，注意保暖，观察患者情况，及时对症处理。

2. 症状轻者，经休息或心理疏导即能自行缓解。对于出汗明显、血压偏低的患者，给予吸氧及补充 10% 葡萄糖注射液 500ml。必要时皮下注射 0.1% 肾上腺素注射液 0.5ml，并密切观察神志、血压变化，防止休克。

（四）肺复张后低血压

【原因】

肺复张后低血压多见于较长时间胸腔积液者经大量抽液或气胸患者。由于抽液过快，肺组织快速复张引起单侧肺水肿，患者出现不同程度的低血压。

【临床表现】

临床多见患者经胸腔穿刺抽液后出现心悸、面色苍白、出汗、头晕、脉搏细弱及血压下降等。

【预警】

1. 严格掌握穿刺适应证，操作前测量患者生命体征，指导患者与医师密切配合，消除患者恐惧害怕、焦虑和紧张的心理。

2. 掌握抽液的速度与量，抽液时不可过多过快，首次不超过 700ml，以后每次不超过 1000ml。

3. 在穿刺过程中应密切观察患者的脉搏、面色变化等，反复询问患者的感受，以判断患者对穿刺的耐受性。

4. 操作过程中患者出现心悸、面色苍白、出汗、头晕、脉搏细弱及血压下降等，警惕出现肺复张后低血压，立即停止穿刺。

5. 操作后嘱患者卧位休息 2 小时，密切观察患者的生命体征。

【护理要点】

1. 若患者出现血压降低，应给予吸氧、补液治疗，直至血压上升至正常范围。

2. 注意患者的思想、心态，主动关心患者，帮助其消除心理负担，以积极的心态治疗疾病，争取早日康复。

（五）复张后肺水肿

【原因】

复张后肺水肿是指继发于各种原因的肺萎缩在肺迅速复张后所发生的肺水肿。其多见于较长时间胸腔积液者经大量抽液或气胸患者。由于抽液过多过快，胸腔负压骤然增大，压缩的肺组织快速复张，肺血管也随之扩张，可很快造成血管外渗，形成复张后肺水肿。

【临床表现】

肺水肿多见于肺复张后即刻或 1 小时内，一般不超过 24 小时。其特点是急性间质性肺水肿，表现为抽液或排气后出现持续性剧烈咳嗽、呼吸困难、胸痛、烦躁、心悸等，继而出现咳大量白色或粉红色泡沫痰，有时伴发热、恶心及呕吐，甚至出现休克及昏迷。听诊双肺可闻及较多的湿啰音，血氧饱和度下降，胸部 X 线片显示肺水肿征。

【预警】

1. 操作前测量患者生命体征，指导患者与医师密切配合，消除患者恐惧、焦虑和紧张的心理。

2. 注意观察患者病情，在抽液减压期间，如患者频繁咳嗽，此为复张性肺水肿的早期征象，应立即停止减压。

3. 大量胸腔积液引流时尽量不用负压引流，必须使用时所有负压不超过 0.98kPa。

4. 严格掌握抽液的速度与量，避免抽液过多过快，首次不超过 700ml，以后每次不超过 1000ml。避免肺迅速复张而出现负性肺水肿。

【护理要点】

1. 发生复张后肺水肿时，应立即停止操作，给予氧气吸入，纠正低氧血症，稳定血流动力学，必要时给予机械通气。必要时遵医嘱予以镇静、利尿、扩血管等处理。

2. 密切观察病情变化，监测生命体征。

3. 鼓励患者卧床休息，避免情绪激动、紧张及快速改变体位等，保持环境安静，协助患者生活护理。

（陈　娟　徐素琴）

第二节　支气管镜检查术

支气管镜检查术是利用光学电子内镜对支气管管腔进行的检查。支气管镜可经口腔、鼻腔、气管导管或气管切开套管插入段、亚段支气管甚至更细的支气管，可在直视下进行活检或刷检、钳取异物、吸引或清除阻塞物，并可做支气管肺泡灌洗，行细胞学或液体成分的分析。另外，利用支气管镜可注入药物，或切除气管内腔的良性肿瘤等。

一、适应证

适应证：①明确肺部肿块的性质；②寻找可疑和阳性痰细胞的起源；③顽固性咳嗽；④不明原因的喘鸣；⑤咯血及痰中带血；⑥肺不张；⑦气管插管中的应用；⑧长期气管切开和插管中的应用；⑨清除气管、支气管分泌物；⑩肺部感染疾病中的应用；⑪弥漫性肺部病变；⑫对可疑肺结核的诊断；⑬协助肺癌术前分期及决定切除范围；⑭烧伤患者的应用；⑮肺泡蛋白沉着症；⑯严重哮喘、肺尘埃沉着病；⑰取异物；⑱胸部外伤及胸部手术后应用；⑲肺癌治疗。

二、禁忌证

禁忌证：①一般情况差、体质衰弱不能耐受支气管镜检查者；②精神不正常，不能配合检查者；③有慢性心血管疾病者，如不稳定型心绞痛、心肌梗死、严重心律失常、严重心功能不全、高血压（检查前血压仍高于 160/100mmHg）、动脉瘤等；④有慢性呼吸系统疾病伴严重呼吸功能不全者，若需要检查，可在供氧和机械通气下进行；⑤对麻醉药物过敏，不能用其他药物代替者；⑥有严重出血倾向及凝血机制障碍者；⑦呼吸道有急性化脓性炎症伴高热、急性哮喘发作和正在咯血者，可在病情缓解后进行。

三、常见并发症

支气管镜操作并发症为低氧血症、出血、心律失常、感染 / 发热、喉头水肿、支气管痉挛、咯血。

（一）低氧血症

【原因】

插镜时约 80% 的患者氧分压下降，其下降幅度为 10 ～ 20mmHg，操作时间越长，下降幅度越大。也有报道显示，使用咪达唑仑可导致患者严重呼吸抑制、呼吸减慢、血氧饱和度下降。

【临床表现】

插镜时患者氧分压下降，其下降幅度为 10 ～ 20mmHg。检查中抽吸分泌物时下降明显，年老有肺部疾病的患者下降明显，检查后低氧血症可持续 1 ～ 2 小时，低氧血症可引起心搏骤停。

【预警】

1. 检查前详细询问药物过敏史及基础疾病史，测量血压、SpO_2 及行心肺检查。

2. 向患者详细说明支气管镜检查目的、意义、大致过程、配合方法及常见并发症，取得患者合作。操作者操作熟练，动作轻柔。

3. 术前禁食6小时，按规定进行麻醉药物过敏试验。在应用镇静药物时应严密观察患者呼吸、血氧饱和度、神志等情况，出现意外应积极处理。对肺功能较差者不用镇静药。

4. 对已有缺氧的患者在充分给氧条件下或在高频通气支持条件下进行检查，严重者应退出支气管镜，暂停检查，并予以面罩辅助通气。

5. 对 $PaO_2 < 60mmHg$ 者，应慎重考虑检查风险，必要时应进行术前、术中高频通气，使氧分压达较高水平，同时应尽量缩短操作时间，行心电监护。

6. 操作过程中患者出现呼吸困难、发绀、血氧饱和度下降、躁动、心动过速等情况，警惕出现低氧血症。

【护理要点】

1. 严密观察患者呼吸、血氧饱和度、神志等情况。

2. 指导患者安静休息，给予氧气吸入，必要时给予呼吸机辅助通气。

（二）出血

【原因】

出血常见于活检或刷检后。凡施行组织活检者均有不同程度的出血，也可有细胞刷检后局部黏膜破裂出血，或插入支气管镜过程中患者剧烈咳嗽而诱发出血。

【临床表现】

多数患者为痰中带血，可自行止血，一般在第2天消失。若大咯血，患者也可出现出血性休克、窒息、肺不张和肺部感染。

【预警】

1. 检查前详细询问病史，患者需行出凝血时间和血小板计数检查，拍摄胸部X线片，必要时行胸部CT检查，确定病变部位。

2. 向患者详细说明支气管镜检查目的、意义、大致过程、配合方法及常见并发症，取得患者合作。操作者操作熟练，动作轻柔。

3. 对有出血倾向的患者在检查前预防用药或暂缓检查。已发生呼吸道出血的腺癌患者，应在操作中局部或全身应用止血药。

4. 患者出现脉搏细速、血压下降、血管收缩、皮肤湿冷、大咯血、窒息等情况时，需警惕呼吸道出血。

【护理要点】

1. 一般出血量 $< 20ml$，多为活检引起，通常不需特殊处理，或用 1∶10 000 肾上腺素 5ml 局部注射即可。

2. 大出血时让患者取患侧卧位，保持呼吸道通畅，给予吸氧、补液、监测生命体征，局部给予 1∶10 000 肾上腺素或巴曲酶 1～2U，静脉注射垂体后叶素 5U，250ml 生理盐水＋垂体后叶素 20U 静脉滴注。

3. 若出血超过 600ml，考虑手术。有窒息者行气管内插管。

4. 行心理护理，消除患者紧张负性情绪，指导患者安静休息，行心电监测，密切观察生命体征情况。

（三）心律失常

【原因】

心律失常多于原有严重器质性心脏病，或麻醉不充分，强行气管镜插入时发生。

【临床表现】

临床表现取决于心律失常的性质、类型，心功能及对血流动力学影响的程度，如轻度的窦性心动过缓、窦性心律失常、偶发的房性期前收缩、一度房室传导阻滞等对血流动力学影响甚小，故患者无明显的临床表现。较严重的心律失常，如病态窦房结综合征、快速心房颤动、阵发性室上性心动过速、持续性室性心动过速等，可引起心悸、胸闷、头晕、低血压、出汗，严重者可出现晕厥、阿 - 斯综合征甚至猝死。

【预警】

1. 心电监护显示心率、血压、血氧饱和度持续下降，需警惕心搏骤停。

2. 原有缺血性心脏病、慢性肺疾病患者在检查时需警惕心律失常。

3. 检查前详细询问病史，患者需行心电图检查。

4. 向患者详细说明支气管镜检查目的、意义、大致过程、配合方法及常见并发症，尽量消除患者紧张、恐惧、忧虑、烦恼、愤怒等不良情绪，取得患者的合作。

5. 操作者操作熟练，动作轻柔。

6. 对有心律失常的患者在检查前应预防用药或暂缓检查，同时备好电复律和电除颤等急救设备。

【护理要点】

1. 行心电监测，密切观察生命体征及心电图的变化，应及时与医师联系，并准备急救处理。

2. 指导患者注意休息，劳逸结合。避免情绪波动。

（四）感染 / 发热

【原因】

术后一过性发热是比较常见的并发症。主要原因除了与组织损伤等因素有关外，可能与全身性的炎症反应有关，如继发细菌感染、菌血症等。

【临床表现】

术后发热，以老年人多见，大多体温波动在 37.5 ～ 38℃，24 小时即消失。

【预警】

1. 术后监测患者体温，体温偏高，考虑出现发热、感染症状。

2. 向患者详细说明支气管镜检查的目的、意义、大致过程、配合方法及常见并发症。

3. 严格落实器械消毒。

【护理要点】

1. 部分患者检查后可有轻至中度发热（体温 37.5 ～ 38℃），一般无须特殊处理，在 24 小时内可自行恢复正常。

2. 若发热时间超过 24 小时，应警惕继发性感染的发生，使用相应抗生素进行治疗。

（五）喉头水肿

【原因】

喉头水肿多于麻醉不充分或插管不顺利时发生，也可见于麻醉药所致的严重并发症。

【临床表现】

临床表现为喉痛、声音嘶哑、喉喘鸣和呼吸困难，并可伴发热恶寒，喉镜下可见黏膜呈深红色水肿，表面发亮，严重者可出现窒息。

【预警】

患者出现喉痛、声音嘶哑、喉喘鸣和呼吸困难等症状时，考虑出现喉头水肿。

【护理要点】

1. 向患者详细说明支气管镜检查目的、意义、大致过程、配合方法及常见并发症。

2. 局部麻醉充分，一般患者在滴入 10ml 麻醉药后即可出现吞咽困难等症状，表明麻醉已充分，可以开始进行支气管镜检查。

3. 操作者动作熟练、轻柔。

4. 备好吸引器和复苏设备。

5. 麻醉不充分或插管不顺利的患者，指导卧床休息，多数在停止检查后症状可缓解。

6. 应密切观察患者呼吸频率、节律及面色的变化，保持呼吸道通畅。必要时定时吸出呼吸道分泌物。

7. 呼吸困难症状严重者给予吸氧，给予抗组胺药物或静脉给予糖皮质激素。

8. 床旁备气管切开包，必要时建立人工气道。

（六）支气管痉挛

【原因】

支气管痉挛多为局部麻醉不充分引起，或支气管哮喘患者，气道易激惹而致。

【临床表现】

患者表现为憋气、发绀、呼吸困难，严重者可死亡。

【预警】

患者表现为憋气、发绀、呼吸困难时，警惕出现支气管痉挛。

【护理要点】

1. 向患者详细说明支气管镜检查目的、意义、大致过程、配合方法及常见并发症。

2. 对于哮喘患者预先控制好病情。

3. 操作者动作熟练、轻柔。

4. 备好吸引器和复苏设备。

5. 一旦出现反应，立即拔除支气管镜，吸入 β_2 受体激动剂。

6. 指导患者深呼吸，严重者应给予吸氧，静脉滴注糖皮质激素、茶碱等。

7. 必要时行气管内插管或气管切开。

（七）咯血

【原因】

患者自身炎症或支气管镜检查插管不顺利导致支气管黏膜或病灶毛细血管渗透性增高，或黏膜下血管壁溃破，从而引起出血。

【临床表现】

多数患者为痰中带血，可自行止血，一般在第 2 天消失。偶可见大咯血。

【预警】

1. 患者术中出现咯血症状，立即经纤维支气管镜清除气道积血，并注入止血药，必要时行气管内插管或气管切开。

2. 操作者动作熟练、轻柔。

3. 检查前详细询问病史，患者需行出凝血时间和血小板计数检查，对有出血倾向的患者在检查前预防用药或暂缓检查。

【护理要点】

1. 痰中带血者，可自行止血，一般第 2 天消失。避免用力咳嗽、大声说话。

2. 出血量超过 50ml 者需采取措施，取患侧卧位，头偏向一侧，鼓励患者轻轻将血液咯出，以避免血液滞留于呼吸道内，保持呼吸道通畅，防止窒息的发生。给予氧气吸入，使用止血药物，备好急救药品和器材等。

3. 对咯血者应通知医师，密切观察患者的咯血量、呼吸、脉搏等情况，防止休克的发生。

4. 咳嗽剧烈的大咯血患者，可适量给予镇咳药，但一定要慎重，禁用剧烈的镇静镇咳药，以免过度抑制咳嗽中枢，使血液淤积气道，引起窒息。

5. 指导患者勿用力排便，防止用力大便加重咯血。

6. 行心理护理，避免精神紧张，必要时可给予少量镇静药，如口服地西泮。

（陈　娟　徐素琴）

第三节　机械通气

机械通气是在患者自然通气和（或）氧合功能出现障碍时，运用器械（主要是呼吸机）使患者恢复有效通气并改善氧合的技术方法。

一、适应证

机械通气适用于各种呼吸衰竭、呼吸困难疾病，心功能不全继发呼吸功能不全，脑功能不全，呼吸肌等疾病。①阻塞性通气功能障碍：COPD 急发、哮喘急发等；②限制性通气功能障碍：神经肌肉疾病、弥漫性肺间质纤维化、胸廓畸形等；③肺实质病变：急性呼吸窘迫综合征、肺炎、心源性肺水肿等。

二、禁忌证

相对禁忌证包括休克、气胸及纵隔气肿未行胸腔引流、严重肺出血、肺大疱、急性心肌梗死及其他心力衰竭、肺脓肿、严重活动性肺结核。

三、常见并发症

机械通气的常见并发症为呼吸机相关肺损伤、血流动力学影响、呼吸机相关性肺炎（ventilator-associated pneumonia，VAP）、气囊压迫致气管 - 食管瘘。

（一）呼吸机相关肺损伤

【原因】

高水平压力和大潮气量会使肺泡壁和脏胸膜破裂而出现肺间质气肿、纵隔气肿、皮下气肿和气胸，导致肺损伤，称为气压伤或容积伤。

【临床表现】

皮下气肿发生时，皮肤触诊有握雪感，严重时局部皮肤膨隆，并向四周蔓延，引起颈项、头面部皮肤肿胀，甚至可引起胸背部、腹壁及阴囊处皮下气肿。纵隔气肿单凭体检无法确诊，胸部 X 线片，显示纵隔阴影增宽，其内可见不规则分布的气体阴影。皮下和纵隔气肿严重时，还可出现相应的呼吸道受压或纵隔血管受压所致的循环系统症状，如呼吸道压力高、颈静脉怒张、血压下降、心律失常等。

【预警】

1. 患者躁动不安，提示发生呼吸机相关肺损伤可能。

2.报警设置合理时，呼吸机频发报警显示气道高压和潮气量高，提示发生呼吸机相关肺损伤可能。

【护理要点】

1.密切观察病情变化及血气分析，监测生命体征。

2.配合医师行胸部 X 线检查，评估积气量。

3.做好胸腔闭式引流相关准备。

4.如患者出现烦躁不安、呼吸急促、脉搏细速等不良反应，应立即通知医师，配合处理，促使肺复张。

（二）血流动力学影响

【原因】

与自主呼吸时相反，正压通气增加胸腔内压，因此回心血量可减少，加用呼气末正压通气（positive end expiratory pressure，PEEP）时，尤其是在顺应性好的肺脏，回心血量减少更明显。患者有血容量不足时更容易发生低血压。低血压休克、缺氧、酸中毒、碱中毒、电解质紊乱、烦躁、吸痰等护理操作、应用血管活性药物等均可引起心律失常。血流动力学不稳定、高热、烦躁、人机不协调会使部分呼吸衰竭合并严重冠心病的患者心肌缺血症状加重，甚至发生心肌梗死。

【临床表现】

患者出现低血压、尿量减少、心率增快。机械通气期间出现的心律失常以房性期前收缩和室性期前收缩多见，还可有心房颤动、房室传导阻滞或室内传导阻滞等。呼吸衰竭合并严重冠心病患者如果出现心肌缺血或心肌梗死，则有相应的临床表现。

【预警】

1.患者在机械通气前就存在血容量不足，需警惕患者出现血流动力学障碍。

2.患者合并有心功能不全、心律失常或严重冠心病，需警惕患者出现血流动力学不稳定。

3.患者血压低于 90/60mmHg，需警惕患者出现血流动力学不稳定。

【护理要点】

1.通知医师，根据病情调整机械通气参数。

2.建立静脉通路，遵医嘱输注晶体液或使用升压药，做好用药护理。

3.密切观察病情变化及血气分析，监测生命体征。

4.如发生严重心律失常，做好除颤准备。

（三）呼吸机相关肺炎

呼吸机相关肺炎是患者在机械通气 48 小时后至拔管后 48 小时发生的肺炎。

【原因】

呼吸机相关肺炎发生相关因素：口咽部分泌物及食管、胃内容物的吸入；气管插管时感染性物质直接进入气管和肺内；吸入污染的气溶胶、细菌生物膜栓子（多见于长期接受机械通气患者的气管导管表面）；来自胸腔的外部渗透，肺外到肺内的血源性传播。经人工气道机械通气患者的下呼吸道自我保护能力丧失，侵犯的病原菌在下气道定植，导致肺细胞免疫和体液免疫机制受到破坏，最终导致呼吸机相关肺炎的发生。

【临床表现】

插管 48 小时后至拔管后 48 小时患者出现发热、脓性痰；外周血白细胞总数升高大于 10×10^9/L 或较原先增加 25%；肺泡动脉氧分压差升高；胸部 X 线片提示肺部出现新的或进展中的浸润病灶；气管吸出物定量培养阳性，菌落计数大于 10^6cfu/ml，若痰培养作为细菌学检验标本，则要求低倍镜视野下白细胞大于 25 个，鳞状上皮细胞小于 10 个。

【预警】

1. 老年、创伤、烧伤、多器官功能衰竭、意识障碍的患者，需警惕呼吸机相关肺炎的发生。

2. 机械通气过程中，长期使用抗生素、镇静肌松剂者需警惕呼吸机相关肺炎的发生。

3. 机械通气过程中，频繁行支气管镜操作者需警惕呼吸机相关肺炎的发生。

【护理要点】

1. 每天评估撤机及人工气道拔除指征，尽早停止机械通气，拔除人工气道。

2. 医务人员做好手卫生，避免交叉感染。

3. 抬高床头 30°～ 45°，留置胃管，有条件者留置肠管，减少胃食管反流及误吸。

4. 气囊压力保持在 20 ～ 30cmH$_2$O，定时清理声门下分泌物，防止咽部滞留物误入下呼吸道。

5. 及时清理呼吸机管道中的冷凝水，防止冷凝水流入湿化罐。

6. 及时更换被污染的呼吸机管道。

7. 使用氯己定漱口液行口腔护理，每 6 ～ 8 小时 1 次。

8. 生命体征稳定的患者，尽早进行运动疗法。

9. 密切观察病情变化，监测生命体征，如有异常，及时通知医师并配合处理。

（四）气囊压迫致气管 - 食管瘘

【原因】

人工气道留置或气囊压迫造成气管后壁黏膜受压坏死、溃烂，波及食管，使食管前壁黏膜坏死。

【临床表现】

可从患者呼吸道内吸出与消化液相同的分泌物。进食或饮水时出现呛咳，即使是在气囊充盈良好或不漏气的情况下也是如此。

【预警】

1. 呼吸机参数设置合理，气囊压力正常时，患者存在通气不足。

2. 鼻饲后出现呛咳，需警惕患者出现气囊压迫致气管 - 食管瘘。

3. 经气道内吸痰时，吸出胃内容物，提示患者出现气囊压迫致气管 - 食管瘘。

【护理要点】

1. 通知医师，配合做好行食管 X 线造影检查的准备及进一步的修补术。

2. 抬高床头 30°～ 45°，留置胃管或肠管给予肠内营养，避免经口饮食导致误吸。有胃肠压力增高的患者，立即行胃肠减压，防止胃液反流至呼吸道而引起窒息和感染。

3. 使用带高容低压气囊的人工气道导管，尽量减少人工气道留置时间。

4. 定时调整头、颈部位置，避免气囊或导管长期压迫某个部位，造成新的局部黏膜缺血坏死。

5. 密切观察病情变化，监测生命体征。

（徐素琴　陈　娟）

参 考 文 献

蔡文智，李亚洁，2008. 内科新技术护理必读. 北京：人民军医出版社.

冯起校，2012. 专科医师培训指南——呼吸与危重症医学科必读. 北京：人民卫生出版社：420-422.

李晓丹，2013. 内科四大穿刺操作图谱. 北京：人民军医出版社.

毛宝龄，钱桂生，2005. 呼吸衰竭. 上海：上海科学技术出版社：172-173.

汪道文，孙世澜．2012.内科医师进修必读．3 版．北京：人民军医出版社

王辰，王建安，2015.内科学（上册）．3 版．北京：人民卫生出版社．

尤黎明，吴瑛，2012.内科护理学．5 版．北京：人民卫生出版社．

张静平，王秀华，2010.内科护理学．长沙：中南大学出版社．

赵水平，赵延恕，2005.疑难内科学．北京：科学技术文献出版社．

Cairo JM, 2015.机械通气学：生理学与临床应用．卞金俊，邓小明，译．北京：人民卫生出版社：253-254.

第**11**章 循环系统诊疗技术并发症预警及护理

第一节 人工心脏起搏器介入治疗

人工心脏起搏（artificial cardiac pacing）是通过脉冲发生器发放一定的脉冲电流，经由电极导线传导刺激心肌，以带动心搏的治疗方法。主要用于治疗某些心律失常导致的心功能障碍。根据应用方式心脏起搏器分为：①临时心脏起搏器，即体外携带式起搏器；②植入式心脏起搏器，即起搏器一般埋植在患者胸部的皮下组织内。

一、适应证

根据心脏起搏器应用方式划分。

1. **临时心脏起搏器** 包括：①各种心脏急性病变（如急性心肌梗死、心肌炎）、药物中毒、电解质紊乱等引起的三度房室传导阻滞或窦性心动过缓；②永久心脏起搏器治疗前的过渡期；③心动过缓或房室传导阻滞患者需要手术时。

2. **植入式心脏起搏器** 包括：①房室传导阻滞、病态窦房结综合征；②颈动脉窦性晕厥和血管迷走性晕厥；③梗阻性肥厚型心肌病合并二度Ⅱ型以上房室传导阻滞或病态窦房结综合征；④ Q-T间期延长综合征伴尖端扭转型室性心动过速发作；⑤药物不能控制的心动过速；⑥心动过速频率快，持续时间长，伴心力衰竭、低血压、晕厥等症状。

二、禁忌证

临时心脏起搏器一般用于抢救，故无绝对禁忌证。植入式心脏起搏禁忌证：①尚未控制的全身感染；②起搏器切口部位的皮肤破溃、局部化脓或比较严重的毛囊炎；③严重的肝肾功能不全及心功能不全；④电解质紊乱及酸碱平衡失调尚未被纠正；⑤出血性疾病及有出血倾向者。

三、常见并发症

人工心脏起搏器引起的常见并发症为电极移位、囊袋血肿、囊袋感染、起搏器综合征、心脏穿孔、血胸、气胸。

（一）电极移位

【原因】

心电图或心电监护可见起搏器起搏与感知功能异常。这一现象可发生在植入早期，也可发生在植入晚期。其原因如下：植入部位测试参数不理想，电极没有真正精确到位；电极在心腔内张力过大或突然活动牵拉及体位改变；起搏器固定不当，在囊袋内发生游走，严重下移；心腔扩大，心内膜结构光滑，电极固定不牢固。

【临床表现】

主要表现为起搏阈值升高和间断或完全起搏中断，仍可有起搏信号。患者出现头晕、黑矇、心率减慢、乏力及晕厥等情况；导线脱位有全脱位和微脱位，前者行 X 线透视检查可发现，后者 X 线检查不明显。

【预警】

术后严密进行心电监测，密切观察心率及心律的变化，观察心率是否低于固定的起搏频率；是否间歇起搏。起搏时好时坏，且与体位改变或呼吸运动有关；检测起搏阈值增高等情况时，注意是否起搏器感知功能异常，警惕感知失灵或无效起搏；对于依从性差的患者，尤其要注意密切观察心电图应注意有过度活动导致电极脱位发生的可能。

【护理要点】

1. 持续心电监护，定期监测心电图。

2. 告知患者术后休息的重要性，术后24小时以休息为主，按要求平卧位或左侧位休息8～12小时，然后可翻身活动，必要时可坐起或下床如厕，同时保持术侧肩关节制动。术后第1天开始可在医护人员指导下行肩关节康复运动，避免做手臂高举、肩关节外展等活动。饮食易高蛋白、高纤维素、易消化、清淡，应着舒适宽松衣服，勿用力咳嗽。

3. 一旦明确脱位，可采用手术进行复位处理。

4. 做好健康宣教工作。提醒患者按医护人员提示进行肩关节康复锻炼，6周后可进行正常的日常生活活动，但应避免进行大幅度的提拉、伸展运动，术侧肢体避免提重物。

5. 告知患者定期检测起搏器功能的重要性。

（二）囊袋血肿

【原因】

无论是经头静脉还是经锁骨下静脉放置电极导线，血液均有可能经连接隧道流入起搏器囊袋形成囊袋血肿。常见原因包括患者凝血功能障碍、穿刺处出血、囊袋周围组织损伤严重、止血不彻底、囊袋大小不适宜、术中选用外鞘过大、电极入口出血等。

【临床表现】

患者自觉局部伤口肿胀、疼痛不适，并有瘀斑；触感囊袋内压力增加，压力大者可触及波动感；使用无菌注射器可在囊袋内抽出暗红色血液。

【预警】

对于体质瘦弱的老年患者，术后早期活动过度患者，局部伤口肿胀、疼痛不适者，凝血酶原时间延长者，应警惕囊袋血肿的发生。

【护理要点】

1. 在起搏器植入术前应充分评估患者有无使用抗凝药物或抗血小板药物，根据患者情况遵医嘱停药或减量，或监测凝血酶原时间至接近正常（INR 为 1.5 ～ 1.7），再实施手术。

2. 告知患者术后休息的重要性，术侧肢体不宜过度活动，不宜做外展运动，尤其对于体质瘦弱的老年患者，根据情况延长肢体活动时间。

3. 术后仔细观察局部伤口有无肿胀、疼痛、皮下淤血及出血等情况，术后沙袋压迫时间一般为 6 小时，如出现异常情况应通知医师，如血肿情况不严重或无继续出血，协助医师进行加压包扎，并遵医嘱延长沙袋压迫时间，尽量采取保守治疗，防止感染的发生。

4. 若必须清除血肿以缓解局部疼痛或防止血肿扩大崩开切口，应在严格无菌操作下进行穿刺抽吸，或在导管手术间进行手术止血。

（三）囊袋感染

【原因】

囊袋感染常见原因有手术时无菌操作不严格，手术时间过长，局部皮肤受压、缺血坏死，局部出血、血肿未及时处理。

【临床表现】

主要表现为局部红、肿、热、痛，严重时可致败血症，甚至局部皮肤坏死。

【预警】

手术时间过长的患者，年老体弱患者，食欲缺乏、消瘦、营养不良（体重指数 < 18.5kg/mg）的患者，应特别注意囊袋感染的发生。

【护理要点】

1. 术中严格执行无菌操作，彻底止血。

2. 严格换药时间，一般术后 24 小时首次换药，无特殊情况可 2 ～ 3 天更换 1 次，换药时严格执行无菌操作。

3. 局部一旦感染应进行积极处理，积血淤滞者，先抽去积血，抽出液应行细菌培养，然后注入抗菌药物，必要时可给予全身抗生素治疗。

4. 囊袋破溃时，原则上应尽早采取外科清创，摘除被感染的整个起搏系统，在远离原感染病灶的部位或对侧胸壁重新埋置新的起搏器。

5. 向患者宣教囊袋感染注意事项，勿触摸起搏器植入部位，勿用力搓、揉；平时着宽松柔软衣物，避免摩擦导致囊袋破损，保证局部皮肤干燥、清洁，发现囊袋异常及时就医。

（四）起搏器综合征

【原因】

起搏器综合征是由于起搏方式的选择或起搏参数程控所致房室同步丧失，或者产生不适当的房室同步。

【临床表现】

主要表现为头晕、晕厥、咳嗽、胸痛、头痛及活动受限等。

【预警】

患者出现起搏器综合征的相关临床症状时应引起警觉；临床上一般植入 VVI 型起搏器的患者容易发生。

【护理要点】

1. 密切观察患者心电图及临床表现，出现相应症状及时通知医师。

2. 为避免起搏器综合征的发生，应选择适宜的起搏器类型，并予以合理程控。

3. 一旦确诊为起搏器综合征，可改用双腔起搏器，若无条件，可通过调整起搏器工作状态，使用滞后功能，减慢起搏频率，尽可能以自身房室顺序收缩。

（五）心脏穿孔

【原因】

原因：①术中使用主动电极；②患者原发病有扩张型心肌病、心肌梗死等，导致患者心室肌变薄、纤维变性、易损等；③操作者操作不当；④老年患者心肌层变薄易致心肌穿孔。

【预警】

预警：①对于老年患者、有原发病（如心肌梗死、扩张型心肌病）的患者应特别关注；②穿孔高危部位，右心房游离壁、右心室心尖部；③患者出现心肌穿孔相关征象。

【护理要点】

1. 密切观察患者生命体征及临床症状，观察患者有无胸痛、呼吸困难、血压进行性下降、脉压减小等心脏压塞的临床表现。

2. 其他心肌穿孔征象的观察：起搏图形呈右束支传导阻滞、膈肌收缩、心包摩擦音、心包炎、心包积液和心脏压塞等。如出现心肌穿孔则积极配合医师抢救，必要时行手术修补。

（六）血胸、气胸

【原因】

原因为误穿锁骨下动脉，与操作者手法、熟练程度有关。

【预警】

患者出现胸痛、呼吸困难、血压进行性下降等症状，体形消瘦患者应注意。

【临床表现】

1. 少量气胸，肺萎陷在 30% 以下者，多无明显症状。

2. 大量气胸，患者出现胸闷、胸痛和气促症状，气管向健侧移位，患侧胸部叩诊呈鼓音，听诊呼吸音减弱或消失，透视下可见不同程度肺萎陷、胸腔积气。

【护理要点】

1. 密切观察术后患者症状及生命体征，观察有无气胸、血胸临床表现。

2. 怀疑气胸或血胸时嘱患者卧床休息，给予氧气吸入。

3. 症状轻微的气胸患者可采取保守治疗，密切观察病情变化。

4. 气胸量大时需遵医嘱予以胸腔穿刺引流。

（何细飞　姚璐璐）

第二节　射频消融术介入治疗

心脏射频消融术是指利用电极导管在心腔内某一部位释放射频电流而导致局部心内膜及心内膜下心肌凝固性坏死，以破坏心动过速病灶及折返途径，达到根治或控制心律失常发作的一种介入性治疗。

一、适应证

适应证：①明显的室上性心动过速（包括房室折返性心动过速、房室结折返性心动过速、房性心动过速、心房扑动、心房颤动等）；②室性期前收缩及特发性室性心动过速等心律失常、药物治疗无效、不能耐受或不愿长期服药的患者。

二、禁忌证

禁忌证：①急性心肌梗死；②不稳定型心绞痛；③严重感染；④严重心力衰竭；⑤重度主动脉瓣狭窄。

三、常见并发症

各种导管和消融相关的并发症包括穿刺部位出血、血肿或感染、心包穿孔、心脏压塞、气胸、血胸、动静脉血栓或栓塞、肺栓塞或脑栓塞、血管损伤、神经损伤、麻醉意外、房室传导阻滞、冠状动脉、损伤、心脏瓣膜损害、迷走反射和各种心律失常等，严重者或抢救不及时会导致死亡。本节重点讨论急性心脏压塞、房室传导阻滞、肺栓塞、迷走神经反射、血气胸、假性动脉瘤和动静脉瘤、冠状动脉损伤、大动脉血栓和栓塞、锁骨下动脉损伤并发症的预警与护理。

（一）急性心脏压塞

心包腔是心包壁层与脏层之间的空隙，其内有少量润滑作用的淡黄色液体。心脏介入诊疗如果导致心脏壁或心包内的血管破裂，则引起心包积血。由于心包缺乏弹性，急性积血量超过 150ml 时，则引起急性心脏压塞，若延误诊治则有生命危险。心脏压塞是射频手术最严重的并发症之一，发生率为 0.1% ~ 0.7%。

【原因】

大多数不是射频消融的直接后果，而与患者心房解剖结构异常，导管在冠状窦内或心房、心室内操作粗暴，以及消融温度有关。

【临床表现】

1. 贝克三体征　①动脉压降低，脉压减小；②静脉压升高（颈静脉怒张）；③心音遥远，心搏动减弱。

2. 症状　呼吸困难、烦躁、意识淡漠，严重者意识丧失。

3. 体征　进行性血压下降、奇脉，初始时心率慢，以后心率快、心音遥远，重者甚至可表现为呼吸心搏骤停。

4. X 线检查　透视下可见心影稍增大（或不增大）、心脏搏动减弱或消失，心影内可见与心影隔开的随心脏搏动的半环状透亮带，距心影边缘 1cm 左右，分布于心尖部、前壁和下壁近心尖部。

5. 心脏超声　心包积液，右心房和右心室舒张受限，心腔变小、下腔静脉扩张。

【预警】

以下操作需谨慎。

1. 冠状静脉窦电极放置。

2. 右心房内用力推送导管。

3. 左心房内操作导管。

4. 主动脉根部操作导管。

5. 左心室内操作导管。

6. 房间隔穿刺。

7. 使用长鞘。

8. 心脏压塞导致死亡的主要原因：未及时诊断，导致治疗延误；心室或心耳破裂或心脏不易闭合部位破裂，心脏压塞速度快、症状重，并迅速出现呼吸心搏停止；未能进行有效的心包穿刺引流。

【护理要点】

1. 在手术中应严密监测心电图和血压变化，定时巡视、询问患者有无不适症状，以尽早发现病情变化，及时采取相应措施。

2. 如确认患者发生心脏压塞，应给予高流量氧气吸入，加快补液速度；精神紧张的患者可遵医嘱给予镇静药。遵医嘱使用升压药、升心率药物以维持患者基本生命体征的稳定。

3. 备好心包穿刺用物，并及时准确递至术者使用。术中发生的急性心脏压塞应迅速明确诊断，在 X 线透视造影指导下行心包穿刺引流。

4. 若在介入手术中患者已使用肝素进行全身肝素化，护士应及时配制好鱼精蛋白注射液，中和肝素的抗凝作用，并根据激活全血凝血时间（ACT）的检测结果调整鱼精蛋白的用量。其他未使用肝素的心血管介入手术者可遵医嘱酌情给予。

5. 及时行超声心动图检查，可明确诊断，了解出血量。

6. 必要时备血。患者发生心脏压塞时应立即备血，以便应急之用。

7. 预防感染：导管经血管穿刺送入心脏，增加了感染的机会，尤其是感染性心内膜炎会带来严重的后果。因此，要严格执行无菌操作，导管、鞘管和各种器械的消毒一定要严格，同时术后使用抗生素。

8. 保持二便通畅：术后 24 小时应在床上大小便，当发生尿潴留时应及时诱导排尿或导尿，以免膀胱过度充盈而发生意外。术后可常规给予缓泻药，预防腹胀、便秘，必要时进行肛管排气、灌肠。

9. 必要时配合医师行外科修补手术。

（二）房室传导阻滞

【原因】

消融部位接近希氏束，如中间隔旁道消融、房室结双径路消融、间隔室性心动过速消融和间隔房性心动过速消融。若原有束支阻滞，又由消融或机械损伤导致另一束支阻滞，即发生完全性房室传导阻滞。

【临床表现】

患者会出现头晕、黑矇、四肢抽搐，心电图显示心率下降，以及高度房室传导阻滞。

【预警】

房室传导阻滞常见于：房室结折返性心动过速；间隔部位旁路；游离壁部位旁路（导管误贴靠于左侧间隔）；间隔部位房性心动过速；心房扑动；起源邻近希氏束的室性心动过速；导管机械损伤房室结或希氏束。

【护理要点】

1. 轻者可严密观察，遵医嘱给予阿托品 0.5～1mg 静脉注射或异丙肾上腺素 1mg 加入生理盐水 500ml 中静脉滴注。

2. 重症者协助医师放置临时起搏器，以保证心脏的血液循环。个别传导系统永久性损伤的患者则需要安装永久性心脏起搏器治疗。

3. 护士应掌握各种心电图的识别技能，密切观察患者心率、心律的变化，询问患者是否不适，发现异常立即报告术者并协助处理。

4. 心电监护安放电极时注意清洁皮肤，电极位置避开胸骨右缘及心前区，以免影响心电图检查和紧急电复律。

5. 心搏骤停者按心肺复苏抢救。

（三）肺栓塞

肺栓塞是射频消融治疗中严重并发症之一，栓子多为下肢深静脉血栓，大的栓塞很快导致呼吸、心搏停止而丧失抢救机会，因此主要在于预防。

【原因】

1.术中鞘管肝素冲洗不及时，管内血凝块形成，冲入静脉。

2.股动脉和股静脉穿刺部位加压过重、包扎过久。

3.术后卧床时间过长，原有下肢静脉曲张、老年和高凝状态等因素均能促使下肢静脉血栓形成并导致肺栓塞；肺栓塞主要发生于解除卧位开始活动时。

【临床表现】

1.症状 表现为呼吸困难、胸痛、晕厥、烦躁、咯血、咳嗽、心悸。

2.体征 表现为呼吸急促、心动过速、血压下降、发绀、颈静脉怒张、肺内细湿啰音。

3.辅助检查 动脉血气分析显示显著的低氧血症。

【预警】

1.术中如穿刺股动脉，应用肝素。

2.手术时间较长时应追加肝素，并适当补液。

3.尽可能缩短卧床时间，及早活动。

4.有深静脉血栓高危因素者如高龄、静脉曲张、栓塞史、肥胖、口服避孕药物等，可在血管包扎 2 小时后应用肝素预防血栓形成。

【护理要点】

1.给氧：患者有呼吸困难时，应立即根据缺氧严重程度选择适当的给氧方式。

2.休息：患者应卧床休息，指导患者进行深慢呼吸，安抚患者以减轻恐惧心理，以降低耗氧量。

3.呼吸状态：严密监测患者的呼吸、血氧饱和度、血气分析，当出现呼吸加速、表浅，动脉血氧饱和度降低，心率加快等表现，提示呼吸功能受损。

4.循环状态：肺栓塞可致右心功能不全，应严密监测血压和心率的变化。观察患者末梢循环、肢体温度、血氧饱和度改变。按医嘱严格控制输液量，准确记录 24 小时液体出入量，维持水电解质平衡。

5.密切观察出血征象：如皮肤发绀、穿刺部位出血过多、牙龈出血、鼻腔出血、皮肤黏膜瘀斑、大小便颜色加深、腹部或背部疼痛等。

6.观察有无下肢深静脉血栓形成征象：单侧下肢肿胀最为常见，因此需测量和比较双下肢周径，并观察有无局部皮肤颜色的改变，如发绀等。

7.抗凝治疗的护理

（1）按医嘱及时、正确采取溶栓治疗或抗凝治疗，或介入监测疗效及不良反应。

（2）治疗期间需定期测定国际标准化比值（INR）。

8.心理护理。

（四）迷走神经反射

【原因】

引起迷走神经反射的因素：手术时间过长；空腹时间过长；精神高度紧张；消融过程中引起疼痛；导管撤出时速度过快，刺激心脏和血管壁；拔除留置鞘管按压止血过程中，颈部压迫过重或时间太长，其他部位弹力绷带包扎过紧。

【临床表现】

此并发症的临床表现为血压低、心率慢、恶心、呕吐、大汗甚至意识模糊，但需首先排除心脏压塞，方可诊断。

【预警】

1. 避免空腹时间太长。

2. 术前使用地西泮，减轻患者紧张情绪。

3. 尽可能缩短手术时间，如手术时间过长应注意补充生理盐水。

4. 术中避免引起疼痛。如已引起疼痛应减少消融功率、温度及时间，必要时使用吗啡。

5. 穿刺或拔管时手法要轻柔。

【护理要点】

1. 术前护理

（1）心理护理：安慰患者，缓解其紧张、焦虑情绪，消除导致迷走神经反射的其他诱因。

（2）术前准备：前一天晚上睡眠要充足。

1）患者进入导管室，立即给予持续心电、血压、血氧饱和度的监测，发现心律失常和低氧血症及时处理。

2）建立静脉通道，留置静脉留置针，适当补充液体量。

3）氧气吸入：因术中会轻度镇静镇痛，予以氧气吸入。

4）导尿：术中会给予大量冷盐水灌注，当手术时间过长时，给予留置导尿管，以便观察尿量，也可预防心力衰竭发生。

2. 术后拔鞘

（1）拔鞘前准备

1）将阿托品、多巴胺准备好，除颤仪涂好导电膏备用。

2）持续进行生命体征监测，做好记录。

3）保持静脉通畅，适当补充液体。

（2）注意事项

1）严密观察穿刺点有无渗血及血肿，随时观察肢体血液循环情况，注意局部皮肤颜色、温度、湿度。

2）严密观察有无心律失常和心肌缺血，以便拔鞘时识别处理血管迷走神经反射。

3）拔鞘过程中应掌握压迫的力度，不宜过大，以免疼痛引起迷走神经反射，同时密切观察心率、血压、面色等变化，及时发现和处理血管迷走神经反射。

（3）急救措施：患者一旦出现血压进行性下降、心率进行性减慢、面色苍白、出汗、恶心和呕吐、视物模糊等血管迷走神经反射征象则立即抢救；可遵医嘱静脉注射阿托品和（或）多巴胺、补液，以升高心率、血压。必要时经静脉鞘管快速补液。患者如出现恶心、呕吐，立即去枕平卧，头偏向一侧，防止呕吐物引起呛咳和窒息。

（五）血气胸

血气胸见人工心脏起搏器介入治疗并发症预警及护理。

（六）假性动脉瘤和动静脉瘘

【原因】

假性动脉瘤的形成是由于血管壁穿刺部位的损伤不能闭合，血液进入血管周围组织形成局部血肿，血肿机化形成瘤腔，收缩期动脉血经过动脉与瘤腔之间的通道流入瘤腔内，舒张期瘤腔内血流回流到动脉。假性动脉瘤形成是由穿刺部位过低误穿股浅动脉、术中使用大口径导管、拔除鞘管后按压方法不得当、术后制动不佳等原因所致，一般发生于术后24～48小时。动静脉瘘的形成与穿刺有关，多由于穿刺位置过低，穿刺静脉时先刺入小动脉分支导致动静脉相通。

【临床表现】

1. **假性动脉瘤** 若患者自觉穿刺部位疼痛，在穿刺部位有搏动性包块，搏动感可传至包块边缘，并可闻及收缩期血管杂音，应考虑假性动脉瘤形成。

2. **动静脉瘘** 在穿刺部位可闻及双期血管杂音，或可触及震颤，多普勒超声检查可以明确诊断。

【预警】

1. 抗凝药的应用：介入治疗术前进行充分抗凝和抗血小板治疗可增加假性动脉瘤的发生率。

2. 肥胖者和高血压患者为高危患者。

3. 患者的依从性差，因紧张和肢体长时间制动带来的不适导致频繁变换体位。

4. 术后压迫时间不够或位置不准确。

【护理要点】

1. 穿刺部位的观察：对于高危患者如高血压患者、肥胖患者、穿刺失败者应加强术后巡视，观察穿刺点周围是否有出血、皮下淤血及血肿的形成，一旦有出血、血肿，应早期发现并立即通知医师，重新给予包扎、压迫止血，严密观察出血情况、血肿范围的变化，并做好记录。

2. 观察穿刺侧肢体远端的血液循环情况，如足背动脉搏动、皮温；加压包扎解除后，查看局部有无肿块及搏动感。

3. 整体观察：对术后患者进行持续心电监护。压迫止血期间观察血压、心率、心律、表情、面色、皮温等全身情况。

4. 对术后及术后大剂量应用抗凝药的患者，应密切观察全身皮肤有无出血点及大小便颜色，有无牙龈出血、鼻出血等情况。

5. 对患者腹股沟区长时间的压迫带来的不适常使患者难以忍受，要耐心听取患者的主诉，必要时遵医嘱使用镇静药或镇痛药以减轻患者的疼痛和不适。

6. 心理护理：患者可能会表现出焦虑、烦躁甚至产生恐惧，要及时给予说明，让患者对自己的病情有充分的了解，缓解患者情绪。

7. 嘱患者绝对卧床休息，提供安全、安静、舒适的环境。

8. 营养支持。

（七）冠状动脉损伤

【原因】

若消融导管误入左冠状动脉主干，则其可致左冠状动脉主干损伤，尤其是在冠状动脉内误放电，则可导致患者死亡。

【临床表现】

患者诉胸痛，心电监护发现 Ⅱ、Ⅲ、aVF 导联 ST 段抬高。

【预警】

如果行右侧旁路消融或右心房峡部消融，心电监护发现 Ⅱ、Ⅲ、aVF 导联 ST 段抬高，患者诉胸痛，立即终止放电，如终止放电后，仍有胸痛，需行冠状动脉造影；部分左心室流出道室性心动过速消融时，选择合适靶点后，为避免消融时损伤左主干，同时行冠状动脉造影确定左主干开口位置，并保留冠状动脉造影导管以防消融导管跳入冠状动脉，消融部位与冠状动脉开口不应小于 5mm。

【护理要点】

监测好动态血压和心电图，及时提供准确、实时的监护信息，同时准备好各类抢救药品和器材，有条不紊地与医师进行配合。

（八）大动脉血栓与栓塞

【原因】

操作过程中导丝或导管使粥样硬化斑块物质从主动脉壁剥脱，随血流流到脑动脉、肾动脉、肠动脉或下肢动脉。

【临床表现】

肾动脉栓塞患者多表现为腰痛、血尿。肢体动脉栓塞患者表现为肢体疼痛、苍白、搏动消失、感觉异常和瘫痪。

【预警】

术后常规检查肢体脉搏搏动情况，如搏动消失，若无局部压迫过重，应迅速加强抗凝治疗和观察；神经功能丧失是立即行外科手术的一个明确指征。

【护理要点】

1. 应严密监测血压、心电图变化及患者生命体征、意识情况，对高危患者术后加强术侧肢体的观察，一旦发现术侧肢体发凉、皮肤苍白、足背动脉搏动消失，立即报告医师处理。

2. 备好升压、升心率、抗心律失常等抢救药品，必要时遵医嘱使用。

3. 有心脏停搏者应紧急行心肺复苏术。

4. 术前、术后常规检查肢体脉搏搏动情况。

5. 应用抗凝药的患者，应密切观察药物不良反应。

（九）锁骨下动脉损伤

【原因】

锁骨下动脉损伤的原因为穿刺锁骨下静脉时误穿锁骨下动脉。

【临床表现】

此并发症的表现为回抽血液呈鲜红色且有搏动感，注射时有阻力感。

【预警】

如果没送入鞘管，拔出穿刺针，按压穿刺部位片刻即可，如已经送入鞘管，可保留钢丝，慢慢撤除鞘管。

【护理要点】

密切观察患者生命体征，注意血压、心率；判断有无大出血，如血压下降，立即重新置入鞘管，需行手术治疗或用封堵器治疗。

（何细飞 王素芬）

第三节 冠状动脉粥样硬化性心脏病介入治疗

经皮冠状动脉介入治疗（percutaneous coronary intervention，PCI）是应用心导管技术疏通狭窄甚至闭塞的冠状动脉管腔，从而改善心肌血流灌注的治疗方法，包括经皮冠状动脉腔内成形术（percutaneous transluminal coronary angioplasty，PTCA）、冠状动脉内支架置入术（intracoronary stent implantation）、冠状动脉内旋切术或旋磨术和激光成形术等。其中，PTCA和支架置入术是目前冠状动脉粥样硬化性心脏病（简称冠心病）治疗的重要手段。

一、适应证

1. 稳定型心绞痛经药物治疗后仍有症状，病变血管供应中到大面积的存活心肌的患者。

2. 有轻度心绞痛症状或无症状但心肌缺血的客观证据明确，狭窄病变显著，病变血管供应中到大面积存活心肌的患者。

3. 介入治疗后心绞痛复发、管腔再狭窄的患者。

4. 急性心肌梗死

（1）直接 PCI：发病 12 小时内属下列情况者。

1）ST 段抬高和新出现左束支传导阻滞（影响 ST 段的分析）的心肌梗死。

2）ST 段抬高的心肌梗死并发心源性休克。

3）适合再灌注治疗而有溶栓治疗禁忌证者。

4）无 ST 段抬高的心肌梗死，但梗死相关动脉严重狭窄，血流≤ TIMI Ⅱ级。

（2）补救 PCI：溶栓治疗后有明显胸痛，抬高的 ST 段无明显降低，冠状动脉造影显示 TIMI 0 ～ Ⅱ级血流者。

（3）溶栓治疗再通者的 PCI：溶栓治疗成功的患者，如无缺血复发表现，7 ～ 10 天后根据冠状动脉造影结果，对适宜的残留狭窄病变行 PCI 治疗。

5. 主动脉 - 冠状动脉旁路移植术后复发心绞痛的患者，包括扩张旁路移植血管的狭窄、吻合口远端的病变或冠状动脉新发生的病变。

6. 不稳定型心绞痛经积极药物治疗，病情未能控制；心绞痛发作时心电图 ST 段压低＞1mm，持续时间＞ 20 分钟，或血肌钙蛋白升高的患者。

二、禁忌证

冠状动脉无明显病变者，为 PCI 绝对禁忌证；PCI 相对禁忌证如下。

1. 预计成功率低，致死或致残危险性较高的病变。

2. 退化性弥漫狭窄或闭塞大隐静脉旁路移植血管。

3. 冠状动脉轻度狭窄（＜ 50%）或仅有痉挛者。

4. 急性心肌梗死直接行 PCI 时对梗死非相关动脉行介入治疗。

5. 严重出血或高凝倾向者。

6. 造影剂过敏、严重心肺功能不全不能耐受手术、晚期肿瘤、消耗性病变、严重肝肾衰竭者。

三、常见并发症

冠心病介入治疗的常见并发症包括冠状动脉急性闭塞、慢血流和无复流、冠状动脉穿孔、支架脱载、支架内血栓形成、造影剂相关并发症、周围血管并发症、血管迷走神经反射、冠状动脉气体栓塞。

（一）冠状动脉急性闭塞

【原因】

冠状动脉急性闭塞的原因主要为冠状动脉夹层，其他还有弹性回缩、冠状动脉痉挛和血栓形成，发生率为 2% ～ 11%。PCI 术前抗血小板治疗不充分，以病变血管纡曲、分叉病变、极度偏心病变、弥漫病变、完全闭塞病变、病变处有新鲜血栓等容易发生急性闭塞。

【临床表现】

典型的急性闭塞表现为突发胸痛，心电图显示 ST 段抬高，少数表现为低血压，严重时，可表现为房室传导阻滞或心房颤动、血流动力学不稳定，甚至突发猝死。

【预警】

PCI 导致的急性闭塞易发生在术后 6 小时内，50% ～ 80% 以上发生在心导管室内。术中、术后应严密倾听患者主诉及观察生命体征和心电图变化。急性闭塞发生的后果取决于闭塞血管大小、原有冠状动脉的病变情况、左心室功能及是否存在侧支循环等，因此行 PCI 前应提前 3 天口服抗血小板药物，对于拟定多病变置入多支架或长支架者尤为重要。

【护理要点】

1. 术中、术后均应密切监测患者的神志、生命体征的变化，充分了解患者病变血管及基础病的情况。

2. 术后立即行 12 导联心电图检查，并与术前对比；持续进行 24 小时心电、血压监护；严密观察有无心律失常、心肌缺血、心肌梗死等情况。

3. 一旦患者再次出现胸痛并有心电图显示心肌缺血，应立即再次行急诊介入治疗，对于血流动力学不稳定的患者，应同时配合医师积极采取药物治疗，必要时可安装主动脉内球囊反搏装置。

4. 冠心病患者心理压力大，应帮助患者消除焦虑、恐惧心理，对精神过度紧张者可适量应用镇静药。

（二）慢血流和无复流

【原因】

确切原因不明确，其主要由于严重微血管功能异常。慢血流和无复流是由动脉粥样硬化碎屑、小的血栓等引起心肌的小动脉和毛细血管堵塞或由微血管痉挛所致，伴有氧自由基介导的内皮细胞损伤，白细胞和红细胞淤滞在毛细血管床，细胞内 / 细胞间水肿伴有管壁出血。

【临床表现】

冠状动脉无复流现象直接反映了冠状动脉所支配的区域心肌灌注不足，其后果与受累心肌范围、基础左心室功能密切相关，患者可无任何症状，也可表现为胸闷、胸痛、心律失常、心肌梗死、心源性休克甚至猝死。

【预警】

对急性冠状动脉综合征的罪犯血管、冠状动脉旁路移植术后患者的静脉桥血管行介入治疗时易发生无复流现象，另外，旋磨和旋切术后无复流的发生率也较高。

【护理要点】

1. 高危患者无复流现象的器械预防　远段保护装置对静脉桥病变介入治疗和急性心肌梗死直接行 PCI 的冠状动脉无复流具有预防作用。血栓抽吸导管对急性心肌梗死直接行 PCI 出现的无复流也具有预防和治疗作用。

2. 药物预防　硝酸甘油、肝素、维拉帕米、腺苷、血小板 GP Ⅱ b/ Ⅲ a 受体拮抗剂可以预防冠状动脉无复流现象的发生。对于血栓负荷较重的急性冠脉综合征的患者，可冠状动脉内推注血小板 GP Ⅱ b/ Ⅲ a 受体拮抗剂替罗非班（欣维宁）治疗。斑块旋磨术中持续经旋磨导管滴注肝素盐水，也有助于减少无复流现象的发生。

3. 药物治疗　冠状动脉内注射钙通道阻滞剂是目前主要的治疗方法，如冠状动脉内给予地尔硫䓬（合心爽）（每次 0.5 ～ 2.5mg，总量为 5 ～ 10mg）；其他的血管扩张剂如腺苷、罂粟碱、硝普钠等也可解除微循环痉挛，对抗无复流；血小板 GP Ⅱ b/ Ⅲ a 受体拮抗剂也可用来治疗 ACS 无复流现象。

4. 循环支持 对于低血压者，遵医嘱可立即静脉注射多巴胺 2 ～ 3mg 以迅速升高血压，同时给予多巴胺持续静脉滴注。对于出现缓慢性心律失常者，可静脉给予阿托品 1 ～ 2mg 维持有效心率，必要时安装临时心脏起搏器。对于上述方法仍无法维持血压稳定者，推荐主动脉内球囊反搏装置辅助。

（三）冠状动脉穿孔

【原因】

PCI 治疗中，冠状动脉穿孔的发生率为 0.1% ～ 1.3%。年龄大、女性、使用旋磨或旋切装置、亲水涂层的超滑导丝控制不好均易发生冠状动脉穿孔。一般由下列因素引起。

1. 导丝头端穿出血管床远端，特别是在使用强有力的抗血小板治疗的情况下。

2. 在慢性完全闭塞病变时，使用硬或较硬的导丝及亲水涂层导丝。

3. 球囊型号过大或球囊破裂。

4. 应用旋切术或旋磨术。

5. 复杂病变。

6. 支架置入时应用过高的压力。

【临床表现】

1. Ellis 等根据影像学特征将冠状动脉穿孔分为三型。Ⅰ型，影像学表现为造影剂呈蘑菇状向血管外腔突出，局限于血管外膜下而无外漏，多由指引导丝或旋切装置引起；Ⅱ型，影像学表现为造影剂漏至心包或心肌，但无喷射状漏出；Ⅲ型，影像学检查显示造影剂呈喷射状漏入心包、心腔或冠状静脉。冠状动脉穿孔可导致急性或迟发性心脏压塞。

2. 心脏压塞临床常表现为胸闷、面色苍白伴出汗、烦躁、心动过速或心动过缓、低血压状态、脉压减小、心脏听诊心音减弱。X 线透视显示心脏边界增大，心影搏动减弱或消失，在导管室中可见造影剂集聚于心包腔中。超声检查可提示心包存在液性暗区。

【预警】

除冠状动脉穿孔外，急性心肌梗死或医源性损伤（如临时起搏导管置入过程中的粗暴操作）所引起的心脏游离壁穿孔是心脏压塞的另一个重要原因。心脏压塞发生的时间取决于穿孔大小、出血速度和出血总量；大的穿孔可迅速引起心脏压塞，在术中容易为术者所发现并得到及时处置；但小的穿孔，尤其是导丝所致的血管末梢穿孔，有时难以为术者所发现，持续缓慢的血液外渗使得心脏压塞征象出现较晚，往往在患者返回病房后数小时甚至数天后才发生。对于这种迟发的心脏压塞，如未能及时加以诊断和处置，常可造成患者死亡的严重后果。因此，病房的医护人员主观上也应高度重视，绝不能由于所谓的术中过程"顺利"而放松警惕。

【护理要点】

1. 特殊药品和器械的准备：冠状动脉一旦发生穿孔，尤其是游离性穿孔，导管室护士应结合本单位实际情况迅速准备好相关特殊药品和器械，包括鱼精蛋白、灌注球囊、覆膜支架、猪尾导管及引流袋等。

2. 持续球囊充盈压迫：为冠状动脉穿孔处理的首要措施。将与血管直径相当的球囊置入冠状动脉穿孔处，以低压力（2 ～ 6 个标准大气压）充盈至少 10 分钟，必要时可延长充盈压迫时间。

3. 中和抗凝作用：如持续球囊扩张后仍有造影剂持续外溢，应遵医嘱迅速给予鱼精蛋白中和肝素的抗凝作用。

4. 对于较大的冠状动脉穿孔，在球囊扩张、纠正抗凝无效的情况下，可置入覆膜支架以避免紧急开胸手术。

5. 外科手术：对于出血量较大、经内科保守治疗无法封堵穿孔的患者，可考虑自体血液回输，同时紧急行手术治疗。

6. 心脏压塞的处理和护理：对于明确诊断为心脏压塞的患者，应立即行心包穿刺引流。导管室、病房应常规准备心包穿刺包。病房或导管室护士在协助术者成功进行心包穿刺引流后，准确记录引流量，操作过程中均应密切观察患者血压、心率等生命体征，保持输液通道畅通，维持患者生命体征稳定，进行快速补液、输血等对症治疗，每 6 ～ 12 小时做 1 次床旁超声检查。如果经以上措施，引流管仍有新鲜血液持续流出，血流动力学不稳定，应紧急行手术治疗。

（四）支架脱载

【原因】

目前支架脱载率为 0.2% ～ 1%，一般情况下，患者因素、器械因素或术者因素均可导致支架脱载，其通常包括以下因素。

1. 支架本身与球囊镶嵌不紧。

2. 病变钙化扭曲严重，推送支架用力。

3. 预扩张不充分或直接置入支架，导致支架不能通过。

4. 支架回撤至导引导管途中，因导管与冠状动脉不同轴而脱载。

【临床表现】

多数患者可无症状，轻者可表现为胸闷，随着时间的延长或处理不及时，患者可出现胸痛加剧、心电图 ST 段改变。支架在尚未成功释放到靶病变部位之前从支架输送系统上脱落下来，随血流掉落在冠状动脉内或外周血管中，可能导致冠状动脉血栓形成和心肌梗死、脑栓塞甚至死亡。

【预警】

在 PCI 过程中，对钙化、纤曲病变血管必须充分预扩张，必要时旋磨；分支开口有支架，输送支架时动作轻柔。及时发现支架脱载，妥善处理。

【护理要点】

1. 特殊器械的准备：支架脱载后，术者及护士均不应惊慌。导管室护士可根据医院条件，快速准备好直径较小的球囊，多采用 1.5mm 直径球囊，因其通过外径较小。导管室应常规准备 300cm 的长冠状动脉交换导丝，有条件的单位也应准备如活检钳、胆道钳或 Cook 异物抓取器等抓取器械。

2. 协助术者回收脱载支架：可采用小球囊穿过支架后扩张，然后将扩张的球囊和支架回撤至鞘管内或撤出体外。如小球囊回收支架失败，而导管室也缺乏现场的抓取器械，则可利用长冠状动脉交换导丝和 5F 多功能造影导管自制一个圈套器。

3. 如无法回收支架，则可将支架原位压扁并置入另一支架加以覆盖。

4. 在处理支架脱载的同时，护士应密切观察患者的生命体征和心电图变化，并适时追加肝素抗凝。

（五）支架内血栓形成

【原因】

支架置入血管后，作为异物可促发凝血级联反应的活化，引起血栓的形成。根据血栓发生时间的不同，支架血栓可分为早期支架血栓形成（术后 30 天内）和晚期支架血栓形成（术后

30 天以上）。PCI 患者住院期间所发生的支架血栓属于早期支架血栓，可造成患者心肌梗死和死亡的严重后果。

其主要由以下因素引起。

1. 病变因素　如分叉病变、多支病变、支架内再狭窄等。

2. 患者因素　合并糖尿病、高脂血症、吸烟等高危因素，使血液处于高凝状态；术后体液入量不足、血液黏稠度增高；左心室射血分数降低导致冠状动脉血流不畅；过早停用抗血小板、抗凝药物或术前抗血小板药物准备不充分。

3. 与支架相关因素　使用多个支架或长支架；支架选择直径过小或扩张不全，导致贴壁不良；支架重叠；血管内皮化延迟，血管壁对支架涂层过敏或产生局部炎症反应；支架本身材料与设计。

【临床表现】

患者可表现为胸痛、晕厥、消化道不适、心律失常、血压下降、猝死；心电图 ST 段抬高或压低，动态变化。

【预警】

1. 高危患者的识别和预防：存在糖尿病、左心功能不全、急性冠状动脉综合征的患者血栓形成风险较高。而长病变支架置入、分叉病变支架置入及支架扩张不全、贴壁不良也是造成支架血栓形成的危险因素。对于存在这些危险因素的患者，应强化抗凝治疗，并积极治疗基础疾病。

2. 术后观察患者有无胸痛、晕厥、消化道不适、心律失常、血压下降、不明原因血流动力学异常。

3. 心电图有动态改变：注意有无 ST 段压低或抬高，以便随时了解心肌缺血的发生和严重程度。

4. 长期有吸烟史及口服抗血小板、抗凝药物依从性差患者，应提高警惕。

【护理要点】

1. 严密观察患者的不适，如有无胸痛、恶心、呕吐及晕厥情况，尤其对于复杂病变或基础疾病危重的患者。

2. 持续进行心电、血压监护，观察神志、生命体征的变化；心电图有无动态改变；对于血流动力学不稳定者，可使用主动脉内球囊反搏装置。

3. 遵医嘱应用低分子肝素（皮下注射）、替罗非班等药物，告知患者长期坚持口服抗血小板、抗凝药物的重要性。对于 PCI 的患者应联合服用降脂药物，防止血管壁粥样硬化斑块与脂质沉积后破裂而形成血栓。

4. 判断及时、准确，对于怀疑支架血栓形成的患者，应立即进入导管室复查冠状动脉造影，确诊后可再次行 PCI 治疗。

5. 加强心理护理；宣教患者戒烟、养成良好的生活习惯；增加患者对服药的依从性。

（六）造影剂肾病

【原因】

造影剂肾病是排除其他肾脏损害因素后，在使用造影剂后 2 ～ 3 天发生的急性肾功能损害，目前，对已发生的造影剂肾病缺乏有效的对策。然而，造影剂肾病却是可以预防的，其关键在于医护人员的重视。

【临床表现】

通常以术后血清肌酐水平较使用造影剂前升高 25% ～ 50% 或绝对值增加 0.5 ～ 1mg/dl 作

为诊断。

【预警】

1. 对于高危患者(如慢性肾功能不全、糖尿病、高龄患者),围术期应避免使用肾毒性药物(如非甾体抗炎药、二甲双胍、氨基糖苷类药物等)。

2. PCI 术中,护士注意提醒术者造影剂用量,对于造影剂肾病高危患者尤需注意。

3. 对于高危患者(如慢性肾功能不全、糖尿病、高龄患者),应术前、术中、术后进行水化疗法:该疗法是目前被广泛接受的有效降低造影剂肾病发生率的方法。

【护理要点】

1. 对于高危患者(如慢性肾功能不全、糖尿病、高龄患者),围术期应避免使用肾毒性药物(如非甾体抗炎药、二甲双胍、氨基糖苷类药物等),建议使用非离子型等渗造影剂。

2. PCI 术中,护士注意提醒术者造影剂用量,对于造影剂肾病高危患者尤需注意。造影剂用量的计算公式:$5ml \times$ 体重 (kg) / 肌酐 (mg/dl)。造影剂最大用量以不超过 300ml 为宜;应避免术后 48 小时内再次使用造影剂。

3. 口服水化:术后 3 小时内饮水总量有明确的目标,但对每小时饮水量不做规定,饮水间隔时间患者自行安排。建议每次饮水 100 ~ 150ml,不超过 200ml 为宜,以免引起胃部胀满、恶心呕吐。

4. 水化疗法:该疗法是目前被广泛接受的有效降低造影剂肾病发生率的方法。其机制一方面是稀释了血液中的造影剂浓度;另一方面可利尿促进造影剂排出。目前临床上通常采用静脉补液水化治疗以预防造影剂肾病的发生,这主要是由于静脉途径水化效果较口服水化治疗更为可靠。根据输注液体渗透压的不同,静脉补液水化治疗可分为 0.9% 等渗盐水水化和 0.45% 低渗盐水水化。有证据显示,等渗盐水水化治疗较低渗盐水水化治疗更能有效预防造影剂肾病的发生。等渗盐水静脉水化治疗一般在 PCI 术前 3 ~ 12 小时开始,一直持续到术后 6 ~ 24 小时,输注速度为 1ml/(kg·h)。

5. 抗氧化剂治疗:乙酰半胱氨酸是目前研究最为广泛的预防造影剂肾病的抗氧化剂药物之一,其作用机制可能是通过清除氧自由基或加强内生一氧化氮的扩血管效应。

6. 血液净化治疗:包括血液透析、血液滤过和血液透析滤过,对造影剂肾病具有预防作用。对于易发生造影剂肾病患者,应注意维持电解质水平和纠正酸碱平衡紊乱。

(七)造影剂过敏

【原因】

目前使用的血管造影剂,无论是离子型造影剂(如泛影葡胺),还是非离子型造影剂如碘海醇(欧乃派克)、碘帕醇(碘必乐)、优维显、威视派克,均为含碘造影剂,与血液混合后可释放出碘原子,从而引起过敏反应。

【临床表现】

造影剂过敏反应可表现为皮肤荨麻疹或斑丘疹、眼睑水肿、胸部憋闷感、呼吸困难,严重的可出现喉头水肿、过敏性休克甚至心搏骤停。

【预警】

1. 高危患者的识别　术前应询问者是否存在碘过敏的病史和反应程度,同时也应注意询问患者有无过敏性疾病史(如过敏性哮喘、花粉症、过敏性荨麻疹等)和海产品过敏史。

2. 造影剂过敏反应　多表现为速发型超敏反应,其发生于造影剂使用后的 30 分钟内,特别是最初的 5 分钟内,可引起严重不良后果;而少数患者表现为迟发型超敏反应,临床表现以皮肤痒感、皮疹为主。

【护理要点】

1. **高危患者的识别**　术前应询问患者是否存在碘过敏的病史和反应程度，同时也应注意询问患者有无过敏性疾病史（如过敏性哮喘、花粉症、过敏性荨麻疹等）和海产品过敏史。

2. **碘过敏试验**　实际上难以预测是否会发生过敏反应，即试验阴性者并不能保证造影时不发生过敏反应，而试验阳性者也未必一定发生过敏反应。由于它的价值不确定性，国外已放弃对非离子型造影剂的过敏试验程序。但我国药典尚未就此做出明确规定。因此，对于使用非离子型造影剂患者是否需要碘过敏试验，应根据医院和患者实际情况而决定。

3. **明确造影剂过敏史患者的术前准备**　术前可遵医嘱给予糖皮质激素和（或）抗组胺药物以减少过敏反应的发生。造影剂应选择非离子型造影剂，其中可能以威视派克为最佳。

4. **术中造影剂过敏的识别和处理**　造影剂过敏的发生有时极其凶险，因此早期识别显得至关重要。PCI 过程中突然出现的低血压或血压升高、头面部或躯干部皮肤瘙痒或皮疹是造影剂过敏的早期表现。一旦确定过敏反应，可遵医嘱给予地塞米松 10 ～ 20mg 静脉注射，并可合并给予异丙嗪（非那根）等抗组胺药物治疗。发展为过敏性休克者，应立即皮下注射盐酸肾上腺素 1mg，同时快速补充有效循环血量。

（八）周围血管并发症

【原因】

引起周围血管并发症主要原因有以下几种：①局部血肿，腹膜后血肿多是由于股动脉穿刺点过高或股动脉前壁、后壁同时穿透，出血或血肿上延至腹膜后并在腹膜后间隙集聚而形成。②假性动脉瘤形成，主要由于动脉穿刺后血液通过血管壁裂口进入血管周围组织并为组织所包裹而形成的与动脉相通的瘤腔。在收缩期，动脉血液可经异常通道（瘤颈部）进入瘤腔，舒张期瘤腔内血液可回流至动脉内。③动静脉瘘形成，由于动脉、静脉之间存在持续的异常通道，动脉血可分流至静脉。PCI 时，如穿刺针同时穿透并行的股动脉和股静脉且使两者之间产生一个通道，则可在术后发生动静脉瘘。④血栓形成，局部动脉血栓形成和栓塞是由于血管内膜损伤、夹层形成或局部压迫时间过长；对于经股动脉途径行 PCI 的患者，由于卧床制动患者可发生下肢深静脉血栓形成。⑤前臂骨筋膜室综合征，前臂出血（在桡动脉穿刺点局部或远离穿刺点部位）造成前臂骨筋膜室压力增加，压迫桡动脉，从而导致前臂肌肉、正中神经发生进行性缺血、坏死的临床综合征。

【临床表现】

由于周围血管并发症不同，临床表现各有不同。

1. **腹膜后出血**　早期常难以发现，往往等到出现血压下降，快速补液仍无法维持血压时才会怀疑。

2. **假性动脉瘤**　常发生于经股动脉穿刺后，而桡动脉径路也可发生，临床表现为局部疼痛、搏动性包块伴有震颤和血管杂音，可进行性增大压迫周围神经，出现感染甚至是瘤体破裂。

3. **动静脉瘘**　腹股沟穿刺部位疼痛、包块形成，听诊可闻及连续性吹风样血管杂音甚至震颤。

4. **血栓形成**　局部动脉血栓可表现为肢体疼痛、苍白、脉搏减弱或消失、感觉异常和肢体瘫痪，即"5P"征，严重者可造成肢体坏疽和截肢；深静脉血栓表现为下肢肿胀、疼痛和浅静脉曲张或红斑，深静脉血栓的最大危害是肺栓塞，其可导致患者发生猝死。

5. **前臂骨筋膜室综合征**　临床表现为前臂掌侧肿胀、剧烈疼痛，继而手指感觉减退，屈指力量减弱，被动伸腕、伸指加剧疼痛，早期脉搏可以存在。如治疗不及时或处理不当，手腕部因神经受压、缺血可引起永久性功能障碍甚至肢体坏疽。

【预警】

股动脉、桡动脉穿刺后，患者主诉局部疼痛、肿胀，可触及患肢动脉搏动，可触及局部搏动性包块伴震颤和血管杂音，下肢肿胀、疼痛和浅静脉曲张或红斑，应警惕周围血管并发症。

【护理要点】

1. 术后充分做好床旁交接班，了解患者行介入治疗术中情况，如穿刺部位，注意观察局部敷料是否干燥、有无血肿，认真询问患者的主诉，如局部有无疼痛或肿胀等。

2. 持续进行心电、血压监护，观察神志、生命体征的变化。

3. 经股动脉穿刺部位的护理 PCI术后4小时左右复查凝血时间，如凝血时间在正常值高限的1.5倍以内，即可拔除动脉鞘管。如采用血管缝合装置封闭血管穿刺点，PCI术后在导管检查床上可立即拔管缝合。鞘管拔除后患者需要绝对卧床休息，术侧肢体弹力绷带"8"字加压包扎24小时，制动至少12小时（血管缝合者仅需6小时），局部沙袋（重量约1kg）压迫8～12小时，护理时应注意术侧肢体的足背动脉搏动情况及肢端血供和皮温情况。患者卧床期间，应定时对患者下肢进行被动活动和按摩挤压腓肠肌，防止下肢深静脉血栓形成。

4. 经桡动脉穿刺部位的护理 经桡动脉行PCI术后即可立即拔除动脉鞘，使用弹力绷带或专用止血装置局部加压止血，包扎后2～3小时可放松弹力绷带或压迫器松气，每次松气量为2ml，并观察局部有无出血情况，术后6～8小时可以拆除绷带或止血装置。加压包扎期间也密切观察肢端的血供和皮温情况。

5. 对症护理

（1）局部血肿：完善血常规、腹部超声等辅助检查；快速补液、输血，必要时可给予血管活性药物；在腹股沟韧带上方高位动脉穿刺点处局部压迫止血，多数患者可得到挽救而无须进行手术。压迫止血后，应避免继续使用肝素、GPⅡb/Ⅲa受体拮抗剂。

（2）假性动脉瘤或动静脉瘘形成

1）完善彩色多普勒超声检查，必要时行血管造影以明确诊断和确定瘤颈部位置。彩色多普勒超声可显示局部包块内存在血流信号，并且瘤体的一端与动脉血管相通。

2）徒手或超声引导下加压包扎：直接用手或器械持续性压迫30分钟至数小时，也可以利用血管超声明确瘤颈部位并加以压迫。如血管杂音消失或血管超声证实瘤体内血流消失，则表明按压部位正确，多数动静脉瘘可自行闭合。局部压迫成功后，还需加压包扎至少12小时。

3）超声引导下瘤腔内凝血酶注射法：在彩色多普勒超声引导下，将注射器针尖刺入假性动脉瘤内，并向瘤体内缓慢注入凝血酶100～400IU以促使动脉瘤内血栓形成。注射过程中应避免压迫瘤体，防止凝血酶进入动脉内造成严重后果。注射后应密切观察远端动脉搏动情况和肢体末梢供血情况，积极防治急性血栓形成。

（3）深静脉血栓形成

1）怀疑深静脉血栓形成的患者，可完善彩色多普勒超声、放射性核素静脉造影、磁共振显像、经足背静脉顺行静脉造影及D-二聚体测定。

2）溶栓治疗：链激酶负荷量25万U静脉注射，随后以10万U/h持续泵入24～72小时。

3）永久或临时下腔静脉滤器置入术：为预防静脉血栓脱落造成肺栓塞，可行下腔静脉滤器置入术。

（4）前臂骨筋膜室综合征

1）压迫止血：远离穿刺点部位的前臂出血主要是由于导丝或导管导致的血管损伤和穿孔，

明确出血点并且有效压迫止血至关重要。通常前臂血肿压痛最明显部位是血管损伤处，也可行血管造影明确出血点，然后采取压迫止血、前臂制动。

2）停用肝素等抗凝药物，避免出血进行性加重。

3）冷敷和高渗液脱水。

4）密切观察肢端血供、感觉和运动情况，并测量骨筋膜室压力。当骨筋膜室压力超过30mmHg 时可考虑采取骨筋膜室切开减压术，以免造成神经肌肉的不可逆性损伤。

（5）以上情况，如保守治疗无效，均应及时采取手术治疗。

（九）血管迷走神经反射

此并发症的预警和护理同射频消融术介入治疗的并发症预警及护理。

（十）冠状动脉气体栓塞

【原因】

此并发症主要由于行 PCI 过程中不慎将空气注入冠状动脉内而引起远端血管的血流阻断，是 PCI 严重并发症之一。

【临床表现】

如注入气体量较少，患者对缺血耐受性尚可，则多无临床症状。注入 1ml 以上气栓时，患者多可出现心率减慢、血压下降、胸痛、意识丧失甚至猝死，心电图可表现为 ST-T 改变和心律失常。

【预警】

冠状动脉气体栓塞一般出现在介入术中，介入治疗时医务人员应集中精神，如影像学检查可见少量气体误入冠状动脉，应提醒术者，并询问患者有无不适，如出现胸闷、胸痛、血压下降及心电图改变则应警惕。

【护理要点】

1. 冠状动脉气体栓塞的发生与导管 - 三联三通 - 注射器系统未充分回吸、排气有关，因此冠状动脉气体栓塞是可预防的。术前护士应协助术者将连接系统中气体完全排出；术中应及时更换造影剂，以避免将空气吸入注射器中。

2. 发生冠状动脉气体栓塞后，护士应协助观察患者的临床表现和心电图，检查压力的变化，可嘱患者连续做咳嗽动作以加速气体和造影剂排空。

3. 有临床症状的患者，给予氧气吸入，同时准备好急救药品和相应仪器。有低血压者和（或）心率减慢者，可遵医嘱给予血管活性药（多巴胺、阿托品）静脉注射。有心搏骤停者，可进行心肺复苏和主动脉内球囊反搏以维持血流动力学稳定。

（辜莹　程捷）

第四节　主动脉夹层介入治疗

主动脉夹层（aortic dissection）是指主动脉腔内的血液从主动脉内膜撕裂口进入主动脉中膜，并沿主动脉长轴方向扩展，造成主动脉真假两腔分离的一种病理改变，因通常呈继发瘤样改变，故将其称为主动脉夹层动脉瘤。最常用的分型或分类系统为 DeBakey 分型，根据夹层的起源及受累的部位分为三型。Ⅰ型，夹层起源于升主动脉，扩展超过主动脉弓到降主动脉甚至腹主动脉，此型最多见；Ⅱ型，夹层起源并局限于升主动脉；Ⅲ型，病变起源于降主动脉左锁骨下动脉开口远端，并向远端扩展，可直至腹主动脉。Stanford 分型将主动脉夹层动脉瘤又分为 A、B 两型。

无论夹层起源于哪一部位，只要累及升主动脉则称为 Stanford A 型，相当于 DeBakey Ⅰ 型和 Ⅱ 型；夹层起源于胸降主动脉且未累及升主动脉者称为 B 型，相当于 DeBakey Ⅲ 型。

一、适应证

适应证：Stanford B 型主动脉夹层，直径＞ 5cm 或有并发症的急性期及慢性期主动脉夹层，且近端破口距左锁骨下动脉的距离最好＞ 1.5cm。

二、禁忌证

禁忌证：累及主动脉弓主要分支的 Stanford A 型主动脉夹层；还包括严重的髂动脉或降主动脉病变、严重的全身其他器官病变预计不能耐受手术者。

三、常见并发症

主动脉夹层介入治疗并发症包括截瘫、内漏、发热、动脉破裂、血栓。

（一）截瘫

【原因】

截瘫是损伤或切断了脊髓供血动脉所致。

【临床表现】

患者出现背部疼痛伴双下肢麻木，双下肢肌张力下降。

【预警】

术后出现肢体的肌力活动度下降和感觉异常的患者应警惕。

【护理要点】

1. 持续进行心电监护，密切观察患者生命体征的变化。

2. 术后严密观察双下肢血供、搏动情况及皮肤颜色和温度，每班测量双侧小腿围。

3. 遵医嘱使用改善微循环和抗凝药物。

4. 保持足部的功能位，避免足下垂。

5. 做好基础护理和心理护理。

（二）内漏

【原因】

内漏与移植物本身缺陷有关，原因为移植物与管壁贴附不紧密，或移植物选择不合适，血流沿移植物与管壁之间的缝隙进入假腔。

【临床表现】

患者出现胸腹部疼痛及腹膜刺激征、面色苍白、血压突然下降。

【预警】

及时评估：移植物释放后立即进行主动脉造影，注意观察是否有内漏发生及内漏的来源、方向、流量大小等；术后定期行螺旋 CT 检查。

【护理要点】

1. 持续进行心电监护，定期观察患者生命体征变化。

2. 限制患者术后早期剧烈活动，强调休息的重要性。

3. 卧床期间为患者提供肢体被动活动，防止下肢深静脉血栓的发生。

4. 按医嘱使用降压药物等，宣教药物相关知识。

5. 观察患者临床症状，必要时复查 CTA。

（三）发热

【原因】

发热与移植物的异物反应、瘤腔内血栓形成后吸收、移植物对白细胞的机械破坏及造影剂和 X 线辐射的影响等综合因素有关。

【临床表现】

患者出现发热、心率稍快。

【预警】

术后严密观察体温变化，定时监测血常规。

【护理要点】

1. 持续进行心电监护，定期监测体温变化，并做好记录。

2. 遵医嘱合理使用抗生素。

3. 加强患者的心理护理，减轻患者的顾虑。

4. 做好基础护理。

（四）动脉破裂

【原因】

动脉破裂与内漏、操作不当、严重血管炎症水肿及血压不稳定等因素有关。

【临床表现】

主动脉夹层动脉瘤可破入左侧胸腔引起胸腔积液；也可破入食管、气管内或腹腔，出现休克及呕血、咯血等症状。

【预警】

动脉夹层破口大、患者血压不稳定应警惕动脉破裂。

【护理要点】

1. 一旦发生此并发症则应积极、主动配合医师抢救。

2. 通知心胸外科做好急诊手术的准备。

3. 建立有效静脉通路，迅速加压输液、输血。

4. 无菌操作，分工明确，有效配合手术。

（五）血栓

【原因】

血栓的形成可能与导管操作引起血管壁斑块脱落、支架内血栓脱落或支架阻塞血管、抗凝不足等因素有关。

【临床表现】

临床表现为头痛，腹痛伴恶心、呕吐，下肢疼痛并伴肿胀。

【预警】

抗凝不充分或过度的患者，应定时监测凝血酶原时间。

【护理要点】

1. 遵医嘱使用抗凝药物，根据凝血酶原时间调整华法林用量，如发生血栓，根据病情配合溶栓治疗。

2. 做好患者的药物健康教育，防止误服、漏服的情况发生。

3. 观察患者有无皮肤淤血点、牙龈出血、鼻出血、血尿、咯血、便血等症状，倾听患者的主诉，如有无头痛、腹痛等不适，密切观察有无颅内出血及内脏出血的情况。

4. 定时监测凝血时间及凝血酶原时间，凝血酶原时间应控制在正常标准的 2.5 倍以下。

（李 涵 何细飞）

第五节 先天性心血管病介入治疗

先天性心血管病（congenital cardiovascular disease）是指心脏及大血管在胎儿期发育异常引起的、在出生时病变即已存在的疾病，简称先心病。

一、动脉导管未闭介入封堵术

（一）适应证

绝大多数的未闭动脉导管均可经介入封堵，可根据不同年龄、不同未闭导管的类型选择不同的封堵器械。

（二）禁忌证

禁忌证：感染性心内膜炎、心脏瓣膜和导管内有赘生物者；严重肺动脉高压出现右向左分流，肺总阻力＞14Woods 者；合并需要外科矫治的心内畸形者；依赖蘑菇伞形封堵器生存的患者；合并其他不宜手术和介入治疗疾病的患者。

二、房间隔缺损介入封堵术

（一）适应证

适应证：继发孔型房间隔缺损直径≥5mm 伴右心容量负荷增加，≤36mm 的左向右分流的房间隔缺损；缺损边缘至冠状静脉窦、上腔静脉、下腔静脉及肺静脉的距离≥5mm，至房室瓣≥7mm；房间隔的直径大于所选封堵伞左心房侧的直径；不合并必须外科手术的其他心脏畸形。

（二）禁忌证

禁忌证：原发孔型房间隔缺损及冠状静脉窦型房间隔缺损；已有右向左分流；近期有感染性疾病、出血性疾病及左心房和左心耳有血栓。

三、室间隔缺损介入封堵术

（一）适应证

适应证：有血流动力学异常的单纯性室间隔缺损，直径＞3mm 或＜14mm；室间隔缺损上缘距主动脉右冠瓣≥2mm，无主动脉右冠瓣脱入室间隔缺损及主动脉瓣反流；在超声心动图大血管短轴五腔心切面 9：00～12：00 位置；肌部室间隔缺损＞3mm；外科手术后残余分流。

（二）禁忌证

禁忌证：巨大室间隔缺损、缺损解剖位置不良，封堵器放置后可能影响主动脉瓣或房室瓣功能；重度肺动脉高压伴双向分流；合并出血性疾病、感染性疾病或存在心、肝、肾功能异常及栓塞风险等。

（三）常见并发症

房间隔缺损和室间隔缺损介入封堵术的常见并发症包括心律失常、封堵器脱载、溶血。

Ⅰ．心律失常

【原因】

此并发症可能与导丝、导管、封堵器的刺激有关。

【临床表现】

患者可出现窦性心动过速、房性或室性期前收缩及房室传导阻滞，或心房颤动。

【预警】

术后出现心率和心律的变化。

【护理要点】

1．术中动作轻柔，选择大小合适的封堵器，减少机械性刺激。

2．术后观察患者的心率和心律的变化。

3．遵医嘱使用药物，必要时安置临时起搏器。

4．做好心理护理，消除患者心理压力。

Ⅱ．封堵器脱载

【原因】

其原因是封堵器选择偏小和释放时旋转或用力牵拉。

【临床表现】

患者可出现房性或室性期前收缩、胸痛、呼吸困难、咳嗽等症状。

【预警】

选择合适大小的封堵器，必要时复查 B 超。

【护理要点】

1．术前做好各项检查的准备，选择大小合适的封堵器。

2．如脱载则积极配合医师做好封堵器取出操作。

3．持续进行心电监测，观察生命体征的变化；做好抢救的准备。

4．安抚患者，分散患者的注意力。

5．必要时通知外科行紧急手术。

Ⅲ．溶血

【原因】

发生溶血的原因可能是封堵器未能完全覆盖缺损口，有残余漏从而引起急性机械性溶血。

【临床表现】

患者的尿液进行性加深，呈酱油色。

【预警】

选择偏小的封堵器而未完全覆盖缺损口的患者应引起注意。

【护理要点】

1．停抗凝药物，迅速补充液体，碱化尿液。

2．密切监测肾功能，观察尿液颜色的变化。

3．溶血严重者应及时输血；持续监测生命体征的变化。

4．遵医嘱正确使用药物，必要时行外科手术或再次行封堵治疗。

（李　涵　姚璐璐）

第六节　心脏电复律

心脏电复律是指在严重快速心律失常时，将一定强度的电流直接或经胸壁作用于心脏使全部或大部分心肌在瞬间除极，然后心脏自律性最高的起搏点（通常是窦房结）重新主导心脏节律的治疗过程，也就是说通过电击的方式将异常心脏节律转复为正常窦性节律，电复律分为同步电复律和电除颤。电复律是药物和射频消融以外的治疗异位快速心律失常的方法，具有作用快、疗效高、操作简便和比较安全的特点，已成为救治心室颤动和其他快速心律失常患者的首选或重要的措施。

一、适应证

适应证：心室颤动和心室扑动；室性心动过速；心房颤动；心房扑动；阵发性室上性心动过速；性质不明的异位性心动过速。

二、禁忌证

1. 洋地黄中毒引起的快速心律失常。

2. 室上性心律失常伴高度或完全性房室传导阻滞或持续心房颤动未用影响房室传导的药物情况下心室率已很缓慢。

3. 伴有病态窦房结综合征（即快 - 慢综合征）。

4. 近期有动脉栓塞或经超声心动图检查发现心房内存在血栓而未接受抗凝治疗者。

三、常见并发症

心脏电复律的常见并发症包括局部皮肤灼伤、心律失常、低血压、充血性心力衰竭、肺水肿、栓塞、心肌损伤。

（一）局部皮肤灼伤

【原因】

1. 身体部位相对有限，多次重复的电击。

2. 高压强电流通过身体。

3. 操作时电极板按压不紧、导电糊过少或涂抹不均。

4. 消瘦。

【临床表现】

1. 此并发症可见局部红斑和水疱。

2. 外层为黑色或鲜红色狭窄环，伴有略高的边缘。中心出现水疱，炭化边缘，形状不规则。

【预警】

1. 操作中注意观察皮肤。

2. 规范均匀涂抹导电糊。

3. 适当范围内更换电极位置。

【护理要点】

1. 灼伤部位，保持皮肤干燥。

2. 一旦出现灼伤，注意皮肤清洁。

3. 若有水疱应在无菌操作下抽出积液，创面大的予以溃疡贴保护。

4. 研究表明扶他林、复方桐叶烧伤油、皮肤创面无机诱导活性敷料对灼伤部位的皮肤有满意的效果。

（二）心律失常

【原因】

心脏电复律指在严重快速性心律失常时，用额定短暂高压强电流通过心脏，使全部或大部分心肌细胞在瞬间同时除极，造成心脏短暂的电活动停止，然后由最高自律性的起搏点（通常为窦房结）重新主导心脏节律的治疗过程。在这个过程中患者就可能发生一过性的心律失常，多与电能选择不正确或转复前使用洋地黄等药物有关。

【临床表现】

1. **缓慢性心律失常**　最常见的是窦性心动过缓、窦性停搏和房室传导阻滞，多与直流电刺激副交感神经，转复前应用抗心律失常药物、潜在的窦房结功能障碍或房室传导障碍等有关。

2. **快速性心律失常**　包括各种期前收缩、心动过速，以及心房或心室扑动、颤动。

【预警】

1. 患者电能选择过大。

2. 患者使用洋地黄药物。

3. Holter 或监护提示有缓慢心律失常者。

【护理要点】

1. 常见房性或室性期前收缩、窦性心动过缓和房室交界区逸搏，多为暂时性，一般不需处理。

2. 窦性停搏、窦房阻滞或房室传导阻滞多见于原有窦房结功能低下或房室传导系统有病变者，静脉滴注异丙肾上腺素或阿托品有助于提高心室率。

（三）低血压

【原因】

此并发症多发生于高能量电击后，可持续数小时，多可自行恢复。

【预警】

1. 持续进行心电监护。

2. 预防性使用升压药物。

3. 密切关注患者病情，实时监测血压变化。

【临床表现】

最明显的是心电监护仪显示一过性的低血压，数小时后可恢复。

【护理要点】

1. 高能量电击后出现一过性低血压，可持续数小时，多可自行恢复。

2. 如血压下降明显可用多巴胺、间羟胺等血管活性药物。

（四）充血性心力衰竭

【原因】

患者由于电复律后左心房机械性功能受到抑制，或受到肺栓塞的影响而出现心力衰竭。

【临床表现】

临床表现：不同程度的呼吸困难；双下肢水肿；急性肺水肿；亚临床性心力衰竭：颈静脉回流征阳性、尿少、左心室增大、交替脉、第三心音奔马律。

【预警】

1. 心功能检查及血流动力学的监测。

2. 血气分析值的监测。

3. 持续心电监护的使用。

【护理要点】

1. 遵医嘱应用速效强心剂、血管扩张剂及利尿剂。

2. 密切观察并记录呼吸、血压、脉搏、精神状态、肢体温度及尿量。

3. 卧床休息，加强日常护理；遵医嘱给予吸氧。

（五）肺水肿

【原因】

患者由于电复律后左心房机械性功能受到抑制，受急性心室舒张和肺栓塞的影响而出现肺水肿。

【临床表现】

1. 血气分析提示低氧血症加重，甚至出现二氧化碳潴留和混合性酸中毒、PaO_2 和 $PaCO_2$ 均轻度降低。

2. 患者可表现为面色苍白、发绀、严重呼吸困难、咳大量白色或血性泡沫痰、两肺满布湿啰音。

【预警】

1. 密切监测患者动脉血气分析值。

2. 密切关注患者的生命体征。

【护理要点】

及时发现，采取积极有效的治疗措施，迅速降低肺静脉压及维持足够的血气交换，是抢救成功的关键。治疗措施为在对症治疗的同时，积极去除病因及诱发因素，如遵医嘱使用强心、利尿、扩血管的药物。必要时给予机械辅助通气。

（六）栓塞

【原因】

心脏电复律后血栓栓塞的发生率约为 1.5%，多为心房栓子脱落导致外周动脉栓塞；对于曾有反复栓塞史者，尤其是心房颤动患者，复律前应注意评估给予抗凝治疗的必要性。

【临床表现】

周围动脉血栓栓塞的临床表现取决于栓塞的部位、持续时间及严重程度，急性动脉栓塞可以发生于任何年龄。具体表现如下。

1. 疼痛　是最早出现的症状。50% 的患者于起病后下肢突然出现剧烈疼痛，性质为锐痛，从小腿向足部放射，同时有组织缺血的表现。

2. 感觉异常　患侧肢体在疼痛的同时，伴有麻木发凉，栓塞远端皮肤感觉减弱或消失，近端出现感觉过敏，有针刺感及触痛。如果为浅表动脉栓塞，栓子所在部位可以有压痛。

3. 运动功能障碍　栓塞导致肢体肌肉急性缺血，活动时疲乏无力，肌力减弱，严重者出现瘫痪，被动活动肢体时伴疼痛深反射消失。

4. 肢体动脉搏动消失或减弱　由于栓子阻塞了血流、动脉痉挛及继发性血栓形成，栓塞远端的动脉搏动消失，如髂动脉栓塞时，股动脉、腘动脉、足背动脉、胫后动脉搏动消失。

5. 皮肤改变　一般于栓塞部位 10cm 以下出现缺血性皮肤改变，表现为皮肤苍白、花斑或发绀。由于动脉供血减少或中断而静脉血液排空，皮肤温度较低，有冰凉感，肢体周径减小。皮肤改变与脉搏搏动消失并存为组织缺血的证据。

【预警】

1. 重视患者主诉的疼痛。

2. 密切关注患者的感觉状态。

3. 观察患者肢体温度和皮肤颜色的改变。

4. 对怀疑栓塞的患者进行更具体的体格检查。

【护理要点】

1. 遵医嘱予以抗凝、扩血管、解痉等治疗，缓解患肢症状。

2. 持续进行心电监护，实行心电图动态监测。

3. 做好患者健康教育，卧床休息，饮食清淡，加强营养。

（七）心肌损伤

【原因】

心脏除颤可导致心肌损伤；损伤可能由热和电等因素造成；损伤程度与除颤能量和除颤脉冲间隔时间等因素有关；损伤范围为局灶性且可自行愈合。

【临床表现】

高能量电击后血清心肌酶（肌酸激酶、乳酸脱氢酶等）升高，大多可在 5 ～ 7 天恢复正常。少数患者心电图可见 ST-T 改变，偶见异常 Q 波和高钾性 T 波改变。

【预警】

1. 监测患者心肌损伤标志物。

2. 施行实时床旁监护，关注患者心电图。

3. 密切关注患者生命体征和电解质、生化指标。

【护理要点】

1. 协助患者取舒适卧位，嘱患者卧床休息，尽量避免左侧卧位。

2. 遵医嘱使用营养心肌的药物。

3. 密切关注患者生命体征、尿量、意识、皮肤黏膜及颜色，注意有无呼吸困难等心力衰竭的表现。

4. 给予清淡易消化、营养丰富的食物。

（周　舸　邱　果）

第七节　经锁骨下静脉穿刺中心静脉置管术

经锁骨下静脉穿刺中心静脉置管术（CVP）多用于危重患者的抢救，随着穿刺技术的提高、临床经验的积累及器械的改进，目前这项技术已广泛应用于临床各科以解决长期输液和全胃肠外营养的需要，特别对晚期恶性肿瘤、慢性器官衰竭、长期输入刺激性药物的患者，建立一条理想的静脉通路更有其实用价值。

一、适应证

1. 体外循环下各种心血管手术。

2. 估计术中将出现较大血流动力学变化的非体外循环手术。

3. 严重外伤、休克及急性循环衰竭等危重患者的抢救。

4. 需长期高营养治疗或经静脉抗生素治疗。

5. 经静脉放置临时或永久心脏起搏器。

6. 持续性血液滤过。

二、禁忌证

1. 躁动不安不易配合的患者。

2. 呼吸急促而不能取平卧位的患者。

3. 胸膜顶上升的肺气肿患者。

4. 锁骨或第 1 肋骨骨折的患者、血气胸患者，避免行颈内或锁骨下静脉穿刺。

5. 局部皮肤感染者，应另选穿刺部位。

6. 穿刺静脉有血栓形成者。

7. 血小板减少或其他凝血机制严重障碍者避免行颈内及锁骨下静脉穿刺，以免操作中误伤动脉引起局部巨大血肿；确有必要进行穿刺者，可尝试从颈外静脉穿刺。

8. 相对禁忌证：凝血功能障碍者。

三、常见并发症

此操作常见并发症包括感染、气胸、穿刺点出血、空气栓塞、导管堵塞、血栓形成。

（一）感染

【原因】

局部感染多为操作时消毒不严格和术后管理不当引起，另外，导管留置时间的长短也与感染发生有密切的关系。

【临床表现】

1. 穿刺部位出现红肿热痛并伴有不同程度的瘙痒感。

2. 部分患者会出现体温异常升高。

3. 患者查血常规结果显示白细胞计数升高。

【预警】

注意观察患者穿刺部位皮肤有无红肿和其他异常；并同时关注患者体温有无异常；定期做好置管的护理；注意落实无菌操作。

【护理要点】

1. 定期落实置管部位的维护工作。

2. 操作过程中严格执行无菌操作。

3. 对红肿热痛的局部皮肤用碘伏进行消毒，并用无菌敷贴保护。

4. 对部分异常发热的患者，遵医嘱抽血培养或进行物理降温。

5. 确诊为导管相关性血流感染者及时拔除导管。

（二）气胸

【原因】

气胸是锁骨下静脉穿刺最常见的并发症之一，受操作者的操作技能熟练程度影响较大，无论是对患者解剖部位的了解程度、进针角度和深度还是指导患者配合穿刺的过程，任何一个环节的失误都可以导致气胸。

【临床表现】

在穿刺成功后，部分患者主诉胸闷、胸痛、气急、心悸；严重者会出现呼吸困难的表现；部分患者神志、动脉血气分析值会出现异常。

【预警】

密切关注患者的主诉，如有无胸闷、胸痛、心悸等症状；监测患者的生命体征，关注患者神志及呼吸是否异常；消瘦患者多见。

【护理要点】

1. 对于出现呼吸困难的患者，立即给予半卧位，加大氧流量以缓解患者缺氧的状态。

2. 对于胸腔闭式引流的患者，落实胸腔引流管的护理。

3. 做好健康教育，缓解患者的紧张情绪。

（三）穿刺点出血

【原因】

患者由于凝血功能减退或反复穿刺，可出现穿刺点出血。

【临床表现】

穿刺点出现渗血。

【预警】

对凝血功能差和术前长期使用抗凝药物的患者要更加注意。

【护理要点】

1. 立即在穿刺点加压覆盖无菌敷料；观察有无继续出血，若继续出血，立即更换敷料并用沙袋压迫止血。

2. 立即停用肝素抗凝，改用生理盐水。

3. 对于穿刺后的患者，应密切观察伤口敷料情况；对于用肝素抗凝的患者，应正确掌握肝素溶液的浓度、剂量；体表面积较小或凝血功能差的患者，肝素抗凝应减量或改用生理盐水。

（四）空气栓塞

【原因】

心脏在舒张时与胸腔配合致心脏和胸腔压力低于外界大气压而形成负压状态，外界空气易进入胸腔和心脏而产生空气栓塞；一旦空气进入，很快通过上腔静脉进入右心室，导致空气栓塞，危及生命。空气栓塞一方面是在穿刺置管过程中引起的，另一方面是液体输空未及时发现造成的。

【临床表现】

1. 患者可出现急性肺源性心脏病的心电图改变，包括出现肺性 P 波、右束支传导阻滞、右心劳损等征象。

2. 中心静脉压测定及抽吸空气，气栓时测定中心静脉压升高并可能抽吸到空气，后者具有确诊意义。

3. 多数患者起病急骤，突然出现烦躁不安、极度恐惧、呼吸困难、发绀、剧烈的胸背部疼痛、心前区压抑感，并迅速陷入严重休克状态。体格检查可发现患者的脉搏细弱甚至触不到，血压下降甚至难以测出，瞳孔散大、心律失常，于心前区可以听到从滴嗒声至典型的收缩期粗糙磨轮样杂音；有时在颈静脉可感到血管内气泡在手指下移动。

【预警】

1.密切观察患者有无突然出现烦躁不安、极度恐惧、呼吸困难、发绀、剧烈的胸背部疼痛、心前区压抑感等不适感。

2.时刻监测患者的生命体征，关注患者心电图的变化。

【护理要点】

1.护理人员连接输液器前要检查有无连接不紧、漏气等，连接时一定要排尽空气，保持静脉滴注通畅，防止导管扭曲打折而使导管堵塞。

2.如果出现空气栓塞，立即采取左侧卧位和头低足高位，此体位在吸气时可增加胸腔压力，以减少空气进入。同时利用右心房进入右心室的血液与空气充分混合，逐渐消散吸收。

3.高流量氧气吸入。

4.有条件时可使用中心静脉导管抽出空气。

5.严密观察患者病情变化，如有异常及时对症处理。

(五) 导管堵塞

【原因】

导管堵塞的原因为长时间输入高浓度液体，导管扭曲打折，封通管方法不当或不及时，静脉压力过高导致血液反流至导管。

【临床表现】

1.中心静脉压测不出。

2.输液时，滴入不畅；无法抽出回血。

3.B超显示导管深处有异物堵塞。

【预警】

1.在导管内无法抽出回血，同时推药又受到阻塞。

2.患者出现咳嗽、咳痰时，应密切观察并保持导管通畅，输液不畅时，注意观察导管是否打折、受压、弯曲或位置不适，采取相应治疗和护理措施，保持导管通畅。

3.患者输注高浓度或大分子物质时应警惕导管堵塞。

【护理要点】

为防止导管堵塞，应认真执行以下护理措施。

1.在输注酸性、碱性药物之间，输注刺激性及黏附性强的药物前后，应用生理盐水冲管。

2.先输乳剂后输非乳剂。

3.使用三通时应熟悉操作，以免引起血液回流导致导管堵塞。

4.避免在导管抽血。

5.暂停输液时需封管，主要用肝素盐水，运用脉冲式的方法封通管。

6.如已经确定管道堵塞，不能强行进行输液，应立即告知医师。

(六) 血栓形成

导管相关性血栓：中心静脉导管（CVC）置入后，导管所在的深静脉或其邻近的深静脉血栓形成（DVT）。导管相关性深静脉血栓形成不仅可导致导管功能丧失，且深静脉血栓脱落可能导致肺栓塞。肺栓塞是院内非预期死亡的常见原因之一，故预防应重于治疗。

发病机制：CVC置入后血管的完整性被破坏，血管内皮细胞产生促凝血因子，血小板活化，促使血液凝固。这些变化通常在导管置入后24小时内完成，形成新鲜血栓。对拔除CVC进行检查发现，超过80%的导管均可检测到活动性血栓。表明人体内生理的抗凝机制不足以抵抗管表面的血栓形成，但大多数患者这种过程可逆，体内的凝血 - 抗凝 - 纤溶系统达到新的动态平衡；而在一些患者中，随着血液流动，持续 CVC 刺激，导管与静脉血管壁之间的撞击与摩擦，导致胶原形成，对形成血栓起稳定作用，从而产生不可逆的静脉血栓。

【原因】

1. 各种原因引起的血液反流至导管，在导管腔内形成血凝块。

2. 患者血黏度高，反复穿刺置管成功后血管内皮损伤，长期卧床血流缓慢，导管长期留置在血管中容易形成漩涡而导致血栓形成。

【临床表现】

1. 中心静脉压测不出。

2. 输液时，滴入不畅；无法抽出回血。

3. B 超显示导管深处有异物堵塞。

【预警】

1. 在导管内无法抽出回血，同时推药又受到阻塞。

2. 输液连接导管滴入不畅，时好时坏，同时用预冲并不会改善这类情况。

【护理要点】

为了有效减少血栓的形成，应做到以下几点。

1. 必须严格按照导管标记的导管腔容量推注封管溶液。

2. 普通肝素封管：建议采用 10mg/ml 的普通肝素溶液封管，有出血倾向的患者建议使用低浓度的肝素溶液封管。

3. 低分子肝素封管：对普通肝素有不良反应的患者可以采用低分子肝素封管，常规推荐 1000 ～ 1250IU/ml。

4. 枸橼酸钠封管：活动性出血、严重出血倾向、肝素过敏或有肝素诱导的血栓性血小板减少症患者可采用 4% ～ 46% 的枸橼酸钠或 10% 生理盐水封管。

（周　舸　邱　果）

第八节　心包穿刺术

心包穿刺术（pericardiocentesis）是采用针头或导管经皮心包穿刺，将心包腔内异常积液抽吸或引流出，以迅速缓解心脏压塞或获取心包液达到治疗或协助临床诊断的操作方法。

一、适应证

1. 明确心包积液性质。

2. 抽取心包积液解除压塞症状。

3. 心包腔内注入药物治疗。

4. 心包开窗术前判断。

二、禁忌证

择期心包穿刺应避免以下情况：①患者烦躁不安，不能配合；②未经纠正的凝血功能障碍，如有出血倾向、接受抗凝治疗、血小板＜ 5 万 /mm³；③无心胸外科医师作为后盾以备可能需急诊开胸抢救；④心包积液未肯定或积液量甚少；⑤心包积液位于心后。

但对于急性心脏压塞者，前3种情况属于相对性的，因为此时心包穿刺放液是抢救患者生命的最重要措施。

主动脉夹层破裂入心包是心包引流的禁忌，因心包穿刺后主动脉内压力升高，导致出血加重和动脉夹层延展的危险，应立即采取外科修补主动脉并术中行心包引流术。

三、常见并发症

心包穿刺术的常见并发症包括感染、心律失常、血胸、气胸或血气胸、心肌损伤、导管堵塞、心脏或血管穿孔。

（一）感染

此并发症预警和护理见经锁骨下静脉穿刺中心静脉置管术并发症预警和护理。

（二）心律失常

【原因】

心包穿刺引流诱发心律失常概率很小，但在老年患者，或行剑突下穿刺时，可因穿刺针尖在心脏舒张时刺伤心肌引起迷走神经功能亢进，而出现缓慢性心律失常。

【临床表现】

穿刺过程中心电监护屏幕上出现一过性 ST 段抬高，并主诉有穿刺痛，穿刺针头有搏动感，待穿刺针稍后退时，短阵室性心动过速及室性期前收缩多数可自行消失。

【预警】

术中密切观察患者心电图波形和呼吸有无异常。

【护理要点】

1. 在心包穿刺时，操作者动作要轻，缓慢徐徐进针，待有落空感，抽出积液后，要固定穿刺针于一定位置，以免穿刺针跟随心脏搏动进针渐深而刺伤心肌；在积液量较大需抽液超过 200ml 时，要将穿刺针稍后退少许，再缓缓继续抽液，以免在心脏舒张时针尖误伤心肌。

2. 在穿刺中若出现 ST 段持续抬高，要立即退出穿刺针，严密观察心律、血压情况，情况严重时立即拔针。

3. 遵医嘱使用抗心律失常的药物，如利多卡因、阿托品、肾上腺素等。

4. 嘱患者卧床休息，持续进行心电监护及氧气吸入；密切观察患者的生命体征。

5. 做好心理护理。

（三）血胸、气胸或血气胸

【原因】

气胸是由误穿肺组织所致，多为闭合性气胸；血胸是由穿刺部位出血或心包积液污染胸腔所致。

【临床表现】

1. 气胸一般出现突然一侧胸痛、气急、憋气、干咳等症状。

2. 血胸临床表现一般为血压下降、呼吸短促。

【预警】

监测患者的生命体征，关注患者的呼吸是否异常，重视患者胸痛、心悸、胸闷等主诉。

【护理要点】

1. 气胸：多能自行吸收，不需要抽气，若肺压缩 30% 以上，则需胸腔穿刺排气。

2. 血胸：少量积血可自行吸收，不需特殊处理，应严密观察有无进行性出血。若积血量较多，应尽早行胸腔穿刺或胸腔闭式引流，排净积血，促使肺复张。同时遵医嘱应用抗生素预防感染。

3. 嘱患者卧床休息，持续进行心电监护和氧气吸入。

4. 做好患者心理护理，减少患者恐惧感。

（四）心肌损伤

【原因】

在操作过程中，进针速度过快误伤心肌细胞，与操作者定位误差和操作技能熟练度不高及穿刺时胸腔内的气压有关。

【临床表现】

患者可出现多方面的症状，最明显最直接的是心电监护仪上心电图的波形出现异常，可见ST 段改变。同时患者也会出现呼吸不畅和胸痛的症状。

【预警】

术中密切监测心电监护的心电图波形，一旦出现异常，则立即通知医师及时做出调整。

【护理要点】

1. 操作时定位要准确，一般选择积液量多的部位，并尽可能地使穿刺部位离心包最近，术前应用超声心动图定位，测量从穿刺部位至心包的距离，以决定进针的深度，同时谨慎操作，缓慢进针。

2. 心肌或冠状血管损伤重点在于预防，临床尝试多种方法都无法规避这一现象，如进针较快，未等心电图 ST 段出现改变，已经刺到心肌。预防的办法，穿刺时一定带负压缓慢进针，见液即停，或穿刺针感到心脏搏动时，特别是手感针尖有"吱吱"时，说明穿刺针已触及心包膜，应将穿刺针后退少许，调整角度重试。

3. 术后嘱患者卧床休息，持续进行心电监护和氧气吸入；做好生活护理，饮食应清淡易消化。

4. 遵医嘱使用营养心肌的药物。观察患者用药后的反应。

（五）导管堵塞

【原因】

一般需要长期引流的患者，会留置心包穿刺导管，引流导管内有时因渗出液中含有大量纤维素，干涸形成栓子，造成导管堵塞；或患者平时活动不适导致管道受压、打折或扭曲也会导致导管堵塞。

【临床表现】

1. B 超显示患者心包内仍有液体，但引流时不能正常引出。

2. 导管体表固定的位置有所改变，引流时液体引流不畅。

3. 较长时间没有引流的导管，再次引流时液体引不出。

4. 导管引流液体的速度和液体量与患者体内的不成正比。

【预警】

应用导管引流液体时，液体引流不畅或引流不出应警惕此并发症发生。

【护理要点】

1. 引流不畅时，可用穿刺时的导引钢丝或多功能穿刺针芯浸泡消毒后重新插入引流导管内疏通。

2. 调整导管的位置，每次抽液完毕，注射肝素生理盐水充满整个引流导管可预防堵塞。

3. 当导管前端只有一个引流孔时，为了便于引流通畅，可在导管前端 1 ～ 2cm 处用剪刀打

2 个小侧孔。

4. 妥善固定导管：用 3M 透明敷料将导管"8"字形固定，以防不慎将导管拉出和造成导管移位。

5. 做好定期的护理工作，认真做好导管的交接班。

6. 嘱患者妥善保管留置的管道，做好健康宣教。

（六）心脏或血管穿孔

【原因】

施行操作过程中，操作者进针过深及角度和定位不准确都可能会引起心脏和血管的损伤甚至穿孔。

【临床表现】

最明显最直接的临床表现是心电监护仪上心电图的波形出现异常，可见 ST 段改变。同时患者也会出现呼吸不畅和胸痛及血压下降、静脉压增高等症状。

【预警】

操作前确定定位准确，在充分准备下缓慢进针；密切监测心电监护仪上心电图的波形，如异常则立即处理。

【护理要点】

1. 为了避免穿刺时损伤心肌及冠状血管，可在左侧第 5 肋间心浊音界内侧 2cm 处，针尖指向下、向外，与心脏搏动平行进针。

2. 遵医嘱使用药物。

3. 持续进行心电监护和氧气吸入，密切关注患者生命体征，防止穿孔出血而引起心脏压塞。

4. 嘱患者卧床休息，做好生活护理和健康宣教。

(邱 果 周 舸)

第九节　Swan-Ganz 导管穿刺及测压技术

右心漂浮导管（Swan-Ganz 导管）一般用于急性重症心力衰竭患者，经静脉将漂浮导管插入肺动脉，测定各部位的压力及血液含氧量，计算心脏指数及肺小动脉楔压，其直接反映左心功能。

一、适应证

其最常用于评估和（或）处理存在以下情况：休克时容量状态不明或未知、重度心源性休克、疑似或已知肺动脉高压、存在重度基础心肺疾病（如先天性心脏病、左向右分流、重度瓣膜病等）。

二、禁忌证

1. 绝对禁忌证　插入部位感染、存在右心室辅助装置、体外循环期间插入、未签署知情同意书。

2. 相对禁忌证　凝血病（INR > 1.5）、血小板减少（血小板计数 < 50 000/μl）、电解质紊乱、高度酸碱平衡紊乱等（pH < 7.2 或 pH > 7.5）。

三、并发症

并发症主要包括心律失常、栓塞、缺氧、出血、心脏或血管穿孔等。

（一）心律失常

【原因】

导管刺激心脏壁及心内结构时患者可出现心律失常，尤其是右心室舒张压＞20mmHg 的重度右心室功能不全患者，更易发生。

【临床表现】

患者可能出现心悸、胸闷胸痛、呼吸困难等不适，严重时可出现出冷汗、面色苍白、意识丧失等。心电监护提示可出现房性期前收缩、室性期前收缩、室上性心动过速、室性心动过速甚至心室颤动。

【预警】

存在以下状况需特别注意：属于穿刺高危患者、血流动力学不稳定、存在电解质紊乱、酸碱失衡、患者紧张、置管时导管在右心室停留等，穿刺过程中出现期前收缩，患者出现心悸不适。

【护理要点】

1. 穿刺过程中密切关注患者主诉，出现胸闷、胸痛等症状时立即通知医师停止操作。

2. 持续进行心电监护，密切关注患者生命体征等，特别是心律变化，出现心律失常立即通知医师。

3. 密切观察插管期间压力波形以确保导管尖端不会突出球囊外。

4. 对于持续性快速性心律失常甚至心室颤动，在撤出导管后仍不能消除的患者应及时电复律并按复苏处理。

（二）栓塞

【原因】

导管作为异物留置期间易导致栓塞的发生；置管后患者可能发生心内膜壁或血管壁的炎症或感染所致附壁血栓；操作不当引起监测系统空气进入静脉系统而导致空气栓塞，拔管后按压不当也可导致空气栓塞。

【临床表现】

根据栓塞位置不同患者呈不同表现，主要为肺动脉栓塞、下肢静脉栓塞。肺动脉栓塞患者主要表现为胸闷、胸痛、呼吸困难，出冷汗等，大面积肺栓塞患者可能出现呼吸心搏骤停等。下肢静脉栓塞则出现下肢肿胀、疼痛、皮温增高等表现。

【预警】

警惕高风险人群如高凝状态、创伤性插管或监测需求时间延长、瘦弱患者。

【护理要点】

1. 严格执行无菌操作，插管前用肝素盐水预冲以排尽导管内空气。

2. 持续进行心电监护，监测患者生命体征，重视患者主诉，观察患者有无胸闷、胸痛等临床表现。

3. 密切观察压力波形是否正确，确保气囊充气量，保证导管尖端不会突出球囊外。

4. 如果怀疑栓塞，应立即行必要的 CT 或 B 超检查，明确血栓位置，遵医嘱给予相应处理。

5. 必要时拔除导管。

（三）缺氧

【原因】

导管置管过程中堵塞肺动脉，导致气体交换受阻，从而引起患者缺氧。

【临床表现】

患者自觉胸闷憋气、呼吸困难，监护提示心率增快、血氧饱和度下降。

【预警】

患者本身存在通气血流障碍、心肺功能极差。

【护理要点】

1. 置管过程中密切观察患者生命体征及倾听主诉。

2. 置管前监测患者血气情况，及时纠正缺氧。

3. 给予氧气吸入。

4. 如果患者胸闷憋气不缓解，可拔除导管。

5. 必要时给予呼吸机辅助呼吸。

（四）出血

【原因】

原因为患者本身凝血功能差、老年患者、置管过程中使用肝素、置管过程中损伤血管。

【临床表现】

临床表现为置管处渗血、皮肤黏膜出血，血常规显示血红蛋白下降、红细胞降低，患者出现血压下降、面色眼睑苍白。

【预警】

重点关注凝血功能不正常患者、老年患者、置管时肝素用量过多的患者、本身在服用抗凝剂及抗血小板聚集药物的患者、置管过程中有不适症状的患者。

【护理要点】

1. 给予 24 小时持续监护，关注患者生命体征及主诉，观察患者面色等情况。

2. 密切观察患者各穿刺点有无出血渗血，如发现则及时换药，必要时应用沙袋压迫止血。

3. 常规监测患者血常规，观察血红蛋白含量及血细胞有无动态性下降。

4. 必要时遵医嘱给予止血药物，输注血制品及液体补充血容量。

5. 必要时外科探查出血点止血。

（五）心脏或血管穿孔

【原因】

留置导管期间导管尖端插入不当可导致心内膜损伤或血管损伤,严重时出现心脏或血管穿孔。

【临床表现】

患者突发胸闷胸痛、呼吸窘迫或休克，监护提示血压骤降、心率反射性增快、血氧饱和度降低。

【预警】

患者本身有心肌或血管的炎症、操作过程中患者有疼痛等不适症状时应警惕本并发症。

【护理要点】

1. 置管过程中密切关注患者生命体征及主诉，如有不适立即停止操作并检查患者不适原因。

2. 如果患者突然出现呼吸困难、休克症状，立即停止操作，建立 2 条静脉通路，快速补液，纠正休克，抽取血型血交叉备血，必要时输血。

3. 急诊外科探查修补止血。

（王素芬 陆丽娟）

第十节 经皮主动脉内球囊反搏术

主动脉内球囊反搏（intra-aortic balloon pump，IABP）装置由球囊导管和驱动控制系统两部分组成。目前使用的是双腔球囊导管，除与球囊相连的管腔外，还有一个中心腔，可通过压力传感器监测主动脉内的压力。驱动控制系统由电源、驱动系统、监测系统、调节系统和触发系统等组成。触发模式包括心电触发、压力触发、起搏信号触发和内触发。工作原理：主动脉内球囊通过与心动周期同步充放气，达到辅助循环的作用。在舒张早期主动脉瓣关闭后瞬间立即充盈球囊，大部分血流逆行向上，升高主动脉根部压力，增加冠状动脉的血流灌注，使心肌的供血量增加；小部分血流被挤向下肢及肾，轻度增加外周灌注。在等容收缩期，主动脉瓣开放前瞬间快速排空球囊，产生"空穴"效应降低心脏后负荷、左心室舒张末期容积和室壁张力，减少心脏做功及心肌氧耗，增加心排血量。

一、适应证

1. 急性心肌梗死伴心源性休克。

2. 急性心肌梗死伴机械并发症如急性二尖瓣反流、乳头肌功能不全、室间隔穿孔。

3. 难治性不稳定型心绞痛。

4. 难以控制的心律失常。

5. 顽固性左心衰竭伴心源性休克。

6. 血流动力学不稳定的高危 PCI 患者（如左主干病变、严重多支病变或重度左心室功能不全等）。

7. 冠状动脉旁路手术和术后支持治疗。

8. 心脏外科术后低心排血量综合征。

9. 心脏移植的支持治疗。

二、禁忌证

1. 重度主动脉瓣关闭不全。

2. 主动脉夹层动脉瘤或胸主动脉瘤。

3. 脑出血或不可逆的脑损害。

4. 严重的主动脉或髂动脉血管病变。

5. 凝血功能异常。

三、常见并发症

经皮主动脉内球囊反搏术的常见并发症包括主动脉损伤、球囊破裂、下肢缺血、溶血。

（一）主动脉损伤

【原因】

主动脉损伤与 IABP 操作有关。

【临床表现】

患者出现持续性撕裂样胸痛、血压不稳、脉搏不稳甚至休克等临床表现。

【预警】

主动脉血管损伤是 IABP 治疗中最常见的并发症，通常与导管置入操作有关，主要危险因素有糖尿病、原发性高血压、女性患者、高龄、导管尺寸过大（大于 9.5F）等。

【护理要点】

1. 持续监测并记录患者生命体征、意识状态、尿量、心排血量、心脏指数、心电图变化（主要是反搏波形变化情况）、搏动压力情况等，观察循环辅助的效果，如出现异常及时通知医师。

2. 密切关注患者心率、血压，关注心电图或心电监护有无心律失常；术后如出现胸前区疼痛应警惕主动脉损伤的发生；对于高危险因素患者，要重点关注。

3. 护士应密切观察患者是否出现血管性并发症的症状和体征，如突然发生持续的剧烈的撕裂样疼痛、低血压、心动过速、血红蛋白下降、肢体末梢凉等情况，及时向医师报告。

4. 遵医嘱使用镇痛药，并及时评估反馈镇痛效果。

5. 必要时行介入治疗封堵主动脉或进行外科修补术。

（二）球囊破裂

【原因】

球囊破裂的原因为球囊质量欠佳或球囊内压力过大；其也可能是由动脉粥样硬化的斑块或严重钙化的主动脉壁与球囊之间的机械性磨损引起；其他原因为患者躁动造成局部压力过高导致血液反流，机器异常充气。

【临床表现】

气囊破裂时，导管内出现血液，反搏波形消失。

【预警】

预警因素为顽固性低反搏压、反搏压波形消失。

【护理要点】

1. 患者卧床休息，肢体制动，术侧大腿弯曲不应超过 30°，床头抬高不超过 30°，以防止导管移位，减少机械性摩擦。

2. 应立即停用 IABP 治疗，并在 30 分钟内撤出 IABP 球囊导管。

3. 密切观察心率、心律变化，及时发现并预防由心动过速、心动过缓及严重心律失常导致球囊反搏无效或停搏等情况发生。

4. 对于躁动患者适当使用镇静药。

5. 加强床旁巡视和监测，保持管道通畅，避免球囊移位；如导管内出现血液，反搏波形消失，提示球囊破裂，应立即停用 IABP，必要时重新置管。

（三）下肢缺血

【原因】

在反搏过程中或反搏后出现肢体缺血的原因可能为血栓形成、动脉撕裂或夹层、鞘管或球囊导管对血流的堵塞。

【临床表现】

患者出现双下肢呈花斑状、疼痛、麻木、苍白或水肿等缺血或坏死的表现。

【预警】

足背动脉搏动减弱或消失，术后诉术肢疼痛患者，穿刺侧肢体皮温低于未穿刺侧，患者过往有血栓栓塞史、血液呈高凝状态、有高脂血症等危险因素，对于长时间置管患者应高度注意。

【护理要点】

1. 每小时使用肝素盐水 3 ～ 5ml 冲洗测压管道，保证加压袋压力在 300mmHg 以上，以免血栓形成，注意严格执行无菌操作；每小时检查穿刺局部有无出血和血肿情况；每小时观察患者足背动脉搏动情况。

2. 持续监测并记录患者生命体征、意识状态、尿量、心排血量、心脏指数、心电图变化（主要是反搏波形变化情况）、搏动压力情况等，观察循环辅助的效果，如出现异常及时通知医师。

3. 遵医嘱进行血、尿等实验室检查，及时报告医师检查结果。

4. 降低反搏比至 1 ：4 后带管观察的时间不可超过 30 分钟，以免发生 IABP 球囊导管血栓形成。

5. IABP 术后患者，常规行抗凝治疗，皮下注射低分子肝素。抗凝治疗前需遵医嘱监测 APTT，抗凝治疗后需观察有无出血现象。

6. 每天观察术侧肢体的皮肤颜色、温度、动脉搏动、粗细，并与健侧肢体进行比较，并记录。

（四）溶血

【原因】

气囊的快速充气和放气导致血液中红细胞破坏，从而患者发生溶血。

【临床表现】

患者表现为面色苍白，呈贫血貌，出现黄疸；严重者出现腰酸背痛、寒战、肉眼血尿等，尿量急剧减少而出现少尿或无尿。

【预警】

血细胞比容及血小板计数进行性下降，血肌酐持续性升高，患者出现面色苍白、贫血貌、黄疸；对于导管尺寸选择过大的患者，以及存在患者心率过快的，应警惕溶血的发生。

【护理要点】

1. 密切关注患者面色及尿的量、性状及颜色；重视患者主诉，严重溶血患者出现贫血症状。

2. 遵医嘱进行血常规、电解质、尿常规等实验室检查，如出现血细胞比容、血小板进行性下降及肌酐持续升高，应及时报告医师并做相应处理。

3. 密切关注患者凝血功能实验室检查，预防弥散性血管内凝血的发生。

4. 及时给予氧气吸入，建立 2 条以上静脉通路补充液体及血容量。

5. 对于因溶血反应出现少尿或无尿的患者，遵医嘱按急性肾功能不全处理。

6. 怀疑为 IABP 所致的严重溶血反应，应拔除 IABP。

（何细飞　张　婧）

第十一节　体外膜肺氧合技术

体外膜肺氧合技术（extracorporeal membrane oxygenation，ECMO）是以体外循环系统为基本设备，将血液从体内引流至体外，经膜式氧合器氧合后再将血液回输入体内，采用体外循环技术进行操作和管理的一种循环辅助治疗手段。ECMO 有 2 种模式：静 - 静脉（VV）和静 - 动脉（VA）模式。VV-ECMO 模式适合单纯肺功能受损、无心脏停搏危险的病例，而 VA-ECMO 模式适合心力衰竭、肺功能严重衰竭并有心脏停搏可能的病例。

一、适应证

1. 各种原因引起的严重心源性休克，如心脏手术后、心肌梗死、心肌病、心肌炎、心搏骤停、心脏移植术后。

2. 各种原因引起的严重急性呼吸衰竭，如严重 ARDS、哮喘持续状态过渡到肺移植、肺移植后原发移植物衰竭、弥漫性肺泡出血、肺动脉高压危象、肺栓塞、严重支气管胸膜瘘等。

3. 各种原因引起的严重循环衰竭，如感染中毒性休克、冻伤、大面积高度烧伤、药物中毒、一氧化碳中毒、溺水、严重外伤等。

二、禁忌证

ECMO 的唯一绝对禁忌证是不利于恢复的基础疾病，如严重神经系统损伤和终末期恶性肿瘤。相对禁忌证包括无法控制的出血和原发疾病预后极差。

三、常见并发症

此操作的常见并发症包括血栓形成、空气栓塞、出血、感染、溶血、末端肢体缺血、水电解质和酸碱平衡紊乱、肝肾功能衰竭。

（一）血栓形成

【原因】

血栓形成原因：抗凝不充分；转速过慢；预排气不充分；长时间 ECMO 支持导致血液成分破坏，凝血功能障碍，凝血因子和血小板及纤溶系统被激活。

【临床表现】

膜肺内和（或）离心泵头内可见血栓。

【预警】

1. 预冲时充分排尽气体，高流速预冲。

2. 抗凝的检测与调整，当活化凝血时间（activated clotting time，ACT）在正常低限时应警惕血栓形成。

3. 每班用强光手电照射观察，当出现转速与流量不匹配、ECMO 离心泵有异响时应警惕血栓形成。当准备撤除 ECMO 时转速不能小于 1500 转 / 分，以免增加血栓形成的风险。

【护理要点】

1. 每班严密观察膜肺内和（或）离心泵头内有无血栓形成。

2. 充分抗凝，1～2 小时监测 1 次 ACT　无活动性出血患者 ACT 维持 160～200 秒，有活动性出血 ACT 130～160 秒，同时每 4 小时测 1 次 APTT，维持 APTT 在 60～80 秒。根据 ACT 及 APTT 调整肝素剂量；在不增加出血的情况下，尽量增加抗凝强度，尤其是辅助流量较小的情况下，更应该注意抗凝水平。

3. 转速与流量的监测，转速不能小于 1500 转 / 分。

4. 应注意水箱温度管理，一般在 36～37.5℃调节，不超过 38℃；保持患者体温在

35～36℃，避免因体温过高导致机体氧耗增加，或温度过低而致凝血机制和血流动力学紊乱。

5. 监测氧合器前后压力梯度的变化，突然改变提示血栓形成；若凝血块较大或容易活动时，需立即更换全部或部分管路。

（二）空气栓塞

【原因】

空气栓塞的原因为管路/接头处破裂、松动，预冲时未充分排尽气体。

【临床表现】

可见大量气体进入管道内，离心泵头内有异响，患者出现呼吸困难，并可能伴随胸骨下胸痛、濒死感、头晕目眩。空气栓塞的征象：当气体团进入肺循环时患者出现喘息或咳嗽、气体被吸入血管腔时的吮吸音和磨轮样杂音、呼吸过速、心动过速、低血压、哮鸣音、爆裂音、呼吸衰竭、精神状态改变、浅表静脉捻发音。

【预警】

此并发症关键在于预防，管路及泵头连接处用扎带固定，管路越简单越好，接头越少越好，尽可能减少在管路上的操作。

【护理要点】

1. 体位　对于静脉空气栓塞患者，推荐患者取头低左侧卧位，对于动脉空气栓塞患者，不推荐采用头低位。

2. 病情观察　严密观察患者生命体征变化、呼吸困难的情况。

3. 环境的整理　避免管道落地，以免人员走动导致管道滑脱；同时尽量减少参观人员。

4. 管路管理　管路及泵头连接处用扎带固定，管路越简单越好，接头越少越好，尽可能减少在管路上的操作。

（三）出血

【原因】

接受 ECMO 治疗的患者出血的发生率为 30%～50%，并可能危及生命。其原因为接受 ECMO 治疗期间为防止血栓形成需要持续泵注肝素达到全身肝素化，并且在 ECMO 流转过程中血小板破坏、纤维蛋白减少及凝血因子变性都会导致出血。

【临床表现】

全身皮肤及黏膜出现瘀紫或出血，创面渗血增多，插管部位出血，消化道出血，脑出血的患者会出现意识变化。

【预警】

1. 观察创面、瞳孔、全身皮肤及黏膜颜色、大小便颜色等情况，尽量避免不必要的血管穿刺或注射以减少出血风险，因此建立和维护足够的静脉通路非常必要。

2. 观察患者神志和瞳孔的变化，警惕脑出血的发生。

3. 持续输注普通肝素或直接凝血酶抑制剂维持 ACT 达到 160～200 秒以达到持续抗凝效果。如有出血倾向，则降低 ACT 目标范围，调整为 130～160 秒。

【护理要点】

1. 每小时观察生命体征的变化及口腔、鼻腔、皮肤黏膜、穿刺处有无出血倾向，严密观察神志、瞳孔的变化，预防颅内出血的发生，注意避免不必要的穿刺，通过有创穿刺动脉留置针或动脉鞘管取取血液标本，避免动脉或静脉穿刺抽血。

2. 观察下肢有无疼痛、肿胀、发绀等异常情况，同时加强患者肢体的主动或被动功能锻炼。

3.遵医嘱 1 ～ 2 小时监测 ACT，达到 160 ～ 200 秒以达到持续抗凝效果。如发生出血，则降低 ACT 目标范围，调整为 130 ～ 160 秒。每隔 4 小时监测 APTT 的值，根据监测结果调整肝素用量。每天监测血常规、凝血功能。

（四）感染

【原因】

患者发病时自身免疫力低下，加上各种有创操作的侵入都增加了感染的机会。

【临床表现】

患者出现体温升高，穿刺点发红或有脓性分泌物，呼吸系统症状如咳嗽咳痰。

【预警】

当白细胞计数 $> 10 \times 10^9/L$ ；出现咳脓痰，导管穿刺点发红或有脓性分泌物，体温升高，应警惕感染的发生。

【护理要点】

1.患者入住心脏重症监护室，减少探视，严格落实消毒隔离制度。

2.持续体温监测，当体温大于 39℃ 时每 4 小时测量体温 1 次，并使用物理或药物方法降温。观察穿刺局部皮肤有无红肿、分泌物，并观察咳嗽、咳痰情况。

3.对患者采取专人 24 小时无缝隙特护，避免交叉感染。

4.加强患者皮肤的观察及护理，保持皮肤清洁完整，及时更换污染的伤口敷料，进行各项操作时注意落实手卫生。

5.床单元及患者密切接触的物品每天用 75% 乙醇擦拭消毒 3 次。

6.营养支持：给予清淡、易消化而富有营养的食物，少量多餐，必要时经静脉补充营养。

7.加强基础护理，保持口腔清洁，留置导尿管者加强会阴擦洗。

（五）溶血

【原因】

溶血的原因为管路扭折、系统（泵头、管路、氧合器）血栓形成，静脉引流负压过大，动脉插管过细，长时间流量过大等。

【临床表现】

患者表现为尿中游离血红蛋白 $> 40mg/L$，血浆游离血红蛋白升高（ $> 300mg/dl$ ）。

【预警】

需每天监测溶血指标，如血常规、血生化、尿的颜色和性状及尿常规，出现尿液颜色呈茶色改变时应警惕溶血的发生。

【护理要点】

1.在保证患者基本的血液供应下 ECMO 转速应尽量低，避免引起溶血的发生。

2.严密观察尿液颜色、性状。

3.遵医嘱碱化尿液、利尿，必要时可行血浆置换。

（六）末端肢体缺血

【原因】

ECMO 置管导致动静脉血液运行障碍、长时间的卧床、患肢制动及长时间仪器辅助循环使大量血液成分破坏引起血液高凝状态，从而出现末端肢体缺血。

【临床表现】

肢体末端麻木、皮温低、颜色发白、发绀及足背动脉搏动减弱或消失。

【预警】

每 4 小时监测足背动脉的搏动情况、皮肤温度及观察皮肤颜色,出现穿刺肢体麻木、皮温低、颜色发白、发绀及足背动脉搏动减弱或消失等表现应警惕末端肢体缺血的发生。

【护理要点】

1. 每 4 小时检查并记录四肢动脉,尤其是足背动脉的搏动情况,并测量双侧腿围,触摸皮肤温度及观察皮肤颜色、水肿情况;注意肢端的保暖,如出现穿刺肢体麻木、皮温低、颜色发白、发绀及足背动脉搏动减弱或消失等表现,应及时通知医师处理。

2. 给予下肢被动肢体按摩及趾关节、踝关节、膝关节的主动和(或)被动活动。

(七) 水电解质和酸碱平衡紊乱

【原因】

此并发症与患者症状相关,如呕吐、腹泻等,其导致体液丢失过多、摄取量不足;肾功能损害,导致水电解质紊乱。

【临床表现】

1. 骨骼肌症状　四肢肌肉软弱无力,软瘫。

2. 消化道症状　恶心、呕吐、腹胀、肠鸣音减弱或消失。

3. 循环系统　心律失常、血压下降。

4. 中枢神经系统症状　表情淡漠,反应迟钝,定向力差,昏睡、昏迷。

【预警】

当患者出现四肢肌肉软弱无力、软瘫、恶心、呕吐、腹胀、肠鸣音减弱或消失、心律失常、血压下降、表情淡漠、反应迟钝、定向力差、昏睡、昏迷等临床表现时应考虑水电解质紊乱。

【护理要点】

1. 密切观察患者的临床表现及电解质检验指标。

2. 遵医嘱做好原发病的治疗。

3. 遵医嘱做好对症治疗,补充电解质,必要时遵医嘱做好血液透析,并做好各种管道的护理。

(八) 肝肾功能衰竭

【原因】

病毒侵袭及免疫损伤等导致肝肾功能受损,ECMO 等机械辅助治疗、大量药物的使用等导致肝功能及肾功能严重受损。

【临床表现】

患者表现为肝肾功能障碍,如无尿性肾衰竭,血清转氨酶在正常的 2 倍以上,凝血功能障碍。

【预警】

尿量低于 0.5ml/ (kg·h),提示肾功能受损;观察尿液颜色及性状,谨防溶血导致肾损伤;血清转氨酶升高;凝血时间延长。

【护理要点】

1. 每小时统计液体出入量,观察尿液颜色及性状和量。

2. 严密观察患者有无嗜睡、肌张力低下、心律失常、恶心、呕吐等高钾血症症状及尿毒症脑病的先兆。

3. 监测水、电解质、酸碱水平,肌酐、尿素氮等肝肾功能指标。

4. 对于肾衰竭患者，做好血液透析、血液滤过、腹膜透析的准备工作。

5. 及时准确应用各种药物，并观察治疗效果，但禁用对肾和肝有毒副作用的药物。

（管志敏　周　舸）

参 考 文 献

艾威，李翠琼，王永红，2016. 主动脉球囊反搏术辅助治疗急性心肌梗死并泵衰竭的护理进展研究. 中国卫生标准管理，7(15):192-193.

卜秋武，谭强，王庆胜，等，2013. 经皮冠状动脉介入术后发生心肌梗死后综合征1例并文献复习. 中国急救医学，33(4):381-383.

蔡文智，李亚洁，2008. 内科新技术护理必读. 北京：人民军医出版社.

曹红，周洪莲，邢铭友，2019. 感染性心内膜炎168例临床特点分析. 医学研究杂志，48(6):145-148.

葛均波，徐永健，2013. 内科学. 8版. 北京：人民卫生出版社.

侯桂华，霍勇，2017. 心血管介入治疗护理实用技术. 2版. 北京：北京大学医学出版社.

胡迪，周舸，柳畅华，2009. 急性心肌梗死并心源性休克患者主动脉内球囊反搏治疗的护理. 护理学杂志，24(11):38-39.

康洪彬，2018. 1例急性心肌梗死患者经皮冠状动脉介入术中并发心脏压塞的护理. 中华护理杂志，53(8):943-944.

刘力生，王文，姚崇华，等，2010. 中国高血压防治指南(2009年基层版). 中华高血压杂志，18(1):11-30.

刘子裕，缪黄泰，聂绍平，2016. 急性心肌梗死后心脏破裂的危险因素分析. 中华心血管病杂志，44(10):862-867.

陆再英，钟南山，2008. 内科学. 7版. 北京：人民卫生出版社.

马长生，赵学，2013. 心脏电生理及射频消融. 2版. 沈阳：辽宁科学技术出版社.

倪国华，贾斌，王宝珠，等，2019. 161例感染性心内膜炎患者临床特征及预后因素分析. 新疆医科大学学报，42(09):1159-1162.

沈法荣，郑良荣，徐耕，2004. 现代心脏起搏治疗学. 上海：上海科学技术出版社.

孙王乐贤，刘会玲，张娜，等，2015. 急性ST段抬高型心肌梗死合并解剖性室壁瘤的多重危险因素分析. 中华心血管病杂志，43(1):51-55.

王博，王秀杰，2014. 英国早期预警评分(NEWS)评估急重症的临床应用研究进展. 中国急救医学，34(10):945-948.

王吉耀，2003. 内科学. 北京：人民卫生出版社.

吴婷婷，刘培昌，李红，等，2018. 重要性早期预警评分预测急性冠脉综合征住院患者心脏骤停效果评价. 护理学杂志，33(19):38-41.

吴婷婷，谢翔，2017. 成人先天性心脏病相关并发症的预防及诊疗. 中国循环杂志，32(7):721-723.

吴雪萍，朱平，刘宏伟，2012. 主动脉内球囊反搏术在老年患者中的应用. 中国心血管杂志，17(5):351-353.

夏群，聂琴，2016. 超声引导下心包穿刺置管引流治疗大量心包积液护理总结. 实用中医药杂志，32(12):1244.

徐光亚，吴树明，2010. 图解心脏外科手术学. 2版. 北京：科学出版社.

杨雪茹，2019. 重度肺动脉高压患者30例临床护理干预效果分析. 福建医药杂志，41(3):157-159.

杨跃进，华伟，2006. 阜外心血管内科手册. 北京：人民卫生出版社.

尤黎明，吴瑛，2017. 内科护理学. 6版. 北京：人民卫生出版社.

张慧平，赵迎，艾虎，等，2011. 心肌梗死后患者消化道出血临床分析. 中国临床保健杂志，14(4):337-341.

张健，陈兰英，2011. 心力衰竭. 北京：人民卫生出版社.

曾和松，汪道文，2013. 心血管内科疾病诊疗指南. 3版. 北京：科学出版社.

中华医学会心血管病学分会，中国心血管杂志编辑委员会，2014. 成人感染性心内膜炎预防、诊断和治疗

专家共识 . 中华心血管病杂志 , 42(10):806-816.

中华医学会心血管病学分会 , 中华心血管病杂志编辑委员会 , 2010. 急性心力衰竭诊断和治疗指南 2014. 中华心血管病杂志 , 38(3):195-208.

中华医学会心血管病学分会 , 中华心血管病杂志编辑委员会 . 2014. 中国心力衰竭诊断和治疗指南 . 中华心血管病杂志 , 42(2):98-122.

中国呼吸科专家线 , 2014. 2014 中国开展成人体外膜肺氧合项目建议书 . 中华危重病急救医学 , 26(11):769-772.

Hei F L, Lou S, Li J W, et al, 2011. Five-year results of 121 consecutive patients treated with extracorporeal membrane oxygenation at Fu Wai Hospital. Artif Organs, 35(6):572-578.

Ignatavicius D D, Workman M L, 2016. Medical-surgical nursing:patient-centered collaborative care. St. Louis:Elsevier.

Safian R D, Freed M S. 2004. 介入心脏病学手册 . 3 版 . 葛军波 , 钱菊英 , 译 . 北京 : 科学出版社 .

Silver B, Behrouz R, Silliman S, 2016. Bacterial endocarditis and cerebrovascular disease. Curr Neurol Neurosci Rep, 16(12):104.

Tsai H C, Chang C H, Tsai F C, et al, 2015. Acute respiratory distress syndrome with and without extracorporeal membrane oxygenation:a score matched study. Ann Thorac Surg, 100(2):458-464.

第12章 消化系统诊疗技术并发症预警及护理

第一节 消化道内镜检查

消化道内镜检查分为胃镜检查与结肠镜检查。胃镜检查是食管、胃、十二指肠疾病的主要检查手段，可提高早期上消化道肿瘤的检出率，又称上消化道内镜检查。结肠镜检查主要是通过内镜的操作和肠腔的气体调节，使结肠缩短变直，结肠镜便可顺利地通过直肠、乙状结肠及降结肠移行部、脾曲、肝曲送达盲肠及回肠末端，并可全面地观察到肠壁及皱襞里的情况。

一、适应证

1. **胃镜检查**　包括：①有上腹不适，疑似食管、胃及十二指肠炎症、溃疡及肿瘤，临床又不能确诊者；②不明原因的上消化道出血者；③其他影像学检查不能确诊或疑有病变者；④上消化道肿瘤高危人群；⑤判断药物对疾病（如溃疡、幽门螺旋杆菌感染）的疗效，需按时复查胃镜；⑥常规体检。

2. **结肠镜检查**　包括：①不明原因的便血或持续粪便隐血阳性者；②不明原因的慢性腹泻者；③排便习惯改变者；④钡剂检查或其他影像学检查疑有回肠末端及结肠病变需明确诊断者；⑤低位肠梗阻及腹部肿物无法排除肠道疾病者；⑥行结肠息肉切除、止血，乙状结肠扭转或肠套叠复位者；⑦结肠癌手术后，息肉切除术后需定期内镜随访者；⑧肠道疾病手术中需内镜协助探查和治疗者；⑨大肠肿瘤普查。

二、禁忌证

1. **胃镜检查**　包括：①严重心肺功能不全者；②精神失常、神志不清及无法配合胃镜检查者；③休克及消化道穿孔等危重患者；④急性上呼吸道感染、咳嗽、咳痰者；⑤严重脊柱畸形或纵隔疾病、急性重症咽喉部疾病患者。

2. **结肠镜检查**　包括：①严重心肺功能不全者；②休克、腹主动脉瘤、近期心肌梗死者；③急性腹膜炎、肠穿孔者；④极度衰弱不能耐受术前肠道准备者；⑤精神失常、神志不清及无法配合结肠镜检查者；⑥暴发性结肠炎患者。

三、常见并发症

消化道内镜检查的常见并发症包括消化道出血、穿孔、误吸。

（一）消化道出血

【原因】

1.导致胃镜检查出血的主要因素

（1）操作过程中动作粗暴或盲目进镜，内镜刺激引起患者反复剧烈呕吐可致 Mallory-Weiss 撕裂（食管贲门黏膜撕裂）。

（2）损伤曲张静脉。

（3）患者凝血功能异常时取活检可引起持续出血。

2.结肠镜检查时肠道出血发生率为 0.55%～2.0%。常见原因：①患者凝血功能异常时取活检可引起持续出血；②对富含血管的病变或炎症显著、充血明显的部位取活检，可引起较大量出血。

【临床表现】

患者主要表现为内镜下可见出血灶；少量出血时患者一般无自主表现，当出血量较大时，患者出现脉搏细速、血压下降、血管收缩、皮肤湿冷、烦躁不安。

【预警】

1.患者出现脉搏细速、血压下降、皮肤湿冷、烦躁不安时，需警惕消化道出血。

2.胃镜检查过程中剧烈呕吐者，需警惕 Mallory-Weiss 撕裂导致出血。

3.服用抗凝药物或有血液系统疾病凝血功能障碍者取活检时，或对血管丰富、炎症显著、充血明显的部位取活检时，需警惕消化道出血。

4.胃镜检查前指导患者在恶心时进行深呼吸，避免剧烈呕吐。

5.若患者长期服用抗凝药物，则不应取活检，或在医师的指导下停用抗凝药物 7 天后，再次就诊并取活检。

【护理要点】

1.抬高床头，取左侧卧位，床旁备吸引器，保持气道通畅，防止误吸。

2.迅速为患者建立 2 条以上静脉通路，尽量选择粗、直血管，快速补液扩容，备抢救车。

3.立即准备内镜附件如止血夹、组织胶、套扎器和止血药物等，协助医师做好内镜下止血处理。

4.严密监测患者生命体征变化，并做好记录。

5.做好心理护理及健康教育，指导患者配合内镜止血治疗。

6.通知管床医师，报告危急值，遵医嘱抽取血标本，为输血做好准备。

7.内镜下止血不成功者，完善术前准备，必要时行急诊外科手术。

8.术后严密观察患者生命体征及有无呕血、便血、腹痛等再出血征象。

9.根据病情遵医嘱恢复饮食，从流食开始，逐步过渡到软食，禁食期间静脉补充营养及水电解质。

10.术后患者卧床休息，协助其进行生活护理，直至生命体征正常，大便转为黄色，自觉无头晕、心悸等症状，方可离床活动。

（二）穿孔

【原因】

1.胃镜检查时穿孔发生率为 0.02%～0.22%。常见原因如下：①颈段食管易穿孔多源于解剖学因素，即 Zenker 憩室、颈椎骨性隆起等；②胸段和腹段食管穿孔的原因多以器质性病变为主，如肿瘤、狭窄、重度炎症等；③操作过程中动作粗暴或盲目进镜；④患者剧烈干呕、内镜操作时注气过多及溃疡部位的活检均容易导致胃十二指肠溃疡穿孔。

2. 结肠镜检查时穿孔发生率为 0.17% ~ 0.9%。常见原因如下：①直肠 - 乙状结肠和降结肠 - 乙状结肠交界处及粘连处的肠管转弯较急，如未遵循循腔进镜原则而采取盲目滑进且在缺乏经验的情况下，可使镜端顶破肠壁，造成穿孔；②盲肠在过度充气，突发性压力增加时，容易发生穿孔；③原有的肠道病变如溃疡性结肠炎、克罗恩病、肠结核、憩室炎等严重，病变局部肠壁菲薄或已临近穿孔状态，注气过多甚至稍微注气便可能造成穿孔。

【临床表现】

患者主要表现为内镜下可见破口，患者主诉腹痛、腹胀，且不能缓解，可出现气胸、皮下气肿、纵隔气肿。

【预警】

1. 如果在检查中发现充气不能维持胃腔或肠腔扩张，或退镜时发现有血性液体不断流出，需警惕穿孔。

2. 检查结束后，如患者主诉腹痛、腹胀，且不能缓解，需警惕穿孔。

3. 胃镜检查进咽部时，直视下进镜，忌盲进，动作轻柔，不暴力进镜，警惕穿孔。

4. 结肠镜检查时循腔进镜，少滑镜，解袢时动作轻柔，观察患者反应，反应剧烈时应及时停止操作，警惕穿孔。

5. 既往有腹部手术史，怀疑肠粘连或重度溃疡性结肠炎等估计操作难度大时，应及时请经验丰富上级医师操作，警惕穿孔。

【护理要点】

1. 立即准备内镜附件如钛夹、尼龙圈等，协助医师做好内镜下穿孔缝合处理。

2. 连接二氧化碳气泵，使用二氧化碳替代空气，减少穿孔后气胸、气腹、皮下气肿、纵隔积气等并发症的发生。

3. 迅速建立静脉通路，遵医嘱使用药物。

4. 吸氧，持续进行心电监护，备急救车。严密监测心率、呼吸、血压、血氧饱和度、呼吸末二氧化碳的变化，并做好记录。

5. 严密观察患者胸腹部体征，注意有无气胸、皮下气肿、气腹等并发症的出现。

6. 配合医师行气胸或气腹患者的紧急排气，持续胃肠减压。

7. 做好心理护理和健康教育，指导患者配合内镜操作。

8. 通知管床医师，报告危急值。遵医嘱完成 X 线片、血气分析等辅助检查。

（三）误吸

【原因】

常见原因有胃潴留、呕血、喉肿瘤或全身衰竭及禁食、禁饮时间短。

【临床表现】

患者出现严重呛咳、面色发绀、血氧饱和度下降。

【预警】

1. 患者有胃潴留、呕血、喉肿瘤或全身衰竭时，需警惕发生误吸。

2. 检查时密切观察有无胃液反流及口腔分泌物增多，及时给予负压吸引，警惕发生误吸。

3. 患者出现严重呛咳、血氧饱和度下降，则提示发生了误吸。

【护理要点】

1. 当患者发生误吸时，应立即退出内镜并沿途吸引，快速吸出口鼻及呼吸道内异物。必要时及时行气管内插管，吸尽气管内误吸液体及异物，行机械通气，纠正低氧血症。

2. 监测生命体征和血氧饱和度变化。如患者出现严重发绀、意识障碍及血氧饱和度、呼吸频率和深度异常。

3. 迅速建立静脉通路，备好抢救仪器和物品。患者出现呼吸心搏骤停时，立即进行心肺复苏抢救措施。

（郭巧珍　郜琳娜）

第二节　腹腔穿刺术

腹腔穿刺术是借助穿刺针直接从腹前壁刺入腹膜腔抽取腹腔液体，以明确腹水性质、降低腹内压或向腹腔内注射药物进行局部治疗的方法。

一、适应证

1. 诊断性穿刺　腹水原因不明，抽液做化验和病理检查，以协助诊断。诊断未明的腹部损伤，明确腹腔内有无积血、积脓。

2. 治疗性穿刺　①穿刺放液，可减轻由大量腹水引起的呼吸困难或腹胀等症状，减少静脉回流阻力，改善血液循环；②某些疾病如腹腔感染、腹腔肿瘤、腹腔结核等可以经腹腔给药治疗；③向腹腔内注入气体，行人工气腹，便于进行腹腔镜手术。

二、禁忌证

禁忌证包括：①既往手术或炎症引起腹膜腔内广泛粘连者；②肝性脑病或有肝性脑病先兆者；③肝功能不良者放腹水尤其要慎重，以免诱发肝性脑病；④腹部膨隆而非腹水所致者，包括严重肠胀气、肠梗阻肠管扩张显著者、妊娠、巨大卵巢囊肿、包虫病囊性包块等；⑤严重出、凝血机制障碍，有出血倾向者；⑥极度衰弱、躁动或精神异常等不能耐受或配合者；⑦穿刺部位皮肤或软组织感染者；⑧腹内动脉瘤者。

三、常见并发症

腹腔穿刺术的常见并发症包括休克、腹壁或腹腔内感染、腹壁血肿。

（一）休克

【原因】

快速大量放腹水后腹内压骤然下降，可引起内脏血管扩张，肠系膜血管床血液积存而引起循环血液的重新分布，患者可发生血压降低甚至休克。

【临床表现】

患者出现头晕、心悸、恶心、气短、脉搏增快及面色苍白、血压降低等低血容量性休克的表现。

【预警】

1. 如放腹水后患者出现头晕、心悸、恶心、气短、脉搏增快及面色苍白、血压降低等征象，提示可能出现低血容量性休克。

2. 操作注意无菌原则，应密切关注患者生命体征及面色等异常。

【护理要点】

1. 协助摆放体位，避免穿刺实体器官。

2. 腹膜腔穿刺放液时速度不宜过快，放液量不可过多，操作过程中逐渐紧缩已置于腹部的多头腹带，以防腹内压力骤降。如出现上述情况应立即停止操作使患者安静平卧并予以监测生命体征、输液、扩容、吸氧等处理，密切观察病情变化。

3. 观察穿刺点是否有渗液，若有渗液则及时更换敷料。

（二）腹壁或腹腔内感染

【原因】

若穿刺过程中未严格按照无菌操作要求进行或肠管被穿破，则患者可出现腹壁感染和更为严重的腹腔内感染，前者表现为穿刺点局部有红肿热痛等炎症反应，后者表现为局限性或弥漫性腹膜炎。

【临床表现】

患者出现发热、腹痛等症状，腹部压痛、反跳痛、肌紧张等征象。

【预警】

1. 患者诉腹痛或体温升高提示可能发生腹壁或腹腔内感染。

2. 腹腔穿刺术后监测患者生命体征，如有异常及时通知医师。

【护理要点】

应严格执行无菌操作，进针速度不可过快，进针不宜过深，以免刺破肠管。如出现上述情况应给予抗生素治疗并严密观察病情变化。若穿刺点有渗液，要注意无菌换药。

（三）腹壁血肿

【原因】

穿刺时损伤腹壁血管，尤其是腹壁下动静脉。

【临床表现】

穿刺局部有肿块、压痛、搏动感；患者腹壁皮肤有瘀点、瘀斑及穿刺点发热、闷胀、疼痛等异常感觉，腹壁血肿症状比较隐匿，早期血肿不大时，仅表现为疼痛，容易被忽略。

【预警】

1. 穿刺点出现疼痛或血肿警惕腹壁血肿的形成。

2. 穿刺前查看患者凝血水平，若凝血功能异常，待穿刺结束后增加按压时间，解除按压后仍密切观察出血征象。

【护理要点】

1. 不仅是术后 24 小时内需严密观察穿刺处伤口情况，术后 1 周内也应注意患者穿刺局部有无肿块、压痛，能否触及搏动感；观察患者腹壁皮肤有无瘀点、瘀斑及瘀点、瘀斑的范围是否扩大；同时密切关注患者主诉，如有穿刺点发热、闷胀、疼痛等异常感觉，要给予高度重视，并及时报告医师，以尽早发现，及时给予相应处理。

2. 勿用力咳嗽或用力排便。

3. 如患者已经出现腹壁血肿，护理人员需安慰患者，以免其情绪波动，使血管压力增大。另外，标记出血肿的范围，便于动态观察血肿情况，严密监测患者的生命体征和凝血机制情况，及时采取止血措施，促进血肿消退，如局部腹带加压包扎、50% 硫酸镁湿敷血肿处等。

（赵豫郭　黄丽红）

第三节　肝穿刺活组织检查术

肝穿刺活组织检查术，简称肝活检，是诊断肝脏炎症和纤维化程度的金标准，是通过穿刺获取少量肝组织，并进行组织病理学检查的一种诊断技术。临床应用的目的主要为诊断疾病、评估病情、协助制订临床治疗策略。

一、适应证

适应证：①慢性肝病的分级与分期；②肝占位性病变的诊断；③不明原因肝功能异常、不明原因发热伴肝脾大、不明原因黄疸等病因诊断；④隐匿性肝硬化的诊断；⑤肝脂肪性病变的评估；⑥肝移植术后肝功能的评估等。

二、禁忌证

1.绝对禁忌证　包括不配合的患者；严重的凝血障碍；肝脏感染性疾病；肝外胆管阻塞；不具备输血条件等。

2.相对禁忌证　包括腹水；腹腔及胸腔感染；病态肥胖；血管性病变；淀粉样变性；肝包虫病；血友病等。

三、常见并发症

肝穿刺活组织检查术的常见并发症包括疼痛、出血等。

（一）疼痛

【原因】

常见原因：①全身各大血管周围均分布着由神经干组成的丰富神经网，从这里发出的细小神经纤维可进入小叶内部；②紧张情绪；③腹带的压力过大。

【临床表现】

肝穿刺产生的疼痛，首先引起交感神经系统兴奋，反射性抑制胃肠道功能，患者表现为穿刺部位不适或疼痛感，患者出现腹痛、腹胀、恶心、呕吐等不良反应；同时交感神经系统兴奋对患者心血管系统也有影响，如血压上升、心率加快等。

【预警】

预警包括患者面色紧张、表情痛苦及患者诉穿刺部位不适或疼痛感。

【护理要点】

1.建立良好的护患关系和进行术前知识宣教　在术前向患者宣教肝穿刺活组织检查术的相关知识，使患者对手术的过程和术后可能引起的并发症有充分的了解，可使患者的内心得到安慰和鼓励，同时也能赢得患者的信任和依赖。

2.体位护理　抬高床头30°可使膈肌下降，利于呼吸，且利于患者床上排尿，可明显减少疼痛刺激。

3.加强巡视　多询问患者的感受，解答患者的疑问。床旁置水杯、纸巾、尿壶等。床头铃置于患者手边或枕边，告诉患者有需要及时呼叫护士。患者平卧6小时后，告诉患者可适当床上活动，减少因久卧引起的疼痛。

4.做好疼痛评估　护士要有同理心，应用和蔼可亲的态度、安慰和鼓励性的语言与患者沟通。运用疼痛评估表进行疼痛评估，解释疼痛的原因，使患者有心理准备，提高疼痛阈值。

5.心理疏导　鼓励患者说出心理感受并给予安慰，使患者分散和转移注意力可减轻疼痛，如阅读、听轻音乐、节律性深呼吸、精神放松等。

6.镇痛药的应用　讲解镇痛药相关知识，消除误区。告诉患者无须忍痛的观念，如有必要，遵医嘱使用镇痛药。

（二）出血

【原因】

肝脏是血流最丰富的器官之一，肝病患者易出现凝血障碍。有明显出血倾向、使用抗凝药物及呼吸配合欠佳是肝穿刺活组织检查术出血的相关危险因素。

【临床表现】

临床表现为脉搏加快和细弱、血压下降，烦躁不安、面色苍白、穿刺部位出血、血红蛋白降低。

【预警】

术后应严密进行心电监测，观察心率及血压的变化，出血通常发生在术后 2～4 小时，严重时会发生腹腔内出血，出现生命体征和影像学改变，可能需要进一步输血，甚至进行血管造影栓塞或手术，所以应严密观察。迟发性出血可在活检术后 1 周内出现。

【护理要点】

1. 术前对患者进行屏气训练以避免术中发生肝撕裂伤。

2. 术前停用抗凝药物。通常应在肝活检前至少 5 天停用华法林。应在术前 12～24 小时停用肝素和相关药品。

3. 术后绝对卧床 6 小时，穿刺处用腹带包扎，观察穿刺点有无渗血、瘀斑。

4. 穿舒适宽松衣服，避免用力咳嗽及增加腹内压的活动。

5. 心电监护，密切监测生命体征。若出现脉搏加快和细弱、血压下降、烦躁不安、面色苍白等出血征象，及时告知医师，给予止血、补液、输血等处理。

（赵豫郭　黄丽红）

参 考 文 献

程佩仙，储芳，2011. 肝脏穿刺术后疼痛原因分析及护理对策. 现代中西医结合杂志，20(33): 4288-4289.

龚均，董蕾，王进海，2018. 实用结肠镜学. 2 版. 西安：世界图书出版西安有限公司.

郭光辉，许尔蛟，郑荣琴，等，2015. 超声引导下移植肝穿刺活检术后出血的危险因素分析. 器官移植，6(6): 397-400.

韩炜，2016. 肝硬化腹水患者的临床观察及护理对策. 世界最新医学信息文摘，16(73): 233-234.

林莺，林苏，2016. 2 例肝硬化合并腹水患者腹腔穿刺后腹壁血肿的预防及护理. 当代护士（中旬刊），(3): 129-130.

王萍，姚礼庆，2009. 现代内镜护理学. 上海：复旦大学出版社.

徐小元，丁惠国，李文刚，等，2018. 肝硬化腹水及相关并发症的诊疗指南. 中华胃肠内镜电子杂志，5(1): 1-17.

张琼英，胡兵，2015. 消化内镜护士手册. 北京：科学出版社.

第 13 章　泌尿系统诊疗技术并发症预警及护理

第一节　肾活检术

肾活检术适用于明确各种原发性、继发性肾脏疾病的组织学诊断，指导治疗及判断预后，是使用活检针在 B 超引导下采取肾活体组织进行病理学分析的检查，因此凝血功能异常及不能主动配合穿刺者禁忌操作。穿刺中及穿刺后受环境因素及个体差异性的影响，患者存在不同程度的肾实体组织出血，大部分患者可自行愈合。

一、适应证

适应证：①肾脏弥漫性病变需明确诊断及治疗的患者；②需排除是否为肾源性血尿、蛋白尿的患者；③肾功能不全原因确诊困难的患者；④肾移植后移植肾功能异常或排斥反应治疗无效的患者。

二、禁忌证

禁忌证：①出凝血功能异常，有出血倾向者；②严重血管病变、高血压、高龄的患者；③肾脏存在感染性病变的患者；④孤立肾、肾萎缩者；⑤严重腹水、妊娠及极度衰弱的患者；⑥精神异常、不能配合者。

三、常见并发症

肾活检术的常见并发症为出血。

【原因】

肾活检（renal biopsy，RB）为创伤性检查，可发生出血。

【临床表现】

患者出现腹部胀痛、腰部疼痛不适，且无好转，或加剧；血尿持续，或加重；严重时出现冷汗、四肢湿冷、血压下降、心率增快等休克表现。

【预警】

1. 严密观察患者生命体征，如出现不明原因血压下降、心率增快、乏力、怕冷等症状，提示出血风险。

2. 穿刺后患者出现持续腹痛、腹胀、腰痛及脐周不适及持续性血尿提示出血风险。

3. B 超检查肾脏穿刺血肿直径大于 5cm×5cm 提示出血风险。

【护理要点】

1. 绝对卧床休息，延长卧床休息时间，直至肉眼血尿消失。必要时予以心电监护。

2. 观察患者血压、心率变化；严密观察尿液颜色、性状，判断出血是否好转；关注患者腰腹部疼痛等不适。定期查看患者血红蛋白量及动态 B 超结果。

3. 建立静脉通路，遵医嘱使用止血药物。必要时遵医嘱予以输血、补充血容量、应用血管加压素等治疗。

4. 告知患者饮食清淡、易消化，保持大便通畅。切忌用力排便或剧烈咳嗽等增加腹压动作。

5. 如遇患者出血量大，止血效果不佳，则随时配合行肾血管栓塞介入造影治疗，或行手术治疗，抢救患者生命。

（张春秀）

第二节 腹膜透析

腹膜透析（peritoneal dialysis，PD）是利用患者自身腹膜的半透膜特性，通过弥散和对流的原理，规律、定时地向腹腔内灌入透析液并将废液排出体外，以清除体内潴留的代谢产物、纠正电解质和酸碱失衡、超滤过多水分的肾脏替代治疗方法。

一、适应证

适应证：①慢性肾衰竭需维持性肾脏替代治疗的患者；②急性肾损伤需肾脏替代治疗的患者；③中毒性疾病需肾脏替代治疗的患者。

二、禁忌证

禁忌证：①出凝血功能异常者；②腹腔肿瘤患者；③腹腔感染未治愈患者；④腹膜粘连、梗阻患者；⑤严重的全身血管病变，如多发性血管炎患者；⑥严重椎间盘疾病患者。

三、常见并发症

腹膜透析的常见并发症包括腹膜透析相关腹膜炎、腹膜透析导管功能障碍（如导管移位、导管堵塞等）。

（一）腹膜透析相关腹膜炎

【原因】

在腹膜透析治疗过程中由于接触污染、胃肠道炎症、导管相关感染及医源性操作等原因，致病原侵入腹腔引起腹腔内急性感染性炎症。

【临床表现】

腹膜透析相关腹膜炎患者具备以下 3 项中的 2 项或以上临床表现。

1. 症状 腹痛、腹水浑浊，伴或不伴发热。

2. 体征 腹部压痛、反跳痛，肌紧张。

3. 实验室检查

（1）透出液中白细胞计数 $> 100 \times 10^6$/L，中性粒细胞比例 $> 50\%$。

（2）透出液中培养有病原微生物生长。

【预警】

1. 透出液中白细胞计数 $> 100 \times 10^6 /L$，中性粒细胞比例 $> 50\%$，警惕患者为腹膜透析相关腹膜炎。

2. 透出液微生物培养阳性，提示患者为腹膜透析相关腹膜炎。

3. 腹膜透析治疗过程可疑污染。

4. 近期并发呼吸道及肠道、皮肤感染。

【护理要点】

1. 采集患者出现腹膜透析液异常，或出现异常症状或体征的第一袋腹膜透析液标本，标本采集至送检时间应尽量在 1 小时之内。留取腹水标本，送腹水常规检查。采用无菌操作技术留取腹水标本，分别将 20ml 标本加入需氧和厌氧血培养瓶中，及时送检行病原体培养检查。

2. 给予腹透液冲洗腹腔，直至透出腹水清亮为止。

3. 遵医嘱给予经验性治疗。所选择的抗生素及肝素 10mg 加入 2000ml 腹透液中留腹 6 小时。

4. 严密观察患者生命体征的变化，尤其体温的情况。

5. 密切注意患者腹痛及透出液情况。

6. 规范腹膜透析手卫生，连接导管装置时注意无菌操作。

（二）腹膜透析导管移位

【原因】

腹膜透析导管置入位置不当及腹膜透析导管引出时皮下隧道方向不当，便秘或腹泻等肠蠕动异常，伤口愈合前反复牵拉腹膜透析导管等因素均可导致腹膜透析导管移位。

【临床表现】

临床表现为体重逐渐增加、水肿、血压升高、腹胀、腹围增加等。

【预警】

1. 腹膜透析液单向引流障碍，腹膜透析流出液量减少、流速减慢或停止，提示腹膜透析导管移位。

2. 患者水肿加重，出现胸闷、血压增高等水潴留情况，警惕腹膜透析导管移位。

3. 存在频发便秘及进行下蹲、负重等增加腹腔压力等因素，警惕腹膜透析导管移位。

4. 拍摄立位腹部 X 线片显示腹膜透析导管不在真骨盆内提示腹膜透析导管移位。

【护理要点】

1. 术前排空膀胱，置入导管时应避开网膜，并将导管末端置于盆腔处。

2. 给予手法复位，患者取卧位，放松腹肌，根据腹膜透析导管漂移在腹腔的位置设计复位路径，由轻到重在腹壁上通过按、压、振、揉等手法使腹膜透析导管复位。该法仅对部分无网膜包裹的导管漂移有效。

3. 积极治疗慢性肠炎，避免电解质紊乱、肠蠕动异常及腹腔压力增高。

4. 指导患者多食用蔬菜，多活动，保持大便通畅，及时纠正肠功能紊乱，必要时使用缓泻药。

5. 适当增加活动，避免导致腹腔压力增高的因素，如长时间下蹲或剧烈咳嗽、喷嚏等。

6. 避免反复牵拉腹膜透析导管，但若未影响引流，可暂不处理。

7. 引流腹透液时可行膝胸位辅助导管复位，若无效，需协助医师进行重新置管。

（三）腹膜透析导管堵塞

【原因】

由于导管中存在血块、纤维蛋白凝块、脂肪球阻塞，大网膜包裹，腹膜粘连，导管受压扭曲等情况，患者出现腹膜透析导管堵塞。

【临床表现】

临床表现为体重增加、水肿、血压升高、腹胀，感染性堵塞可伴腹痛，腹围增加及出超量减少或无。

【预警】

1. 腹膜透析液灌入时不受限制，而流出时始终不通畅警示侧孔堵塞。

2. 腹膜透析液双向引流障碍警示包裹性堵塞。

3. 腹膜透析导管移位继发堵塞。

4. 习惯性便秘、腹胀、腹泻者应警惕此并发症。

【护理要点】

1. 鼓励患者早期下床活动，保持大便通畅，习惯性便秘者可给予缓泻药，预防肠胀气挤压堵塞导管。

2. 血性腹水，可在腹膜透析液或腹膜透析导管内加入含肝素盐水，避免血凝块阻塞。

3. 避免腹膜透析导管移位，及时复位治疗。

4. 如果发生腹膜透析导管堵塞，暂停腹膜透析治疗，以免发生水肿及心力衰竭。遵医嘱给予生理盐水 50 ～ 60ml 快速、加压注入腹膜透析导管。

5. 若怀疑纤维素或血块堵塞导管，使用尿激酶封管，如尿激酶 1 万～ 2 万 U 加入生理盐水 5 ～ 10ml 注射入腹膜透析导管中。

6. 避免下蹲及久坐以预防导管折叠。

7. 腹腔感染者及时行抗感染治疗。

8. 保守治疗无效者可考虑手术处理。

（刘晓琴　张春秀）

第三节　动静脉内瘘成形术

自体动静脉内瘘成形术是通过显微外科手术吻合患者的外周动脉和浅表静脉，使得动脉血液流至浅表静脉，达到血液透析所需的血流量要求，使之成为血管通道，并便于血管穿刺，从而建立血液透析体外循环。常用腕部桡动脉 - 头静脉动静脉内瘘，即 Brescia-Cimino 动静脉内瘘，其由 Brescia 和 Cimino 于 1966 年发明，以操作相对简单、费用低、长期通畅率高、并发症少等优点被广泛应用。

一、适应证

适应证：①慢性肾衰竭患者肾小球滤过率＜ 25ml/min 或血清肌酐＞ 4mg/dl（352μmol/L），应考虑实施自体动静脉内瘘成形术；②老年患者、糖尿病、系统性红斑狼疮及合并其他器官功能不全的患者，建议预期选择的静脉直径≥ 2.5mm，且该侧肢体近心端深静脉和（或）中心静脉无明显狭窄、明显血栓或邻近组织病变，预期选择的动脉直径≥ 2.0mm，更应尽早实施自体动静脉内瘘成形术。

二、禁忌证

禁忌证：①严重感染发热患者；②出凝血异常患者；③心力衰竭未纠正患者；④同侧锁骨

下静脉安装心脏起搏器导管患者；⑤四肢近端大静脉或中心静脉存在严重狭窄、明显血栓或因邻近病变影响静脉回流者。

三、常见并发症

动静脉内瘘成形术的常见并发症包括吻合口出血、感染、肿胀手综合征。

（一）吻合口出血

【原因】

尿毒症患者血管条件差，伴有动脉粥样硬化，血管条件不好，若伴有高血压易导致手术缝合处出血。吻合口出血还与透析时使用肝素、凝血功能障碍及手术过程有关。

【临床表现】

吻合口手术缝合处渗血或皮下血肿形成，严重时可影响肢体血液循环。

【预警】

1. 手术缝合处有渗血提示有出血情况。

2. 手术前后血液透析治疗过程中凝血因子消耗增加出血风险。

3. 术后握力过早，警惕吻合口撕裂。

【护理要点】

1. 压迫止血，力度以能扪及血管震颤为宜，必要时行手术止血。

2. 密切观察手术缝合处出血情况，如出血较多立即通知手术医师急诊处理，保证动静脉内瘘通畅。

3. 密切监测患者生命体征变化，重点关注血压变化，遵医嘱控制血压。

4. 如因使用肝素或凝血功能障碍而出血，遵医嘱使用止血药物。

5. 嘱患者衣袖应宽松，避免内瘘侧肢体提重物，勿用力过猛，防止吻合口撕裂。

6. 做好心理护理。

7. 应避免过早使用动静脉内瘘，一般穿刺时间建议最好在术后 8～12 周。

8. 禁止在动静脉内瘘侧肢体测血压、静脉输液或注射、戴手表，避免动静脉内瘘侧肢体受压。

9. 若动静脉内瘘处出血肿胀、疼痛，须马上按压肿胀部位，必要时到医院处理，严禁止血带止血。

（二）感染

【原因】

1. 操作者无菌观念不强，穿刺针污染或穿刺部位消毒不严格。

2. 压迫不当致周围血肿或假性动脉瘤形成。

3. 穿刺方法不当，避免在同一穿刺点反复穿刺。

4. 患者皮肤对胶布、碘伏过敏。

5. 患者全身感染未得到控制。

【临床表现】

动静脉内瘘瘘管局部出现红、肿、热、痛，有时伴有内瘘闭塞，全身症状可见寒战、发热，严重者可出现败血症、血栓性静脉炎。

【预警】

1. 动静脉内瘘术后瘘管出现红、肿、热、痛症状，吻合口有脓性分泌物溢出警惕感染的发生。

2. 发热、血中性粒细胞增高提示可能发生感染。

【护理要点】

1. 立即停止使用动静脉内瘘，局部使用酒精湿敷，严重者全身应用抗生素。

2. 严格执行无菌操作，防止医源性感染，保持动静脉内瘘侧手臂皮肤清洁、干燥。

3. 保持通路清洁，透析前清洁动静脉内瘘侧肢体。透析后穿刺部位勿接触水，以免感染。

4. 避免在同一部位反复穿刺，禁止在血肿、感染或破损皮肤处进行穿刺，提高穿刺成功率，减少血管损伤和感染。

5. 全身感染患者积极控制感染。

6. 对胶布、碘伏过敏的患者选取合适的胶布和消毒液，嘱患者勿抓挠，保护皮肤完整性。

7. 对于已感染者，行分泌物培养，最初抗生素选择应覆盖革兰氏阴性和革兰氏阳性球菌，其后根据药敏试验结果选择抗生素，必要时切开引流；动静脉移植物广泛感染时，应切除感染的移植物并选择合适的抗生素。

8. 加强患者宣教，做好动静脉内瘘日常护理。

9. 做好心理护理，缓解患者紧张情绪。

（三）肿胀手综合征

【原因】

动静脉内瘘造成了动静脉间的"短路"使上肢的血流量增加至正常人的10倍以上，回流静脉绝对或相对狭窄导致上肢远端静脉压力升高，静脉离断后相应的侧支循环尚未建立，导致远端静脉回流障碍，发生肿胀手。

【临床表现】

手背静脉高度曲张，手指淤血，呈冻疮样改变，手腕部肿胀、疼痛，运动不灵。听诊可闻及血管杂音，有一侧手指皮肤出现糜烂。

【预警】

1. 手腕部及上肢肿胀、疼痛、活动受限，手背静脉高度曲张未及时抬高术侧肢体。

2. 浅静脉狭窄、梗阻。

3. 血肿压迫、吻合口过大、静脉血栓形成。

【护理要点】

1. 患侧肢体保持正确的体位　急性期抬高患肢，患者取仰卧位时，保持上肢抬高位30°，肢体稍高于心脏，以利于静脉回流。患者取侧卧位时，防止患肢受压，并抬高患肢，有利于水肿消退。健侧卧位时，患侧肢体用枕头予以支撑，坐位时注意肿胀手不要悬垂于一边，要将肢体放于胸前或床前桌面上。

2. 禁止患侧肢体输液、抽血、测血压，嘱患者患侧肢体避免提重物，不佩戴过紧首饰，穿袖口宽松柔软的内衣，以免引发出血压迫内瘘管造成闭塞。

3. 保持肿胀手及前臂清洁、干燥，指导患者做握拳动作，并持续抬高手术侧肿胀的肢体。

4. 密切观察肢端末梢血供情况，监测内瘘是否通畅，若肢体无震颤、不搏动，血管杂音减轻或消失，应立即通知医师及时处理。

5. 做好心理护理，消除患者的紧张、恐惧、焦虑、消极情绪，协助患者树立战胜疾病的信心。

（张春秀）

第四节　中心静脉置管术

中心静脉置管术是将导管经皮穿刺植入与右心房连接的上下腔静脉，在此仅限于血液透析治疗用。按留置时间分类：长期导管（带涤纶套）和临时导管（不带涤纶套）两种；按导管结构分类：单腔、双腔和三腔导管，目前双腔导管最常用。常见置管部位有颈内静脉、颈外静脉、股静脉和锁骨下静脉，以右侧颈内静脉最多见。

一、适应证

1. 长期导管　适用于自体血管通路未建立或建立条件不足的维持性血液透析患者。

2. 临时导管　适用于无自体血管通路，即刻透析或短期(<28天)特殊血液净化治疗的患者。

二、禁忌证

禁忌证：①广泛上腔静脉系统血栓形成的患者；②凝血功能障碍的患者；③烦躁不安，置管不能耐受而不配合的患者。

三、常见并发症

中心静脉置管的常见并发症包括出血、导管相关性感染、血肿、血栓形成。

（一）出血

【原因】

出血多由反复穿刺造成较重静脉损伤或损伤了穿刺路径上的血管造成。透析过程中或透析后出血多与抗凝剂用量有关。

【临床表现】

穿刺经过不顺利，在透析时使用抗凝剂后，患者更易发生出血，表现为导管皮肤出口处局部有渗血、血肿或缝线处有渗血或透析结束仍出血不止。

【预警】

1. 置管前使用抗凝剂治疗，置管操作时间较长，置管中或后皮下血肿及伤口渗血警惕导管出血。

2. 维持性透析患者留置导管皮肤出口处局部有渗血、血肿或缝线处有渗血警惕有出血情况。

【护理要点】

1. 局部应用云南白药或凝血酶，静脉注射巴曲酶1000U并局部加压包扎。

2. 透析时减少肝素用量或采取体外肝素化或无肝素透析。

3. 透析结束仍出血不止，可静脉注射鱼精蛋白以中和肝素的作用。

4. 局部压迫止血。

（二）导管相关性感染

【原因】

导管相关性感染与导管保留时间、导管操作频率、导管血栓形成、糖尿病、皮肤或鼻腔带菌、铁负荷过大、免疫缺陷、插管部位等相关。众多研究发现，股静脉置管感染率明显高于颈内静脉或锁骨下静脉，长期导管比临时导管菌血症的发生率低。

【临床表现】

导管相关性感染分为导管口感染、隧道感染和导管相关性血流感染。导管口感染表现为周围皮肤局部有发红、渗出分泌物及存在疼痛等症状。导管隧道感染表现为隧道表面皮肤红肿热痛，皮下隧道肿胀并有脓性分泌物溢出。导管相关性血流感染表现为血液透析开始数分钟到数十分钟，多数在透析开始后 1 小时左右，患者出现严重畏寒、寒战、发热等全身症状，体温可高达 40℃ 以上。少数患者可以出现延迟发热，即血液透析结束后低热，这与感染的细菌数量和毒力有关。

【预警】

1. 导管口周围皮肤局部有发红、渗出分泌物及存在疼痛等症状提示导管出口感染。

2. 导管隧道表面皮肤红肿热痛，皮下隧道肿胀并有脓性分泌物溢出提示导管隧道感染。

3. 血液透析开始数分钟到数十分钟，多数在透析开始后 1 小时左右，患者出现严重畏寒、寒战、发热等全身症状，体温可高达 40℃ 以上，这是血流感染的典型表现。少数患者可以出现延迟发热，即血液透析结束后低热，这与感染的细菌数量和毒力有关，在排除其他感染灶的前提下首先考虑导管相关性血流感染。

4. 带有导管或拔管 48 小时内的患者出现菌血症并伴有发热（＞ 38℃）、寒战或低血压等感染的表现，除血管导管外无其他明确的感染源。

5. 经导管采血，血培养检查为阳性。

【护理要点】

1. 操作时严格执行无菌操作，透析时应操作规范，按要求进行导管护理。

2. 观察置管处皮肤局部有无发红、渗出分泌物及疼痛等症状。

3. 观察导管隧道表面皮肤有无红、肿、热、痛，皮下隧道有无肿胀、积脓。

4. 观察患者透析时是否出现寒战、发热等菌血症的表现。

5. 高度怀疑导管相关性血流感染时立即进行血培养检查，并使用抗生素治疗，然后根据血培养结果调整抗生素。

6. 养成良好的个人卫生习惯，保持局部干燥、清洁，一旦局部出现红肿热痛现象，则应立即就诊，以防感染扩散。

7. 血液透析患者的深静脉留置导管避免用于非血液净化用途（采血和输液）。

8. 当没有导管使用适应证时，应尽快拔管。

（三）血肿

【原因】

此操作引起的血肿多由穿刺时静脉严重损伤、相邻动脉损伤或误入动脉造成。

【临床表现】

穿刺处周围皮肤局部隆起，术后患者有胸闷、憋气、胸痛的症状，听诊局部有血管杂音，胸部饱满，叩诊呈鼓音，呼吸音消失等。

【预警】

1. 置管操作时间长、操作中出血或渗血止血困难、术后周围皮肤局部隆起提示皮下血肿。

2. 术后患者有胸闷、憋气、胸痛的症状，听诊局部有血管杂音，胸部饱满，叩诊呈鼓音，呼吸音消失等。

【护理要点】

1. 观察穿刺处周围皮肤有无局部隆起。

2. 密切观察患者生命体征有无变化。

3. 术后观察患者是否有胸闷、憋气、胸痛的症状。听诊局部是否有血管杂音，胸部是否饱满，叩诊是否呈鼓音，呼吸音是否消失等。必要时行 X 线检查。

4. 一旦血肿形成，尤其出血量较多时，应立即通过影像学检查或造影确定出血原因，谨慎拔管。如需拔管，必要时请胸外科或介入科协助，拔管成功后加压压迫穿刺部位 30 分钟以上，直至出血停止继续局部负重 2kg 压迫大于 2 小时，密切观察血肿情况和患者生命体征。

5. 出现血胸、气胸情况，立即备好急救设备，做好抢救配合准备。

（四）血栓形成

【原因】

留置导管使用时间长，患者呈高凝状态，肝素用量不足或管路受压扭曲，易引起血栓形成。管腔内血栓多由透析期间导管内注入肝素不足、肝素流失或血液反流入导管腔内所致；导管尖部血栓由于肝素封管时从导管侧孔流失而不能保留在尖部常引起导管尖部微小血栓形成；静脉内长时间留置导管可引起静脉内血栓形成；附壁血栓是由导管尖端对血管壁或心房壁的反复损伤造成的，导管血流量不足而行血管造影检查时会被发现。

【临床表现】

1. 透析回血时静脉端回血困难，静脉压急速上升。

2. 患者上肢、颈部和颜面部肿胀，置管处肢体肿胀部位发红、疼痛。

3. 全身症状为血压升高、心率加快、呼吸加快、胸闷等。

4. 血栓脱落引起肺栓塞时患者会出现呼吸困难、胸闷、胸痛和咯血等，甚至发生休克。

【预警】

1. 导管感染、未充分正压等容积封管时易出现透析治疗前回抽导管内封管肝素不畅，将注射器回抽导管内封管肝素注射在纱布上发现有凝血块，回抽量为导管容积加 0.2 ～ 0.3ml，提示导管腔内血栓。

2. 持续剧烈咳嗽、卧位导管受挤压、导管扭曲打折出现治疗过程中引血流量不佳，考虑血栓形成可能。

3. 出现呼吸困难、胸闷、胸痛和咯血等甚至发生休克应警惕血栓脱落引起肺栓塞。

【护理要点】

1. 用注射器回抽导管内封管肝素，注射在纱布上看是否有凝血块，回抽量为导管容积加 0.2 ～ 0.3ml，避免患者失血过多。

2. 若导管抽回血不畅，认真查找原因，严禁使用注射器用力推注导管腔。

3. 根据管腔容量，注入等体积尿激酶溶液（每 1ml 生理盐水含尿激酶 5000 ～ 10 000U），等待 20 ～ 30 分钟后回抽；若仍欠通畅可重复性上述操作 2 ～ 3 次。

4. 观察置管处肢体肿胀部位的颜色、温度、感觉情况；观察患者是否出现呼吸困难、胸闷、胸痛和咯血等肺栓塞情况。

5. 出现血栓情况，应绝对卧床休息，患肢制动，氧气吸入，保持呼吸道通畅，备好吸痰装置，做好抢救配合准备。

6. 导管血栓形成，尿激酶溶栓无效时应及时拔除导管。

（鄢建军　张仲华）

第五节　连续性肾脏替代治疗

连续性肾脏替代治疗（continuous renal replacement therapy，CRRT）是持续将患者的血液从体内引出导入体外循环装置，进行体外连续血液净化治疗的一项技术，是所有连续、缓慢清除水分和溶质治疗方式的总称。其广泛应用于重症急慢性肾衰竭及严重电解质紊乱及酸碱失衡并发症、顽固性水负荷过重、药物中毒、严重乳酸酸中毒、横纹肌溶解综合征、重症急性胰腺炎、急性呼吸窘迫综合征、全身炎症反应综合征、脓毒血症休克、难以纠正的高热及低温等非肾脏疾病领域危重症患者抢救治疗的重要支持手段，它与机械通气、营养支持并列成为抢救危重患者的三大重要技术。

一、适应证

1. 肾脏疾病　①急性肾衰竭，合并高钾血症、酸中毒、肺水肿、心力衰竭、高分解代谢、急性呼吸窘迫综合征等，以及血流动力学不稳定、心脏外科术后、心肌梗死、脓毒症等；②慢性肾衰竭维持性血液透析，急性肺水肿，血流动力学不稳定；③少尿患者需要大量补液时，全静脉营养，各种药物治疗；④慢性液体潴留，肾性水肿、腹水；⑤酸碱和电解质紊乱，代谢性酸中毒、代谢性碱中毒、低钠血症、高钠血症、高钾血症等。

2. 非肾脏疾病　全身炎症反应综合征、多器官功能障碍、急性呼吸窘迫综合征、挤压综合征、乳酸性酸中毒、急性坏死性胰腺炎、心肺旁路慢性心力衰竭、肝性脑病、药物或毒物中毒。

二、禁忌证

无绝对禁忌证。但存在以下情况时应慎用：①严重凝血功能障碍；②严重的活动性出血，特别是颅内出血。

三、常见并发症

进行连续性肾脏替代治疗的常见并发症包括低血压、体外循环凝血、空气栓塞、心律失常和酸碱失衡与电解质紊乱。

（一）低血压

【原因】

1. 与有效血容量的减少有关　包括超滤速度过快 [> 0.35ml/（kg·min）]、设定的干体重过低、透析机超滤故障或透析液钠浓度偏低等。

2. 与血管收缩功能障碍有关　包括透析液温度较高、透析前应用降压药物、透析中进食、中重度贫血、自主神经功能障碍（如糖尿病神经病变患者）。

3. 心脏因素　如心脏舒张功能障碍、心律失常（如心房颤动）、心脏缺血、心脏压塞、心肌梗死等。

4. 伴发病　各种伴发病如心脏病、糖尿病、肝硬化、风湿病、血管炎、中重度贫血等均易导致低血压。

5. 其他原因　如出血、溶血、空气栓塞、透析器反应、脓毒血症等。

【临床表现】

此并发症包括有症状性低血压和无症状性低血压。有症状性低血压典型症状有恶心、呕吐、出冷汗，继而出现面色苍白、呼吸困难、脉搏细速、血压下降，严重者可出现晕厥、意识障碍。早期可出现打哈欠、胸闷、全身发热感、头晕眼花、腹痛、便意、腰背酸痛等症状。

【预警】

1. 透析间期饮水过多，致使体重增长 > 5% 的干体重而过度超滤，超滤总量达到或超过干体重的 6% ~ 7% 的患者，警惕低血压的发生。

2. 治疗前已服用降压药物的患者，易发生低血压。

3. 低氧血症的患者吸氧下血氧饱和度持续≤ 90%，治疗中易发生低血压。

4. 透析 3 小时后大量进食的患者治疗中易发生低血压。

5. 心肌炎、心包积液等心功能障碍的患者治疗中易发生低血压。

6. 重度贫血、心肌无力患者透析中出现胸闷、呼吸困难，警惕低血压的发生。

7. 长期低血压患者未使用高钠透析液（钠浓度 140 ～ 145mol/L）或采用在线血液滤过、血液透析滤过等方法，对水大量潴留的患者使用程序除水、单超或序贯透析时警惕低血压的发生。

【护理要点】

1. 正确评估患者的干体重，一般青年人（18 ～ 44 岁）体重增加不要超过干体重的 5%，老年人（≥ 60 岁）体重增加不超过干体重的 4%，或每天体重增加不要超过 1kg 为宜。

2. 尽量避免在透析 3 小时后进食，若确需进食，最好选择透析开始 1 ～ 2 小时，有助于低血压的防治。

3. 采取序贯透析模式，序贯透析是先行单纯超滤后行其他连续性肾脏替代治疗模式。

4. 低温透析，即通过降低透析液温度，常设定透析液的温度为 35 ～ 36℃。

5. 预防性扩容。采用人血白蛋白、血浆或浓缩红细胞预充管路，上机时以 50ml/min 的速度对接引血。

6. 适当延长每次治疗时间（如每次治疗延长 30 分钟）等。

7. 指导患者携降压药物至透析中，根据血压实测值酌情服用降压药物。

8. 纠正贫血，纠正低蛋白血症，加强饮食指导，增加蛋白质摄入量。

9. 治疗中实施血容量监测。

（二）体外循环凝血

【原因】

在连续性肾脏替代治疗过程中，患者的血液长时间与滤器膜、血路管内壁、中心静脉留置导管、压力监测传感器、动脉壶腔体内壁、静脉壶滤网及灌注封口胶等物体表面接触，然而这些与血液持续接触的物体表面，远不及血管内膜光滑，易在血浆蛋白包被表面形成不同程度的血小板黏附和聚集，并产生血栓素 A_2，进而导致这些物体表面存在不同程度的血栓形成物，并激发血液引起凝血级联反应，从而导致连续性肾脏替代治疗体外循环凝血。

【临床表现】

临床主要表现：①机器压力报警，滤前压、静脉压和跨膜压进行性上升超过 300mmHg 且伴随滤器中空纤维颜色变深；②滤器动脉壶端和（或）静脉壶过滤网有血凝块；③冲洗管路时，滤器外观颜色显示整体发暗、发黑，伴静脉壶内有血凝块；④血液红细胞和血浆分离或静脉回路血液变冷；⑤滤器中空纤维丝出现阴影或呈条索状等。

【预警】

1. 合并有高危出血风险的患者无肝素透析治疗，警惕连续性肾脏替代治疗体外循环凝血的发生。

2. 血液高凝状态的患者未采取抗凝治疗，如肾病综合征、高脂血症、糖尿病肾病、系统性红斑狼疮及血管炎等合并血管病变的患者。

3. 血流量不足或血流中断，警惕连续性肾脏替代治疗体外循环凝血的发生。

4. 低血压和循环血容量不足会增加体外循环凝血的风险。

5. 滤器或管路内混有空气是体外循环凝血的重要影响因素，滤器凝血程度分为 4 级。无凝血为 0 级；透析器中＜ 10% 成束纤维凝血为Ⅰ级；透析器中 10%～ 50% 纤维凝血为Ⅱ级；治疗中静脉压明显增高，透析器中＞ 50% 纤维凝血为Ⅲ级。0 ～Ⅰ级为抗凝效果好，凝血风险相对较小；Ⅱ级及以上说明抗凝不足，需增加抗凝剂剂量；Ⅲ级时需要更换滤器。

6. 管路侧支输入血、血制品、高渗高黏性的液体是影响体外循环凝血的重要危险因素。

7. 治疗前或治疗中输注脂肪乳等肠外营养引起滤器膜孔完全堵塞，警惕体外循环凝血的发生。

8. 治疗前或治疗中使用止血药物，增加体外循环凝血风险。

【护理要点】

1. 对于血液呈高凝状态的患者，配用活血化瘀中药可有效预防凝血。中成药可用活血通脉片、丹七片等，汤药可选血府逐瘀汤、桃红四物汤等。高脂血症的患者采取降脂等对症治疗。

2. 导管使用前须判断导管流量：方法是"6秒20ml法则"，即用20ml无菌注射器抽吸导管，若6秒内血液能充满注射器即表明导管血流量能够达到200ml/min，在确定能达到此流量时方可连接管路开始治疗；另外在治疗中若发生了血流不畅，可迅速通过固定导管两翼旋转导管，或改变患者体位，必要时可暂时剪开导管缝线，调整好位置后再重新缝线固定。

3. 针对超滤量过大导致低血压患者应立即停止超滤，减慢血流量，快速滴入100～200ml生理盐水或50%葡萄糖注射液40～60ml静脉注射或快速滴入人血白蛋白等胶体溶液。对于循环血容量不足所致的血流速度缓慢，应即刻用生理盐水快速滴注，必要时输入浓缩红细胞悬浮液补充血容量。

4. 治疗前仔细检查空气报警器、监测器及空气捕捉器液面，使静脉壶液面保持在2/3～3/4水平，若液面过低，应及时采用注射器抽吸侧孔来提升液面，且确保所有管道连接处接合牢固。

5. 血制品和高渗高黏性液体是连续性肾脏替代治疗患者常需使用的液体，采用周围血管逐步输注，避开透析肢体。

6. 连续性肾脏替代治疗中严禁从血路管输注脂肪乳，建议在停止连续性肾脏替代治疗或更换滤器期间酌情输入。

7. 连续性肾脏替代治疗中停止输入止血药，治疗后使用。

（三）空气栓塞

【原因】

空气栓塞多为技术操作及机械装置失误所致，如血液管路安装错误、连接部位漏气、空气探测器报警失灵、回血操作失误、管路或透析器破损开裂等。

【临床表现】

患者常表现为突然胸闷、呼吸困难、咳嗽、气喘、发绀、血压下降甚至呼吸心搏停止死亡。

【预警】

1. 管路的完整性破坏，泵前管道负压部分破损或连接不良，警惕体外循环发生空气栓塞。

2. 预冲管路及透析器未彻底排净气泡，泵前补液、输血时被打断，无人替代看管时离开机器，警惕空气栓塞的发生。

3. 使用冷冻的透析液时警惕空气栓塞的发生。

4. 机器静脉壶液面自动除气，应警惕空气栓塞的发生。

5. 私自消除空气报警检测时警惕系统失灵。

【护理要点】

1. 上机前严格检查管路和滤器有无破损。

2. 做好内瘘针或深静脉置管的固定及透析管路之间、管路与滤器之间的连接。

3. 连续性肾脏替代治疗中密切观察内瘘针或中心静脉留置导管、管路连接等有无松动或脱落。

4. 一旦发现空气进入体内，立即夹闭静脉管道，协助患者取左侧卧位，并抬高下肢，使空气停留在右心室顶端而慢慢溶入血液中吸收；为防止空气进入脑部引起脑栓塞，须采用头低足高位；并给予高流量吸氧、确保气道畅通。清醒患者采用面罩吸纯氧；意识丧失患者予以气管插管；静脉应用地塞米松、低分子右旋糖酐，减轻脑水肿，改善微循环；进入体内空气量较多需进行锁骨下静脉穿刺抽气或直接心脏穿刺。

5. 连续性肾脏替代治疗结束时严禁使用空气回血。

6. 做好连续性肾脏替代治疗机空气报警装置维护保养。

（四）心律失常

【原因】

心律失常与患者有心脏基础疾病密切相关，如急性心肌梗死、心力衰竭、心包炎等。与连续性肾脏替代治疗过程中超滤、低血压、患者钾和镁等电解质紊乱、酸碱紊乱、严重贫血、低氧血症、中心静脉置管部位及治疗药物等有关。

【临床表现】

临床表现通常与心律失常产生的部位、速度、频率等有关，表现多种多样。轻者表现为心悸、胸闷，重者可引起心功能障碍而发生头晕、黑矇、乏力、心绞痛甚至猝死。患者的体征与心律失常的类型有关，如出现心动过速或过缓、心律失常、第一心音强弱不等，或可见颈静脉 a 波等。

【预警】

1. 对于 > 65 岁的患者，两次透析间期体重增长 > 5%、血氧饱和度 < 90%、钾摄入过多、高钾血症（血清钾 > 5.5mmol/L）、超滤脱水量大（每次 > 3.0kg）、血红蛋白低（< 80g/L）、透析期血压不稳定，伴有心力衰竭、心肌梗死的患者，需警惕心律失常的发生。

2. 血液透析患者合并有冠心病、心肌病、高血压、糖尿病、贫血、酸碱失衡、继发性甲状旁腺功能亢进、心肌钙化、心肌淀粉样变等疾病，透析膜生物相容性差，警惕心律失常的发生。

3. 当超滤率 > 10ml/（kg·h）时，血液透析患者的心血管事件发生率和全因死亡率均显著增高。威胁患者生命的严重心律失常及猝死常发生于透析开始和透析结束后 5 小时内，在此时段应警惕心律失常的发生。

【护理要点】

1. 找到并纠正诱发因素，如高钾血症或低钾血症、低钙血症等，酸碱失衡如酸中毒，心脏器质性疾病等。根据病情调节透析液离子浓度。

2. 明确心律失常类型，合理应用抗心律失常药物及电复律。对于有症状或一些特殊类型心律失常如频发室性心律失常，需要应用抗心律失常药物，但应用时需考虑肾衰竭导致的药物蓄积。建议在有经验的心脏科医师指导下应用。

3. 严重心律失常者需安装起搏器，对于重度心动过缓及潜在致命性心律失常者建议安装起搏器。

4. 限制透析间期体重增长（两次透析间期体重增长 < 5%），缓慢超滤脱水。

5. 高龄患者宜选择对血流动力学影响小的透析方式，采用生物相容性好的透析器，对伴有严重心血管病或血流动力学不稳定的患者，最好应用血液滤过等方式。

6. 尽量保证充分有效透析，最大限度降低血中尿毒症毒素和纠正电解质紊乱。

7. 改善患者的营养状态，纠正贫血、酸中毒及降低甲状旁腺激素水平等。

（五）酸碱失衡与电解质紊乱

【原因】

持续透析时酸中毒的纠正仅依赖于透析液与血清中的碱基的缓冲浓度差，而持续性血液滤过时碳酸氢根的筛选系数＞1，置换液碱基的浓度若低于血清浓度则易发生酸中毒；电解质紊乱在高通量透析及持续透析中的发生率较高，与疾病、治疗、透析液／置换液配方不当有关。

【临床表现】

连续性肾脏替代治疗常应用于纠正重症患者的酸碱紊乱，若置换液碱基浓度高于血清浓度时患者可能发生碱中毒，若置换液碱基的浓度低于血清浓度则患者易发生酸中毒；枸橼酸抗凝过程中，连续性肾脏替代治疗相关的电解质紊乱以低磷血症和低镁血症最常见，其次为低钙血症、低钾血症。

【预警】

1. 肝功能异常者使用乳酸盐置换液时应警惕代谢性酸中毒的发生，建议选用碳酸氢盐置换液。

2. 肝功能异常者使用枸橼酸抗凝，枸橼酸需肝进行代谢，严重肝功能不全者容易发生枸橼酸中毒，此时应警惕低钙血症伴阴离子间隙增高的代谢性酸中毒，建议使用无抗凝模式。

3. 透析中电解质失衡，成品置换液中通常不含磷或镁，行连续性肾脏替代治疗的患者应警惕低磷血症或低镁血症的发生。

4. 行枸橼酸抗凝的患者，可能会发生枸橼酸输注过量，钙离子消耗及钠离子输入，应警惕低钙血症和高钠血症的发生，及时监测血气分析。

【护理要点】

1. 电解质紊乱，根据病情预判选择配方。

2. 连续性肾脏替代治疗开始阶段需监测电解质及血糖，治疗中每隔6～8小时监测血气和电解质。

3. 根据血生化报告调整置换液和透析液配方。

4. 对连续性肾脏替代治疗耐受能力较差者可逐步提高透析置换速度。

5. 低钠血症发现后立即停止治疗，使用高效透析滤器，并及时补充钠盐，输新鲜血液，吸氧。

6. 高钾血症按医嘱使用葡萄糖酸钙、胰岛素、碳酸氢钠等药物治疗，同时继续进行连续性肾脏替代治疗。

7. 低钾血症发现后及时补钾，提高置换液、透析液钾浓度。

（张仲华　童　辉）

第六节　血液透析

血液透析（hemodialysis，HD）是根据膜平衡原理将患者血液与含一定化学成分的透析液同时引入透析器内，在透析膜两侧流过，分子透过半透膜作跨膜移动，达到动态平衡。患者体内积累的小分子有害物质得到清除，人体所需的某些物质也可由透析液得到补充，所以血液透析能部分地代替正常肾功能，达到排除废物、毒素，使水、电解质、酸碱保持平衡的治疗目的。

一、适应证

1. 慢性肾衰竭（CRF）的血液透析适应证　一般在患者肌酐清除率（Ccr）降至10ml/min左右时即应开始血液透析。糖尿病患者宜适当提早，当其Ccr小于15ml/min时开始透析，其他参考指标如下。

（1）血尿素氮≥28.6mmol/L。

（2）血肌酐≥707.2μmol/L。

（3）高钾血症，血钾≥6.5mmol/L。

（4）代谢性酸中毒，二氧化碳结合力≤16.74mmol/L。

（5）有明显水潴留体征（严重水肿、血压升高及充血性心力衰竭）。

（6）有明显厌食、恶心、呕吐等尿毒症表现。

2.急性肾衰竭血液透析适应证

（1）基本同CRF。

（2）急性肾衰竭诊断确立，少尿或无尿2天以上，血肌酐≥442μmol/L，或存在高分解代谢（每天血尿素氮上升10mmol/L以上，血肌酐上升177μmol/L以上或血钾上升1～2mmol/L以上）。

（3）并发其他疾病，尤其是严重感染、创伤等，或者有严重的合并症（如营养不良、心血管并发症）的患者宜提早进入透析。

二、禁忌证

相对禁忌证：①老年高危患者或不能合作的婴幼儿；②患晚期肿瘤等系统性疾病导致的全身衰竭；③严重的缺血性心脏病；④升压药不能纠正的严重休克；⑤严重出血倾向或颅内出血（发病24小时内）；⑥严重的心肌病变导致的肺水肿及心力衰竭。

三、常见并发症

血液透析的常见并发症包括透析相关性低血压、首次使用综合征、失衡综合征、体外循环凝血堵管、溶血、透析器破膜、肌肉痉挛。

（一）透析相关性低血压

【原因】

1.容量相关性因素 包括超滤速度过快、设定的干体重过低、透析机超滤故障或透析液钠浓度偏低等。

2.血管收缩功能障碍 包括透析液温度较高、透析前应用降压药物、透析中进食、中重度贫血、自主神经功能障碍（如糖尿病神经病变患者）及采用醋酸盐透析。

3.心脏因素 如心脏舒张功能障碍、心律失常（如心房颤动）、心肌缺血、心脏压塞、心肌梗死等。

4.其他少见原因 如出血、溶血、空气栓塞、透析器反应、脓毒血症等。

【临床表现】

轻度透析相关性低血压患者可无明显症状，也可出现打哈欠、头晕、面色苍白、出汗、视物模糊、声音嘶哑、心悸、脉搏加速等症状。严重者可出现呼吸困难、黑矇、呕吐、胸痛、腹痛、心绞痛发作、肌肉痉挛、一过性意识丧失甚至诱发严重心律失常、死亡。

【预警】

1.当患者透析超滤超过干体重的5%时，患者容易发生低血压，应该警惕，透析过程中需严密监测。

2.当患者透析超滤超过干体重的10%时，应该进行心电监护，严密监测生命体征的变化，警惕低血压的发生。

3. 当患者血糖过低时患者容易发生低血压，特别是糖尿病患者，应该严密监测血糖的变化。

4. 当患者出现心律失常等心血管系统表现时，应该警惕低血压的发生。

5. 透析前服用降压药物的患者，警惕发生低血压。

6. 患者发生肌肉痉挛时提示超滤率过大，容易诱发低血压。

【护理要点】

1. 迅速补充血容量，予以生理盐水 100 ～ 200ml 快速输入，同时停止超滤，并适当减慢血流速度。

2. 患者取头低足高位，予以低流量吸氧。

3. 症状严重者，可加大输液量，可考虑输入高渗液体，如 50% 葡萄糖注射液 40 ～ 60ml、10% 氯化钠注射液 20ml、甘露醇、白蛋白等。

4. 若上述处理后血压回升，则逐步恢复超滤，治疗期间仍应密切监测血压变化。

5. 如血压仍不回升，可再次输入生理盐水进行扩容治疗，并继续寻找原因，对可纠正诱因进行干预。

6. 对于容量相关因素导致的低血压透析患者，应限制透析间期钠盐和水的摄入量，控制透析间期体重增长不超过 5%；必要时重新评估干体重。

7. 对于超滤过多的患者可适当增加透析次数或延长每次透析时间（如每次透析延长 30 分钟）等。

8. 与血管功能障碍有关的透析低血压患者，应停用或调整降压药物的剂量和给药时间，如改为透析后用药；避免透析中后期进食。

9. 采用低温透析（透析液温度 34 ～ 35.5℃）联合可调钠透析、超滤曲线等方式。

10. 有条件时可应用容量监测装置在透析中对患者进行血容量监测，避免超滤速度过快。

11. 如透析中低血压反复出现，而上述方法无效，可考虑改变透析方式，如采用单纯超滤、序贯透析和血液滤过，或改为腹膜透析，必要时可采用缓慢持续超滤治疗。

12. 若采取上述措施后血压仍不回升或继续下降，则回血终止透析治疗，积极寻找诱发低血压的原因，并予以解除。

（二）首次使用综合征

【原因】

首次使用综合征既往又称透析器反应综合征，但也见于透析器复用患者。临床分为两类：A 型反应（过敏反应型）和 B 型反应。A 型反应（过敏反应型）主要是患者对与血液接触的体外循环管路、透析膜等物质发生过敏反应所致，可能的致病因素包括透析膜材料、管路和透析器的消毒剂（如环氧乙烷）、透析器复用的消毒液、透析液受污染、肝素过敏等。另外，有过敏病史及高嗜酸性细胞血症、应用血管紧张素转换酶抑制剂者，也易出现 A 型反应。B 型反应多认为是补体激活所致，与应用新的透析器及生物相容性差的透析器有关。

【临床表现】

A 型首次使用综合征主要发病机制为快速的过敏反应，常于透析开始后 5 分钟内发生，少数迟至透析开始后 30 分钟。发病率不到 5 次 /10 000 透析例次。依据反应轻重，患者可表现为皮肤瘙痒、荨麻疹、咳嗽、喷嚏、流清涕、腹痛、腹泻，甚至呼吸困难、休克、死亡等。一旦考虑 A 型反应，应立即采取处理措施，并寻找原因，以后采取预防措施，避免再次发生。B 型反应常于透析开始后 20 ～ 60 分钟出现，发病率为 3 ～ 5 次 /100 透析例次。其发作程度常较轻，多表现为胸痛和背痛。

【预警】

1. 于首次透析开始后 5 分钟内发生，少数迟至透析开始后 60 分钟出现皮肤瘙痒、荨麻疹、咳嗽、喷嚏、流清涕、腹痛、腹泻、胸痛、背痛甚至呼吸困难，警惕首次使用综合征的情况发生，如出现 A 型反应则立即停止透析处理。

2. 对有过敏史的患者，透析前未进行抗过敏治疗，警惕首次使用综合征。

3. 有既往史者，透析期非复用，警惕严重反应的患者发生呼吸困难甚至死亡。

4. 高危人群血液透析前未停用血管紧张素转化酶抑制剂（angiotensin converting enzyme inhibitor，ACEI）警惕首次使用综合征。

【护理要点】

1. A 型首次使用综合征紧急处理

（1）立即停止透析，夹闭血路管，丢弃管路和透析器中血液。

（2）给予抗组胺药、激素或肾上腺素治疗。

（3）如出现呼吸循环障碍，立即予以心脏呼吸支持治疗。

2. A 型首次使用综合征预防措施

（1）透析前充分冲洗透析器和管路。

（2）选用蒸汽或 γ 射线消毒透析器和管路。

（3）进行透析器复用。

3. B 型首次使用综合的处理　B 型反应多较轻，予以鼻导管吸氧及对症处理即可，常不需终止透析。

（三）失衡综合征

【原因】

失衡综合征是指由于血液透析快速清除溶质，患者血液溶质浓度快速下降，血浆渗透压下降，血液和脑组织液渗透压差增大，水向脑组织转移，从而引起颅内压增高、颅内 pH 改变。失衡综合征可以发生于任何一次透析过程中，但多见于首次透析、透前血肌酐和血尿素氮很高、快速清除毒素（如高效透析）等情况。

【临床表现】

失衡综合征是指发生于透析中或透析后早期，以脑电图异常、全身和神经系统症状为特征的一组病症，轻者可表现为头痛、恶心、呕吐及躁动，重者出现抽搐、意识障碍甚至昏迷。

【预警】

1. 疼痛缓解，收缩压降至 80mmHg 以下，或原有高血压的患者收缩压降低 ≥ 60mmHg，心率 > 110 次 / 分、尿量明显减少（< 20ml/h），甚至无尿，警惕以心源性休克为主要症候群的失衡综合征发生。

2. 高龄合并陈旧性心肌梗死、陈旧性脑梗死、慢性肾功能不全、肺部感染等疾病的急性心肌梗死患者，警惕发生心源性休克为主要症候群的失衡综合征。

3. 首次透析患者短时间内快速清除大量溶质，血清尿素氮下降 > 30% ～ 40%，透析时间 > 3 小时。

【护理要点】

1. 轻者仅需减慢血流速度，以减少溶质清除，减轻血浆渗透压和 pH 过度变化。对伴肌肉痉挛者可同时输注高浓度盐水或高渗葡萄糖注射液，并予以相应对症处理。如经上述处理仍无缓解，则提前终止透析。

2. 重者（出现抽搐、意识障碍和昏迷）建议立即终止透析，并做出鉴别诊断，排除脑血管意外及其他原因，同时予以输注甘露醇。之后根据治疗反应予以其他相应处理。透析失衡综合征引起的昏迷一般于 24 小时内好转。

3. 针对首次透析患者，首次透析血清尿素氮下降控制在 30% ～ 40%。建议采用低效透析方法，包括减慢血流速度、缩短每次透析时间（每次透析时间控制在 2 ～ 3 小时）、应用小面积的透析器等。

4. 针对维持性透析患者，采用钠浓度曲线透析液序贯透析可降低失衡综合征的发生率。规律和充分透析、增加透析频率、缩短每次透析时间等对预防有益。

（四）体外循环凝血堵管

【原因】

在血液透析治疗过程中，患者的血液长时间暴露于中心静脉导管、血路管、静脉壶中的空气、灌注胶和透析膜，这些不同程度的血栓形成物可以激发血液凝固。

【临床表现】

临床主要表现：①机器压力报警，滤前压、静脉压和跨膜压进行性上升超过 300mmHg 且伴随滤器中空纤维颜色变深；②滤器动脉端和（或）静脉壶过滤网有血凝块；③冲洗管路时，滤器外观颜色显示整体发暗、发黑，伴静脉壶内有血凝块；④血液红细胞和血浆分离或静脉回路血液变冷；⑤滤器中空纤维丝出现阴影或呈条索状等。

【预警】

1. 不能使用抗凝剂、治疗前或治疗中使用止血药物的患者，警惕体外循环凝血堵管的发生。

2. 血液呈高凝状态的患者未进行抗凝治疗，如肾病综合征、高脂血症、糖尿病肾病、系统性红斑狼疮及血管炎等合并血管病变的患者，警惕体外循环凝血堵管的发生。

3. 高血细胞比容、高超滤率者，警惕体外循环凝血堵管的发生。

4. 低血压和血流量不足、频发血流中断或存在透析通路再循环时，警惕体外循环凝血堵管的发生。

5. 滤器或管路内混有空气、管路侧支输入血制品或高渗高黏性液体是导致体外循环凝血堵管的重要危险因素。

6. 透析中输注者，警惕体外循环凝血堵管的发生。

【护理要点】

护理要点见其他操作引起的体外循环凝血的护理要点。

（五）溶血

【原因】

1. 血路管相关因素，如狭窄或梗阻等引起红细胞机械性损伤。

2. 透析液相关因素，如透析液钠过低，透析液温度过高，透析液被消毒剂、氯胺、漂白粉、铜、锌、甲醛、氟化物、过氧化氢、硝酸盐等污染。

3. 透析中错误输血。

【临床表现】

患者表现为胸痛、胸部压迫感、呼吸急促、腹痛、发热、畏寒等。一旦发生应立即寻找原因，并采取措施予以处置。

【预警】

1. 当血管通路功能不良时，血路管压力出现异常，血泵抽吸不畅或血路管梗阻警惕发生溶血。

2.使用低钠透析液或透析液的温度过高警惕溶血发生。

3.透析机使用的消毒剂误入透析液容易引起溶血。

4.透析中错误输血,应该警惕溶血的发生。

【护理要点】

1.严重溶血者停止泵血,夹住血管通路,丢弃血液,保留血袋查找原因,明确溶血原因后尽快恢复透析。

2.严密观察生命体征,急查电解质,避免发生高钾血症。

3.吸入高浓度氧气,对症治疗酸中毒、低血压、脑水肿等并发症。

4.及时纠正贫血,必要时可输新鲜全血,将血红蛋白提高至许可范围。

5.严格监测透析用水和透析液,严格消毒操作,避免透析液污染。

(六)透析器破膜

【原因】

1.透析器质量问题。

2.透析器储存不当,如冬天储存在温度过低的环境中。

3.透析中凝血或大量超滤等导致跨膜压过高。

4.对于复用透析器,如复用处理和储存不当、复用次数过多也易发生破膜。

【临床表现】

临床表现为透析机漏血探测器报警,透析液废液侧出现洗肉水样废液,透析器外层出现血液。

【预警】

1.透析中跨膜压过高时,警惕发生透析器破膜。

2.透析器使用前应该仔细检查质量问题,避免发生破膜。

3.当发生破膜时,如果机器报警器故障,应当警惕患者出现血液损失而休克。

4.透析机漏血报警警惕透析器破膜。

5.透析器复用警惕透析器破膜。

【护理要点】

1.紧急处理

(1)一旦发现应立即夹闭透析管路的动脉端和静脉端,丢弃体外循环中血液。

(2)更换新的透析器和透析管路进行透析。

(3)严密监测患者生命体征、症状和体征,一旦出现发热、溶血等表现,应采取相应处理措施。

2.透析前应仔细检查透析器。

3.透析机漏血报警等装置应定期检测,避免发生故障。

4.透析器复用时应严格进行破膜试验。

(七)肌肉痉挛

【原因】

透析中低血压、低血容量、超滤速度过快及应用低钠透析液治疗等导致肌肉血流灌注降低是引起透析中肌肉痉挛最常见的原因;血电解质紊乱和酸碱失衡也可引起肌肉痉挛,如低镁血症、低钙血症、低钾血症等。

【临床表现】

肌肉痉挛多出现在每次透析的中后期,多发生于腓肠肌,疼痛难忍,患者往往要求提前下机。

【预警】

1. 透析中低血压，警惕肌肉痉挛的发生。

2. 透析间期体重增长过多，超过干体重的 5%，当超滤过多过快时，警惕肌肉痉挛的发生。

3. 贫血、低蛋白血症时，警惕肌肉痉挛的发生。

4. 当透析液钙离子浓度过低，出现低钙血症，警惕肌肉痉挛的发生。

【护理要点】

1. 治疗根据诱发原因酌情采取措施，可快速输注生理盐水（生理盐水 100ml，可酌情重复）、高渗葡萄糖注射液或甘露醇注射液，对痉挛肌肉进行外力挤压按摩也有一定疗效。

2. 给予保暖，采用热水袋热敷肌肉痉挛处。

3. 迅速将超滤设置为不脱水，调低血泵速度为 150～180ml/min，必要时给予 10% 葡萄糖酸钙 10～20ml 稀释后缓慢静脉注射。

4. 防止透析低血压发生及透析间期体重增长过多，每次透析间期体重增长不超过干体重的 5%。

5. 积极纠正低镁血症、低钙血症和低钾血症等电解质紊乱。

（张仲华　童　辉）

参 考 文 献

卞书森，张福港，李晓东，2006. 血液透析膜的生物相容性研究进展. 中国血液净化，5(4): 205.

陈显峰，汤展宏，2010. 无肝素连续性肾脏替代治疗重症患者的血凝因素研究. 内科，5(2): 176-177.

陈香美，2010. 血液净化标准操作规程. 北京：人民军医出版社：72-106.

葛均波，徐永健，2013. 内科学. 8 版. 北京：人民卫生出版社.

何长民，张训，2005. 肾脏替代治疗学. 2 版. 上海：上海科技教育出版社：90-91.

吉红燕，2016. 动静脉内瘘感染的原因分析及护理对策. 实用临床医药杂志，20(8): 139-140.

阚蓉英，张学军，郑建华，等，2009. 高危出血患者无肝素抗凝连续性肾替代治疗的护理. 护理学杂志，24(9): 46-47.

李松梅，孙媛媛，沈燕，等，2010. 无肝素连续肾脏替代治疗定时预冲对滤器寿命的影响. 护理学杂志，25(21): 29-30.

梁秀娟，许腊梅，李林玉，等，2011. 股静脉临时双腔导管血液透析中血流量不足的原因分析及护理对策. 广东医学院学报，29(4): 466-467.

刘华，伍丽珍，彭保，2002. 脂肪乳引起透析器膜孔堵塞 1 例报告. 透析与人工器官，13(1): 42-43.

刘晓辉，单岩，时秋英，2013. 血液透析患者动静脉内瘘穿刺疼痛的研究现状. 中华护理杂志，48(11): 1045-1047.

罗桂萍，2009. 透析相关性心包炎患者行无肝素血液透析的临床分析与护理体会. 中国血液净化，8(3): 171-172.

梅长林，余学清，2015. 内科学 (肾脏内科分册). 北京：人民卫生出版社.

美国 NKF-K/DOQI 工作组，2003. 慢性肾脏病及透析的临床实践指南. 王海燕，王梅，译. 北京：人民卫生出版社：469.

孟秀云，姜立萍，杨敏，等，2005. 尿激酶不同给药方法对隧道导管纤维蛋白鞘的影响. 中华护理杂志，40(10): 782-783.

倪小英，2012. 动静脉内瘘术后患者肿胀手综合征观察护理. 医学信息，25(8): 291-292.

潘海卿，汤秋芳，2010. 连续性血液净化治疗中体外循环凝血原因分析及护理. 护士进修杂志，25(12): 1122-1123.

邱晓华，邱海波，2010. CRRT 在危重患者中的应用. 现代实用医学，22(3): 243-245.

唐万欣，付平，2009. 连续性肾脏替代治疗抗凝技术. 中国实用内科杂志，29(3): 287-289.

汪晖，徐蓉，2013. 临床护理指南. 2 版. 北京：科学出版社.

王好，崔俊，2013. CRRT 患者血管通路血流量不足的原因分析及护理对策. 中国血液净化志，12(3): 170-173.

王会接，2014. 动静脉内瘘术围术期护理. 国际护理学杂志，33(9): 2383-2385.

王瑛，乔艳红，常靖，等，2004. 高脂血症患者血液流变学指标检测. 中国血液流变学杂志，14(3): 370-371.

王云燕，刘晓莉，刘均敏，2006. 血液透析器出现凝血的原因分析和护理对策. 解放军护理杂志，23(5): 48-49.

奚易云，李军，2013. 血液透析患者肿胀手综合征研究进展. 中国中西医结合肾病杂志，14(4): 369-371.

向晶，曾鹏，马志芳，2012. 2 种无肝素操作方法在连续性肾脏替代治疗中的比较. 中国血液净化，11(8): 455-456.

徐钢，2013. 肾脏病诊疗指南. 3 版. 北京：科学出版社.

薛志强，曾石养，2010. 尿激酶 24 小时停留封管溶栓治疗对颈内静脉留置双腔透析导管内血栓形成的疗效研究. 中国血液净化，9(5): 265-268.

尤黎民，吴瑛，2017. 内科护理学. 6 版. 北京：人民卫生出版社.

张仲华，李春，童辉，等，2012. 高危出血倾向病人改良式无肝素抗凝连续性血液净化治疗的护理. 护理研究，26(30): 2822-2824.

张仲华，严贺，童辉，等，2012. 改良式无肝素抗凝在高危出血倾向患者连续性血液滤过中的应用. 护理学杂志，27(5): 37-40.

赵红莲，2014. 动静脉内瘘常见并发症原因分析及护理对策. 现代医药卫生，(21): 3319-3320.

Daugirdas J T, Blake P G, Ing T S, 2008. Handbook of Dialysis. 4th ed. Philadelphia: Lippincott Williams & Wilkins: 215-217.

Ethier J, Mendelssohn D C, Elder S J, et al, 2008. Vascular access use and outcomes: an in ternational perspective from the dialysis outcomes and practice patterns study. Nephrol Dial Transplant, 23(10): 3219-3226.

Frank R D, Müller U, Lanzmich R, et al, 2006. Anticoagulant-free genius haemodialysis using low molecular weight heparin-coated circuits. Nephrol Dial Transplant, 21(4): 1013-1018.

Hertig A, Rondeau E, 2004. Role of the coagulation fibrinolysis system in fibrin-associated glomerular injury. J Am Soc Nephrol, 15(4): 844-853.

Lavaud S, Canivet E, Wuillai A, et al, 2003. Optimal anticoagulation strategy in haemodialysis with heparin-coated polyacrylonitrile membrane. Nephrol Dial Transplant, 18(10): 2097-2104.

Levery A S, Atkins R, Coresh J, et al, 2007. Chronic kidney disease as a global public health problem: approaches and initiatives - a position statement from Kidney Disease Improving Global Outcms. Kidney Int, 72(3): 247-259.

Mulvihill J, Cazenave J P, Mazzucotelli J P, et al, 1992. Minimodule dialyser for quatitative ex vivo evaluation of membrane haemocompatibility in humans: comparison of acrylonitrile copolymer, cuprophan and polysulphone hollow fibres. Biomaterials, 13(8): 527.

Reddy A S, Lang E V, Cutts J, et al, 2007. Fibrin sheath removal from central venous catheters: an internal snare manoeuvre. Nephrol Dial Transplant, 22(6): 1762-1765.

Ronco C, Cruz D, Bellomo R. 2007. Continuous renal replacement in critical illness. Contrib to Nephrol, 156(2): 309-319.

Savader S J, Ehrman K O, Porter D J, et al, 2001. Treatment of hemodialysis catheter-associated fibrin sheaths by rt-PA infusion: critical analysis of 124 procedures. J Vasc Interv Radiol, 12(6): 711-715.

Stasko J, Galajda P, Ivanková J, et al, 2007. Soluble P-selection during a single hemodialysis session in patients with chronic renal failure and erythropoietin treatment. Clin Appl Thromb Hemost, 13(4): 410-415.

Svoboda P, Barton R P, Barbarash O L, et al, 2004. Recombinant urokinase is safe and effective in restoring patency to occluded central venous access devices: a multiple center, international trial. Crit Care Med, 32(10): 1990-1996.

第14章 血液系统诊疗技术并发症预警及护理

第一节 造血干细胞移植

造血干细胞移植（hematopoietic stem cell transplantation，HSCT）是通过大剂量放化疗预处理，清除受者体内的肿瘤细胞或异常细胞，再将自体或异体造血干细胞移植给受者，使受者重建正常造血及免疫系统。

根据造血干细胞来源的不同，HSCT可分为骨髓移植（BMT）、外周血干细胞移植（PBSCT）和脐血移植（UCBT）；根据供者来源不同，HSCT可分为自体移植和异体移植；根据供受者基因是否相同，异体移植分为同基因造血干细胞移植和异基因造血干细胞移植；根据血缘关系来分，异基因造血干细胞移植又可分为亲缘和非亲缘造血干细胞移植；根据HLA配型相合程度，异基因造血干细胞移植可分为全相合移植、部分相合移植及单倍体移植。

一、适应证

目前HSCT广泛应用于恶性血液病、非恶性难治性血液病、遗传性疾病和某些实体瘤治疗。

二、禁忌证

严重的心、肝、肺、肾等重要器官功能损害或严重精神障碍者禁忌。

三、常见并发症

HSCT的常见并发症包括间质性肺炎（interstitial pneumonia，IP）、出血性膀胱炎（hemorrhagic cystitis，HC）、肝静脉闭塞综合征（hepatic vein occlusion syndrome，HVOD）、移植物抗宿主病（graft-versus-host disease，GVHD）。

（一）间质性肺炎

【原因】

间质性肺炎是肺的间质组织发生炎症，炎症主要侵犯支气管壁肺泡壁，特别是支气管周围血管周围小叶间和肺泡间隔的结缔组织，而且多呈坏死性病变。移植术后免疫功能严重低下，患者极易出现严重感染，特别是肺部感染。病因最主要的还是病毒感染，尤其以巨细胞病毒（cytomegalovirus，CMV）多见；其次预处理中的化疗药物（如白消安、环磷酰胺等）及放射性损伤也可导致肺间质的损伤。

【临床表现】

此并发症是以弥漫性肺实变、肺泡炎和间质纤维化为基本病理改变，临床表现为活动性呼吸困难、胸部 X 线片显示弥漫性阴影、限制性通气障碍、弥散功能（DLCO）降低和低氧血症。主要临床表现有进行性呼吸困难、低氧血症。患者移植术后免疫力极低，尤其在移植术后 100 天内，一旦出现间质性肺炎，死亡率非常高，因此预防最为重要。

【预警】

1. 患者出现发热、干咳、胸闷、气促，呼吸困难及低氧血症，$SpO_2 < 95\%$ 且呈进行性下降，要警惕间质性肺炎发生。

2. 动态监测各项检查指标，积极处理。肺部影像学改变：胸部 X 线片显示磨玻璃样改变，CT 存在肺间质改变；肺功能检查：限制性通气障碍、弥散功能（DLCO）降低，肺活量减少、残气量随病情进展而减少；动脉血气分析：氧分压降低，但动脉血二氧化碳分压正常；CMV 抗体阳性。出现以上改变时警惕间质性肺炎的发生。

【护理要点】

1. 保持环境安静、舒适、空气新鲜。患者取半坐卧位休息。

2. 严密观察生命体征、神志、发绀与呼吸困难的情况。注意咳嗽的频率、音色、时间的变化。

3. 遵医嘱给予氧疗，如鼻导管吸氧、面罩给氧、双相正压呼吸机辅助通气等，依具体情况而定；做好血气分析。

4. 遵医嘱给予早期足量的激素治疗。激素可减少肺间质的渗出，提高氧合指数，改善低氧血症，调节免疫。注意观察激素的副作用。

5. 指导患者进行呼吸功能锻炼。

6. 做好心理护理，给予适当心理安慰。

（二）出血性膀胱炎

【原因】

出血性膀胱炎与预处理中大剂量的环磷酰胺（CTX）使用有关。环磷酰胺在体内的代谢产物丙烯醛可使膀胱黏膜发生组织学变化，直接损伤膀胱黏膜上皮细胞，最终导致黏膜坏死、出血、溃疡；其次病毒感染包括多瘤 BK 病毒、Ⅱ型腺病毒和 CMV 等，常与迟发性出血性膀胱炎有密切关系，可能是移植术后机体处于严重的免疫功能紊乱状态，潜伏的病毒极易活化，由此引起出血性膀胱炎的发生。另外，GVHD 在出血性膀胱炎的发病中也起着十分重要的作用，有研究认为，膀胱也是 GVHD 的靶器官，遭供者淋巴细胞的攻击，加上治疗 GVHD 的强烈免疫抑制可进一步诱发病毒抗原的活化，共同参与出血性膀胱炎的发病。

【临床表现】

临床表现为不同程度的血尿，血尿可轻可重，轻者仅有镜下血尿，重度可造成贫血及血流动力学改变。多数患者经过大量输液、碱化尿液等治疗后可以痊愈。

【预警】

1. 患者出现尿频、尿急、尿痛膀胱刺激征及不同程度的血尿，提示有出血性膀胱炎。

2. 充分水化、碱化尿液，超量补液，达到自然冲洗膀胱的作用，避免出现尿路梗阻。

3. 观察贫血及低血容量休克表现。

4. CMV 抗体阳性时，每周监测 1 次，根据结果调整抗病毒药物治疗。

【护理要点】

1. 预处理过程中，使用美司钠减少环磷酰胺的毒性。美司钠可以和膀胱内的丙烯醛特异性结合，形成无毒性复合物，减少膀胱的损伤。

2. 病情观察：严密观察生命体征及尿量、尿色的变化，准确记录每天液体出入量。

3. 绝对卧床休息。充分水化、碱化尿液，超量补液，达到自然冲洗膀胱的作用。

4. 对于严重的出血性膀胱炎，进行膀胱冲洗，防止血块堵塞尿路。

5. 止血治疗：遵医嘱予以药物止血、血制品输注等。

6. 做好消毒隔离及手卫生，预防交叉感染。

7. 做好心理护理，给予适当心理安慰。

（三）肝静脉闭塞综合征

【原因】

预处理中大剂量的化疗、放疗等原因引起的肝小叶中央静脉和小叶小静脉血窦内皮细胞损伤，导致肝内小静脉和血窦的非血栓性狭窄闭塞，同时伴有小叶中心肝细胞的不同程度坏死。

【临床表现】

临床上表现为肝区疼痛、肝大、腹水和黄疸，严重者发生多器官功能衰竭。伴有肝性脑病者可有性格行为特征及睡眠习惯的改变。目前尚无特效治疗方法，以预防为主。

【预警】

1. 移植前有病毒性肝炎病史者容易出现 HVOD。

2. 移植后腹胀、腹围增大，体重增加，皮肤及巩膜黄染，谷草转氨酶及谷丙转氨酶升高，γ-谷氨酰转肽酶（γ-GT）异常升高，都应警惕出现了 HVOD。

3. 患者出现性格、行为特征、睡眠习惯、神志的改变等脑病表现，应做好安全防护，防范意外发生。

【护理要点】

1. 遵医嘱规范使用前列地尔（前列腺素 E_1），防止血栓形成，改善肝脏微循环、保护肝细胞。

2. 有病毒性肝炎病史者使用抗病毒药物控制，注意观察药物的不良反应，动态监测血常规。

3. 严密观察生命体征、神志及黄疸的变化，每天晨起测量体重、腹围，记录液体出入量。

4. 定期监测肝功能，有脑病先兆表现者监测血氨浓度。

5. 护肝、营养支持及预防感染，避免使用肝毒性大的药物（如两性霉素 B 等）。

6. 重症患者行血浆置换治疗。

7. 昏迷患者按昏迷期护理常规执行，给予合适的体位防止吸入性肺炎和窒息；做好安全防护，加用床档，防止坠床，必要时进行约束。

（四）移植物抗宿主病

【原因】

由于供体、受体之间存在着免疫遗传学差异，植入的免疫活性细胞（主要是 T 细胞）被受体抗原致敏而增殖分化，直接或间接地攻击受体细胞，使受体产生的一种全身性疾病，是异基因造血干细胞移植术后的主要并发症和造成死亡的一个重要原因，也是一种免疫反应异常影响多器官的全身性并发症。

【临床表现】

GVHD 与异基因造血干细胞移植的供受体之间的免疫遗传学差异有关。GVHD 通常分为急性（移植后 3 个月内）和慢性（移植后 3 个月后）两种。急性 GVHD 主要累及皮肤、肠道和肝，临床表现为皮疹、腹泻、肝功能损伤。慢性 GVHD 是一种类似自身免疫性疾病的全身性疾病，常累及多个器官。主要病变为受累器官的纤维化和萎缩。临床表现为硬皮病样皮肤改变、皮肤黏膜干燥综合征、慢性肝病及感染等。

【预警】

1. HLA 配型部分相合或半相合，非亲缘供者，供受者间性别不同（女供男），移植前供者被异基因免疫活化（如输血等），受者年龄较大，血清检测 CMV 阳性，供者淋巴细胞输注，均为 GVHD 高风险因素，需警惕。

2. 患者出现皮肤发红、皮疹、瘙痒、皮肤剥脱，口唇干燥、脱屑、疼痛，口腔黏膜发红、溃疡、渗血等，眼干燥、结膜炎等警惕 GVHD。

3. 患者出现恶心、呕吐、食欲缺乏、肝功能不良、黄疸、腹水等肝功能受损表现，提示 GVHD 可能。

4. 患者可出现腹痛、腹泻，早期为墨绿色稀糊状或稀水样大便，可见肠黏膜；严重时为血便，应准确记录每次腹泻的时间和腹泻物的性状及量，判断肠道 GVHD 的程度。

5. 预防 GVHD：免疫抑制剂的使用，包括环孢素（CsA）、他克莫司（FK506）、甲氨蝶呤（MTX）等；体外或体内的移植物 T 细胞清除，如预处理方案中加用抗胸腺细胞免疫球蛋白（ATG）静脉滴注。注意观察药物的疗效及不良反应。

【护理要点】

1. 急性 GVHD 的治疗　CSA 联合 MTX 的预防基础上加用甲泼尼龙，其他治疗包括抗 CD25 单抗、抗肿瘤坏死因子单抗、抗胸腺细胞球蛋白（ATG）、间充质干细胞输注等。注意观察药物的疗效及不良反应，观察皮肤、肝及肠道的症状是否好转。

2. 慢性 GVHD 的治疗　联合应用泼尼松和 CsA，注意观察药物的疗效及不良反应。

3. 皮疹　注意观察皮疹出现的时间、面积及用药后的变化；每天温水擦洗皮肤 2 次，及时洗掉坏死的皮屑；皮肤干裂可涂润肤霜，瘙痒可涂抹可的松类软膏或鱼炉洗剂；每天口腔清洁护理 1～3 次，口唇涂无菌液状石蜡或润唇膏保持湿润，以免干裂；氯霉素眼药水滴眼，预防和治疗角膜 - 结膜炎。

4. 腹泻　准确记录腹泻的时间、性状及量，准确记录液体出入量；大便后以温水清洗肛周，必要时局部涂鞣酸软膏或无菌石蜡油，避免肛周黏膜破溃；使用止泻药物控制症状，必要时给予生长抑素控制肠液的分泌；腹泻严重时禁食，给予肠外营养支持。

5. 有肝损伤表现者　定期监测肝功能及黄疸的变化，每天晨起测量体重、腹围，记录液体出入量。给予护肝、营养支持治疗，避免使用肝毒性药物。重症患者行血浆置换治疗。

6. 用药护理　免疫抑制剂严格按医嘱服用，不可随意增减剂量或停药。定期监测血药浓度，注意药物副作用（肝肾功能损伤及免疫功能降低）。激素使用时注意监测血糖及血压，预防骨质疏松等并发症。

7. 心理护理　提供积极正面的案例，帮助患者正确认识疾病，鼓励患者建立战胜疾病的信心。

（万　滢　唐叶丹）

第二节　骨髓穿刺术

骨髓穿刺术是一种常用诊疗技术，检查内容包括细胞学、原虫及细菌学等方面。其目的是协助诊断血液病、传染病和寄生虫病，以及了解骨髓造血情况，作为化疗和运用免疫抑制剂的参考，并可经骨髓穿刺进行骨髓腔输液、输血、给药或骨髓移植时采集骨髓液。

一、适应证

其可协助诊断各类贫血、造血系统肿瘤、血小板或粒细胞减少症、疟疾或黑热病。

二、禁忌证

血友病等出血性疾病禁忌应用。

三、常见并发症

骨髓穿刺术的常见并发症包括出血、感染。

（一）出血

【原因】

凝血功能差、血小板低、穿刺后按压不当。

【临床表现】

穿刺完毕后局部渗血，皮肤颜色发青或发绀，可伴有胀痛感。

【预警】

1. 患者皮肤有瘀点、瘀斑，需要检测血常规及凝血功能。

2. 对凝血功能差、血小板低的患者及出血性疾病患者，要提醒医师慎重进行骨髓穿刺。

【护理要点】

1. 骨髓穿刺前需检查患者血常规及凝血功能。对于凝血功能差或血小板低的患者，需进行输血等处理后才能进行操作。

2. 拔针后局部按压，血小板减少者至少按压 5 分钟以上，注意观察穿刺处有无出血，如果有渗血，立即更换无菌纱布，压迫伤口直至无渗血为止。

3. 对因治疗，改善凝血功能，输注血小板。保持穿刺局部清洁干燥，避免感染，待其自然吸收。

（二）感染

【原因】

原因为患者免疫力低下、穿刺部位出血、穿刺部位污染等。

【临床表现】

穿刺点红、肿、热、痛，有分泌物，疼痛感。

【预警】

1. 患者如免疫力低下容易出现感染，需要警惕。

2. 穿刺部位出现出血容易并发感染，需要及时换药压迫止血，保持穿刺点清洁。

3. 患者及其家属配合度不够，要落实宣教取得配合。

【护理要点】

1. 指导患者 48 ～ 72 小时保持穿刺处皮肤干燥，避免淋浴或盆浴。

2. 多卧床休息，避免剧烈活动，防止伤口感染。

3. 穿刺部位出现出血时，及时更换无菌敷料并及时处理。

（万　滢　唐叶丹）

参 考 文 献

陈静，徐应永，2009.移植相关肺部非感染性并发症的诊断与防治进展.中国实用儿科杂志，(10): 756-760.

董敏，林曲，吴祥元，2008. 异基因造血干细胞移植后肝静脉闭塞病的防治效果分析. 癌症, (6): 646-649.

郭道远. 2016. 造血干细胞移植术后出血性膀胱炎的研究进展. 重庆：重庆医科大学.

郭智，陈惠仁，杨凯，等，2012. 异基因造血干细胞移植后发生巨细胞病毒感染的临床分析. 中国实验血液
　　学杂志, (4): 971-974.

韩利杰，马红霞，董秀娟，等，2011. 造血干细胞移植后肝静脉闭塞病高危因素及预防对策分析. 临床荟萃,
　　(24): 2126-2129.

贺红蕾，曾俊权，2013. 骨髓穿刺术的护理. 赣南医学院学报, (5): 774.

刘秋荣，2012. 异基因造血干细胞移植后远期并发症的临床研究, 广州：暨南大学.

陆英，张祥忠，刘文达，等，2016. 血清和尿 CMV-DNA 定量监测对造血干细胞移植后出血性膀胱炎的诊断
　　意义. 中华移植杂志 (电子版), (3): 122-125.

王茜，吴德华，傅俊武，等，2014. 全身放疗在造血干细胞移植中的研究进展. 现代生物医学进展, (16):
　　3167-3169.

王新有，江明，曲建华，等，2012. 全相合异基因造血干细胞移植术后间质性肺炎的疗效评估. 中国现代医
　　药杂志, (11): 27-29.

吴祥元，杨海虹，林曲，等，2003. 造血干细胞移植病人出血性膀胱炎的危险因素分析. 中山大学学报 (医
　　学科学版), (4): 408-410.

姚志娟，孟庆祥，张宏宇，等，2011. 造血干细胞移植预处理中静脉马利兰的应用. 中国组织工程研究与临
　　床康复, 15(40): 7501-7504.

张农惠，简黎，黄桂英，等，2010. 造血干细胞移植中出血性膀胱炎的防治及护理对策. 现代医药卫生,
　　26(1): 66-67.

第15章 风湿免疫系统诊疗技术并发症预警及护理

第一节 血浆置换

血浆置换（plasma exchange，PE）是指将患者的血液引出体外，经过特殊的装置分离血浆与血液细胞，然后将血液细胞与新补充的血浆置换液一起回输体内，以此使患者血浆中含有的病理性物质（如自身抗体、免疫复合物）得以清除，达到净化目的和治疗作用。

一、适应证

1. **多种重症的结缔组织病** 如重症系统性红斑狼疮、狼疮脑病、重症多发性肌炎和皮肌炎（特别是发生急性横纹肌溶解）、系统性硬化症、多动脉炎、肺出血 - 肾炎综合征、韦格纳肉芽肿、类风湿关节炎。

2. **药物治疗效果不佳的结缔组织病** 如上述疾病经糖皮质激素及环磷酰胺等免疫抑制治疗无效或疗效不佳。

二、禁忌证

1. 严重活动性出血和弥散性血管内凝血患者、出血及弥散性血管内凝血未得到控制者。
2. 休克、循环功能衰竭患者。
3. 心肌梗死、脑梗死非稳定期患者。
4. 对有严重全身感染及其他并发症或合并症的患者，应综合考虑，慎重应用。
5. 临床医师认为不适合血浆置换治疗的情况，或不能耐受治疗者。

三、常见并发症

血浆置换的常见并发症包括低血容量休克、过敏反应、继发感染、枸橼酸盐中毒反应、出血倾向、溶血、空气栓塞。

（一）低血容量休克

【原因】

低血容量休克由血液抽吸速度过快、体外循环血量过大或置换血量少于废弃血量、血浆蛋白减少等因素造成。

【临床表现】

患者在治疗过程中出现低血压，大部分人有先兆症状，主要表现为视物模糊、心悸、胸闷、头晕、大汗淋漓并伴有肌肉痉挛，有的表现为恶心、呕吐、面色苍白、呼吸困难、烦躁不安，可伴有短暂的意识丧失。

【预警】

在治疗过程中收缩压下降＞ 20mmHg 或平均动脉压降低 10mmHg 以上，并伴有低血压的临床症状即可判断。

【护理要点】

1. 适当减慢血泵速度。

2. 取头低足高位，增加回心血量。

3. 给予氧气吸入。

4. 当以上处理无效时，经静脉回路快速注入 50% 葡萄糖注射液 50 ～ 100ml，或快速静脉滴注 5% 碳酸氢钠注射液 100ml。

5. 上述处理后，如血压好转，则逐步恢复治疗，期间仍应密切监测血压变化；如血压无好转，应再次予以补充生理盐水等扩容治疗，减慢血流速度，并继续寻找原因，对可纠正诱因进行干预。

6. 如上述处理血压仍持续降低，则遵医嘱使用多巴胺或多巴酚丁胺等升压药物治疗，停止血浆置换治疗，并记录。

（二）过敏反应

【原因】

在治疗过程中，一次大量输注血浆，部分患者可能发生过敏反应，多与血浆内含有大量的异体蛋白有关。

【临床表现】

临床主要表现为患者在治疗过程中或结束后出现畏冷、寒战或发热，面部、胸腹、四肢出现荨麻疹，严重者出现过敏性休克。

【预警】

治疗过程中患者面部及胸腹部突然出现风团，伴瘙痒；甚至突然出现血压下降、头晕、面色苍白、手足湿冷、心率加速、呼吸加快等。

【护理要点】

1. 正确保存和融化血浆，备好的血浆应在 6 小时内输注完毕，天气炎热时应在 4 小时内输完。

2. 严格执行查对制度，以输同种血型为原则，查对血浆袋标签上的时间及血浆袋有无破损，血浆有无浑浊、沉淀、漂浮物。

3. 及时处理过敏反应，可遵医嘱予以抗过敏药物对症处理，可应用地塞米松 5mg 静脉注射或盐酸异丙嗪 25mg 肌内注射。

4. 一旦发生严重过敏反应，应停止血浆置换，保留静脉通路，按照休克抢救措施积极抢救。

5. 对输血或血浆有过敏史者尽可能避免应用血浆作为置换液。

（三）继发感染

【原因】

风湿性疾病患者由于疾病的原因，出现全身多系统损害，长期使用糖皮质激素和免疫抑制剂，机体容易出现细菌、病毒的入侵，引起各种感染。多部位反复置管、血液的体外循环本身可成为细菌的感染源，各种管路的连接、频繁更换血袋使潜在感染的危险明显增加。

【临床表现】

局部感染表现为导管穿刺处红肿、疼痛不适甚至有脓性分泌物，全身感染多发生于治疗开始后 1 小时左右，患者出现畏寒、寒战随之发热，严重者可发展为心内膜炎及骨髓炎，需与致热源反应相鉴别。

【预警】

置管后早期活动过度患者，导管穿刺处红肿、疼痛不适甚至有脓性分泌物者警惕继发感染的发生。

【护理要点】

1. 设立专用治疗室进行血浆置换治疗，每天紫外线照射 60 分钟进行空气消毒，床单元用 75% 乙醇擦拭，开窗通风 2 次 / 天。

2. 认真检查血浆置换管路的有效期，观察有无破损、潮湿，安装管路过程中严格执行无菌操作。

3. 颈内静脉置管的患者避免洗脸、洗头时水流至伤口处发生感染。

4. 股静脉置管的患者下肢尽量不要弯曲 90°，不要过多起床活动，局部保持清洁干燥，防止伤口污染。

5. 观察穿刺部位有无渗血、渗液，穿刺处敷料换药隔日 1 次，有渗血、渗液随时更换敷料。

6. 对已发生的全身感染患者可进行血培养，给予相应的抗生素治疗，全身抗感染治疗至少 2 周，并及时拔除深静脉导管。

（四）枸橼酸盐中毒反应

【原因】

枸橼酸盐中毒反应与治疗过程中使用枸橼酸钠抗凝剂有关，抗凝剂（枸橼酸钠）滴速过快或进入体内的量过多，结合患者血液中的钙离子，使患者血浆游离钙降低，患者出现低钙症状。

【临床表现】

轻者仅表现为畏寒、口唇麻木；严重患者出现不自主的肌肉震颤、手足抽搐、心动过速甚至心律失常；心电图显示 ST 段延长，T 波或 P 波低平。

【预警】

治疗过程中患者感畏寒、口唇麻木，不自主的肌肉震颤，心电图显示 ST 段延长，T 波或 P 波低平，应警惕此并发症。

【护理要点】

1. 置换前常规静脉注射 10% 葡萄糖酸钙注射液 10ml。

2. 置换过程中严密观察患者有无口唇麻木等症状。

3. 置换中进行心电监护，观察患者心率及心律有无异常情况。

4. 按每置换 600 ～ 700ml 血浆给予 10% 葡萄糖酸钙注射液 10ml 的比例补充，以拮抗枸橼酸盐反应，同时限制血流速 < 60ml/min，严格控制枸橼酸盐用量。

（五）出血倾向

【原因】

在血浆置换过程中随着血浆的去除，凝血因子和血小板也有不同程度的减少；如果去除的血浆量较大，患者原有肝功能障碍或血小板计数较低，术后可能发生出血倾向。

【临床表现】

置管处的伤口渗血、动静脉穿刺处渗血，全身皮肤及黏膜的瘀点、瘀斑形成，消化道等部位的出血等。

【预警】

凝血酶原时间（PT）或凝血酶原活动度（PTA）明显低下者需警惕出血倾向。

【护理要点】

1. 血小板计数低于 $50 \times 10^9/L$，治疗前输注 1 个治疗剂量的血小板。

2. 中心静脉置管处渗血时，嘱患者减少活动，卧床休息，局部加压、冷敷；治疗结束拔除导管时，必须小心持续按压，以防出血，如出血严重，必要时进行手术止血。

3. 选择外周静脉穿刺时应选择管径粗、弹性好的浅静脉穿刺，尽量使用无菌 3M 透明敷贴固定针头，拔针后用无菌棉球按压局部 15 ～ 30 分钟，一旦出现血肿，让患者手臂举到心脏水平以上持续 5 ～ 10 分钟，也可于血肿处冰块冷敷 5 分钟。

4. 动静脉穿刺时尽量避免反复穿刺同一位置，必要时重选部位重新穿刺。

（六）溶血

【原因】

1. 血浆置换管路扭结；小口径插管及穿刺针；穿刺针贴至血管壁。

2. 血泵与分浆泵的比例不合适，分浆速度大于血流速度的 35% 以上时极易发生溶血，特别是在患者的血细胞比容较高、血液黏稠、脱水状态时更容易发生溶血。

3. 治疗中误输异型血。

【临床表现】

最常见的症状是厌食、恶心、呕吐、腹痛、腹泻和腰痛。溶血患者还可出现头痛、嗜睡、呼吸困难、胸痛、心悸甚至死亡。

【预警】

分离的血浆管道内血浆呈淡红色即可判断。

【护理要点】

1. 选择适宜的血管通路，保证足够的血流速度。

2. 治疗过程中严密监测血路管压力，一旦压力出现异常，应仔细寻找原因，并及时处理。

3. 适量应用抗凝剂，治疗中密切观察仪器运行中的各项检测指标。

4. 发生急性溶血后，立即终止血浆置换治疗，管路中的血液不能回输至患者体内。

5. 进行床旁心电图检查，判断患者是否有高钾情况并处理。

6. 严格执行查对制度，以输同种血型为原则。

（七）空气栓塞

【原因】

原因为血细胞分离机的空气探测器故障；穿刺针末端与管路连接处有微小的裂纹；泵管意外分离。

【临床表现】

患者突然惊叫伴有呼吸困难、咳嗽、胸部发紧、气喘、发绀、血压下降，严重者出现昏迷或死亡，一旦发现应紧急处理，立即抢救。

【预警】

机器的空气监测系统正常情况下，会发生空气检测报警，只有在监测失灵的情况下，空气才可进入体内。

【护理要点】

1. 紧急抢救

（1）立即夹闭静脉血路管，停止血泵。

（2）患者左侧卧位，头低足高，使空气积存在右心房顶端，切忌按摩心脏。

（3）心肺支持，包括高流量吸氧，必要时可进行高压氧治疗。

（4）如空气量较多，有条件者可予以右心房或右心室穿刺抽气。

2.预防

（1）上机前严格检查管路有无破损。

（2）做好穿刺针或深静脉插管的固定，将管路之间、管路与灌流器之间连接好。

（3）治疗过程中密切观察穿刺针或插管、管路连接等有无松动或脱落。

（4）治疗结束时不用空气回血。

（5）注意治疗机空气报警装置的维护。

（张子云　吴莉萍）

第二节　关节腔穿刺术

关节腔穿刺术对于关节疾病的诊断和治疗具有重要价值，手术的目的在于诊断和治疗关节疾病。通过关节腔穿刺术可抽吸关节液，也可向关节腔内注入药物。

一、适应证

1.急性单关节发病，考虑有感染或创伤的可能性者。

2.没有明确诊断的关节肿胀和积液者。

3.已经明确诊断，但治疗效果不理想，关节腔内积液持久不愈并已经影响关节功能，需要做多次关节腔内冲洗者。

4.向关节腔内注入造影剂行关节造影检查者。

5.作为关节治疗手段，向关节腔内注入药物。

二、禁忌证

1.表皮感染或皮肤破溃者。

2.凝血机制严重障碍者。

3.关节结构已经破坏，关节间隙消失呈强制性或纤维性者。

4.人工关节为相对禁忌。

三、并发症

关节腔穿刺的常见并发症包括感染、穿刺部位血肿或关节积血。

（一）感染

【原因】

由于无菌操作不当，关节腔内感染；患者长期应用免疫抑制剂，抵抗力较差。

【临床表现】

感染起病急骤，患者可出现高热，体温可达 39℃ ；病变关节红、肿、热、剧烈疼痛，活动受限，功能障碍；血液中白细胞计数增高，白细胞计数可达 $10 \times 10^9/L$。关节液可为浆液性、血性、浑浊性或脓性，镜下可见大量白细胞、脓细胞和革兰氏阳性球菌。

【预警】

关节穿刺后患者出现高热、局部关节肿胀、关节活动受限提示感染的发生。

【护理要点】

1. 卧床休息，抬高患肢约 10°，以利于静脉回流。

2. 肢体置于功能位，防止发生病理性骨折，减轻疼痛。

3. 给予高蛋白、高热量、易消化的流食或半流食，增强患者抵抗力促进组织修复。

4. 严密观察生命体征，每天测量体温 4 次，发现问题及时通知医师并处理。

5. 遵医嘱给予全身抗感染处理，并观察患者药物反应。

6. 冲洗引流护理：全身抗感染治疗效果不佳时，可行关节引流术，每天遵医嘱给予适当药物进行关节腔冲洗，冲洗时嘱患者从前后左右各个方向按压关节。使各关节室都得到充分的冲洗、引流，直到引流液未见明显肉眼血性液体为止。冲洗时观察引流管引流是否通畅，引流液性状、颜色及气味的变化。冲洗速度要快慢交替，冲洗量与引流量要严格相符。

7. 局部炎症消除后即开始进行缓慢的被动活动。2～3 天后让患者主动活动关节，行股四头肌收缩锻炼，每 2 小时 1 次，每次 3～5 分钟。进行直腿抬高练习，腿抬高到适当的高度，停留 3～5 分钟再放下，逐渐增加抬高的幅度。

（二）穿刺部位血肿

【原因】

穿刺部位血肿是穿刺不当造成局部出血所致。

【临床表现】

开放性损伤常有大量出血，动脉损伤出血呈鲜红色，为喷射性或搏动性出血；静脉损伤出血呈暗红色；闭合性损伤表现为内出血、关节局部肿胀，甚至形成张力性或搏动性血肿。

【预警】

关节局部肿胀，甚至形成张力性或搏动性血肿提示穿刺部位血肿。

【护理要点】

1. 关节穿刺时避开大血管。

2. 有出血倾向或凝血机制障碍患者严禁穿刺。

3. 已经接受抗凝治疗患者又必须穿刺时，遵医嘱暂停用抗凝药。

4. 关节穿刺后关节制动 1～2 天，应用弹力绷带缠绕关节，局部适当使用冰敷。

（张子云　吴莉萍）

参 考 文 献

陈安民，李锋，2013. 骨科疾病诊疗指南 . 3 版 . 北京：科学出版社 .

陈灏珠，林果为 . 实用内科学 . 13 版 . 北京：人民卫生出版社 .

陈惠珍，刘晓华，揭素铭，等，2007. 血浆置换术治疗华氏巨球蛋白血症的不良反应及对策 . 中国实用护理杂志，23(14): 9，11.

陈瑾，郭彩莉，2000. 大剂量血浆置换治疗重症患者的护理 . 护士进修杂志，15(1): 38.

戴雯，2006. 关节镜治疗急性化脓性关节炎的护理 . 中国冶金工业医学杂志，23(6): 722-723.

龚细玲，2011. 化脓性关节炎的临床护理 . 中国当代医药，18(1): 126-129.

胡绍先，2013. 风湿病诊疗指南 . 3 版 . 北京：科学出版社 .

华守娟，2008. 化脓性关节炎的护理 . 中国医疗前沿，3(15): 120.

吉承玲，2011. 循证护理在预防治疗性血浆置换急性并发症中的应用 . 护理研究，25(32): 2978-2980.

刘子栋，2016. 临床血液净化手册 . 济南：山东科学技术出版社 .

许家璋，段钟平，2005. 实用人工肝及血液净化操作手册 . 北京：中国医药科技出版社 .

尤黎明，吴瑛，2006. 内科护理学. 4 版. 北京：人民卫生出版社.

余军妹，裴的善，2011. 急性肾衰竭生命维持的护理要点. 中国乡村医药，18(7): 64.

袁忠霞. 李允美，王玉芬，2005. 血浆置换术不良反应的观察与处理. 山东医药，45(6): 59.

张奉春，栗占国，2015. 内科学：风湿免疫科分册. 北京：人民卫生出版社.

张英泽. 2011. 临床创伤骨科：血管损伤学. 北京：人民卫生出版社.

赵茜芸，2015. 25 例血浆置换过程中并发症的预防及护理. 中国医药科学，5(22): 84-86.

周莉，胡章学，唐万欣，等，2008. 血浆置换不良事件 16 例临床分析. 中国实用内科杂志，28(1): 72-73.

第16章 感染科诊疗技术并发症预警及护理

人工肝支持系统（artificial liver support system，ALSS）是治疗肝衰竭的有效方法之一，其治疗机制是基于肝细胞强大的再生能力，通过一个体外的机械、理化和生物装置，清除各种有害物质，补充必需物质，改善内环境，暂时替代衰竭肝脏的部分功能，为肝细胞再生及肝功能恢复创造条件或等待机会进行肝移植。人工肝支持系统分为非生物型、生物型和混合型3种。目前非生物型人工肝方法在临床广泛使用并被证明是确实有效的方法，包括血浆置换（plasma exchange，PE）、血液灌流（hemoperfusion，HP）、血液滤过（hemofiltration，HF）、血液透析（hemodialysis，HD）、连续性血液透析滤过（continuoushemodiafiltration，CHDF）、白蛋白透析（albumin dialysis，AD）、血浆滤过透析（plasma diafiltration，PDF）和血浆胆红素吸附（plasma bilirubin absorption，PBA）等。

一、适应证

1. **肝衰竭** 各种原因所致的急性、亚急性和慢性肝衰竭进展期均可考虑人工肝治疗。原则上以早期、中期应用为好，凝血酶原活动度（PTA）为 20% ~ 40%、血小板 > 5×10^9/L 者为宜。晚期肝衰竭和 PTA < 20% 也可进行治疗，但单纯人工肝治疗的效果较差。

2. **肝功能不全** 有严重或胆红素快速上升的黄疸，明显恶心、乏力等症状，临床诊断虽然未达到重型肝炎和肝衰竭标准，但综合判断有明显向肝衰竭发展倾向者，一旦内科药物治疗效果不明显，应考虑配合人工肝治疗。

3. **肝移植围术期的治疗** 患者虽然处于肝衰竭晚期，甚至有感染、肝性脑病、肝肾综合征等并发症，人工肝可作为暂时改善机体状态的措施，为肝移植手术争取时间或改善术前条件。肝移植后的无功能期和其他并发症（如胆管损伤的严重黄疸、排斥反应等）可酌情配合人工肝及相关血液净化治疗。

4. **其他** 内科药物治疗效果欠佳的顽固性高胆红素血症（肝内胆汁淤积、术后高胆红素血症等）及临床医师认为适合人工肝治疗的其他疾病。

二、禁忌证

1. 严重活动性出血和弥散性血管内凝血患者、出血及弥散性血管内凝血未得到控制者。

2. 对治疗过程中所用药品如肝素、鱼精蛋白等高过敏者。

3. 休克、循环功能衰竭患者。

4. 心肌梗死、脑梗死非稳定期患者。

5. 对有严重全身感染、晚期妊娠及其他并发症或合并症的患者，应综合考虑，慎重应用。

6. 临床医师认为不适合人工肝治疗的情况，或不能耐受治疗者。

三、常见并发症

人工肝支持系统应用的常见并发症包括过敏反应、低血压、继发感染、出血、失衡综合征、溶血、空气栓塞和水电解质紊乱和酸碱失衡。

（一）过敏反应

【原因】

在治疗过程中，一次大量输注血浆可使部分患者可能发生过敏反应，多与血浆内含有大量的异体蛋白有关。

【临床表现】

临床主要表现为患者在治疗过程中或结束后出现畏冷、寒战或发热，面部、胸腹部、四肢出现荨麻疹，严重者出现过敏性休克。

【预警】

1. 患者出现畏冷、寒战、发热，面部、胸腹部、四肢出现荨麻疹，提示血浆过敏的发生。操作前应严格执行查对制度，以输同种血型为原则；治疗前常规遵医嘱预防给药，如地塞米松5mg 静脉注射或盐酸异丙嗪25mg 肌内注射。

2. 患者突然出现血压下降、头晕、面色苍白、手足湿冷、心率加速、呼吸加快等，提示过敏性休克的发生。治疗前常规遵医嘱预防给药，如地塞米松5mg 静脉注射或盐酸异丙嗪25mg 肌内注射，严格执行输血操作流程。

【护理要点】

1. 正确保存和融化血浆，备好的血浆应在6 小时内输注完毕，天气炎热时应在4 小时内输入。

2. 严格执行查对制度，以输同种血型为原则，查对血浆袋标签上的时间及血浆袋有无破损，血浆有无浑浊、沉淀、漂浮物。

3. 及时处理过敏反应，可遵医嘱予以抗过敏药物对症处理，可用地塞米松5mg 静脉注射或盐酸异丙嗪25mg 肌内注射。

4. 如对症治疗无效，发生过敏性休克，则应停止血浆置换，皮下注射0.1% 盐酸肾上腺素0.5 ～ 1ml 并吸氧，密切观察患者症状有无缓解，做好心理护理，缓解其紧张情绪。

（二）低血压

【原因】

人工肝治疗中部分患者由于血容量不足，体外循环管路中又占据了200 ～ 300ml 的血容量，更加重了血容量不足，可能会出现低血压。

【临床表现】

患者在治疗过程中出现低血压，大部分患者有先兆症状，主要表现为视物模糊、心悸、胸闷、头晕、大汗淋漓并伴有肌肉痉挛，有的表现为恶心、呕吐、面色苍白、呼吸困难、烦躁不安，可伴有短暂的意识丧失。

【预警】

在治疗过程中收缩压下降＞ 20mmHg 或平均动脉压降低10mmHg 以上，并伴有低血压，提示低血压，低血压与原发病、血管活性药物清除或过敏反应等有关，根据不同的原因进行相应处理，增加有效血容量以预防低血压的发生。

【护理要点】

1. 适当减慢血泵速度。

2. 取头低足高位，增加回心血量。当以上处理无效时，经静脉回路快速注入 50% 葡萄糖注射液 50 ~ 100ml，或快速静脉滴注 5% 碳酸氢钠注射液 100ml。

3. 上述处理后，如血压好转，则逐步恢复治疗，期间仍应密切监测血压变化；如血压无好转，应再次予以补充生理盐水等扩容治疗，减慢血流速度，并继续寻找原因，对可纠正诱因进行干预。如上述处理后血压仍持续降低，则需应用升压药物治疗，并暂停治疗。

（三）继发感染

【原因】

肝衰竭患者免疫功能低下、长时间卧床，容易并发呼吸道、消化道、腹腔等部位的感染，加之人工肝治疗又是有创疗法，多部位反复置管、血液的体外循环本身可成为细菌的感染源，各种管路的连接、频繁更换血袋使潜在感染的危险明显增加。

【临床表现】

局部感染表现为导管穿刺处红肿、疼痛不适甚至有脓性分泌物，全身感染多发生于治疗开始后 1 小时左右，患者出现畏寒、寒战随之发热，严重者可发展为心内膜炎及骨髓炎，需与致热源反应相鉴别。

【预警】

1. 导管穿刺处红肿、疼痛不适，提示局部感染可能。应经常观察穿刺部位有无异常，每天消毒换药，必要时随时更换敷料。

2. 患者出现畏寒、寒战、发热，提示可能出现全身感染。留取血培养，操作过程应严格执行无菌技术，插管部位应定期维护，肝素帽定期更换，必要时随时更换敷料。

【护理要点】

1. 预防感染：应严格执行无菌技术；严格限制探视，防止呼吸道感染；密切观察体温变化，及时发现病情变化。

2. 深静脉导管的护理：①插管部位应定期维护，肝素帽定期更换，必要时随时更换敷料，经常观察穿刺部位有无渗血、血肿及全身反应，并及时处理。②活动和睡眠时避免压迫导管以防血管壁损伤；颈内静脉置管的患者避免洗脸、洗头时水流至伤口处而发生感染。③股静脉置管只能用作人工肝的治疗，严禁在该处采血、输液等，置管侧下肢尽量不得弯曲 90°，不得过多起床活动。④避免临时深静脉插管保留时间超过 1 个月，对长期插管，应选用带涤纶套的静脉导管。

3. 对已发生全身感染的患者可留取血培养，给予相应的抗生素治疗，全身抗感染治疗至少 2 周，并及时拔除深静脉导管。

（四）出血

【原因】

人工肝治疗时体外循环需使用抗凝剂抗凝，而重症肝病的患者本身就由于肝脏合成功能下降导致凝血功能障碍，更易发生出血。

【临床表现】

置管处的伤口渗血、动静脉穿刺处渗血、全身皮肤及黏膜的瘀点和瘀斑形成、消化道等部位的出血等。

【预警】

当患者凝血指标凝血酶原时间（PT）> 180 秒或凝血酶原活动度（PTA）< 20%，提示患者凝血功能障碍，易诱发出血的发生。合理应用抗凝剂，使用总原则是在保证治疗顺利进行及

不因管路凝血而中断治疗。

【护理要点】

1. 治疗过程中置管处渗血时：嘱患者减少活动，卧床休息；局部加压、冷敷；治疗结束拔除导管时，必须小心持续按压，以防出血；如出血严重，必要时予以手术止血。

2. 动静脉穿刺时尽量避免反复穿刺同一位置，如少量渗血可局部加压止血，必要时重选部位重新穿刺。

3. 重点观察原有出血情况，高危出血患者应正确选择抗凝剂剂量，选用肝素抗凝可用鱼精蛋白中和，肝素和鱼精蛋白比为 1 ：1，不超过 50mg。如必要，可行无肝素治疗。

（五）失衡综合征

【原因】

失衡综合征是由于血液透析快速清除溶质，患者血液溶质浓度快速下降，血浆渗透压下降，血液和脑组织液渗透压差增大，水向脑组织转移，从而引起颅内压增高、颅内 pH 改变。失衡综合征可以发生于任何一次治疗过程中，但多见于首次治疗、血液透析前血肌酐 ≥ 442μmol/L 或每天上升 ≥ 177μmol/L 和血尿素氮 ≥ 21.4mmol/L 或每天上升 ≥ 7.1mmol/L、快速清除毒素(如高效透析) 等情况。

【临床表现】

轻者可表现为头痛、无力、恶心、呕吐及躁动、血压轻度升高、嗜睡等，重者出现抽搐、扑翼样震颤、意识障碍甚至昏迷。

【预警】

1. 在治疗中或治疗后早期，出现以脑电图异常、全身和神经系统症状为特征的一组病症即可提示失衡综合征。

2. 针对高危人群采取预防措施，是避免发生透析失衡综合征的关键。①首次透析患者，避免短时间内快速清除大量溶质。首次透析血清尿素氮下降控制在 30% ～ 40%。建议采用低效透析方法，包括减慢血流速度、缩短每次透析时间（每次透析时间控制在 2 ～ 3 小时）、应用面积小的透析器等。②维持性透析患者，采用钠浓度曲线透析液序贯透析可降低失衡综合征的发生率。规律和充分透析，增加透析频率、缩短每次透析时间等对预防有益。

【护理要点】

1. 轻者仅需减慢血流速度，以减少溶质清除，减轻血浆渗透压和 pH 过度变化。对伴肌肉痉挛者可同时输注高浓度盐水或高渗葡萄糖注射液，并予以相应对症处理。如经上述处理仍无缓解，则提前终止透析。

2. 重者（出现抽搐、意识障碍和昏迷）建议立即终止治疗，并做出鉴别诊断，排除脑血管意外及其他原因，同时予以输注甘露醇注射液。之后根据治疗反应进行其他相应处理。透析失衡综合征引起的昏迷一般于 24 小时内好转。

（六）溶血

【原因】

1. 血管通路不理想，治疗中血流量不充分而血泵、分浆泵仍按原设定速度运行。

2. 血泵与分浆泵的比例不合适，分浆速度大于血流速度的 35% 以上时极易发生溶血，特别是在患者的血细胞比容较高、血液黏稠、脱水状态时更容易发生溶血。

3. 如灌流器已发生凝血未能及时发现，血泵仍继续运转导致灌流器内压力过高造成红细胞破坏而出现溶血。

4. 治疗中误输异型血。

【临床表现】

患者表现为胸痛、胸部压迫感、呼吸急促、腹痛、发热、畏寒、酱油色尿等。

【预警】

1. 进行血液灌流时分浆速度大于血流速度的 35% 以上，血液管道内血液呈淡红色即可判断为溶血。

2. 治疗中设置分浆速度不宜超过 30% 并严密监测血路管压力，出现异常，及时处理，另外，血浆置换使用血浆应严格执行查对制度，以输同种血型为原则。

【护理要点】

1. 选择适宜的血管通路，保证足够的血流速度。

2. 透析中严密监测血路管压力，一旦压力出现异常，应仔细寻找原因，并及时处理。

3. 选用性能好的血液净化机，分浆泵速度调整受控于血泵的运行。

4. 适量应用抗凝剂，避免灌流器发生凝血，治疗中密切观察仪器运行中的各项检测指标。

5. 在进行血液灌流时出现溶血情况应立即停止分浆泵的运转，调整血管通路，保证血流通畅，可用生理盐水冲洗管路及血泵分离器，同时将溶血的血浆弃去。

6. 严格执行查对制度，以输同种血型为原则。

（七）空气栓塞

【原因】

空气栓塞与任何可能导致空气进入管腔部位的连接松开、脱落有关，如动静脉穿刺针脱落、管路接口松开或脱落等，另有部分与管路或灌流器破损开裂等有关，或治疗结束时用空气回血不慎。

【临床表现】

患者突然惊叫伴有呼吸困难、咳嗽、胸部发紧、气喘、发绀、血压下降，严重者可出现昏迷或死亡，一旦发现应紧急处理，立即抢救。

【预警】

1. 治疗过程中突然出现插管、管路连接松动或脱落及灌流器破损等治疗机空气报警，患者出现咳嗽、气喘、呼吸困难、血压下降等，提示发生空气栓塞。

2. 用生理盐水预冲管路及置换器时，要认真、仔细地排除内部所有空气，检查管路连接处是否牢固。

【护理要点】

1. 紧急抢救

（1）立即夹闭静脉血路管，停止血泵。

（2）患者左侧卧位，头低足高，使空气积存于右心房顶端，切忌按摩心脏。

（3）心肺支持，包括高流量吸氧，必要时可进行高压氧治疗。

（4）如空气量较多，有条件者可予以右心房或右心室穿刺抽气。

2. 预防

（1）上机前严格检查管路和灌流器有无破损。

（2）做好穿刺针或深静脉插管的固定，保证管路之间、管路与灌流器之间连接紧密。

（3）治疗过程中密切观察穿刺针或插管、管路连接等有无松动或脱落。

（4）治疗结束时不用空气回血。

（5）注意治疗机空气报警装置的维护。

（八）水电解质紊乱和酸碱失衡

【原因】

液体平衡系统故障或评估液体容量失误使容量负荷突然减少或增多，电解质紊乱，或配制大量置换液时出现差错，随着设备向精确和自动反馈的方向发展，此并发症的发生率逐渐降低。

【临床表现】

患者主诉腹胀、头晕、恶心、呕吐，也有不少患者存在电解质紊乱，但症状不明显。

【预警】

重型肝炎、肝衰竭晚期患者常出现严重水肿，真性或假性低钠血症，严重者血生化检测血钠可低于 100mmol/L，存在高钾、低氯、低钙、低镁或伴有酸碱平衡失调，提示水电解质紊乱和酸碱失衡。应密切观察患者腹胀、头晕、恶心、呕吐等低钾、低钠、低氯血症的症状，如果出现应立即进行血电解质检测，发现异常通知医师，及时纠正电解质紊乱。

【护理要点】

1. 定期检查血液滤过机工作性能，使之保持良好的运转状态，各部件工作正常。

2. 密切监测患者的电解质水平，置换前后行电解质检测以掌握其电解质变化。

3. 根据患者置换前血清电解质情况，有针对性地预防性补充高渗钠。

4. 密切观察患者有无腹胀、头晕、恶心、呕吐等低钾、低钠、低氯血症的症状，如果出现应考虑有无电解质紊乱的可能，立即进行电解质检测，如果发现异常则通知医师，以便及时纠正电解质紊乱。

（胡　芬　李正莲）

参 考 文 献

陈璇，2012. 传染病护理学. 北京：人民卫生出版社.

陈璇，2016. 传染病护理学. 2 版. 北京：人民卫生出版社.

陈月昙，2010. 肝肾综合征的护理要点浅析. 医学信息：中旬刊，5(1): 35-36.

崔晨蓉，王冯滨，欧强，2009. 30 例流行性乙型脑炎流行病学及临床特征分析. 微生物与感染，4(3): 162-164.

崔焱，2006. 儿科护理学. 4 版. 北京：人民卫生出版社.

崔燕萍，于丽莎，2011. 现代传染病护理学. 北京：人民军医出版社.

高美英，陈锐，戚俊英，1989. 重症病毒性肝炎的感染性并发症（附 105 例报告）. 实用内科杂志，9(11): 591-592.

高占成，冯子健，姜宁，2013. 人感染禽流感防治手册. 北京：人民卫生出版社.

葛爱学，2002. 左氧氟沙星治疗病毒性肝炎并发细菌性感染的观察及护理. 青海医药杂志，32(6): 38-39.

郭爱华，胡学强，2005. 新型隐球菌颅内感染 101 例临床特点及诊断. 中华神经科杂志，38(7): 445-447.

韩作玲，郑华，2015. 重型乙型脑炎并发支气管肺炎患儿的护理干预分析. 中国现代药物应用，9(9): 230-231.

李兰娟，2011. 传染病学. 2 版. 北京：高等教育出版社.

李兰娟，2015. 传染病学高级教程. 北京：人民军医出版社.

李兰娟，任红，2013. 传染病学. 8 版. 北京：人民卫生出版社.

李兰娟，任红. 2018. 传染病学. 第 9 版. 北京：人民卫生出版社.

李丽，石景洋，2007. 雾化吸入并叩背法在流脑合并肺炎中的观察. 中国现代医生，45(14): 134-140.

李敏，陈涛，向龙萍，等，2013. 小儿重症肺炎合并纵隔气肿、气胸 1 例分析. 临床肺科杂志，18(4): 771-

773.

李永新，2005. 流行性乙型脑炎合并上消化道出血 62 例临床分析及治疗 . 医药产业资讯 , 2(12): 66-67.

刘雄芳，2011. 重型肝炎患者并发感染的原因分析与护理对策 . 中国当代医药 , 18(10): 101-102.

马亦林，2005. 传染病学 . 4 版 . 上海 : 上海科学技术出版社 .

王娜，刘尚才，常世卿，等，2010. 我院脊髓损伤并截瘫患者医院感染的细菌培养及耐药性调查分析 . 中华现代医院管理杂志 , 8(1): 46-47.

王蓉，2017. 探讨重型肝炎患者并发感染的护理对策 . 医药卫生 (文摘版), (1): 184.

王玉霞，田霞，2004. 狂犬病并上消化道出血 1 例报告 . 中国社区医师 : 医学专业 , 6(3): 43-44.

魏中银，黄福祥，1996. 流行性乙型脑炎并上消化道出血 242 例 . 新消化病学杂志 , 4(8): 480.

肖小强，舒振林，2011. 狂犬病并发心血管系统表现的临床分析 . 医学信息 , 24(6): 2656-2657.

熊号峰，刘景院，2017. 肝肾综合征研究进展 . 中国肝脏病杂志 (电子版), 9(1): 1-6.

许家璋，段钟平，2005, 实用人工肝及血液净化操作手册 . 北京 : 中国医药科技出版社 .

严国平，2001. 首发表现为心律失常的狂犬病 1 例 . 心电学杂志 , 20(3): 172.

尤黎明，吴瑛，2006. 内科护理学 . 4 版 . 北京 : 人民卫生出版社 .

游安生，王全楚，2007. 狂犬病并发消化道大出血 2 例 . 实用医药杂志 , 24(1): 20.

余军妹，裴的善，2011. 急性肾衰竭生命维持的护理要点 . 中国乡村医药 , 18(7): 64.

岳爽，吴桂芳，周晓琼，2012. 重型乙型脑炎并发支气管肺炎患儿的护理 . 全科护理 , 10(23): 2148-2149.

张迈仑，杨大峥，2012. 国家法定传染病防治纲要 . 天津 : 天津科技翻译出版有限公司 .

周影，梁春光，2016. 传染病护理 . 北京 : 科学出版社 .

第17章 神经系统诊疗技术并发症预警及护理

第一节 腰椎穿刺术

腰椎穿刺术（lumbar puncture）是通过穿刺第 3～4 腰椎或第 4～5 腰椎间隙进入蛛网膜下腔放出脑脊液（cerebrospinal fluid，CSF）的技术，主要用于神经系统疾病的诊断和鉴别诊断。

一、适应证

1. 中枢神经系统炎症性疾病，包括化脓性脑膜炎、结核性脑膜炎、病毒性脑膜炎、真菌性脑膜炎、乙型脑炎等的诊断与鉴别诊断。

2. 测量颅内压或行动力学试验以明确颅内压高低及脊髓腔、横窦通畅情况。

3. 动态观察脑脊液变化以帮助判断病情、预后及指导治疗。

4. 注入放射性核素行脑、脊髓扫描。

5. 注入液体或放出脑脊液以维持、调整颅内压平衡，或注入药物治疗相应疾病。

二、禁忌证

1. 颅内压升高患者。

2. 局部皮肤（穿刺点附近）有感染灶、脊柱结核或开放性损伤者。

3. 有明显出血倾向或病情危重不宜搬动者。

4. 脊髓压迫症的脊髓功能处于即将丧失的临界状态。

三、常见并发症

腰椎穿刺的常见并发症包括低颅压综合征、脑疝形成、出血、感染，本节重点阐述低颅压综合征。

【原因】

低颅压综合征是穿刺针过粗、穿刺技术不熟练或术后起床过早，使脑脊液自脊膜穿刺孔不断外流所致。

【临床表现】

患者于坐起后头痛明显加剧，严重者伴有恶心、呕吐或眩晕、晕厥和耳鸣，平卧或头低位时头痛等症状即可减轻或缓解；少数尚可出现意识障碍、精神症状、脑膜刺激征等症状，约持续 1 天至数天。

【预警】

1. 一般发病较急，常于腰椎穿刺后数小时或数天内发作，病程约 1 周，腰椎穿刺后密切观察患者意识、瞳孔、生命体征的变化。

2. 判断患者头痛情况，鉴别与颅内高压的区别，注意低颅压综合征所特有的头痛与体位的特殊关系。

3. 避免将临床症状的出现或加重归结为原发疾病加重而造成误诊。

4. 避免短时间内多次行腰椎穿刺或使用钝针头或粗针头穿刺。

5. 做好健康教育，给予心理护理，提高患者配合程度。

【护理要点】

1. 术前护理　评估患者的文化水平、合作程度及是否做过腰椎穿刺术检查；指导患者了解腰椎穿刺术的目的、特殊体位、过程与注意事项，消除患者的紧张、恐惧心理；征求患者及其家属同意并签字；嘱患者排空大小便，在床上静卧 15 ～ 30 分钟。

2. 术中护理

（1）指导和协助患者保持腰椎穿刺的正确体位。

（2）观察患者呼吸、脉搏及面色变化，询问有无不适感。

（3）协助患者摆放术中测压体位，协助医师测压。

（4）协助医师留取所需的脑脊液标本，督促标本送检。

3. 术后护理

（1）指导患者去枕平卧 4 ～ 6 小时，告知卧床期间不可抬高头部，但可适当转动身体。

（2）观察患者有无头痛、腰背痛、脑疝及感染等穿刺后并发症。穿刺后头痛最常见，多发生于穿刺后的 1 ～ 7 天，可能为脑脊液放出较多或持续脑脊液外漏所致颅内压降低。应指导多饮水，延长卧床休息时间至 24 小时，必要时可遵医嘱静脉滴注生理盐水。

（3）保持穿刺部位的纱布干燥，观察有无渗血、渗液，24 小时内不宜淋浴。

（4）若低颅压综合征已发生，除嘱患者继续平卧和多饮温开水外，还可酌情静脉滴注 5% 葡萄糖生理盐水 500 ～ 1000ml，1 ～ 2 次 / 天，数天即可治愈。也可再次行腰椎穿刺时在椎管内或硬脊膜外注入生理盐水 20 ～ 30ml，消除硬脊膜外间隙的负压以阻止脑脊液继续漏出。

（5）若有脑疝形成，应立即采取相应抢救措施，如静脉滴注 20% 甘露醇注射液 200 ～ 400ml 和高渗利尿脱水剂等，必要时还可自脑室穿刺处放液和自椎管内快速推注生理盐水 40 ～ 80ml，但一般较难奏效。

（黄燕珠　李　玲）

第二节　数字减影血管造影

数字减影血管造影（digital substraction angiography，DSA）是将传统的血管造影与电子计算机相结合而派生的新型技术，具有重要的实用价值，尤其在脑血管疾病的诊断和治疗方面。其原理是将 X 线投照人体所得到的光学图像，经影像增强视频扫描及数模转换，最终经数字化处理后，骨骼、脑组织等影像被减影除去，而充盈造影剂的血管图像保留，产生实时动态的血管图像。脑血管造影分为全脑血管造影和脊髓血管造影术。目前通常采用股动脉或桡动脉插管法进行全脑血管造影。

一、适应证

1. 颅内外血管性病变。

2. 脑内或蛛网膜下腔出血病因检查。

3. 了解颅内占位病变的血供与邻近血管的关系及某些肿瘤的定性。

4. 实施血管介入或手术治疗前明确血管病变和周围解剖关系。

5. 急性脑血管病需动脉溶栓或其他血管内处理的患者。

6. 头面部及颅内血管性疾病的治疗后复查。

二、禁忌证

1. 碘过敏或造影剂过敏。

2. 金属和造影器材过敏。

3. 有严重出血倾向或出血性疾病，血小板计数 $\leqslant 50 \times 10^3/L$。

4. 严重心、肝、肾功能不全，血肌酐 $> 250\mu mol/L$。

5. 全身感染未控制或穿刺点局部感染。

6. 并发脑疝或其他危及生命的情况。

三、常见并发症

DSA 常见并发症包括脑血管痉挛、缺血性卒中、腹股沟血肿和假性动脉瘤。

（一）脑血管痉挛

【原因】

脑血管痉挛多见于导管或导丝的刺激，有时造影剂也可以导致脑血管痉挛，其可发生于有病变的血管，也可发生于正常血管，前者更多见。对导管或导丝操作粗暴更易诱发脑血管痉挛的发生。

【临床表现】

患者还表现为颅内压增高，出现头痛、呕吐等症状，意识障碍加重，同时还常出现不同程度的局灶性体征或加重，如偏瘫、偏身感觉障碍、失语等。血管造影可发现血管痉挛。

【预警】

1. 影像学检查提示脑血管痉挛，患者有临床症状，如剧烈头痛、喷射性呕吐、视神经盘水肿、意识障碍，需尽早治疗及动态监测。

2. 对于存在脑血管痉挛高危因素的患者，如自发性动脉瘤性蛛网膜下腔出血、颅脑损伤性蛛网膜下腔出血及大血管周围手术后等，尽管患者暂无临床症状，依然需要加强病情监测，并给予预防性治疗。

【护理要点】

1. 血管痉挛如能及时发现，一般不会造成严重后果，但痉挛时间较长可能会造成脑缺血或卒中发生，一旦出现血管痉挛，可经导管给予抗痉挛药物如罂粟碱或硝酸甘油等，及时终止各种刺激性操作。

2. 合理膳食，建议多食用新鲜蔬菜、水果，少食油腻食品。

3. 适当运动，戒烟限酒。

4. 要加强患者的心理护理，护理人员需要为患者提供心理护理，帮助患者建立积极的心态。

（二）缺血性卒中

【原因】

患者多由于术中血管壁斑块脱落或导管壁上的血栓形成而出现脑栓塞，少部分由气体栓塞造成。

【临床表现】

患者的临床表现以偏瘫、失语、偏身感觉障碍和共济失调等局灶定位症状为主，部分患者可有头痛、呕吐、意识障碍等全脑症状。

【预警】

1. 预防穿刺成功后全身肝素化。

2. 依次进行主动脉弓、弓上大血管及其二级或三级分支的超选择性造影以预防发生缺血性卒中。

3. 一旦发现血管壁上有斑块形成的可能，禁止导管或导丝超越。

4. 严防管道中空气的存在。

【护理要点】

1. 一旦发现血管壁上有斑块形成的可能，禁止导管或导丝超越，可有效预防斑块脱落；严防管道中空气的存在，可有效预防气体栓塞的发生。血栓形成时溶栓有效，斑块脱落则无有效的处理方法。如气体栓塞形成，则建议行高压氧治疗。

2. 卧床休息，急性期绝对卧床休息 2 周左右，避免活动幅度过大，禁忌按摩患肢，防止血栓脱落导致其他部位栓塞。

3. 抬高患肢，高于心脏平面 20°～30°，促进静脉回流，降低静脉压，减轻疼痛和水肿。

4. 进食低脂肪和高纤维素饮食，保持大便通畅，避免排便困难引起腹内压增高而阻碍下肢静脉回流。

5. 预防静脉管壁受损，对于长期输液患者，尽量保护其静脉，避免同一部位反复穿刺。避免输液外渗。

6. 观察患肢疼痛部位、程度、动脉搏动情况，皮肤温度、色泽及感觉，做好记录。

7. 对吸烟患者告诫绝对禁烟，防止烟草中的尼古丁刺激引起血管收缩。

（三）腹股沟血肿、假性动脉瘤

【原因】

1. 反复动脉穿刺。

2. 股动脉穿刺后压迫不当。

3. 术后压迫血管时出现凝血困难。

【临床表现】

腹股沟穿刺处发绀，局部出现搏动性肿块。

【预警】

1. 穿刺处出血发绀及可触及搏动性肿块，听诊可闻及明显的血管杂音，警惕腹股沟血肿、假性动脉瘤的形成。

2. 术侧大腿皮肤颜色发绀、温度偏低，足背动脉搏动弱或消失，提示可能发生了腹股沟血肿、假性动脉瘤。

【护理要点】

1. 术前做好血常规、尿常规、肝功能、出凝血时间、血糖、心电图等检查，对于有严重出血倾向及严重肝肾功能不全或严重老年性动脉粥样硬化者禁止行血管造影。

2. 术后 24 小时内重点观察术侧肢体末梢血供情况、有无水肿及穿刺点局部皮下有无淤血、血肿，术后加强常规护理。

（陈黛琪）

第三节　立体定向颅内微创引流术

立体定向颅内血肿穿刺抽吸引流术指在 CT 或立体定向仪的引导下确定穿刺点，然后在颅骨上钻一个数毫米的孔，直接将穿刺针置入血肿中心抽吸颅内血肿，之后连接引流袋于穿刺针上，间断予以纤溶剂液化引流的手术方法。其目的在于尽早清除血肿，以直接迅速地减少局部机械性压迫及血肿降解物引起的血肿周围脑组织的损伤。

一、适应证

1. 外囊区血肿 30ml 以上，脑叶血肿 30ml 以上者。

2. 丘脑出血大于 20ml 破入第三脑室、第四脑室或一侧侧脑室，引起梗阻者。

3. 内囊区血肿 40ml 以上，有中线移位，脑水肿、破入脑室，引起梗阻者。但意识清醒，偏瘫比较完全者要慎重考虑。

4. 原发性脑室出血，脑室铸型者。

二、禁忌证

1. 深昏迷、脑疝或呼吸停止 30 分钟以上者。

2. 有继续出血征象者。

3. 脑动脉瘤或血管畸形破裂所致脑内血肿，多发脑叶出血考虑为血管淀粉样变引起者及瘤卒中者。

4. 多发、散在的脑内斑片状出血者。

5. 血小板减少或有凝血功能障碍者。

6. 血肿量大于 70ml，适用于开颅清除血肿者。

7. 脑干出血者。

8. 其他系统功能严重衰竭或各种疾病最终阶段合并脑出血者。

9. 枕骨大孔疝形成 2 小时以上者。

10. 格拉斯哥昏迷量表（Glasgow coma scale，GCS）评分低于 4 分者。

三、常见并发症

此操作的常见并发症包括出血、脑积水、低颅压综合征、颅内感染。

（一）出血

【原因】

1. 穿刺时再出血

（1）超早期手术，脑出血尚未停止，突然减压。

（2）定位不准。

（3）术中患者躁动。

（4）存在有关的脑血管疾病。

（5）凝血功能障碍。

（6）血压控制不理想。

2.血肿抽吸过程中出血，因抽吸负压过大、暴力抽吸导致穿刺针尖伤及颅内血管。

3.颅内血肿液化清除过程出血，因操作不规范，如过度抽吸、过快抽吸、再度反复冲洗等有可能在治疗过程诱发出凝血时间不正常。

4.拔针时出血

（1）针体完全拔出后，有少部分患者可见有 3 ～ 5ml 黑色淤血从穿刺针口流出后就自行停止，应视为正常状态，伤口常规消毒缝合一针即可。

（2）在拔针过程中出现新鲜出血，应马上停止拔针，开放引流，立即套上冲洗针头并按新鲜出血处理操作方案进行紧急处理，当确认出血已停止，患者病情稳定后观察 4 小时，根据情况决定是否能拔针。

【临床表现】

1.穿刺时再出血。

2.血肿抽吸过程中出血。

3.颅内血肿液化清除过程出血。

4.拔针时出血。

【预警】

1.病情允许情况下应在患者发病 6 小时左右手术为宜。

2.精确定位，穿刺点避开颅表血管、翼点、星点、外侧裂。

3.给予镇静药，有条件者可行全身麻醉。

4.有效地控制好术前、术中、术后的血压，保持稳定。

5.观察引流液的颜色、性状、量，若引流出大量鲜红色血性液体，警惕出血情况发生。

【护理要点】

1.配合医师做好患者的镇静及保护性约束。

2.配合医师摆放手术体位。

3.术前急查凝血功能。

4.遵医嘱使用降压药物合理控制血压。

5.严密观察患者的神志、瞳孔及生命体征的变化。

（二）脑积水

【原因】

高血压脑出血救治后期，有少部分患者并发脑积水，由于脑积水的出现，脑出血微创穿刺术治疗后期拔针困难，而此类患者拔针前一定按规范要求，必须夹闭引流管观察 24 ～ 48 小时。

【临床表现】

此类患者临床表现为头痛、恶心、呕吐、视神经盘水肿，脑脊液引流量增加。

【预警】

1.患者出现意识障碍加重。

2.调整引流袋高度后，脑脊液引流量仍然增加。

3.脑脊液漏。

【护理要点】

1.随时观察引流量，引流液过多时告知医师及时调整引流袋的高度。

2. 配合医师严格执行无菌操作。

3. 严密观察患者的神志、瞳孔及生命体征的变化。

4. 必要时遵医嘱行术前准备，行脑室 - 腹腔分流术。

（三）低颅压综合征

【原因】

抽吸过多、引流过度、长时间的低位引流或术后脱水过度易引起低颅压综合征。

【临床表现】

脑脊液引流量减少，患者出现头痛、眩晕呕、动脉细速、血压偏低，严重者可出现意识障碍。

【预警】

1. 在治疗过程中注意患者血压、心率变化，是否出现头痛等，警惕发生低颅压综合征。

2. 在开放引流时，要严防脑脊液在短时间内大量流失，适时调整引流袋位置避免低颅压综合征发生。

【护理要点】

随时观察引流量，引流液过多时告知医师及时调整引流袋的高度。

（四）颅内感染

【原因】

留针时间过长、消毒不严格、术后冲洗血肿次数较多及多次从侧管注入液化剂等都是颅内感染的原因。

【临床表现】

患者主要表现为发热、头痛、颈项强直等一系列感染症状。

【预警】

1. 患者头部穿刺点缝合处渗液，敷料潮湿。

2. 患者出现发热、头痛。

【护理要点】

1. 协助医师严格落实无菌操作。

2. 严密观察头部穿刺点周围敷料有无渗液、渗血，如有，及时通知医师予以更换。

（黄　姝　张　金）

第四节　高压氧治疗

高压氧治疗（hyperbaric oxygen therapy，HBOT）是指在超过一个标准大气压的环境下，通过特殊的呼吸装具患者吸入氧气，从而达到治疗各种疾病目的的治疗方法。

一、适应证

（一）Ⅰ类适应证

1. 气泡导致的疾病　包括减压病和气栓症（潜水、医源性、意外）。

2. 中毒　①急性一氧化碳中毒：一氧化碳中毒出现并发症的高危人群应接受高压氧治疗。有并发症的高危人群包括：失去意识；伴有神经、心血管、呼吸等系统症状；妊娠妇女；任何时间测得 HBCO 水平高于 25%；高龄（大于 60 岁）或有糖尿病等基础病变。②氰化物中毒。

3. 急性缺血状态　①危兆皮瓣：并不是所有皮瓣均需要接受高压氧治疗。濒危皮瓣分为如下 5 类：局部缺氧皮瓣；低动脉灌注皮瓣；动脉闭塞皮瓣；静脉淤血皮瓣；静脉闭塞皮瓣。高压氧挽救危兆皮瓣需要遵守如下 5 点：确定皮瓣是否危兆；有皮瓣仍存在灌注的证据；高压氧治疗有病理生理学依据；高压氧治疗应放在必需的外科治疗之后；若给予高压氧治疗应尽早开始。②骨筋膜室综合征。③挤压伤。④断肢（指、趾）术后血供障碍。⑤不能用输血解决的失血性休克，如无血液供应或宗教不允许输血。

4. 感染性疾病　①坏死性软组织感染（坏死性蜂窝织炎、坏死性筋膜炎、坏死性肌炎等），厌氧菌、非厌氧菌、混合性细菌均包括在内；②气性坏疽；③难治性骨髓炎；④颅内脓肿；⑤难治性真菌感染；⑥肠壁囊样积气症；⑦坏死性外耳道炎。

5. 放射性组织损伤　①放射性骨坏死（确诊的、预防性的）；②软组织放射性坏死（确诊的、预防性的），主要是脑、肌肉及其他软组织的放射性坏死；③放射性出血性膀胱炎；④放射性直肠炎；⑤放射性下颌损伤的口腔科术前、术后预防性治疗。

6. 创面　①糖尿病感染性溃疡：糖尿病患者难以愈合的深部（深达骨或肌腱）感染性溃疡，经过 30 天的标准糖尿病伤口护理未见好转，可以给予高压氧治疗。高压氧治疗时至少每 30 天评估 1 次创面情况。经过 30 天的高压氧治疗，如果创面未显示出可测量出的愈合迹象，那么不建议继续行高压氧治疗。②坏疽性脓皮病。③压疮。④烧伤：Ⅱ度及Ⅲ度烧伤推荐给予高压氧辅助治疗。⑤慢性静脉溃疡。

7. 其他方面　①突发性耳聋；②视网膜中央动脉阻塞；③脑外伤；④声损性、噪声性耳聋；⑤急性中心性视网膜脉络膜炎；⑥急性眼底供血障碍。

（二）Ⅱ类适应证

Ⅱ类适应证为高压氧治疗可能获益的适应证。目前研究显示，对于下述疾病附加高压氧治疗与传统治疗相比是否具有更好疗效仍未得出准确结论。因此，高压氧治疗Ⅱ类适应证未给出临床证据级别及推荐级别。

1. 神经系统　包括缺氧性脑损害；急、慢性脑供血不足；脑卒中恢复期；精神发育迟滞；脑膜炎；脑水肿；急性感染性多发性神经根炎；病毒性脑炎；多发性硬化；脊髓损伤；周围神经损伤；孤独症；非血管因素的慢性脑病（如阿尔茨海默病，Korsakoff 综合征/Wernicke 脑病，尼曼 - 皮克病/鞘磷脂贮积病）；认知功能障碍；其他因素（中毒、缺血等）导致的神经脱髓鞘疾病，如一氧化碳中毒迟发性脑病。

2. 心脏　包括急性冠脉综合征；心肌梗死；心源性休克。

3. 血管系统　包括慢性外周血管功能不全；无菌性股骨头坏死；肝动脉血栓。

4. 创面　包括直肠阴道瘘；外科创面开裂；蜘蛛咬伤；冻伤；复发性口腔溃疡；化学皮肤损害；常规整形术后、移植术后。

5. 中毒　包括四氯化碳、硫化氢、氨气、农药中毒（百草枯中毒禁用高压氧治疗）；中毒性脑病；急性热、化学性因素造成的肺损伤，吸入性烟雾造成的肺损伤。

6. 其他　包括高原适应不全症；牙周病；消化性溃疡；溃疡性结肠炎；克罗恩病；肝坏死；运动性损伤及训练恢复；疲劳综合征；骨质疏松；骨折后骨愈合不良；偏头痛或丛集性头痛；恶性肿瘤辅助治疗（与放疗或化疗并用）；麻痹性肠梗阻；破伤风；耳鸣；糖尿病视网膜病变，青光眼，视网膜脱离术后，翼状胬肉眼科手术前后；银屑病，玫瑰糠疹。

二、禁忌证

1. 绝对禁忌证　包括以下几点：①未处理的气胸；②同时服用双硫仑类药物；③同时服用

抗肿瘤药物如博来霉素、顺铂、阿霉素等；④早产和（或）低体重的新生儿。

2. 相对禁忌证　下列疾病存在高压氧治疗相对不安全因素和状况，需高压氧科医师与相关专科医师共同评估与处理后方可进舱治疗：①胸部外科手术围术期；②呼吸道传染性病毒感染；③中耳手术围术期；④未控制的癫痫；⑤高热；⑥先天球形红细胞症；⑦幽闭恐惧症；⑧颅底骨折伴脑脊液漏；⑨妊娠 3 个月以内不建议多次行高压氧治疗，必须需要高压氧治疗除外；⑩未控制的高血压；⑪糖尿病患者，如果血糖控制不稳定时，高压氧治疗时要警惕发生低血糖；⑫青光眼（闭角型）；⑬肺大疱；⑭心动过缓（小于 50 次 / 分）；⑮未处理的活动性出血；⑯结核空洞；⑰严重肺气肿；⑱新生儿支气管肺发育不良（bronchopulmonary dysplasia，BPD）。

三、常见并发症

高压氧治疗的常见并发症包括氧中毒、气压伤、减压病。

（一）氧中毒

【原因】

氧的压力时间效应量超过机体的可耐受能力，包括以下 3 个方面：①吸入氧分压过高，一般吸入 50kPa 以上的氧分压就可能发生氧中毒；②吸氧时间过长，不同的氧分压下吸氧超过相应的安全时限；③易感因素，如代谢亢进如发热、甲状腺功能亢进、抽搐等，肺部感染，体质虚弱、过度疲劳，急性缺氧或中毒的损伤期，均可导致氧中毒。

【临床表现】

1. 肺型氧中毒　临床表现类似支气管炎，可出现胸骨后不适或刺激感，或烧灼感，深吸气时疼痛、干咳、咽部不适、呼吸困难，严重时发生肺水肿等。

2. 脑型氧中毒

（1）前驱期：口唇及面肌抽搐（细小抽搐）、面色苍白、出冷汗、流涎、恶心、欣快感、脉搏呼吸增快等。

（2）惊厥期：类似癫痫大发作。

（3）终末期：停止吸氧，抽搐可慢慢停止，然后进入昏睡，1 ～ 2 小时后清醒。醒后可有短暂的意识模糊。

3. 眼型氧中毒　收缩视网膜血管，可导致视野缩小、视物变形、视力减退等，一般为可逆性改变。

【预警】

1. 患者出现肺活量减少、胸骨后不适、咳嗽、呼吸困难提示肺型氧中毒。

2. 患者出现口唇或面部肌肉颤动及面色苍白，继而可有恶心、眩晕、流涎、头向后仰，严重时出现癫痫大发作样意识丧失、全身强直、大小便失禁等提示脑型氧中毒。

3. 患者出现视物模糊、视野缩小、视力下降等提示眼型氧中毒。

4. 氧中毒的预防

（1）对氧特别敏感的个体慎用高压氧治疗，可提前进行氧敏感试验。

（2）控制不同氧压下持续吸氧安全时限。

（3）治疗方案中增加间歇吸空气的环节。

（4）遵医嘱使用维生素 E、维生素 C、辅酶 Q_{10}、银杏叶制剂等抗氧化剂的。

（5）疲劳、醉酒、高热、严重肺部感染者应调整高压氧治疗剂量，谨慎治疗。

（6）高度近视或白内障患者应注意检查晶状体，避免高压氧治疗疗程过长。

【护理要点】

对氧中毒患者的救治关键在于早期发现、早期脱离高压氧环境。

1. 在空气加压氧舱内的患者,应首先停止向该患者供氧,摘除吸氧装具,呼吸舱内压缩空气,并加强通风换气,降低舱内氧浓度。

2. 一般脱离吸氧环境,氧中毒程度不再加重,可常规减压出舱;在脱离吸氧环境后如症状不能缓解,应尽快派人入舱进行处理。

3. 在氧气加压舱内的患者,先用压缩空气进行通风,降低舱内氧分压后,然后逐渐减压出舱。

4. 氧惊厥发生后,应注意以下几点。

(1) 防止患者跌倒摔伤或舌被咬伤。

(2) 必须严密观察患者呼吸状态,如果呼吸不畅(如喉痉挛或屏气等),则此时不可减压,避免导致肺气压伤。惊厥控制后待节律性呼吸恢复,呼吸道通畅后,才可按规定减压出舱。

(3) 在治疗过程中,禁止使用吸入性麻醉药,以免加重心、肺等重要器官损害。

5. 遵医嘱使用抗氧化剂、能量合剂和抗生素进行对症治疗。

6. 留院观察 12 ~ 24 小时。

(二) 气压伤

【原因】

当含气腔室与外界环境不畅通导致肌肉软组织实质器官不均匀受压时,患者会出现气压伤。

【临床表现】

1. 中耳气压伤

(1) 轻度:耳闷胀感、阻塞感;鼓膜充血。

(2) 中度:持续耳痛、耳阻塞感;鼓膜充血、渗出,中耳积液。

(3) 重度:耳剧痛后缓解、外耳道出血;鼓膜穿孔出血。

2. 鼻旁窦气压伤　常见于额窦和上颌窦,偶见于筛窦。

(1) 局部疼痛与压痛;额部疼痛、面颊部麻木感。

(2) 鼻腔流出渗液或血性分泌物:分泌物常在减压时才流出。

3. 肺气压伤

(1) 肺撕裂表现:肺出血和咯血,胸痛、呼吸困难、咳嗽。

(2) 气栓症表现:脑栓塞时出现相应的神经定位损害表现,重者出现意识模糊甚至昏迷;循环功能障碍。

(3) 气胸。

(4) 纵隔皮下气肿。

【预警】

1. 患者出现耳闷胀感、阻塞感、剧烈疼痛,鼓膜充血、渗出,鼓膜穿孔出血,提示中耳气压伤的发生;鼻窦所在部位疼痛、压痛、渗出、血性分泌物从鼻腔流出,提示鼻旁窦气压伤的发生;持续咳嗽、剧烈胸痛、呼吸急促或呼吸困难、口鼻流出泡沫状血液提示肺气压伤的发生。

2. 中耳气压伤的预防

(1) 入舱前通过咽鼓管通气试验(Valsalva 试验、Toynbee 试验)判断咽鼓管功能。

(2) 咽鼓管通气不良者,用 1% 麻黄碱滴鼻后再行通气试验,仍不通畅者不宜进舱。

(3) 入舱前教会患者咽鼓管调压动作。

(4) 升压宜先慢后快,表压在 0.04MPa 以前,升压应缓慢。

（5）患者耳痛时应停止加压，并减压 0.01MPa 后嘱其做咽鼓管调试动作，不宜强行加压。

3. 鼻旁窦气压伤的预防

（1）入舱前应详细询问病史，如有无急性上呼吸道感染或其他引起窦口阻塞的慢性疾病。

（2）鼻塞者入舱前应用 1% 麻黄碱滴鼻。

（3）加压过程中出现疼痛，应暂停加压，或立即减压 0.01MPa，予以麻黄碱滴鼻，行 Valsalva 动作。

4. 肺气压伤的预防

（1）舱内避免剧烈咳嗽、屏气等。

（2）对肺大疱、结核张力性空洞、支气管扩张患者行高压氧治疗时应谨慎对待，采用降低压力、延长减压时间、匀速减压等措施。

（3）严禁癫痫发作时减压。

（4）避免快速减压。

【护理要点】

1. 中耳气压伤

（1）做好进舱前的准备工作，对可能发生中耳气压伤的患者给予 1% 麻黄碱滴鼻。

（2）控制加压速度，如有耳闷、耳痛情况，可暂停加压，待患者咽鼓管调节开放后，再继续加压，否则应减压出舱。

（3）鼓膜未穿孔者，暂停治疗，可用 1% 麻黄碱滴鼻液滴鼻，无需其他特殊处理。

（4）鼓膜已破裂者，应保持外耳道干燥，使用 1% 麻黄碱滴鼻液滴鼻，可口服抗生素预防感染。

2. 鼻旁窦气压伤

（1）暂停高压氧治疗，一般无需特殊处理。

（2）麻黄碱滴鼻液滴鼻。

（3）使用口服抗生素预防感染。

3. 肺气压伤

（1）预防是关键。进舱人员应遵循氧舱医务人员的指导，在舱内严禁屏气，咳嗽剧烈的患者暂缓减压，严格掌握氧压时程，预防氧惊厥导致肺气压伤发生。对意外事故引起舱体玻璃破裂或启动应急排气阀造成肺气压伤，应进行紧急处理。

（2）患者声带痉挛，应立即进行气管插管（或切开）；紧急情况下可先进行环甲膜穿刺，保证呼吸道通畅。

（3）对发生张力性气胸患者，可请胸外科医师进舱行胸腔引流术。紧急情况下可用粗针头于气胸侧锁骨中线第 2 肋间穿刺排气，并留置，然后减压出舱。出舱后将患者收治入院，按常规处理。

（4）气胸合并气体栓塞处理如下：①在舱内处置好声带痉挛和气胸后，有条件的立即进行再加压治疗，无条件的立即减压出舱转加压舱治疗；②再加压治疗需有医护人员陪舱抢救，对伴有呼吸循环功能障碍者，在舱内必须同时进行急救处理；③再加压治疗须正确选择加压治疗方案，最好选用既能治疗减压病又能治疗肺气压伤的潜水减压病加压治疗方案；④减压结束，患者出舱后在舱旁观察 2～4 小时，病情缓解可转入病房治疗。

（5）单纯气体栓塞，处理声带痉挛后立即进行再加压治疗。

（6）常规应用抗生素，对症治疗。

（三）减压病

【原因】

常见原因包括以下几点：①潜水作业时因事故或其他原因而出水过快；②潜艇上浮出水过快；③加压舱内减压过快，特别是加压舱内不吸氧的人员（如高压氧治疗护理及陪舱人员）；④沉箱、隧道作业人员减压不规范（减压过快）；⑤飞行器高空失事，机舱破坏漏气，压力突然降低。

【临床表现】

1. 疼痛　90% 的患者有疼痛，以四肢及大关节多见。由于肢体及关节剧烈疼痛，肢体常被迫采取极度屈曲的保护性姿势，故此病又称"屈肢症"。

2. 皮肤症状　皮肤瘙痒、灼热感、蚁走感；皮肤缺血和淤血相间存在，表现为"大理石样斑纹"。

3. 中枢神经系统症状　脊髓损伤表现为损伤平面以下的截瘫、单瘫或肢体感觉、运动障碍。10% 的患者出现脑损伤，表现为头痛、头晕、嗜睡、共济失调、偏瘫、昏迷等，部分患者可有眩晕、皮质盲等症状。

4. 呼吸系统症状　表现为咳嗽、胸痛、胸骨后疼痛、呼吸窘迫、泡沫血痰等症状。

5. 循环系统症状　可出现脉搏细弱、血压波动、心律失常、心绞痛、心功能不全等，严重者可出现休克或弥散性血管内凝血。由于气泡的移动，症状有时会出现好转与恶化交替。

【预警】

1. 若患者出现皮肤瘙痒、全身剧烈疼痛（酸痛、针刺样痛、深部钝痛等）、心率加快、血压下降、呼吸窘迫或有泡沫样血痰，提示发生减压病。

2. 2 个标准大气压以下一般不会发生减压病，对大于 2 个标准大气压下治疗的患者密切关注。

3. 对 > 2 个标准大气压的治疗方案应正确设计，严格控制减压速度，严禁随意修改治疗方案。

4. 舱内吸氧可减少氮气饱和量，减压吸氧可加速氮气脱饱和。故舱内人员（包括陪舱人员）应尽可能吸氧。

5. 应避免反复潜水，陪舱人员要特别注意。

6. 注意影响氮气脱饱和的一些因素，如舱内过度活动、精神紧张、过度疲劳、恐惧、情绪低落等，应注意避免。

【护理要点】

1. 加压治疗是减压病的首选疗法，也是本病唯一有效的治疗方法。一经确诊，不分轻重均应立即进行加压治疗，疗效与加压治疗的及时性密切相关。

2. 护理人员应严格执行加压治疗方案，不得擅自改动。

3. 由于加压治疗时间较长，应做好患者的心理护理，加强沟通与安抚；做好生活护理，满足患者基本的生活需求。

4. 对于病情较重的患者密切观察病情变化，必要时由医护人员陪舱治疗。

（程　振）

参 考 文 献

李温仁，倪国坛，1998. 高压氧医学. 上海：上海科学技术出版社.

蔺春玲，2010. 低颅压综合征的观察及护理进展. 河南外科学杂志，16(3): 64-65.

刘蓉，龚建平，朱江涛，等，2016. 超急性期脑出血血肿增大的 CT 预测指标. 中华医学杂志，96(9): 720-

723.

罗建莆，林伙水，1999. 腰穿后低颅压综合征诊断探讨 . 医学研究杂志 , (6): 46-47.

石义亭，李诗海，马贵厚，1992. 腰穿后低颅压综合征分析 . 医学理论与实践 , (5): 14-15.

吴江 , 2010. 神经病学 . 2 版 . 北京：人民卫生出版社 .

肖平田 , 2009. 高压氧治疗学 . 北京：人民卫生出版社 .

杨益 , 2005. 高压氧治疗基础与临床 . 上海：上海科学技术出版社 .

张静平 , 李秀敏 , 2009. 内科护理学 . 北京：人民卫生出版社 .

中华医学会神经病学分会 . 2015. 中国缺血性脑血管病血管内介入诊疗指南 . 中华神经科杂志 , 48(10): 830-837.

Hu T T, Yan L, Yan P F, et al, 2016. Assessment of the ABC/2method of epidural hematoma volume measurement as compared to computer-assisted planimetric analysis. Biol Res Nurs, 18(1): 5-11.

Jin G, Sun J, Qin M, et al, 2014. A special phase detector for magnetic inductive measurement of cerebral hemorrhage. PLoS One, 9(5): e97179.

Khan M, Baird G L, Elias R, et al, 2017. Comparison of intracerebral hemorrhage volume calculation methods and their impact on scoring tools. J Neuroimaging, 27(1): 144-148.